Hermann Brandenburg (Hrsg.)

Pflegehabitus in der stationären Langzeitpflege von Menschen mit Demenz

Personzentrierte Pflegebeziehungen nachhaltig gestalten

Verlag W. Kohlhammer

Dieses Werk einschließlich aller seiner Teile ist urheberrechtlich geschützt. Jede Verwendung außerhalb der engen Grenzen des Urheberrechts ist ohne Zustimmung des Verlags unzulässig und strafbar. Das gilt insbesondere für Vervielfältigungen, Übersetzungen, Mikroverfilmungen und für die Einspeicherung und Verarbeitung in elektronischen Systemen.

Die Wiedergabe von Warenbezeichnungen, Handelsnamen und sonstigen Kennzeichen in diesem Buch berechtigt nicht zu der Annahme, dass diese von jedermann frei benutzt werden dürfen. Vielmehr kann es sich auch dann um eingetragene Warenzeichen oder sonstige geschützte Kennzeichen handeln, wenn sie nicht eigens als solche gekennzeichnet sind.

Es konnten nicht alle Rechtsinhaber von Abbildungen ermittelt werden. Sollte dem Verlag gegenüber der Nachweis der Rechtsinhaberschaft geführt werden, wird das branchenübliche Honorar nachträglich gezahlt.

Dieses Werk enthält Hinweise/Links zu externen Websites Dritter, auf deren Inhalt der Verlag keinen Einfluss hat und die der Haftung der jeweiligen Seitenanbieter oder -betreiber unterliegen. Zum Zeitpunkt der Verlinkung wurden die externen Websites auf mögliche Rechtsverstöße überprüft und dabei keine Rechtsverletzung festgestellt. Ohne konkrete Hinweise auf eine solche Rechtsverletzung ist eine permanente inhaltliche Kontrolle der verlinkten Seiten nicht zumutbar. Sollten jedoch Rechtsverletzungen bekannt werden, werden die betroffenen externen Links soweit möglich unverzüglich entfernt.

1. Auflage 2023

Alle Rechte vorbehalten
© W. Kohlhammer GmbH, Stuttgart
Gesamtherstellung: W. Kohlhammer GmbH, Stuttgart

Print:
ISBN 978-3-17-037310-5

E-Book-Formate:
pdf: ISBN 978-3-17-037311-2
epub: ISBN 978-3-17-037312-9

Vorwort des Reihenherausgebers

Gegenstand der Gerontologischen Pflege ist die Analyse und Verbesserung der Pflege- und Versorgungssituation alter Menschen, ihrer Familien und der sie Pflegenden. Die Verbindung von Theorie und Praxis stellt dabei die Achillesverse dar. Vor diesem Hintergrund werden mit der neuen Reihe drei Ziele verfolgt: Erstens sollen aktuelle und relevante Themenfelder der Gerontologischen Pflege in ihren multi- und interdisziplinären Bezügen aufgegriffen werden. Zweitens sollen die Bände in Praxis, Ausbildung und Studium zum Einsatz kommen – und einen kritischen Diskurs anregen. Darauf aufbauend sollen – drittens – Innovationen im Feld der Langzeitpflege unterstützt und begleitet werden, und zwar auf der Grundlage wissenschaftlicher Befunde.

Welche Inhalte stehen im Zentrum? Es geht um unterschiedliche Themenfelder – vom Umgang mit Schmerzen über die Situation in der ambulanten Pflege bis hin zu Fragen der Ökonomisierung in der Pflege. Ebenfalls haben wir uns mit dem Thema Inter- und Transkulturalität sowie den »sorgenden Gemeinschaften« beschäftigt. Dabei werden sowohl ambulante wie institutionelle Lebenswelten beachtet. In jedem Band werden vier zentrale Dimensionen zur Sprache gebracht. Die philosophisch-ethischen Begründungslinien machen zunächst deutlich, dass alle Themen mit Grundsatzfragen verbunden sind. Ein Schwerpunkt jedes Bandes ist die Zusammenstellung fachwissenschaftlicher Erkenntnisse, die zu dem jeweiligen Themenfeld komprimiert, nachvollziehbar und im Überblick auf den Punkt gebracht werden. Der gesellschaftspolitische Kontext, in dem das jeweiligen Themenfeld verortet werden muss, wird ebenfalls angesprochen. Und schließlich wird ein Bezug zum Management und zum Transfer hergestellt. Damit soll sichergestellt werden, dass Grundlagen, Ergebnisse und Kontexte letztlich mit Innovationen im Praxisalltag in Verbindung gebracht werden.

Deutlich wird insgesamt, dass der Blick über den Tellerrand für diese Reihe essenziell ist und keine »how-to-do-Publikationen« den Leserinnen und Lesern zugemutet werden sollen. Dies würde aus der Sicht des Reihenherausgebers (und der Herausgeberinnen und Herausgeber der Einzelbände) eine Engführung darstellen und nicht mit einem kritischen Anspruch in der Pflege vereinbar sein. Die vorgelegte Reihe des Kohlhammer-Verlags tritt hingegen für eine Perspektiverweiterung ein.

Unser Zielpublikum ist nicht zuletzt aus diesem Grunde die Pflege- und Versorgungspraxis, insbesondere Leitungspersonen aus der Pflege (und verwandten Professionen) in Krankenhäusern, Pflegeheimen und der ambulanten Versorgung. Aber auch Studierende der Pflegestudiengänge (im weitesten Sinne) sind unser Publikum, ebenso natürlich die Fachkolleginnen und Fachkollegen.

Alle Bände werden von wissenschaftlich und praktisch erfahrenen Pflegewissenschaftlerinnen und Pflegewissenschaftlern verantwortet, die mit ihren Texten den fachlichen und öffentlichen Diskurs befruchten möchten.

Die Gesamtreihe wird vom Lehrstuhl für Gerontologische Pflege herausgegeben, der institutionell an der Pflegewissenschaftlichen Fakultät der Vincenz Pallotti University in Vallendar verortet ist. Die Verantwortung für die Einzelbände liegt bei den jeweiligen Herausgeberinnen und Herausgebern bzw. Autorinnen und Autoren. Rückmeldungen und Anregungen sind herzlich willkommen.

Vallendar, im November 2022
Univ. Prof. Dr. Hermann Brandenburg

Vorwort

Es gibt in der deutschen Pflegewissenschaft kaum Studien, die seitens der Deutschen Forschungsgemeinschaft (DFG) gefördert wurden, das hier ist eine Ausnahme.

Es geht um die grundlegende Frage, wie eigentlich die Pflege von Menschen mit Demenz in der Langzeitpflege durch die Praxis »konstruiert« wird. Und hier vor allem vor dem Hintergrund des sogenannten Habitus, einer Prägung der Personen durch ihre Lebensgeschichte und die konkreten Anforderungen ihrer täglichen Arbeit. Die Beantwortung dieser Frage ist mit der Chance verbunden, nachhaltig Innovationen zu unterstützen und einen sog. »Kulturwandel« in den Pflegeeinrichtungen voranzutreiben.

Vor diesem Hintergrund versteht sich diese Publikation als ein Beitrag zur pflegewissenschaftlichen Grundlagenforschung, die in Deutschland bislang nur in Ansätzen erkennbar ist.

Mein Dank gilt zunächst den beteiligten Praxiseinrichtungen in der stationären Altenpflege, die für die Teilnahme bestimmte Hürden zu überwinden hatten. Es ist nicht leicht, dass man sich in die Karten schauen lässt – hier wurde es uns ermöglicht! Vor allem der Mut und die Offenheit der von uns befragten und beobachteten Pflegenden waren für mich immer wieder beeindruckend. Ohne die Bereitschaft der Praxis wäre der vertiefte Einblick in die Alltagsrealität der Pflegearbeit in den Heimen nicht möglich gewesen.

Das Forscherteam der Studie lässt sich in zwei Phasen einteilen. Im ersten Teil haben der Herausgeber sowie Frau Dr. Helen Güther und Frau Dr. Heike Baranzke bereits bei der Projektantragsentwicklung die entscheidenden Impulse bezüglich Methodologie und thematischem Zuschnitt geliefert. Die Projektkoordination lag zunächst bei Frau Dr. Helen Güther, dann bei Frau Dr. Baranzke. Die Kommunikation mit dem wissenschaftlichen Beirat, die Vorstellung der Zwischenergebnisse bei Fachtagungen sowie die Erstellung des DFG-Abschlussberichts lag dann wieder bei den Verantwortlichen des ersten Projektteams. In der Datenerhebung in den Einrichtungen und bei den Zwischenauswertungen wurde das Team kontinuierlich und tatkräftig durch Frau Dr. Lisa Luft verstärkt. Auch Studierende der Pflegewissenschaftlichen Fakultät an der Philosophisch-Theologischen Hochschule Vallendar (jetzt: Vincenz Pallotti University) haben durch Masterarbeiten einen substanziellen Beitrag geleistet. Genannt seien an dieser Stelle Frau Annalena Heer, Frau Jessica Feldhoff, Frau Victoria Bodsch und Frau Anne Liesenfeld, Frau Yvonne Gebhardt sowie Herr Alexandre Houdelet-Oertel. Die zweite Studienphase wurde durch Prof. Dr. Sabine Nover, Frau Lola Maria Amekor und Frau Leonie Göcke verantwortet – Frau Dr. Lisa Luft bildete sozusagen die Klammer zwischen der ersten und der zweiten Arbeitsphase. Hier lag der Schwerpunkt auf der Vertiefung der Auswertungen, damit verbundenen intensiven Diskussion sowie der Verschriftlichung des Materials. Am Ende ist dieses Buch entstanden, welches wir jetzt der Fachöffentlichkeit vorstellen.

Forschung ist immer ein kollektiver Prozess – und er ist auf die Mitwirkung von methodischer Expertise angewiesen. Involviert waren Frau Prof. Sabine Bartholomeyczik und Herr Prof. Werner Vogd (Witten),

Frau Prof. Alexandra Manzei-Gorsky (Augsburg), Frau Prof. Dr. Sabine Nover sowie Frau Dr. Meggi Khan-Zvornicanin (Berlin). In diese Reihe lässt sich auch Frau Dr. Eva-Maria Marschall (Nürnberg) einordnen, welche vor allem mit Frau Dr. Heike Baranzke im regen Austausch gestanden hat.

Es gab zudem eine Ergebnisdarstellung vor einem Kreis ausgewählter Fachleute aus Praxis, Wissenschaft und Politik. Dazu gehörten Frau Heike Kautz und Frau Yvonne Gebhardt (Koblenz), Herr Houdelet-Oertel (Essen), Herr Dr. Alfons Maurer (Sindelfingen), Herr Prof. Ingo Bode (Kassel), Herr Prof. Gunnar Duttge (Göttingen), Herr Prof. Manfred Schnabel (Ludwigsburg) sowie Herr Bernd Aichmann (Mainz).

Zu guter Letzt ist die DFG zu nennen, die durch ihre finanzielle Förderung die Durchführung und Drucklegung dieser Studie erst überhaupt möglich gemacht hat.

Ich danke noch einmal allen Beteiligten für alles, was sie beigetragen haben.

Mein Wunsch ist es, dass es in der Zukunft einen Paradigmenwechsel in der Pflegewissenschaft geben möge. Statt fast ausschließlich auf Förderlinien von Bund und Ländern zu setzen – und damit die Agenda anderer zu verfolgen – möge es mehr Projekte geben, die aus der Logik der Disziplin selbst entstehen und vorangetrieben werden. Erst dann entwickelt sich die Pflegewissenschaft zu einer unabhängigen Stimme, die im öffentlichen und politischen Diskurs einen Unterschied macht.

Vallendar, im November 2022
Prof. Dr. Hermann Brandenburg

Inhalt

Vorwort des Reihenherausgebers 5

Vorwort 7

Einleitung: Die Pflege von Menschen mit Demenz in der Langzeitpflege ist eine große Herausforderung! – Einleitende Bemerkungen zur HALT-Studie 13
Hermann Brandenburg

    Literatur 18

1 Eine Skizze zur aktuellen Situation in der Langzeitpflege in Deutschland – Der Hintergrund der HALT-Studie 23
Hermann Brandenburg

    1.1   Entwicklung der vollstationären Pflege – ein Blick auf die Zeit nach Einführung der Pflegeversicherung 25
    1.2   Zur Lage der stationären Langzeitpflege in Deutschland 27
    1.3   Das Innenleben der Heime – Ein Blick in drei ethnografische Studien... 30
        1.3.1   Living and Dying in Murray Manor von Jaber F. Gubrium 30
        1.3.2   Fremde Welt Pflegeheim von Ursula Koch-Straube 32
        1.3.3   Gemeinschaft und Schweigen im Pflegeheim von Victoria Christov 33
    1.4   Abschluss 35
    Literatur 36

2 Die Entdeckung der »PERSON mit Demenz« in der stationären Langzeitpflege – die theoretische Grundlage der HALT-Studie 39
Heike Baranzke & Helen Güther

    2.1   Die neurowissenschaftlich-medizinische Perspektive auf Demenz – ihre Leistungsfähigkeit und ihre Grenzen 41
        2.1.1   Das medizinische Modell der Demenz 41
        2.1.2   Vorläufige therapeutische und prinzipielle methodische Grenzen des naturwissenschaftlichen Paradigmas in Bezug auf Personen mit Demenz 42
        2.1.3   Medikalisierung und Medizinalisierung – ideologische Überdehnungen und die Folgen für die Altenpflege 45
    2.2   Demenz und Alter – eine problematische Verbindung 46
        2.2.1   Demenz und Alter – der Senilitätsdiskurs 47

	2.2.2	Alter und Alzheimer-Demenz – die epidemiologische Rahmung	48
	2.2.3	Schwere und junge Demenz – im Schatten der medikalen Aporie	48
2.3		Kulturelle Dehumanisierung und kommunikative Rehumanisierung von Menschen mit Demenz	49
	2.3.1	Hyperkognitivismus – eine entscheidende kulturanthropologische Wurzel der Dehumanisierung	51
	2.3.2	Demenz – Behinderung – Inklusion – Der emanzipatorische Kampf gegen den sozialen Tod	52
	2.3.3	Verlieren Menschen mit Demenz ihr Selbst? – Die Positioning Theory von Sabat & Harré	54
	2.3.4	»Communication is possible« – Goldsmiths Entdeckung von Menschen mit Demenz als kommunikationsfähige Subjekte	56
	2.3.5	Tanz zu »Liedern ohne Worte« – Bedeutungsvolle Kommunikation jenseits der Wortsemantik	57
2.4		Die sozialpsychologische Repersonalisierung von Menschen mit Demenz	62
	2.4.1	Der personalistische Personbegriff der klienten-zentrierten Psychotherapie	62
	2.4.2	Die Demokratisierung der psychotherapeutischen Beziehung – Rogersche Impulse	62
	2.4.3	Die Einbeziehung von Menschen mit Demenz in ein emotionsbasiertes psychotherapeutisches Arrangement	63
	2.4.4	Kitwoods Konzept einer person-zentrierten Pflege von Menschen mit Demenz	64
	2.4.5	Professionelles PCC-Profil – gerontopsychiatrisch informierte pflegende Dauerpsychotherapie	66
	2.4.6	Person-zentrierte Pflege und das soziale Modell der Behinderung	68
	2.4.7	Kitwood in der Kritik	68
2.5		PCC in Altenpflege und Pflegewissenschaft – zwischen medizinaler Körperpflege und psychosozialer Assistenz	71
	2.5.1	Person-zentrierte Demenzpflege in Altenpflegeeinrichtungen – »only a half-hearted paradigm shift«?	71
	2.5.2	Person-zentriert oder personenzentriert? – Die Diffusion eines Begriffs	76
	2.5.3	Demenziell verändertes Verhalten – Fokussierungen in einem interdisziplinär spannungsvollen Feld	79
	2.5.4	»Herausforderndes Verhalten« in der Kritik	86
2.6		Person-zentrierte Pflege von Menschen mit Demenz in der stationären Langzeitpflege – ein Paradox?	87
Literatur			90

3	Ein komplexer Forschungsgegenstand erfordert vielfältige methodische Zugänge – Sampling und Datenerhebung in der HALT-Studie .... *Lisa Luft*		100
	3.1	Auswahl der Altenpflegeeinrichtungen und Feldzugang.................	100
	3.2	Der Zugang zu den Pflegenden	101
	3.3	Auswahl der Stichprobe...	103
	3.4	Durchführung der Datenerhebung	104
		3.4.1 Teilnehmende Beobachtung..	106
		3.4.2 Durchführung der teilnehmenden Beobachtung	109
		3.4.3 Erhebung von soziodemographischen Daten...............	111
	3.5	Ethisches Clearing...	113
	Literatur		113
4	Grundlagen der Dokumentarischen Methode: Der methodologisch-methodische Zugang zur HALT-Studie... *Leonie Göcke, Lola Maria Amekor, Sabine Nover, Lisa Luft & Hermann Brandenburg*		115
	4.1	Grundlagen der Dokumentarischen Methode.............................	115
	4.2	Exemplarische Rekonstruktion der Handlungspraxis einer Pflegefachperson im Umgang mit demenzbetroffenen alten Menschen..	118
		4.2.1 Thematischer Verlauf	119
		4.2.2 Narrativ dichte Situationen und Interpretationen................	120
		4.2.3 Modus Operandi der Handlungspraxis.......................	128
	Literatur		129
5	*Wie* es getan wird – Ergebnisse zum Modus Operandi der Pflegefachpersonen in der HALT-Studie .... *Lola Maria Amekor, Lisa Luft, Leonie Göcke, Sabine Nover & Hermann Brandenburg*		130
	5.1	E1 – PP2...	130
	5.2	E1 – PP3...	132
	5.3	E1 – PP4...	134
	5.4	E1 – PP5...	136
	5.5	E1 – PP6...	138
	5.6	E2 – PP1...	140
	5.7	E2 – PP2...	142
	5.8	E2 – PP3...	144
	5.9	E2 – PP4...	146
	5.10	E2 – PP5...	148
	5.11	E2 – PP6...	150
	5.12	E2 – PP7...	152

6	Routine oder Bedürfnis? Die Orientierungsrahmen der Praxis in der HALT-Studie	154

Sabine Nover, Lola Maria Amekor

	6.1	Die Rekonstruktion des Habitus	154
	6.2	Erläuterungen der Orientierungsrahmen für jeden Typ	159
		6.2.1 »Pflegehandlungen umsetzen«	159
		6.2.2 »Orientierung an Bedürfnissen der BW«	160
		6.2.3 »Berufliches Selbstverständnis«	161
		6.2.4 »Eigener Gewinn, Motivationsquelle«	162
		6.2.5 »Emotionales Involviertsein«	163
		6.2.6 »Teamarbeit«	164
		6.2.7 »Techniken zur Problemlösung«	166
		6.2.8 »Kommunikation«	167
	Literatur		169

7	Zum Zusammenhang zwischen Habitus und »Guter Pflege«: Die Ergebnisse der HALT-Studie im Kontext von Theorie und Praxis	170

Sabine Ursula Nover, Hermann Brandenburg, Lola Maria Amekor

	7.1	Intention	170
	7.2	Theorie	173
	7.3	Haltung	182
	7.4	Impulse	188
	Literatur		190

8	Kritik der pflegerischen Vernunft oder wohin führt uns die Absurdität des Systems? Ein abschließender Dialog zur HALT-Studie	193

Lola Maria Amekor, Leonie Göcke, Sabine Nover, Lisa Luft, Volker Fenchel, Alfons Maurer, Frank Schulz-Nieswandt & Hermann Brandenburg

	Teil I: Kurze Zusammenfassung der HALT-Studie	194
	Teil II: Ablauf der Diskussion	195

Anhang

Anlage 1: Interviewfragen Mitarbeiter	219

Anlage 2: Informationen für Mitarbeiterinnen und Mitarbeiter über die DFG-Forschungsstudie »Habitus in der stationären Langzeitpflege bei Menschen mit Demenz« (HALT)	222

Verzeichnis der Autorinnen und Autoren	226

Einleitung: Die Pflege von Menschen mit Demenz in der Langzeitpflege ist eine große Herausforderung! – Einleitende Bemerkungen zur HALT-Studie

Hermann Brandenburg[1]

Eine der großen gesellschaftlichen Herausforderungen ist die Garantierung der Menschen- resp. Grundrechte auf Selbstbestimmung und soziale Teilhabe von pflege- und hilfsbedürftigen Menschen[2] und in besonderer Weise von Menschen mit Demenz.[3] Daher widmet sich die vorliegende Forschungsarbeit der empirisch begründeten Entwicklung einer diese Grundrechte von Demenzbetroffenen nicht nur achtenden, sondern auch fördernden Pflege. Je nach Prognose wird in Deutschland die Zahl der Betroffenen für das Jahr 2050 auf 1,5– 3 Millionen geschätzt, sofern kein Durchbruch in der Prävention und Therapie gelingt (Deutsche Alzheimer Gesellschaft 2018, S. 20). Für Europa werden zu diesem Zeitpunkt 16,2 Millionen demenziell erkrankte Personen erwartet, weltweit liegen die Schätzungen zwischen 84 und 107 Millionen Menschen (Doblhammer et al. 2012; vgl. auch Deutsche Alzheimergesellschaft 2018). Die Institutionalisierungsrate dieser Personengruppe ist dabei sehr hoch. In stationären Pflegeeinrichtungen leiden bereits etwa zwei Drittel der Bewohnerschaft an einer Demenz, davon mehr als die Hälfte an einer schweren Demenz (Schäufele et al. 2009). Eine kausale medizinische Therapie ist bislang nicht möglich (Förstl 2009; vgl. auch Jessen 2019 oder Karakaya et al. 2021; zu nicht-medikamentösen Therapien vgl. Pantel & Schall 2019, für eine leibphänomenologische Perspektive aus der Medizin vgl. z. B. Fuchs 2019). Der Terminus »Demenz« beschreibt ein Syndrom kognitiv degenerativer Prozesse (zur Ontologie der Demenz vgl. Schnabel 2022). Darunter gilt die Alzheimersche Krankheit als die am häufigsten vorkommende Form der Demenz, deren Prävalenz mit dem Lebensalter steigt. Die genaue Diagnose ist mit Unsicherheiten behaftet und in

---

1 Ich danke Frau Dr. Helen Güther und Frau Dr. Heike Baranzke für gemeinsame Vorarbeiten.
2 Texte sollten lesbar und verständlich sein, dazu muss auch die Sprache beitragen. Allerdings bildet sie Aspekte der Wirklichkeit ab bzw. schafft neue »Wirklichkeiten«. In dem hier zu verhandelnden Bereich der Pflege arbeiten überwiegend Frauen. Auch die Bewohnerschaft der Heime ist weiblich geprägt. Es wäre also falsch, allein aus stilistischen Gründen, ausschließlich das generische Maskulinum zu nutzen. Wir werden daher – sofern keine neutrale Form möglich ist – überwiegend die weibliche Form nutzen bzw. zwischen den Geschlechtsvarianten wechseln. In jedem Fall sind, sofern nicht anders genannt, alle weiteren Geschlechtsformen mit eingeschlossen.
3 Die 2005 vom BMFSFJ und BMG veröffentlichte, in Zusammenarbeit mit dem Deutschen Zentrum für Altersfragen (DZA) und der Geschäftsstelle Runder Tisch Pflege erarbeitete Charta der Rechte der hilfs- und pflegebedürftigen Menschen, kurz »Pflegecharta«, spezifiziert die Grundrechte für pflegebedürftige Menschen: Art. 1 lautet: »Jeder hilfe- und pflegebedürftige Mensch hat das Recht auf Hilfe zur Selbsthilfe sowie auf Unterstützung, um ein möglichst selbstbestimmtes und selbstständiges Leben führen zu können.« Art. 6 deklariert: »Jeder hilfe- und pflegebedürftige Mensch hat das Recht auf Wertschätzung, Austausch mit anderen Menschen und Teilhabe am gesellschaftlichen Leben.« In der derzeitigen Sozialgesetzgebung erweist sich der Anspruch auf Teilhabe für Menschen mit Pflegebedürftigkeit (SGB XI) als problematisch, da sie nicht als Menschen mit Behinderung (SGB IX) anerkannt werden (Welti 2010). Auch die aktuelle Diskussion über die Neufassung des Pflegebedürftigkeitsbegriffs kann die Förderung von Selbstbestimmung und soziale Teilhabe nur annähern, nicht aber die gesetzliche Kluft zwischen SGB IX und XI überwinden.

der Regel erst nach dem Tode möglich. Sie beschränkt sich daher auf eine Klassifikation aus typischen Symptomen wie fortschreitendem Gedächtnis- und Orientierungsverlust, Abbau kognitiver Fähigkeiten und Veränderungen in Verhalten und Persönlichkeit. Zugleich gehen Fähigkeiten der Kommunikation und Mobilität z. T. vollständig verloren (Kruse 2010). Daraus resultieren zum einen progredient verlaufende Einschränkungen der Alltagskompetenz und der Fähigkeit, selbständig einen gelingenden Kontakt mit der Umwelt herzustellen sowie zentrale Bedürfnisse nach Bezogenheit, Teilhabe und Personsein eigenständig zu realisieren (Nordheim/Liebich 2010). Zum anderen vermögen Betroffene ihre Bedürfnisse nur noch in einer zunehmend unspezifischen Form auszudrücken (Apathie, Aggressivität, Umherwandern, Angst), die als »herausforderndes Verhalten« bezeichnet wird (BMG 2006). Insbesondere im Kontext der stationären Langzeitpflege erwächst daraus das Problem der Isolation und Depersonalisierung (Schölzel-Dorenbos et al. 2010, Rocha et al. 2013). Vor diesem Hintergrund wird die Wichtigkeit einer durch personale Anerkennung charakterisierte (Güther 2015, 2018) und das Grundrecht auf soziale Teilhabe gewährende Pflegebeziehung nicht hinreichend berücksichtigt. Dabei bieten die Pflegepersonen in grundlegender Weise die Möglichkeit zur »Kontaktarbeit«, um Brücken zur Umwelt zu bauen und dadurch Teilhabe und Sicherheit zu vermitteln (Rösner 2014). Auf die herausragende Rolle Pflegender in der Förderung von sozialer Teilhabe (Rehabilitation) ist schon früh in der Forschung hingewiesen worden (Henderson 1980), da die Pflege den maßgeblichen sozialen Kontext für das Leben abhängiger, auf die Hilfe anderer angewiesener und an Demenz erkrankter Personen in der stationären Langzeitpflege darstellt (vgl. auch Nolan et al. 2008, Dening/Mine 2011, Ying-Ling et al. 2015). Damit ist von einem bio-psycho-sozialen Modell der Demenz auszugehen. Seit den ersten Arbeiten des britischen Theologen und Sozialpsychologen Tom Kitwood in den 1990er Jahren wird Demenz in der Pflegewissenschaft nicht mehr nur als ein neuropathologisches Krankheitsgeschehen verstanden. Vielmehr werden neben der biomedizinischen auch psycho-soziale Dimensionen der Demenz betont, die eine das Zugehörigkeitsgefühl beeinflussende Wechselwirkung zwischen der betroffenen Person und ihrer sozialen Umwelt unterstreichen. Die Medikalisierung demenzieller Erkrankungen und die daraus resultierende Medizinalisierung des pflegerischen Umgangs kritisierend (Morton 2002; vgl. auch Twenhöfel 2011) hat Kitwood den Ansatz einer »Person-Centred Care« (PCC) entwickelt,[4] der die sozialpsychologischen Einflussfaktoren auf das Wohlbefinden von Menschen mit Demenz in den Vordergrund rückt. Folglich wird die vorrangige Relevanz einer soziale Teilhabe gewährenden, kommunikativen Pflegekultur für die Zielgruppe hervorgehoben (Kitwood 1990, 1993, 2013), die sich auch positiv auf die Berufszufriedenheit der Pflegenden auswirkt. PCC gilt seither als führender Orientierungsrahmen für eine gute Pflege von Menschen mit Demenz und wird insbesondere im britischen und US-amerikanischen Raum erforscht und diskutiert (vgl. Überblick bei Boggatz 2020, McCormack 2004, McCormack et al. 2021). Jüngere Studien zeigen jedoch, dass

---

[4] PCC »has been defined as supporting the rights, values, and beliefs of the individual; involving them and providing unconditional positive regard; entering their world and assuming that there is meaning in all behaviour, even if it is difficult to interpret, maximizing each person's potential, and sharing decision making« (Edvardsson et al. 2008, 363). PCC wird hier verstanden als ein Pflegekonzept, das darauf zielt, die Rechte der individuellen Person auf soziale Teilhabe und selbstbestimmte Lebensführung durch Respektierung ihrer Werte und Überzeugungen zu unterstützen (»promoting a good life«). Wichtige Dimensionen bilden dazu die Wertschätzung von Menschen mit Demenz, individualisierte Pflege, das Einnehmen der Perspektive dieser Personen und die Gestaltung der sozialen Umwelt (Brooker 2007).

PCC-geschulte Pflegepersonen ihr Teilhabe gewährendes Kommunikationshandeln gegenüber den Betroffenen im Pflegealltag nicht zu stabilisieren vermögen, sondern in ein exkludierendes Verhalten des »othering« zurückfallen (vor allem: Doyle/Rubinstein 2014) Letztlich dominiert ein medikal geprägtes Defizitverständnis, welches Machbarkeit und Bewältigung von Problemsituationen (z. B. herausforderndes Verhalten) und weniger die Verständigung der Beteiligten betont.

In dem vorliegenden Forschungsprojekt wird daher die Frage untersucht, welche primärsozialisierenden, professionssozialisierenden oder kontextuellen Faktoren sich in der Praxis einer stationären Pflege von Menschen mit Demenz nachweisen lassen, die einer professionellen Habitualisierung einer PCC-Praxis und damit einer Veränderung der Pflegekultur (»culture change«)[5] entgegenstehen oder diese unterstützen. Insgesamt rückt die Relevanz einer Beziehungsgestaltung »mit therapeutischem Charakter« (DNQP 2018, S. 17) in den Fokus der Aufmerksamkeit.

In der Forschung zur PCC überwiegen Studien mit randomisiert kontrollierten Designs (RCTs). In den bekannten Arbeiten von Sloane et al. (2004) sowie von Hoeffer et al. (2006) wurden positive Auswirkungen auf das Verhalten festgestellt. Die Ergebnisse zeigen, dass Pflegehandlungen in der Interventionsgruppe erleichtert wurden, Stressempfinden abnahm und die Zufriedenheit der Pflegenden stieg. Pflegende zeigten darüber hinaus vermehrt höfliches Verhalten. Die Autorinnen und Autoren berichten, dass die kommunikativen, verbalen Kompetenzen der Pflegenden jedoch nicht dauerhaft verbessert werden konnten. Im Hinblick auf den Gebrauch von Psychopharmaka ist eine Untersuchung von Fossey et al. (2006) wichtig geworden. Im Rahmen einer 12-monatigen Längsschnittstudie konnte eine Reduktion von Neuroleptika von der Forschergruppe belegt werden. Auswirkungen im Hinblick auf das Verhalten der Menschen (z. B. Agitation) wurden nicht beobachtet. Diesen Nachweis konnte die Studie von Chenoweth et al. (2009) erbringen, in der eine signifikante Verringerung von agitiertem Verhalten nach einem PCC-Training dokumentiert wurde. Die Dosierung der Psychopharmaka war in der PCC-Gruppe allerdings höher als in den Kontrollgruppen. Die Sichtweisen und die Bedürfnisse der von Demenz betroffenen Menschen sowie das pflegerische Selbstverständnis und die Beziehungsgestaltung als solche wurden in keiner der Studien ermittelt.[6] Auch in der deutschen Fachdebatte werden die vorgeschlagenen Pflegeinterventionen vorwiegend im Hinblick auf die Modifikation bzw. Reduktion von herausforderndem Verhalten diskutiert, weniger bezogen auf die Gestaltung grundlegender Verständigungs- und Aushandlungsprozesse zwischen Pflegenden und Betroffenen (BMG 2006, DIMDI 2009, IQWiG 2009). Edvardsson et al. (2008) resümieren den Forschungsstand in ihrem Review zudem als mangelhaft hinsichtlich der Berücksichtigung des organisa-

---

5 Unabhängig von Modellprojekten, Initiativen und Veränderungen der Heimlandschaft hat sich seit den 1980er Jahren in den USA eine neue Forschungsrichtung entwickelt, die auf einen Kulturwandel in den Heimen abzielt. Dieser »culture change« ist mit folgender Zielsetzung verbunden: »A nursing home that implements culture change aims to: individualize care; create home-like living environments; promote close relationships between staff, residents, families, and communities; empower staff to respond to resident needs and work collaboratively with management to make decisions regarding care; and improve quality of care and quality of life« (Grabowski et al. 2014, 66). In Deutschland wird die Pflegekulturwandeldebatte primär unter dem Gesichtspunkt der Deinstitutionalisierung geführt (vgl. aktuell hierzu: Brandenburg et al. 2021).

6 Ausnahme in Großbritannien bildet die Initiative »Hearing the voice of dementia«, welche die Stimme von Demenzbetroffenen in der Öffentlichkeit artikulieren möchte. Ähnliches in Deutschland für »Demenz Support«.

torischen Kontextes auf die Pflegepraxis. Offen bleiben auch die Fragen, welche Pflegepersonen für PCC geeignet sind, für wen dieser Ansatz Vorteile bringt, welche Ressourcen dafür erforderlich sind und welche nachhaltigen Wirkungen beobachtet werden können. Ein grundlegender Wandel in Handlungspraxis und Pflegeorganisation hinsichtlich der PCC bei Demenz ist daher bislang nicht oder nur in Ansätzen zu beobachten (Kirkley et al. 2011). Diese Aussage wird auch durch die bereits erwähnte amerikanische Studie von Doyle/Rubinstein (2014) gestützt, in der untersucht wurde, wie PCC von Pflegenden definiert und praktiziert wird. Mit einem ethnographischen Untersuchungsdesign kommen sie zu dem Ergebnis, dass trotz PCC-Schulungen des Personals in einer für PCC ausgewiesenen Langzeitpflegeeinrichtung eine kulturelle Matrix des »othering« (»us«/«them« distinction) vorherrschend bleibt. Das Pflegehandeln war durch Diskriminierung der an Demenz erkrankten Personengruppe (negative Stigmatisierung insbesondere von Betroffenen mit Aggressionen; Interpretation des Verhaltens der Personen als krankhaft; task-oriented-care; Defizitblick) bestimmt. Pflegeprobleme und -lösungen werden danach in der Alltagspraxis innerhalb bestehender medizinisch anerkannter Konzepte definiert, ohne die strukturellen und die deutungsabhängigen Gegebenheiten selbst in Frage zu stellen. Daraus folgt, dass eine auf biomedikale Merkmale reduzierte Wahrnehmung von Demenz dazu tendiert, ein depersonalisierendes und exkludierendes Pflegeverhalten, von Kitwood (2013) als »maligne Sozialpsychologie« bezeichnet, zu befördern. Die Konsequenz kann sein, dass eine auf funktionale Richtigkeit verkürzte Pflege Depersonalisierung und soziale Exkludierung von diesen Menschen weiter verschärfen. Die von Doyle/Rubinstein identifizierte Problematik deutet auf bislang unreflektierte Interaktionsprozesse und institutionelle Kontexte hin. Darauf verweist auch eine Arbeit von Kolanowski et al. (2015), die zeigt, dass sich die kommunikativen und PCC-relevanten Anteile der Pflegepraxis nicht in den Pflegedokumentationen niederschlagen und damit zumindest nach außen als nicht bedeutsam qualifiziert werden. Auch weitere Studien (vor allem Dammert et al. 2016, Newerla 2012, S. 121; Kotsch/Hitzler 2013) haben die Widersprüche zwischen einer immer seitens der Praxis vorgetragenen Positiverzählung und der konkreten Alltagsrealität wiederholt nachgewiesen (vgl. für einen Überblick zu den demenzspezifischen Therapieansätzen von Feil über Böhm bis hin zu Kitwood vor allem Boggatz 2022). Damit gewinnt die Untersuchung der Pflegebeziehung zentrale Relevanz und rückt die Analyse und kritische Reflexion der bestehenden Pflegekultur in der damit verbundenen Pflegepraxis in der Pflege der Betroffenen in den Fokus.

Das gilt vor allem für jene Settings, in denen die Pflege und Versorgung von Demenzbetroffenen real stattfindet, nämlich die häusliche Versorgung, das Krankenhaus und die stationäre Langzeitpflege (Brandenburg et al. 2021). Vor allem der zuletzt genannte Sektor ist durch multiple Herausforderungen charakterisiert, hierauf konzentriert sich unserer Studie. Erstens: Obwohl 60–80 % der Demenzbetroffenen von ihren Angehörigen zu Hause versorgt werden, konzentriert sich vor allem die Betreuung weiter fortgeschrittener Demenzstadien auf die institutionalisierte Versorgung; Heimpflege ist also überwiegend Demenzpflege, hier vor allem Schwerstpflege (Schäufele 2009). Zu nennen ist zweitens eine prekäre Personalsituation, die sich bereits seit Jahren zuspitzt (Jacobs et al. 2021). Drittens ist zu beachten, dass der Heimbereich seit Mitte der 1990er Jahre durch eine zunehmende Ökonomisierung geprägt wurde. Mittlerweile hat die Zahl der privaten Heime und deren Bettenkapazitäten nahezu die Hälfte der Angebote erreicht, Private Equity Fonds kontrollieren nahezu 20 % des Marktsegments, eine weitere Bedeutungszunahme privat-erwerbswirtschaftlichen Logiken ist erwartbar (Evans & Scheuplein 2019). Und viertens ist vor allem die stationäre Langzeitpflege durch die Covid-19-Pandemie betroffen (gewesen); mindestens in der ersten Welle der Pandemie kamen ca. 50 % der an oder mit dem Virus verstorbenen Personen aus den Heimen (Rothgang et al. 2021). Insgesamt ist festzustellen, dass sich der stationäre Pflegebereich mit nachhaltigen Innovationen schwertut und eine konzeptionell-theoretische Weiterentwicklung seit Jahren stagniert (vgl. hierzu: Schulz-Nieswandt 2021).

Vor diesem Hintergrund stellt sich umso dringlicher die Frage, ob und in welcher Art und Weise professionelle Pflegekräfte dem Anspruch einer personzentrierten Pflege von Menschen mit Demenz gerecht werden (können). Dabei besteht noch wenig Klarheit darüber, was genau unter »personzentriert« sowie »therapeutisch« im Kontext der demenzbezogenen Pflege zu verstehen ist. So ist u. a. unklar, in welchem Verhältnis ein therapeutisches Selbstverständnis der Pflege zur medizinischen Therapieintention stehen oder sich bei Therapievorstellungen anderer Disziplinen wie der Psychotherapie bedienen sollte. Die unterschiedlichen professionellen und disziplinären Perspektiven, die Eingang in die pflegerische Praxis gefunden haben, sind noch nicht hinreichend pflegewissenschaftlich reflektiert. Bislang konnte weder ein einvernehmliches demenzbezogenes Pflegekonzept noch ein pflegerisch-berufliches Selbstkonzept entwickelt werden.

An dieser Stelle setzt unsere von der Deutschen Forschungsgemeinschaft (DFG) geförderte Studie »Gute Pflege für Menschen mit Demenz. Rekonstruktion des Pflege*HA*bitus in der stationären *L*angzei*T*pflege« (HALT) an. Wir konzentrieren uns auf die intrinsischen, d. h. in der Pflegeperson selbst liegenden Faktoren als auch auf die institutionellen Rahmenbedingungen, die eine die Grundrechte von Menschen mit Demenz nicht nur achtende, sondern auch fördernde professionelle Langzeitpflege begünstigen. HALT unterscheidet sich damit von Studien, die auf das Outcome von Interventionen für die demenziell erkrankten Menschen gerichtet sind. Das HALT-Projekt nimmt dagegen seinen Ausgangspunkt bei dem überraschenden Ergebnis einer Reihe von Studien, die die Art und Weise der Umsetzung personzentrierter Pflege untersucht haben und beobachteten, dass sich ein personzentriertes Pflegeverhalten bei dafür weitergebildeten Pflegepersonen nicht stabilisieren lässt. Damit steht in Frage, ob es eine personzentrierte Pflege im Sinne einer empathischen, die Nähe zu Menschen mit Demenz suchenden Pflege, die anstrebt, das Wohlbefinden der Bewohnerschaft zu befördern, überhaupt gibt. Die vorliegende Studie trägt methodisch diesen Widersprüchen dadurch Rechnung, dass die tatsächlich handlungsleitenden Orientierungen in der Pflegebeziehung zu Menschen mit Demenz mit Hilfe eines praxeologischen Forschungsansatzes rekonstruiert werden, anstatt den theoretischen Erzählungen über vorgebliche Handlungsintentionen der Pflegenden zu folgen.

Ziel des vorliegenden HALT-Forschungsprojekts war es, mit der Dokumentarischen Methode (DM, vgl. Bohnsack 2013a, b) herauszufinden, welche sinngenetischen Typen von tatsächlichen Handlungsorientierungen sich bei Pflegenden in der individuellen Pflegebeziehung von Menschen mit Demenz tatsächlich zeigen und ob sich darunter auch solche befinden, die als personzentrierter Pflegehabitus anzusprechen sind. Ferner war in soziogenetischer Hinsicht die Frage von Interesse, ob sich primäre und/oder berufssozialisierende Faktoren bei den Pflegepersonen identifizieren lassen, die eine personzentrierte Pflege erschweren oder begünstigen. Des Weiteren stellte sich die Frage, inwiefern zu identifizierende institutionelle Rahmenbedingungen eine personzentrierte Pflege fördern oder entmutigen. Und am Ende wurde in einem Workshop die Frage adressiert, welche Bedeutung die Befunde für die Praxis (im weitesten Sinne) haben. Diese Fragestellungen wurden in einem qualitativen rekonstruktiven Forschungsdesign untersucht. Die Datenbasis wurde methodenpluralistisch durch soziodemografische Kurzfragebögen, teilnehmende Beobachtungen, episodische Interviews sowie Gruppendiskussionen gewonnen. Wir konzentrieren uns in dieser Publikation allerdings nur auf einen Teilbereich der Empirie und fokussieren vor allem auf die Interviews mit den Pflegepraktikerinnen in zwei stationären Pflegeeinrichtungen.

Unser Buch besteht – neben dieser Einleitung – aus weiteren acht Kapiteln. Zunächst werden wir in einer Skizze die Situation in der stationären Langzeitpflege darlegen (▶ Kap. 1). Dies ist deswegen notwendig, weil dieses Feld einem ständigen Wandel unterworfen ist. Die Ökonomisierung dieses Versorgungssektors ist nur die letzte Phase, deren Auswirkungen auf Qualität und Personal kaum empirisch untersucht ist (jedenfalls nicht in Deutschland). Unsere grundlegenden Überlegungen werden dann im Folgenden in einem theoretischen Zugang umfassend vorgestellt. Es wird darauf eingegangen, was es mit der »Personzentrierung« auf sich hat, wie diese Debatte verortet werden muss und welche Relevanz sie für die stationäre Langzeitpflege hat (▶ Kap. 2). In einem weiteren Schritt werden das Sampling und die konkrete Durchführung der Datenerhebung illustriert (▶ Kap. 3), worauf sich ein Überblick über die eingesetzten Methoden anschließt.[7] Wir zeigen, wie genau wir bei der Dokumentarischen Methode vorgegangen sind und in welcher Art und Weise wir die Interpretationen vorgenommen haben (▶ Kap. 4). Ergebnisse im Hinblick auf die Einzelinterviews mit dreizehn Pflegenden und die entsprechenden Beobachtungen haben wir in Kapitel 5 zusammengefasst (▶ Kap. 5). Die komplexeren Ergebnisse – vor allem bezogen auf die sinngenetische Typenbildung – sind in Kapitel 6 dargelegt (▶ Kap. 6). In Kapitel 7 folgt eine Diskussion, bei der wir die einzelnen empirischen Befunde vor dem Hintergrund der Fachdebatte kontextualisieren. Dabei gehen wir auch auf Konsequenzen für Praxis, Lehre und Forschung ein (▶ Kap. 7). Den Abschluss der HALT-Publikation bildet in Kapitel 8 ein von Lola Amekor moderiertes Gespräch zwischen Alfons Maurer, Volker Fenchel, Frank Schulz-Nieswandt und Hermann Brandenburg. Hier stellte sich für uns die Frage, welche Relevanz unsere Befunde vor den tatsächlichen Bedingungen der stationären Langzeitpflege haben. Dabei müssen am Ende die Rolle der Wissenschaft (und der Praxis) relativiert werden, die Politik und unsere Pflege- und Versorgungskultur insgesamt in den Blick genommen werden (▶ Kap. 8).

Literatur

Boggatz T (2022) Konzepte zur Pflege und Betreuung von Menschen mit Demenz Theorie – Methode – Kritik. In: Boggatz T, Brandenburg H & Schnabel M (Hrsg.) Demenz. Ein kritischer Blick auf Deutungen, Pflegekonzepte und Settings. Stuttgart: Kohlhammer, S. 67–104.

Boggatz T (2020) (Hrsg.) Quality of Life and Person-Centred Care for Older People. Cham/CH: Springer.

Bohnsack R (2013a) Dokumentarische Methode und die Logik der Praxis. In: Lenger A, Schneickert C, Schumacher F (Hrsg.) Pierre Bourdieus Konzeption des Habitus. Grundlagen, Zugänge, Forschungsperspektiven. Wiesbaden: VS. S. 175–200.

Bohnsack R (2013b) Typenbildung, Generalisierung und komparative Analyse. In: Bohnsack R, Nentwig-Gesemann I, Nohl A-M (2013) (Hrsg.) Die Dokumentarische Methode und

---

7 In der HALT-Studie wurden Interviews, (teilnehmende) Beobachtungen und Gruppendiskussionen durchgeführt. Diese Veröffentlichung konzentriert sich auf die Interviews, welche die Grundlage der Habitusrekonstruktion bilden. Weitere Veröffentlichungen sind vorgesehen, in denen der methodische Zugang und die Ergebnisse zu den anderen Studienbereichen umfassend dargelegt werden.

ihre Forschungspraxis. Grundlagen qualitativer Sozialforschung. 2. erweiterte Auflage, Wiesbaden: VS, S. 241–270.

Brandenburg H, Fenchel V & Ketzer R (2022) Settings für die Pflege von Menschen mit Demenz. In: Brandenburg H, Boggatz T & Schnabel M (Hrsg.) Demenz. Ein kritischer Blick auf Deutungen, Pflegekonzepte und Settings. Stuttgart: Kohlhammer, S. 104–156.

Brandenburg H, Lörsch M, Bauer J., Ohnesorge B & Grebe C (2021) (Hrsg.) Organisationskultur und Quartiersöffnung in der stationären Langzeitpflege. Heidelberg: Springer.

Brooker D (2007) Person-centred dementia care. Making services better. London, Philadelphia: Jessica Kingsley Publishers.

Bundesministerium für Familie, Senioren, Frauen und Jugend [BMFSFJ] (2010) Sechster Bericht zur Lage der älteren Generation in der Bundesrepublik Deutschland. Altersbilder in der Gesellschaft. http://www.bmfsfj.de/RedaktionBMFSFJ/Pressestelle/Pdf-Anlagen/sechster-altenbericht, property=pdf,bereich= bmfsfj, sprache=de, rwb=true.pdf (Zugriff: 18.03.2021).

Bundesministerium für Gesundheit [BMG] (2006) Rahmenempfehlung zum Umgang mit herausforderndem Verhalten bei Menschen mit Demenz in der stationären Altenhilfe. https://www.bundesgesundheitsministerium.de/fileadmin/redaktion/pdf_publikationen/Forschungsbericht_Rahmenempfehlungen_Umgang_Demenz.pdf (Zugriff: 18.07.2021).

Bundesministerium für Familie, Senioren, Frauen und Jugend [BMFSFJ] und Bundesministerium für Gesundheit [BMG] (2005) Charta der Rechte der hilfs- und pflegebedürftigen Menschen.

Chenoweth L, King MT, Yun-Hee J, Brodaty H, Stein-Parbury J, Norman R, Haas M, Luscombe G (2009) Caring for Aged Dementia Care Resident Study (CADRES) of person-centred care, dementia-care mapping, and usual care in dementia: a cluster-randomised trial. The Lancet 8, 317–325.

Dening T, Mine A (2011) (Eds.) Mental Health & Care Homes. Oxford: Oxford University Press.

Deutsche Alzheimer Gesellschaft (2018): Prognostizierte Entwicklung der Anzahl von Demenzkranken im Vergleich zu den über 65-Jährigen in Deutschland von 2010 bis 2060. Statista. Online verfügbar unter https://de.statista.com/statistik/daten/studie/245519/umfrage/prognose-der-entwicklung-der-anzahl-der-demenzkranken-in-deutschland/#:~:text=Laut%20einer%20Prognose*%20der%20Deutschen,litt%20unter%20einer%20Alzheimer%20Erkrankung (Zugriff am 02.08.2021).

Deutsches Institut für Medizinische Dokumentation und Information [DIMDI] (2009) (Hrsg.) Pflegerische Versorgungskonzepte für Personen mit Demenzerkrankungen (Autoren: Nina Rieckmann, Christoph Schwarzbach, Marc Nocon, Stephanie Roll, Christoph Vauth, Stefan N. Willich, Wolfgang Greiner). http://portal.dimdi.de/de/hta/hta_berichte/hta215_bericht_de.pdf (Zugriff: 30.10.2021).

Doblhammer G, Schulz A, Steinberg J, Ziegler U (2012) Demografie Demenz. Bern: Huber.

Doyle PJ, Rubinstein RL (2014) Person-Centred Dementia Care: the cultural matrix of othering. The Gerontologist 54(6), 952–963.

Edvardsson D, Winblad B, Sandman PO (2008) Person-centred care of people with severe Alzheimer-disease: current status and ways forward. Lancet Neurol 7, 362–367.

Evans M & Scheuplein C (2019) Private-Equity-Investitionen im Pflegesektor: Relevanz, Dimensionen und Handlungserfordernisse. Institut für Arbeit und Technik 8, 1–12.

Fine M (2005) Individualization, risk and the body. Sociology and care. Journal of Sociology Vol. 41 (3), 247–266.

Förstl H (2009) (Hrsg.) Demenzen in Theorie und Praxis. Heidelberg: VS.

Fossey J, Ballard C, Juszczak E, James I, Alder N, Jacoby R, Howard R (2006) Effect of enhanced psychosocial care on antipsychotic use in nuring home residents with severe dementia: cluster randomised trial. BMJ (doi: 10.1136/bmj.38782.575868.7C, veröffentlicht am 16.03.2006).

Fuchs T (2019) Demenz und personale Identität. Frankfurter Forum: Diskurse. Demenz – neue Ansätze in Forschung, Diagnose und Therapie 19, 6-13.

Grabowski DC, O'Mailley AJ, Afendulis CC, Caudry DI, Elliot A, Zimmermann S (2014) Culture Change and Nursing Home Quality of Care. The Gerontologist 54(S1 Supplement), 35–45.

Güther H (2018) Anerkennungskonflikte in der Gerontologischen Pflege. Grundlagen für ein partnerschaftliches Verhältnis. Wiesbaden: Springer.

Güther H (2015) Anerkennung und Konfliktorientierung. In: Brandenburg H, Güther H (Hrsg.) Lehrbuch Gerontologische Pflege. Bern: Hogrefe, S. 105–121.

Henderson VA (1980) Preserving the essence of nursing in a technological age. JAN 5, 245–260.

Hoeffer B, Talerico KA, Rasin J, Mitchell CM, Stewart BJ, McKenzie D, Barrick AL, Rader J, Solane PD (2006) Assessing cognitively impaired nursing home residents with bathing: effects of two bathing interventions on caregiving. Gerontologist 46, 524–532.

Institut für Qualität und Wirtschaftlichkeit im Gesundheitswesen [IQWiG] (2009) Nicht medikamentöse Behandlung der Alzheimer-Demenz. Abschlussbericht. https://www.iqwig.de/download/A05-19D_Abschlussbericht_Nichtmedikamentoese_ Behandlung_der_Alzheimer_Demenz.pdf (Zugriff: 31.10.2021).

Jessen F (2019) Demenzvorstadien: Sind Risikoprofile und Biomarker für individuelle Prävention geeignet? Frankfurter Forum: Diskurse. Demenz: Neue Ansätze in Forschung, Diagnose und Therapie 19, 14–19.

Kirkley C, Bamford C, Poole M, Arksey H, Hughes J, Bond J (2011) The impact of organizational culture on the delilvery of person-centred care in services providing respite care and short breaks for people with dementia. Health and Social Care in the Community 19(4), 438–448.

Kitwood T (2013) Demenz: Der personzentrierte Ansatz im Umgang mit verwirrten Menschen. Deutschsprachige Ausgabe herausgegeben von Müller-Hergl C. Bern: Huber.

Kitwood T (1993) Towards a Theory of Dementia Care: The Interpersonal Process. Aging and Society 13, 51–67.

Kitwood T (1990) The Dialectics of Dementia: With Particular Reference to Alzheimer's Disease. Ageing and Society 10, 177–196.

Karakaya T, Fußer F, Schröder J & Pantel J (2021) Demenzen und leichte kognitive Beeinträchtigungen. In: Pantel J, Bollheimer C, Kruse A, Schröder J, Sieber C & Tesky V (Hrsg.) Praxishandbuch Altersmedizin. Geriatrie – Gerontopsychiatrie – Gerontologie. 2. überarbeitete Auflage. Stuttgart: Kohlhammer, S. 335–369.

Koch-Straube U (1997) Fremde Welt Pflegeheim. Eine ethnologische Studie. Bern: Huber.

Kolanowski A, Van Haisma K, Penrod J, Hill N, Yevchak A (2015) »Wish we would have known that!« Communication breakdown impedes person-centered care. The Gerontologist vol. 55(S1), 50–60.

Kruse A (2010) Menschenbild und Menschenwürde als grundlegende Kategorien der Lebensqualität demenzkranker Menschen. In: Kruse A (Hrsg.) Lebensqualität bei Demenz? Zum gesellschaftlichen und individuellen Umgang mit einer Grenzsituation im Alter. Heidelberg: AKA, S. 3-25.

McCormack B, McCance T, Bully C, Brown D, McMillan A & Martin S (2021) (Eds.) Fundamentals of Person-Centred Healthcare Practiced. Hoboken/NJ: Wiley-Blackwell.

McCormack B (2004) Person-centredness in gerontological nursing: an overview of the literature. International Journal of Older People Nursing 13, 31–38.

Newerla A (2012) Verwirrte pflegen, verwirrte Pflege? Handlungsprobleme und Handlungsstrategien in der stationären Pflege von Menschen mit Demenz – eine ethnographische Studie. Berlin: LIT.

Nolan M, Davies S, Brown J, Keady J, Nolan J (2004) Beyond ›person-centred‹ care: a new vision for gerontological nursing. Journal of clinical nursing 13(3a), 45–53.

Nolan M, Davies S, Brown J, Wilkinson A, Warnes A, McKee K, Flannery J and Stasi K (2008) The role of education and training in achieving change in care homes: a literature review. Journal of Research in Nursing 13(5), 411-433.

Nordheim J, Liebich M (2010) Demenz und Herausforderndes Verhalten: Ergebnisse einer Studie zum strukturierten Pflegekonzept »Serial Trial Intervention« (STI-D). ZfGG 43, 70–71.

Pantel J & Schall A (2019) Nicht-medikamentöse Therapieansätze bei der Demenz: Möglichkeiten und Grenzen. Frankfurter Forum: Diskurse. Demenz: neue Ansätze in Forschung, Diagnose und Therapie 19, 30–39.

Rocha V, Marques A, Pinto M, Sousa L, Figureido D (2013) People with dementia in long-term care facilities: an exploratory study of their activities and participation. Disability and rehabilitation 35(18), 1501–1508.

Rothgang H, Domhoff D, Friedrich AC, Preuß B, Heinze F, Schmidt A, Seibert K, Wolf-Ostermann K (2020) Pflege in Zeiten von Corona: Zentrale Ergebnisse einer deutschlandweiten Querschnittsbefragung vollstationärer Pflegeheime. Pflege 33(5), 265–275.

Rösner HU (2014) Im Angesicht des dementen Anderen. In: Rösner HU (Hrsg.) Behindert sein – behindert werden: Texte zu einer dekonstruktiven Ethik der Anerkennung behinderter Menschen. Bielefeld: transkript, S. 195–212.

Schäufele M, Köhler L, Lode S, Weyerer S (2009) Menschen mit Demenz in stationären Pflegeeinrichtungen: aktuelle Lebens- und Versorgungssituation. In: Schneekloth U, Wahl HW, Engels D (Hrsg.) Pflegebedarf und Versorgungssituation bei älteren Menschen in Heimen: Demenz, Angehörige und Freiwillige, Beispiele für »Good Practice«, Forschungsprojekt MuG IV. Stuttgart: Kohlhammer, S. 159–221.

Schnabel M (2022) Kritische Ontologie der Demenz. In: In: Brandenburg H, Boggatz T & Schnabel M (Hrsg.) Demenz. Ein kritischer Blick auf Deutungen, Pflegekonzepte und Settings. Stuttgart: Kohlhammer, 13–54.

Schölzel-Dorenbos CJM, Meeuwsen EJ, Olde-Rikkert MGM (2010) Integrating unmet needs into dementia health-related quality of life research and care: Introduction of the Hierarchy Model of Needs in Dementia. Aging & mental Health 14(1), 113–119.

Schulz-Nieswandt F (2021) Wann ist eine soziale Innovation innovativ? Der erkenntnistheoretische Status eines »Index der Non-Exklusion« als Fluchtpunkt gesellschaftspolitischer Orientierung. Berlin: Kuratorium Deutsche Altershilfe.

Sloane PD, Hoeffer B, Mitchell CM, McKenzie DA, Barrick DL, Rader J, Stewart BJ, Talerico KA, Rasin JH, Zink RC, Koch GG (2004) Effects of person-centred showering and towel bath on bathing associated aggression, agitation, and discomfort in nursing home residents with dementia: an randomized, controlled trial. Journal of the American Geriatrics Society 52, 1795–1804.

Twenhöfel R (2011) Die Altenpflege in Deutschland am Scheideweg: Medizinalisierung oder Neuordnung der Pflegeberufe. Baden-Baden: Nomos.

Welti F (2010) Das Spannungsfeld von Pflege und Behinderung. Sozialer Fortschritt 59(2), 39–46.

Ying-Ling J, Algase DL, Specht JK, Williams K (2015) The association between characteristics of care environments and apathy in residents with dementia in long-term care facilities. The Gerontologist 55(S1), 27–39.

1 Eine Skizze zur aktuellen Situation in der Langzeitpflege in Deutschland – Der Hintergrund der HALT-Studie[1]

Hermann Brandenburg

Im Hinblick auf die Heime lassen sich zwei Perspektiven unterscheiden:

Die eine lässt sich als *radikal-kritische Variante* beschreiben, die letztlich mit der Institutionalisierungskritik des amerikanischen Soziologen Erving Goffman verbunden ist. Er konzentrierte sich zwar auf die Psychiatrie, sieht die Relevanz seiner Befunde aber auch für Pflegeheime als gegeben an. Seine zentrale These war, dass der wichtigste Faktor, der einen Insassen (wir würden heute sagen: Bewohner) prägt, nicht seine Krankheit ist, sondern die Institution, in der er lebt. Denn diese schafft durch das Zusammenleben bestimmte Regeln, mit denen der Einzelne sich auseinandersetzen und an die er sich anpassen muss. Insofern – das war Goffman sehr bewusst – ist die Reaktion der Betroffenen durchaus ein produktives Phänomen. Totale Institutionen heben die für die moderne Gesellschaft charakteristische Trennung von Arbeit, Freizeit und Wohnen auf und sind durch folgende Merkmale gekennzeichnet:

1. Alle Angelegenheiten des Lebens finden an ein und derselben Stelle, unter ein und derselben Autorität statt.
2. Die Mitglieder der Institution führen alle Phasen ihrer täglichen Arbeit in unmittelbarer Gesellschaft einer großen Gruppe von Schicksalsgenossen aus, wobei allen die gleiche Behandlung zuteilwird und alle die gleiche Tätigkeit gemeinsam verrichten müssen.
3. Alle Phasen des Arbeitstages sind exakt geplant, eine geht zu einem vorher bestimmen Zeitpunkt in die nächste über, und die ganze Folge der Tätigkeiten wird von oben durch ein System expliziter formaler Regeln und durch einen Stab von Funktionären vorgeschrieben.
4. Die verschiedenen erzwungenen Tätigkeiten werden in einem einzigen rationalen Plan vereinigt, der angeblich dazu dient, die offiziellen Ziele der Institution zu erreichen« (Goffmann 1973, S. 17).

Es gab international und national eine lange Diskussion darüber, ob und inwieweit Pflegeheime in dieser Weise charakterisiert werden können (vgl. z. B. Katz et al. 1991, Dunkel 1994, Gebert/Kneubühler 2001, Heinzelmann 2004, Radzey 2014, für einen Überblick vgl. Amrhein 2005). Auf diese Debatte kann an dieser Stelle im Detail nicht eingegangen werden. Entscheidend ist aber, dass aus Sicht dieser Kritiker Pflegeheime nach wie vor als »entfremdete, seelenlose, bürokratisch organisierte Verwahreinrichtungen und Zwangsanstalten, verursacht durch strukturelle Mängel in der Pflege, in den Blick genommen werden müssen« (Roth 2007, S. 78). Dabei wird jedoch häufig pauschal geurteilt, Unterschiede (auch zwischen den Institutionen) werden in der Regel nicht thematisiert, z. T. substanzielle Veränderungen im Hinblick auf die »Totalität« im Laufe der letzten 50 Jahre – Goffmanns Analyse stammt vom Ende der

---

[1] Ich danke Herrn Dr. Hanno Heil (VKAD) und Herrn Dipl.-Gerontol. Volker Fenchel (AWO Augsburg) für ergänzende Informationen und Kommentare zum Text. Teile dieses Beitrags sind bereits publiziert worden (vgl. Brandenburg & Fenchel 2022).

1950er Jahre – häufig unterschätzt. Diese Kritik hat nicht zur Beseitigung der Heime geführt, denn letztlich ist die Zahl dieser Institutionen in Deutschland (aber auch weltweit) immer stärker angestiegen. Wir sollten aber festhalten, dass diese Grundsatzkritik den Finger in die Wunde gelegt und idealtypisch die Konstruktion von sozialen Identitäten vor allem in Langzeiteinrichtungen rekonstruiert hat.

Eine zweite Auffassung kann als *reformorientierte Variante* skizziert werden, bei denen man durch konzeptionelle Innovationen sowie durch Neu- und Umbauten ein z. T. völlig neues institutionelles Gefüge geschaffen hat. Dies gilt insbesondere für die Projekte des Netzwerks »Soziales neu gestalten« (SONG), die wissenschaftlich begleitet wurden (Netzwerk: Soziales neu gestalten 2008, 2009; Netzwerk: Soziales neu gestalten, CS & ZEW, zze 2010). Ansätze zur Quartiersöffnung, die von verschiedenen Wohlfahrtsverbänden seit Jahren vorangetrieben werden, sind mittlerweile durch eine rege Forschungstätigkeit begleitet worden (vgl. z. B. Deutsches Institut für angewandte Pflegeforschung 2010, Bleck et al. 2018, van Rießen et al. 2019), die Wirkungsdebatte ist in vollem Gange (vgl. z. B. Burmeister & Wohlfahrt 2018). In den entsprechenden Veröffentlichungen wird darauf hingewiesen, dass es gelungen sei, rigide Abläufe zu verändern, Wahlfreiheit, Selbstbestimmung und Mitwirkung der Bewohner zu erhöhen und die Tagesgestaltung z. T. deutlicher an die Bedürfnisse der Bewohnerschaft anzupassen. Auch eine »Öffnung« der Heime ins Quartier bzw. die Beteiligung der sozialraumbezogenen sozialen Umwelt am Heimleben hat Konsequenzen – letztlich auch für die De-Institutionalisierung der Heime. Aktuell geht es um Neugestaltungen des Professionsmix in den Einrichtungen (vgl. hierzu: Brandenburg & Kricheldorff 2019). Allerdings wird auch hier deutlich, dass nur »mit Wasser gekocht wird«, die Eigenlogik professioneller Akteure (vor allem der Pflege und der Sozialen Arbeit) nur schwer zu durchbrechen ist. Vor allem aber: Langfristige Effekte für Lebens- und Pflegequalität und einer echten Demokratisierung der stationären Altenpflegekultur sind bislang nicht untersucht worden. Nicht zuletzt aus diesen Gründen ist nach wie vor strittig, ob und inwieweit es tatsächlich gelungen ist, einen echten »Kulturwandel« in der stationären Pflege zu bewirken oder ob nicht vielmehr *nur* an der Oberfläche gekratzt und in der Substanz wenig verändert wurde.

Kurz und gut: Diese beiden Pole – Institutionskritik und Reformoption – prägen nach wie vor die Diskussion um die Heimlandschaft in Deutschland. Und sie bestimmen in hohem Maße das Klima in den Einrichtungen, die fachlichen Debatten sowie die öffentliche Wahrnehmung – letztlich auch die Situation des Pflege- und Betreuungspersonals vor Ort. Im Rahmen unserer Studie kann nicht umfassend auf die Situation in der stationären Langzeitpflege eingegangen werden. Um die Situation der Pflege vor Ort jedoch überhaupt verstehen und einordnen zu können, sind einige grundlegende Informationen unverzichtbar. Wir beginnen mit einer kurzen historischen Skizze. Denn den Habitus als »strukturierende Struktur« (Bourdieu) kann man nur erkennen, wenn man einen Blick auf diese Struktur wirft. Dabei muss beachtet werden, dass die Heime aus einer Tradition der Exklusion alter und gebrechlicher Menschen entstanden sind (vgl. Kontratowitz 2005, Schroeter 2005, Hämel 2012, Werner 2014; grundlegend bereits die Arbeiten von Foucault seit den frühen 1960er Jahren). Dies hatte Auswirkungen auf ihre Organisationskultur, die sicher auch in vielen Aspekten heute noch nachklingen. Vor allem die Situation nach Einführung der Pflegeversicherung Mitte der 1990er Jahren soll zunächst im Vordergrund stehen. Und zwar deswegen, weil ohne durch die seitens der Pflegeversicherung gesetzten finanziell-rechtlichen Rahmenbedingungen ein Verständnis der Situation vor Ort nicht möglich ist. In einem zweiten Schritt gehen wir dann auf Eckdaten der aktuellen Situation ein, konzentrieren uns vor allem auf Aspekte der Ökonomisierung des Feldes. Denn spätestens seit der Jahrtausendwende sind entsprechende Entwicklungen beobachtbar, die unmittelbare Auswirkungen auf die Arbeitssituation des Pflegepersonals haben. Auch wenn die von uns untersuchten konfessionellen Einrichtungen nur verhalten über finanzielle Herausforderungen geklagt haben, die Herausforderungen in diesem Bereich – vor allem auch im Hinblick auf die Gewinnung und Bezahlung von akademisch qualifiziertem Fachpersonal – waren unverkennbar (vgl. zum Zusammenhang von Ökonomisierung und Konfession die Arbeiten von Gabriel 2015, Hien & Schroeder 2018, Manow 2018). Im dritten Schritt stellen wir noch einige ethnografische Studien vor, die uns einen Einblick in das Innenleben der Heime ermöglichen. Abschließend diskutieren wir dann die von uns dargelegten Entwicklungen für die Organisationskultur der Heime insgesamt.

1.1 Entwicklung der vollstationären Pflege – ein Blick auf die Zeit nach Einführung der Pflegeversicherung

Die Einführung der Pflegeversicherung 1995 (SGB XI neben Krankenversicherung, Rentenversicherung, Unfallversicherung und Arbeitslosenversicherung) als fünfte Säule der Sozialsicherung ist die wesentliche Veränderung der 1990er Jahre in unserem Feld. Seit dem 1.4.1995 werden ambulante und ab dem 1.7.1996 stationäre Leistungen gewährt. Sie bildet bis heute die gestaltende Komponente in der stationären Altenhilfe. Ihre Einführung muss als ein zentralstaatlicher regulierender Eingriff in den Bereich der Altenhilfe verstanden werden, der vorher unter dezentraler Verwaltung der Länder stand. Die Gesetzgebung im Altenhilfesektor wurde vereinheitlicht. Zwei Ziele wurden mit der Reform verbunden: Erstens erhielten pflegebedürftige Personen erweiterte soziale Rechte und zweitens wurden kommunale Haushalte durch Kostenübernahme in ambulanten, besonders aber in stationären Fällen von einkommensschwachem, pflegebedürftigem Klientel entlastet. Durch die Pflegeversicherung erhielt jeder Pflegebedürftige einen einkommens- und vermögensunabhängigen Rechtsanspruch auf Pflegeleistungen. Allerdings wurde, im Unterschied zur gesetzlichen Krankenversicherung, nur ein Teil der anfallenden Kosten refinanziert. Aus diesem Grund sprachen viele von einer Teilkaskologik. Die oben gewählte Vergangenheitsform ist dadurch begründet, dass aktuell substanzielle Reformdebatten zur Pflegeversicherung geführt werden, welche für die Finanzierung, die Arbeitsbedingungen sowie die Personalsituation vor Ort erhebliche Konsequenzen haben werden (vgl. die Initiative »ProPflegerefom, auch die Beiträge von deFries & Heil 2019, Klie 2019 sowie Rothgang 2019).

Festzuhalten bleibt – auch mit Blick auf die Personalsituation in den Heimen – dass mit der Pflegeversicherung Marktmechanismen und damit Konkurrenz zwischen den Leistungserbringern etabliert wurde. Die traditionell korporatistische Partnerschaft zwischen Staat und freigemeinnütziger Wohlfahrtspflege wurde beseitigt (vgl. die Beiträge von Cremer 2019, Lange 2019, Heinze 2019 sowie Schroeder 2019), der Marktzutritt rein erwerbswirtschaftlich ausgerichteter Anbieter ermöglicht, das Kostendeckungsprinzip durch Pflegesatzverhandlungen mit Kostenaufwandsvergleichen abgelöst. Es entsteht nun ein Markt (genauer gesagt handelt es sich um einen staatlich regulierten »Quasimarkt«), in dem die klassischen Anbieter und die Kommunen mit privaten Akteuren in einen Wettbewerb eintreten und letztlich um möglichst effektive und effiziente Leistungen konkurrieren. Seit 2013 haben Marktmechanismen auch in der privaten Pflegerisikoabsicherung Einzug gehalten, z. B. bei Pflegezusatzversicherungen. Bloech fasst den beginnenden Prozess der Ökonomisierung des Heimsektors, der ab Mitte der 1990er Jahre mit der Pflegeversicherung einsetzt und bis heute andauert, wie folgt zusammen:

> »Das Alten- und Pflegeheim ist zu einem Ort bescheidener Dienstleistungen geworden. Im Mittelpunkt der Institution stehen beschleunigte und aus Modulen zusammengesetzte Verrichtungen, die die Pflegekräfte in die Nähe von Dienstboten drängen. Diese Tendenz wird verstärkt, weil ein hoher Anteil der Pflegeteams über schlechte Deutschkenntnisse verfügt und Schwierigkeiten bei der Dokumentation hat. Alles im Heim ist geprägt vom Gebot der Kostenstabilität, denn sie müssen mit den Vorgaben der Pflegeversicherung zurechtkommen und stehen in den Pflegesatzverhandlungen unter erheblichem Druck« (Bloech 2012, S. 49–50).

Wichtig für unseren Kontext sind nun zwei Entwicklungen, die die Bewohner wie auch die Mitarbeiter betreffen. Obwohl man sich durch die Pflegeversicherung einen Zuwachs an Mitwirkung und Selbstbestimmung der Bewohner versprochen hat, ist eine tatsächliche und umfassende Partizipation, z. B. in Heimbeiräten oder anderen Formen, eher die Ausnahme. Der Anstieg des Lebensalters bei Heimeintritt, Multimorbidität und zunehmende Anforderungen an Palliativ- und Hospizarbeit haben zu einem z. T. grundlegenden Wandel bei der Heimbewohnerschaft geführt. Diese Entwicklung muss auch als Konsequenz einer politischen Prioritätensetzung von »ambulant statt stationär« angesehen werden. Auch für die Mitarbeiter, vor allem in der Pflege, hat die Einführung der Pflegeversicherung erhebliche Konsequenzen gehabt. Denn Art und Ausmaß der externen Regulierung, vor allem im Hinblick auf die Qualität, wurden signifikant erhöht (vgl. hierzu: Brandenburg 2010, Borutta 2012, vgl. zur ambulanten Pflege: Ketzer 2016). Neben der Heimaufsicht, welche die Einhaltung des HeimG kontrolliert, überprüft seit Etablierung der Pflegeversicherung auch der Medizinische Dienst der Krankenversicherung (MD) die Qualität der Pflege in Einrichtungen der stationären Altenhilfe. Das einrichtungsinterne Qualitätsmanagement wurde seit 2002 durch das Pflege-Qualitätssicherungsgesetz und regelmäßige Überprüfungen der Heime durch den MDK sowie seit 2008 mit dem Pflege-Weiterentwicklungsgesetz geregelt. Die Lücke in der Versorgung von an Demenz erkrankten Pflegebedürftigen im SGB XI wurde mit dem Pflegeneuausrichtungsgesetz (PNG) 2013 teilweise geschlossen. Die o. g. Regelungen haben Konsequenzen für die Akteure in den Heimen, die im Kern nicht eigenständig über Qualität und Versorgung bestimmen können – wie etwa im ärztlichen Bereich – sondern extern vorgegebene Qualitätsstandards abarbeiten müssen und durch diese Fremdbestimmung substanziell in ihrem professionellen Ethos tangiert werden.

Konsequenz (mit Blick auf das Personal)

Aufgrund des demografischen Wandels, der Zunahme der Heime sowie der damit steigenden Nachfrage nach Fachpersonal gewinnt das Feld der Altenpflege – sowohl stationär wie ambulant – zunehmend an Bedeutung. Sowohl auf Landes- wie auch auf Bundesebene sind erhebliche Anstrengungen im Hinblick auf Gewinnung und Qualifizierung von Personal in der Altenpflege erkennbar. Der Einsatz akademisch qualifizierter (Pflege)-Fachkräfte ist aber in der Altenhilfe nach wie vor insgesamt marginal, ein fachlich und konzeptionell begründeter multiprofessioneller Personalmix bildet die absolute Ausnahme. Beobachtbar ist seit einigen Jahren eine durch Träger und die Politik zunehmend in Gang gesetzte »Abwärtsspirale«, die immer neue Gruppen von nicht oder nur ansatzweise angeleiteten Personen inkludiert, auch aus dem Ausland. Die gegenwärtig noch existente Fachkraftquote, die in vielen Bundesländern ohnehin schon nicht nur pflegerisches Fachpersonal umfasst, steht zur Disposition. Man muss kein Prophet sein, um davon auszugehen, dass sie mittelfristig fallen und »flexiblen« Lösungen Platz machen wird. Auch bemühen sich die Heime durch die Einbindung von bürgerschaftlich-ehrenamtlichem Engagement in einen professionell gesteuerten Wohlfahrtsmix die Personalsituation zu entschärfen. Allerdings sind hier Grenzen gesetzt (Bode et al. 2015), Kritik an der »Caring Community« wird z. T. auch grundlegend formuliert (vgl. hierzu auch Haubner 2016, siehe auch v. Dyk & Haubner 2021). Wir können davon ausgehen, dass das skizzierte Panorama erhebliche Auswirkungen auf Motivation, Einstellung, Haltung etc. der Mitarbeiter vor Ort hat und hinsichtlich des Habitus der Pflegenden nicht ohne Bedeutung und Auswirkung sein wird.

1.2 Zur Lage der stationären Langzeitpflege in Deutschland[2]

Wie lässt sich die aktuelle Situation in den Pflegeheimen genauer charakterisieren? Dazu einige Schlaglichter:

Zunahme der Pflegeheime: Nach Angaben des Statistischen Bundesamts gab es im Jahr 2019 15.400 Pflegeheime in Deutschland, die über 969.000 Plätze aufwiesen (Statistisches Bundesamt 2020). Im Jahre 2003 existierten nur 9.700 entsprechende Einrichtungen mit etwas mehr als 713.000 Plätzen (Statistisches Bundesamt 2005). In den Jahren 2001 bis 2015 ist der Anteil der öffentlichen Träger um 12 % zurückgegangen (von 749 auf 659 Einrichtungen). Die freigemeinnützigen Träger konnten dagegen einen deutlichen Zuwachs um 40 % (von 5.130 auf 7.200 Heime) registrieren. Die höchste Steigerung zeigt sich jedoch bei den privatgewerblichen Trägern; sie erhöhten ihren Anteil um fast 75 % (3.286 auf 5.737 Pflegeheime) (Statistisches Bundesamt 2003, 2017).

Marktzugang für internationale Hedge-Fonds: Die auch seitens der Medizinethik thematisierte »Durchkapitalisierung der gesamten Medizin« (Maio 2018, S. 124) hat auch vor der Pflegeheimsituation nicht Halt gemacht. Ein besonderes Augenmerk sollte auf Private-Equity-Unternehmen mit Sitz im Ausland liegen. Allein im Jahr 2017 wechselten bei den drei größten Transaktionen auf dem deutschen »Pflegemarkt« mehr als 20.000 Pflegeplätze im Wert von ca. zwei Mrd. Euro den Besitzer und werden aktuell von einigen wenigen Finanzinvestoren verantwortet (Heil 2018). Denn der Pflegemarkt gehört mittlerweile zu dem am stärksten expandierenden Bereich, in dem eine Kapitalrendite von 8.3 % (und mehr) erzielt werden kann; im öffentlich-rechtlichen Pflegesektor sind die Gewinnmargen hingegen deutlich geringer und liegen bei 2,8 % (ZDF 2018).

Unterschiede in der Versorgungsqualität: Ob es Qualitätsunterschiede zwischen For-Profit- und Nonprofit-Unternehmen gibt, wird kontrovers diskutiert. Rainer Brüderle, ehemaliger FDP-Bundeswirtschaftsminister und Präsident des Pflege-Arbeitgeberverbands bpa AGV, ist der Auffassung:

---

2 Dieser Abschnitt ist eine erweiterte Fassung eines Teilkapitels von Brandenburg et al. (2019).

»Welche Rendite angemessen ist, regelt letztendlich der Markt« und betont, dass bis 2030 etwa 100 Milliarden Euro an Investitionen in die Altenpflegeinfrastruktur benötigt würden. »Da ist es mir lieber, das Kapital fließt in die deutsche Pflege als ins Ausland«, betont Brüderle. Gegen den Vorwurf, dass in privat betriebenen Heimen an Personal und Qualität gespart würde, um die Rendite zu steigern, wehrt sich Brüderle massiv: »Das ist ein ungeheuerlicher Vorwurf«. Indirekt werfe man damit den privaten Betreibern vor, sie kümmerten sich nicht um die Menschen.[3]

Vor allem die gerontologische Forschung in den USA gibt einige andere Antworten. Instruktiv sind vor allem systematische Reviews und Meta-Analysen der Jahre 1965–2003, die zu folgendem Ergebnis kamen:

> »[...] not-for-profit facilities delivered higher qualitiy care than for-profit facilities for two of the most frequently reported quality measures: more or higher quality staffing (ratio of effect 1.11, 95 % confidence interval 1.07 to 1.14, P<0.001) and lower pressure ulcer prevalence (odds ratio 0.91, 95 % confidence interval 0.83 to 0.98, P=0.02) (Commodore et al. 2009, S. 1).

Auch aktuellere Studien aus den USA bestätigen diese Befunde (Harrington et al. 2015, 2012). Ähnlich stellt sich die Situation in Deutschland dar. Hier kommt eine Untersuchung der Universität Witten/Herdecke in Kooperation mit der University of California zu folgendem Resultat, das sich auf MDK-Daten der Jahre 2011 und 2012 stützt:

> »41 % der 10.168 untersuchten deutschen Pflegeheime arbeiteten profitorientiert und verlangten im Durchschnitt 10 % geringere Tagespreise als nichtprofitorientierte Pflegeheime. Bei vier der sechs berücksichtigten Qualitätskategorien boten die profitorientierten Pflegeheime eine signifikant schlechtere Qualität. Die Qualität verbesserte sich bei allen Qualitätskategorien mit steigenden Tagespreisen. Jedoch blieben die Qualitätsunterschiede zwischen profitorientierten und nicht-profitorientierten Pflegeheimen bei vier der sechs Kategorien auch unabhängig vom Preis bestehen« (Gereadts et al. 2016, S. 3).[4]

Veränderte Zweckbestimmungen: Die Träger der Freien Wohlfahrtspflege arbeiten heute unter anderen Bedingungen als noch vor Einführung der Pflegeversicherung (Bode/Brandenburg/Werner 2015; Gabriel 2015). Die Zweckbestimmung dieser Einrichtungen hat sich gewandelt: Es reicht heute nicht mehr aus, ein gutes Angebot für alte und pflegebedürftige Menschen vorzuhalten. Neue Ziele sind hinzugekommen: Kunden- und Komfortorientierung, verstärkte Orientierung am Ziel der Kapazitätsauslastung und der Bewährung am Markt, aber auch (hochgradig formalisierte) Qualitätssicherung. Auch im Umgang mit knappen Ressourcen haben sich z. T. gravierende Änderungen ergeben: Die Refinanzierung der erbrachten Dienstleistungen wird nicht mehr nach dem real entstandenen Aufwand bemessen, sondern im Rahmen von Pflegesatzverhandlungen zwischen Heimen und Kostenträgern festgelegt; dabei orientieren sich die Kostenträger an Durchschnittswerten in einer Region. Einrichtungen, die besonderen Wert auf Qualität legen und z. B. einen erhöhten Fachkräfteinsatz favorisieren, haben das Nachsehen gegenüber sogenannten »Billigheimen«, die günstigere Pflegesätze anbieten (können). Die Konsequenz ist, dass einzelne Heime – vor allem die nicht erwerbswirtschaftlichen ausgerichteten Anbieter – z. T. jedenfalls nicht mehr konkurrenzfähig auf dem Markt sind. Auch die lange Zeit für die Freie Wohlfahrtspflege konstitutive, ehrenamtliche Verwaltungsstruktur erodiert; hauptamtliche Geschäftsführer haben die Regie übernommen. Im privatgewerblichen Sektor geben vielfach börsennotierte Shareholder den Takt vor. Die damit ins

---

3 Quelle: https://www.handelsblatt.com/politik/deutschland/pflegeheime-spahnwill-gegen-zuhohe-renditen-in-der-pflege-vorgehen/22915172.html, letzter Abruf am 12.04.2022).

4 Für weitergehend Ausführungen zum deutschen Pflegemarkt vgl. die Expertise von Schulz-Nieswandt (2019).

Regiezentrum der Träger Einzug haltende radikal-betriebswirtschaftliche Steuerungsmentalität findet sich auch bei den kommunalen GmbHs wieder (Bode/Brandenburg/Werner 2015). Damit mag das Management der organisierten Altenhilfe im Hinblick auf Methoden der Betriebsführung insgesamt professioneller geworden sein – doch mit zunehmend erwerbswirtschaftlich ausgerichteten Unternehmenspolitiken scheinen ideelle und fachliche Bezüge zunehmend in die Defensive zu geraten.

Heterogenität bei der Personalstruktur: Neben der (Fach-)Pflege sind es vor allem Mitarbeiter aus der Sozialen Arbeit und Hauswirtschaft, die das personelle Spektrum des Heims bilden. Im Unterschied zum Krankenhaus mit z. T. über 90 % Fachkraftquote ist für die stationäre Langzeitpflege eine Fachkraftquote von 50 % verbindlich. Die schließt nach den Heimpersonalverordnungen der Länder nicht nur Pflegefachkräfte ein, sondern auch therapeutisch, pädagogisch und/oder handwerklich qualifizierte Fachkräfte. Immer stärker wird die Grundpflege, die »bed-side-work«, und auch der Umgang bei Menschen mit Demenz an nicht oder nur gering qualifizierte Personen – überwiegend sog. Alltagsbegleiter oder Alltagsassistenten – delegiert. Neben dem aktuellen Fachkräftemangel, der sich in Zukunft noch verschärfen wird, ist in der zunehmenden kulturellen Heterogenität des Pflege- und Betreuungspersonals eine Herausforderung zu erkennen. Vor kurzem ist diesbezüglich eine Studie vorgelegt worden, die vor allem auf unterschiedliche Qualifikationen und Kompetenzprofile zwischen deutschem und neu hinzugekommenem ausländischem Pflegepersonal fokussiert (Pütz et al. 2019). In jedem Fall ist die fachlich angemessene Konfiguration eines multiprofessionellen Personalmix eine zentrale Anforderung an die Pflegearbeit; ausgereifte Konzepte sind erst in Ansätzen erkennbar (Brandenburg & Kricheldorff 2019).

Anforderungen an die Pflegequalität: Hochaltrigkeit und Multimorbidität der Bewohner verlangen bereits für sich genommen eine verstärkte Aufmerksamkeit auf die klinischen Pflege- und Versorgungsaspekte. Zu denken ist hier u. a. an Wundversorgung, Sturzprävention, Mobilitätsförderung, Aufrechterhaltung der Harnkontinenz und Schmerzmanagement. Zu diesen Problembereichen sind vom Deutschen Netzwerk für Qualitätsentwicklung in der Pflege (DNQP) »Expertenstandards« formuliert worden, die für die Durchführung einer fachlich korrekten Pflege richtungsweisend sind (vgl. DNQP 2022). Hinzu kommt, dass mehr als zwei Drittel der Bewohnerinnen an einer Demenz und hiervon wiederum mehr als die Hälfte an einer schweren Demenz leiden (Schäufele et al. 2009). Die erhöhte Mortalität in den Heimen – etwa 22 % der Bewohnerinnen versterben in den ersten sechs Monaten, weitere 7 % nach Ablauf des ersten Jahres (BMFSF 2006, S. 17) – verschärft die Anforderungen an die Pflegequalität, insofern die Heime den besonderen Bedürfnissen der sterbenden Menschen gerecht werden müssen, ohne die Lebensqualität der vitaleren zu schmälern.[5]

Konsequenz (mit Blick auf das Personal)

Die geschilderten Tendenzen haben auch Auswirkungen auf die Situation des Personals (vgl. Klie & Arend 2018). Laut Medienrecherche liegen die Personalausgaben im privaterwerbswirtschaftlichen Sektor mit 50 % deutlich geringer als im öffentlich-rechtlichen Pflegesektor, wo sie durchschnittlich 62 % betragen (ZDF 2018). Aber auch Einrichtungen der Freien Wohlfahrtspflege weichen von althergebrachten Beschäftigungsnormen ab. Hinzu kommt eine bundesweit z. T. als prekär

---

5 Weitergehende Daten zur Qualität in den Heimen finden sich im Pflege-Report 2018 (vgl. hierzu: Jacobs et al. 2018), der den Optimierungsbedarf zur Versorgungstransparenz und -qualität als »erheblich« (Schwinger et al. 2018, S. 97) einschätzt.

zu kennzeichnende Einkommenssituation in der Altenpflege, in der das Durchschnittseinkommen 2.188 Euro beträgt (BMFSFJ 2016, S. 201). Dieser Wert verschleiert allerdings gravierende Unterschiede in der Entlohnung des Personals – nach Qualifikationsstufen, Regionen und Trägerstruktur. Beispielsweise verdient eine Fachkraft in der Altenpflege in Westdeutschland bei der Caritas durchschnittlich knapp 3.300 € im Monat. Dies entspricht gegenüber anderen Trägern der Altenpflege im Westen Deutschlands (ca. 2.800 €) einem Plus von etwa 500 € und damit über 15 % mehr Gehalt (Seitz & Heil 2019, S. 12). Vor allem gering oder gar nicht qualifizierte Mitarbeiter/innen in Ostdeutschland, die bei privaten Trägern angestellt sind, verdienen am wenigsten. Außer dieser – auch im Vergleich zur Krankenpflege – immer noch geringeren Entlohnung ist die Arbeitsrealität der Altenpflege zunehmend durch eine tayloristisch angelegte Verrichtungslogik, d. h. die viel zitierte Minutenpflege, bestimmt. Diese »Maschinisierung der Pflege« (Hülsken-Giesler 2008) steht in maximalem Kontrast zu der Tatsache, dass sowohl alte als auch sterbende Menschen »Langsamkeit« brauchen (Feichtner 2012, S. 827). Der aktuelle Fachkräftemangel verschärft die unerträgliche Arbeitsverdichtung zusätzlich. Eingespannt unter diesen Bedingungen ist eine Bewohner- und bedürfniszentrierte Pflege sowie eine sorgsame Sterbebegleitung kaum noch zu realisieren (Dibelius et al. 2016).

1.3 Das Innenleben der Heime – Ein Blick in drei ethnografische Studien

Die Relevanz der Pflegeversicherung wurde verdeutlicht, aktuelle Eckdaten zur Heimsituation vorgestellt. Damit ist der Rahmen dargelegt worden, vor dem sich die Pflegearbeit konkret vor Ort vollzieht. Man kann aber noch einen Schritt weitergehen und einen Blick in das Innenleben der Heime werfen. Dazu liegt bereits eine Tradition von ethnografischen Studien vor, nicht nur aus den USA. Wir können an dieser Stelle die einzelnen methodischen Zugänge weder im Einzelnen vorstellen noch kritisch diskutieren. Aber ein Blick in jene Arbeiten, bei denen die Autoren wochen- und monatelang hospitiert (Gubrium 1975), das Setting (und sich selbst) intensiv vor Ort beobachtet und reflektiert (Koch-Straube 1997) oder sogar dort gewohnt haben (Christov 2016), kann im Sinne einer Tiefenbohrung für unsere Habitusanalysen wertvoll sein.

1.3.1 Living and Dying in Murray Manor von Jaber F. Gubrium[6]

Beginnen wollen wir mit der ältesten Studie, die Mitte der 1970er Jahre in den USA veröffentlicht wurde. Der Autor – ein international bekannter ethnografischer Forscher, der sich intensiv mit der Schnittstelle von Altern und Pflege beschäftigt hat – hatte 1973 mehrere Monate in einer Pflegeeinrichtung hospitiert. Es ging ihm inhaltlich um die Erfassung von guter Pflege in einem Altenpflegeheim. Recht bald kam er zu der Überzeugung, dass sich seine aus dem wissen-

---

6 Die einleitenden Bemerkungen verdanken wir Mitschriften von Frau Dr. Helen Güther, mit der 2011 an der PTHV ein Lektürekurs zur Studie von J.F. Gubrium durchgeführt wurde.

schaftlichen Diskurs hergeleiteten Kategorien nur bedingt für die Beschreibung der Wirklichkeit eigneten, die ihm im Heim begegnete. Er musste also lernen, Abstand von »seiner« Perspektive zunehmen und weniger auf das Ganze zu schauen. Vielmehr wurde im Laufe der Zeit eine Vielfalt der Perspektiven (auf die Frage, was gute Pflege ist) deutlich, die stark voneinander abweichend waren – und zwar in Abhängigkeit von den Akteuren und dem Kontext. Er bezeichnete dies als »nuanced understanding«. Über diesen Perspektivenwechsel gewann er gleichzeitig einen Analyserahmen für seine Beobachtungen und orientierte sich daran, die verschiedenen Sichtweisen auf dasselbe Phänomen, die Frage nach der guten Pflege(qualität), herauszustellen: »I became especially interested in the events and circumstances residents, staff members, and relatives refered to when they described and offered judgements about the quality of life and of care« (Gubrium 2009, S. 128). Im Ergebnis zeigt sich, dass gute Pflege aus der Perspektive der Pflegenden eine Frage der Zeit war und aus der Perspektive der Bewohner in hohem Maße mit dem Grad der individuellen Zuwendung assoziiert war. Als Ergebnis hielt Gubrium fest, dass das Leben in Murray Manor, dem von ihm untersuchten Heim, verschiedene soziale Welten beinhaltet, welche seitens der Organisation und des Managements täglich aufs Neue aufrechterhalten werden müssen: »I began to view the Manor as an organization that deployed distinctive social worlds. What was important in practice about the quality of care and of life was that these matters couldn't be understood separate from the moral orders of their respective social worlds« (Gubrium 2009, S. 131). Und dazu gehört auch die Trennung von Pflegenden und Gepflegten. Kollidieren diese »Welten«, dann führt dies zu einer Infragestellung von Quality of care – aus den verschiedenen Perspektiven. Sein Fazit ist: »Social worlds need to be taken into account in quality improvement decisions« (Gubrium 2009, S. 132). Eine Szene in dem Buch, die natürlich nicht repräsentativ sein kann, soll exemplarisch thematisiert werden. Sie verdeutlicht eine Logik, die – wenn man ehrlich ist – auch von bestimmten Haltungen und Praktiken in deutschen Pflegeheimen nicht allzu weit entfernt ist. Es geht um das sog. Realitätsorientierungstraining (ROT), das in den USA extrem populär war (und ist). Dieses Verfahren ist ein Mitte der 1960er Jahre von Lucille R. Taulbee und dem Psychiater James C. Folsom entwickeltes nicht-medikamentöses Verfahren zur Betreuung von Menschen mit Demenz. Ziel ist es, eine bessere Orientierung und kognitive Leistungsfähigkeit der Person, und zwar durch Bezugspunkte, Hinweisschilder und Unterstützung über die pflegerische Kommunikation, zu erzielen. Es geht darum, die von Demenz betroffenen Personen dabei zu unterstützen, sich in ihrer Umwelt zurechtzufinden. Dazu dienen auch ständige Hinweise auf die reale Situation, in der sich die Person befindet – zeitlich, örtlich, institutionell. In Deutschland ist die Euphorie im Hinblick auf ROT – auch aufgrund von z. T. grundlegender Kritik – weitgehend verflogen. Der »Geist«, der hinter diesen Machbarkeits- und Interventionsansätzen steckt, scheint allerdings kaum irritierbar.

Schauen wir uns ein Beispiel aus dem Klassiker von Gubrium einmal genauer an, welches die Absurdität dieses therapeutischen Vorgehens illustriert. Obwohl die Beteiligten – das Pflegepersonal wie auch die beteiligten Bewohner – Sinn und Zweck der »Therapiesitzungen« in Frage stellen, werden sie dennoch durchgeführt; letztlich auch, um externen Anforderungen gerecht werden zu können. Das Setting ist so gestaltet, dass fünf Bewohner als »Studenten« fungieren und mit Blick auf einen Tafelanschrieb (überschrieben mit Murray Manor) von einer (Pflege-)Hilfskraft (Aide) nach Tageszeit, Wetter, Örtlichkeit etc. gefragt werden (Gubrium 1997, 193):

> AIDE: Can you tell what day it is today, Frank? Look at the board again.
> FRANK: It says Murray Manor.
> *The aide then drills the patient on board weather, but in quizzing them she frames her questions in a way that suggests they look outdoors for an answer.*
> AIDE: Did you check to see if the wheather is sunny today?
> *This directs patient's attentention outdoors. The aide then adresses Frank but faces the board herself.*
> AIDE: What's the weather today, Frank?
> FRANK: It's cloudy. Isn't it?
> AIDE: No. it's sunny. See here, Frank. [Point's to board.] *It-is-sunny*, Frank.
> FRANK: It says sunny.

Obwohl also die Aussage von Frank richtig war, denn draußen war es neblig, werden als korrekte Antworten nur jene akzeptiert, die auch mit dem Tafelanschrieb kompatibel sind. Das führt die grundlegende Idee des Realitätsorientierungstrainings ad absurdum, spiegelt aber die Praxis durchaus wider, das entsprechende Kapitel ist überschrieben mit »Passing Time«.

1.3.2 Fremde Welt Pflegeheim von Ursula Koch-Straube

Die zweite Studie stammt von der Gerontologin, Pflegewissenschaftlerin und Pädagogin Koch-Straube, die Mitte der 1990er Jahre ebenfalls mehrere Monate in einem Pflegeheim den Alltag beobachten konnte. Sie hat sich – ähnlich wie Gubrium – aus der Position der Fremdheit darum bemüht, die »innere Logik von Phänomenen, Arbeitsabläufen, Regelungen zu entdecken« (Koch-Straube 1997b, S. 7). Sie bediente sich zweier methodischer Zugänge, der Ethnomethodologie und der Ethnopsychoanalyse. Dem zuerst genannten Zugang geht es um die Regeln und Verfahren alltäglicher Arbeitsvollzüge, die zweite Methodik zielt auf die Rekonstruktion der deutungs- und handlungsgenerierenden Tiefenstrukturen. Die damit verbundenen Selbstreflexionen der Autorin sind (psycho-)analytisch ausgerichtet – und hoch interessant. Die Studie ist also der »Versuch, sich der phänomenalen Vielfalt des sozialen Lebens und Arbeitens zu nähren, sie systematisch zu erforschen und damit die Lebenswelt Pflegeheim, die Wirklichkeit der Pflegenden und Gepflegten, so wie sie von ihnen erfahren wird, sichtbar werden zu lassen. Sie basiert auf einer erkundenden und nachspürenden Forschungshaltung, die mit den Augen des anderen wahrnimmt, die sich auf den anderen einlässt, die zwar verstehen, aber nicht besser wissen will (Geer 1964, S. 372 ff., zitiert nach Koch-Straube 1997b, S. 7):

> »Werfen wir auch hier einen Blick auf eine – vielleicht charakteristische – Situation: Es geht um Frau Köslin, Bewohnerin einer Wohnanlage, die wegen eines Schlaganfalls ins Krankenhaus eingewiesen wurde und jetzt als Kurzzeitpflegegast auf der Station im Heim untergebracht ist. Ergotherapeutische Interventionen sind angeordnet, die Mitarbeiter sind engagiert bei der Sache. Es geht darum, dass Frau Köslin möglichst bald auf die Beine kommt und in ihr Zuhause entlassen werden kann. Die Bemühungen sind nicht ohne Erfolg, aber sukzessive baut Frau Köslin immer mehr ab, erleidet nach einigen Monaten einen weiteren Schlaganfall und wird nun dauerhaft in die Einrichtung aufgenommen.«

Koch-Straube analysiert nun minutiös die Auswirkung dieses Auf und Ab auf die psychische Situation der Mitarbeiter, denn diese müssen mit den Hoffnungen und Enttäuschungen fertig werden. Sie haben vieles ermöglicht, das den üblichen Tagesablauf sprengte: Sie haben mit Frau Köslin Memoryspiele gemacht, sie in ihre Wohnung begleitet, lange Einzelgespräche geführt (auch wegen der Suizidgedanken der alten Frau) – letztlich alles ohne Erfolg. Trotz aller Anstrengungen konnte das am Anfang formulierte Ziel, d. h. Rückkehr in die Wohnanlage, nicht erreicht werden. Die Mitarbeiterinnen werden sprachlos, ähnlich wie Frau Köslin. Diese Stummheit und Resignation wird von Koch-Straube nachempfunden und verbalisiert. In ihrem Forschungstagebuch berichtet sie, wie sie sich von der Stimmung hat einfangen lassen – von dem Gefühl der Sinnlosigkeit, von der Wiederkehr des immer Gleichen, dem Verlust des Kontakts der Beziehung zu den alten Menschen. Und dennoch müssen sich die Mitarbeiterinnen immer wieder neu anstrengen, motivieren, nach vorne blicken. Die Kluft zwischen ihren eigenen Ansprüchen, ihren Konzepten und den Realitäten (»man müsste noch so viel machen«) werden durch die Forscherin transparent gemacht.

In einer Reflexion aus größerer Distanz formuliert Koch-Straube einige Hinweise, die als Anstöße für Veränderungen angesehen werden können. Im Vordergrund steht die Forderung nach einem ganzheitlichen Ansatz in Medizin und Versorgung, der vor allem auch Raum gibt für die Integration auch schmerzhafter Lebensereignisse in das eigene Selbstbild, der Artikulation von krankmachenden Erfahrungen und Gefühlen, der Gewahrwerdung des Todes als Element des Lebens sowie der Eingebundenheit in ein tragendes und Solidarität stiftendes soziales Netz (Koch-Straube 1997b, S. 9). Diese Aspekte gelten zunächst für die Bewohnerinnen, sie sind aber für die Mitarbeiterinnen genauso wichtig. Der Satz »Die Chance des Pflegeheims, ein Ort der Persönlichkeitsentfaltung zum Tode hin, ein Ort der Solidaritätserfahrung und ein Ort des Heilwerdens zu sein, wird unter den gegebenen Umständen weitgehend verpaßt« (Koch-Straube 1997b, S. 10) ist heute – 25 Jahre nach Publikation der Studie – genauso wahr wie damals. Und auch die Mitarbeiterinnen könnten mit einer sensiblen und intensiven Beratung und Begleitung darin gestärkt werden, den notwendigen Übergang vom Leben in den Tod angemessen gestalten zu können, statt ihre »Energien im Kampf gegen unabwendbare Krankheiten und gegen das Nachlassen von physischen und psychischen Kräften zu verbrauchen« (Koch-Straube 1997b, S. 10).

1.3.3 Gemeinschaft und Schweigen im Pflegeheim von Victoria Christov

Den Abschluss bildet eine aktuelle ethnografische Studie, und zwar von einer Absolventin eines kulturwissenschaftlichen Masterstudiengangs der Universität Freiburg, die 2016 veröffentlicht wurde. Bemerkenswert an dieser Arbeit ist die Tatsache, dass sich die Autorin selbst für einige Wochen als Bewohnerin in das von ihr untersuchte Pflegeheim hat aufnehmen lassen. Auf diese Weise konnte sie, trotz ihrer Jugend, Gesundheit und Unabhängigkeit, eine »gewisse körperliche, mentale und emotionale Verbundenheit zu den MitbewohnerInnen« (Christov 2016, S. 65) entwickeln. Das ging sogar so weit, dass sie am Ende am eigenen Leib erfahren konnte, »wie viele Emotionen und Bedürfnisse ein passives Verhalten und Schweigen verbergen, mitteilen und auslösen können« (Christov 2016, S. 99). Worum ging es? Im Zentrum der Studie steht das Phänomen des Schweigens. Denn die Frage ist nicht unberechtigt: Warum schweigen eigentlich alte Menschen im Heim, obwohl sie häufig zu Aktivitäten angeregt und/oder von anderen angesprochen werden? Interessant ist auch wieder – wie schon bei Gubrium und Koch-Straube – der ethnografische Blick, der mit Hilfe einer Teilnehmenden Beobachtung an der Innenperspektive des Pflegeheims interessiert ist. Und wichtig ist folgender Hinweis in der Einleitung: Bei den Altenheimstudien dominieren Zugänge, die sich dem hohen Alter von einer ethischen, also Außen-Perspektive nähern. Es stehen methodische Zugänge im Vordergrund, »welche die Betrachtung der Bewohnerinnen ausschließlich durch eine medizinische, demografische oder administrative Perspektive oder durch die Augen Dritter ermöglichen.« (Christov 2016, S. 12). Dass solche Zugänge das untersuchte Klientel letztlich zu unterschätzten Forschungsobjekten machen, wesentliche Daten verzerren und die subjektive Perspektive der Betroffenen ignorieren, haben Vertreter der Disability Studies seit den 1980er Jahren immer wieder aufgezeigt. Aber kommen wir zurück zu der Frage- und Problemstellung der Untersuchung, dem Schweigen im Heim. Christov rekonstruiert vier Haltungen gegenüber der Kommunikation mit Mitbewohnerinnen, die überwiegend negativ ausfallen: Resignation, Selbstschutz, Desinteresse und eine anhaltende Bemühung, mit anderen immer wieder ins Gespräch zu kommen. Wie in den anderen ethnografischen Studien soll auch hier eine Szene ausgewählt werden, die in gewisser Weise verallgemeinernd interpretiert werden kann.

> *Herr H. am 20.09.2013:* »Weil ich von (-) alledem (-) zurückgetreten bin. (…) Und diese paar Jahre an Leben, die ich noch zu leben habe, die will ich (-) ohne Dings (-) ohne Verpflichtungen.« (Christov 2016, S. 118)
> *Frau P. am 02.10.2013:* »Mir ist ALLES wichtig! Alles! Wirklich alles (-), wenn ich so rundum denke, was ich NICHT mehr machen würde (-) das ist ähm (-) noch einmal Rotkreuzschwester werden. Da habe ich zu viel Blut geleckt. (…) Ja, (-) zu viel Blut geleckt und jetzt denke ich nur noch an MICH. (-) (flüsternd) Du kannst mich mal am Arsch lecken! (lacht) Ja (-) (flüsternd) Die GANZE Welt ist himmelblau, das heißt, die kann mich am Arsch lecken!« (Christov 2016, S. 118).

Natürlich ist dieses Desinteresse (verbunden mit Gleichgültigkeit) nur *eine* Variante. Als Ursache von Passivität, Schweigen und Ignoranz diskutiert die Autorin zwei Aspekte, nämlich erstens institutionelle Routinen und zweitens Pflegebedürftigkeit. Zwar schaffen die Routinen (denken wir an das Alltagsprogramm und die Sitzordnung) eine gewisse Orientierung, es werden aber auch Dialog- und Interaktionsmuster nach und nach etabliert, welche nicht nur bestehende Antipathien fördern und Sympathien verhindern, sondern auch neue Spannungen und Bezugslosigkeiten unterstützen. Letztere Phänomene entstehen aus den ungleichen Stimmungen, Haltungen, Dispositionen, die jeden Tage aufs Neue miteinander in Verbindung gebracht werden. Die zweite Ursache – die Pflegebedürftigkeit – ist mit körperlichen und psychischen Beeinträchtigungen verbunden, z. B. im Hinblick auf Hör-, Seh- und Verständnisleistungen, die sowohl Bewohnerinnen wie auch Mitarbeiterinnen eine erhöhte Interpretations- und Anpassungsleistung abverlangen. Verbunden ist hiermit auch eine interne Hierarchie, die zwischen dem Grad der »Pflegebedürftigkeit« bei der Bewohnerschaft und den »Fähigkeiten« bei den Mitarbeiterinnen unterscheidet.

Unter diesen Umständen kann Schweigen als eine, vielleicht sogar die beste Lösung angesehen werden. Es erlaubt, manche Dinge einfach besser zu ertragen, man lässt einander sozusagen gewähren. Das Schweigen im Pflegeheim erweist sich am Ende nicht nur als eine »kognitive und psychische Unmöglichkeit zu kommunizieren, sondern ebenfalls als ein »corrective process« (Goffman 1967), eine »comensatory strategy« (Kasnitz und Shuttleworth 1999) und eine »communicative competence« (Saviell-Troike 1989) im Rahmen komplexer Kommunikation. Dabei ist es mehr als nur ein praktisches und leicht zugängliches kommunikatives Mittel, um in Interaktionen eine provisorische Harmonie und Sicherheit herzustellen. So kann es ebenfalls als Ausdruck und Teil individueller Bewältigungsstrategien und komplexer psychischer Reflexionen gelten« (Christoph 2016, S. 130).

1.4 Abschluss

An dieser Stelle konnten wir nicht erschöpfend die Situation in der stationären Pflege darlegen, erörtern oder diskutieren. Aber zumindest sollten Einblicke in die Situation nach Einführung der Pflegeversicherung und die aktuellen Herausforderungen (vor allem der Ökonomisierung und des Mangels an Fachpersonal) sowie Schlaglichter aus dem Innenleben der Heime vermittelt werden. Offen muss die Konsequenz der Debatte um die Reform der Pflegeversicherung bleiben. Die dort diskutierten »Aufhebungen der Sektorengrenzen« werden mit neuen Mixvarianten von Wohnen und Pflege verbunden sein, auch mit einer stärkeren Öffnung zum Quartier. Diese Konsequenzen wie auch die Folgen der Digitalisierung der Pflegearbeit konnten an dieser Stelle nicht weiter ausgeführt werden. Ebenso war es nicht möglich die Literatur über totale Institutionen in Verknüpfung mit Pflegeheimen zu vertiefen. Diese Organisationen bleiben am Ende eine Sonderwohnform, die kritisch als »Welt in der Welt« (Schmuhl u. a. 2013) beurteilt wird. Wichtig ist die Erkenntnis, dass Institutionalisierung heute weitgehend als Effekt spezifischer sozialer Interaktionen gilt – vor allem für die Heimbewohner. Aber das Personal ist beteiligt. Denn die Art und Weise der Interaktionen ist abhängig vom Programmcode der Heime. Und die wiederum wird (auch) durch den Habitus der verschiedenen Professionen (aber auch der Angehörigen) bestimmt. Wichtig waren bereits die Befunde zum »*dependency-support*«-Skript von Margret Baltes aus den 1980er Jahren, die auf frühere Befunde von Ursula Lehr zu *overprotection* aufbauen konnte. Ebenfalls dürfen die Arbeiten von Svenja Sachweh zum *baby talk* nicht ignoriert werden, die seit den späten 1990er Jahren die Sprache der Pflegenden durch sozio-linguistische Analysen dechiffriert hat. Jüngst waren es vor allem die kulturwissenschaftlich geprägten »*Care Home Stories*« (Chivers & Kriebernegg 2017), die einen unverstellten Blick auf die Heimrealität erlaubt haben. Aktuell ist auf die Arbeiten von Schulz-Nieswandt (2021a; 2021b) verwiesen, der die Corona-Situation in den Heimen kritisch unter die Lupe genommen hat und diesbezüglich nicht unberechtigt von einer »Kasernierung« spricht. Und dies alles muss verortet werden vor dem Hintergrund von z. T. grundlegenden Veränderungen der Heime in Richtung einer automatisierten, ökonomisierten und bürokratisierten Pflegerealität, die für Außenstehende nicht selten mit Irritationen verbunden ist. All dies kann hier nicht weiter ausgeführt werden. In jedem Fall sollte aber deutlich geworden sein, dass ohne einen differenzierten Blick auf die Vor-Ort-Bedingungen der Pflege- und Betreuungsarbeit der Habitus der Pflegenden nicht wirklich verstanden und rekonstruiert werden kann. Denn immer wieder nehmen die von uns beobachteten und befragten Protagonisten Bezug auf die Arbeitsbedingungen ihres unmittelbaren Tätigkeitsfelds. Diesbezüglich fühlen sich viele fremdbestimmt. Aber schon diese Einschätzung ist beeinflusst vom Alter und von der Dauer der Berufstätigkeit. Wer kein Bewusstsein davon hat, wie es früher einmal war (ohne dies zu glorifizieren), der wird möglicherweise eine andere »strukturierende Struktur« (Bourdieu) gegenüber dem gegenwärtigen Zustand zeigen als jene Personen, welche die Chronologie der Ereignisse miterlebt haben.

Literatur

Amrhein L (2005) Stationäre Altenpflege im Fokus von Machtbeziehungen und sozialen Konflikten. In: Schroeter, KR, Rosenthal T (Hrsg.) Soziologie der Pflege: Grundlagen, Wissensbestände und Perspektiven. Weinheim/München: Juventa, S. 405–426.

Bleck C et al. (2018) Sozialraumorientierung in der stationären Altenhilfe: Aktuelle Bezüge und zukünftige Potentiale. In: Bleck C et al. (Hrsg.) Alter und Pflege im Sozialraum: Theoretische Erwartungen und empirische Bewertungen. Wiesbaden: Springer VS, S. 225–248.

Bloech J (2012) Soziale Arbeit in der stationären Altenhilfe: Implementierung, Degeneration und Perspektive. Zugriff am 10.04.2021 unter https://pub.uni-bielefeld.de/record/2575897

BMFSFJ (Bundesministerium für Familie, Senioren, Frauen und Jugend) (Hrsg.) (2006) Hilfe- und Pflegebedürftigkeit in Alteneinrichtungen 2005. Berlin: Eigendruck.

Bode I, Brandenburg H & Werner B (2015) Sozial wirtschaften und gut versorgen: Umsteuerungsoptionen für die Wohlfahrtspflege. Blätter der Wohlfahrtspflege 162(3), 112–116.

Borutta M (2012) Wissensgenerierung und Wissenszumutung in der Pflege: Systemtheoretische Analyse am Beispiel von Expertenstandards in der Altenpflege. Heidelberg: Carl Auer.

Brandenburg H (2010) Qualitätsentwicklung und Pflegereform 2008: einige Stichworte zur kritischen Einschätzung. Sozialer Fortschritt 59(2), 46–53.

Brandenburg H & Fenchel V (2022) Pflege und Alter. In: Schroeter KR, Vogel C & Künemund H (Hrsg.) Handbuch Alterssoziologie. Wiesbaden: Springer (erscheint im März 2023).

Brandenburg H & Kricheldorff C (2019) Multiprofessioneller Personalmix in der stationären Langzeitpflege: Entstehung, Umsetzung, Auswirkung. Stuttgart: Kohlhammer.

Brandenburg H, Baranzke H & Kautz H (2019) Stationäre Altenpflege und hospizlich-palliative Sterbebegleitung in Deutschland: Einander kennenlernen – voneinander lernen – miteinander gestalten. In: Mitscherlich-Schönherr O (Hrsg.). Zeitgenössische Theorien über das Sterben in der Diskussion. Berlin: de Gruyter, S. 275–297.

Burmeister M & Wohlfahrt N (2018) Wozu die Wirkung Sozialer Arbeit messen? Eine Spurensicherung von Monika Burmeister und Norbert Wohlfahrt. Frankfurt: Deutscher Verein für öffentliche und private Fürsorge.

Chivers S & Kriebernegg U (2017) Care Home Stories Aging, Disability, and Long-Term Residential Care. Bielefeld: transcript.

Christov V (2016) Gemeinschaft und Schweigen im Pflegeheim: Eine ethnografische Annäherung. Frankfurt: Mabuse.

Commodore VR et al. (2009) Quality of care in for-profit and not-forprofit nursing homes: systematic review and meta-analysis. BMJ, 339:b2732

deFries B, Heil H (2019) Gesellschaftliche Transformationen und notwendige Systemanpassungen in der Altenhilfe. ProAlter 51(1), 18–22.

Deutsches Institut für angewandte Pflegeforschung e.V. (2010) (Hrsg.) Pflege und Unterstützung im Wohnumfeld. Innovationen für Menschen mit Pflegebedürftigkeit und Behinderung. Hannover: Schlütersche.

Dibelius O, Offermanns P & Schmidt S (2016) (Hrsg.) Palliative Care für Menschen mit Demenz. Bern: Hogrefe.

DNQP (2022) Deutsches Netzwerk für Qualitätsentwicklung in der Pflege Expertenstandards und Auditinstrumente: https://www.dnqp.de/expertenstandards-und-auditinstrumente/ (letzter Aufruf 11.08.2022)

Dunkel W (1994) Pflegearbeit – Alltagsarbeit: Eine Untersuchung der Lebensführung von AltenpflegerInnen. Freiburg: Lambertus.

Feichtner A (2012) Sterbende im Pflegeheim und ihre BegleiterInnen. In: Eckert W, Anderheiden M (Hrsg.) Handbuch Sterben und Menschenwürde Bd. 2. Berlin: de Gruyter, S. 823–838.

Gabriel K (2015) Freie Wohlfahrtspflege in Deutschland: Zwischen eigenem Profil und staatlicher Regulierung. In: Brandenburg H, Güther H, Proft I (Hrsg.) Kosten kontra Menschlichkeit: Herausforderungen an eine gute Pflege im Alter. Ostfildern: Schwabenverlag, S. 207–222.

Gebert A, Kneubühler HU (2001). Qualitätsbeurteilung und Evaluation der Qualitätssicherung in Pflegeheimen: Plädoyer für ein gemeinsames Lernen. Bern: Huber.

Geer B (1964) First days in the field. In: Hammond, BE (Ed). Sociologists at Work. New York: Doubleday & Company, S. 372–398.

Geraedts M, Harrington C, Schumacher D & Kraska R (2016) Verhältnis zwischen Qualität, Preis und Profitorientierung deutscher Pflegeheime. Z. Evid. Fortbild. Qual. Gesundheith.wesen (ZEFQ) 112, 3–10.

Goffman E (1967) Interaction Ritual: Essays on Face-to-Face Behavior. New York: Anchor Books.

Goffman E (1973, zuerst 1961) Asyle: Über die soziale Situation psychiatrischer Patienten und anderer Insassen. Frankfurt: Suhrkamp.

Gubrium JF (2009) How Murray Manor became an ethnography. In: Puddephatt A, Shaffir W & Kleinknecht S (Eds.) Ethnographies Revisited. London/ New York: Routledge, S. 121–133.

Gubrium JF (1997, zuerst 1975) Living and Dying at Murray Manor. Charlottesville and London: University Press of Virginia.

Hämel K (2012) Öffnung und Engagement: Altenpflegeheime zwischen staatlicher Regulierung, Wettbewerb und zivilgesellschaftlicher Einbettung. Wiesbaden: Springer VS.

Harrington C, Ross L & Kang T (2015) Hidden Owners, Hidden Profits, and Poor Nursing Home Care: A Case study. Int J Health Serv 45 (4), 779–800.

Harrington C, Olney B, Carillo H & Kang T (2012) Nurse staffing and deficiencies in the largest for-profit-nursing home chains and chains owned by private equity companies. Health Serv Res 47, 106–128.

Haubner T (2017) Die Ausbeutung der sorgenden Gemeinschaft. Laienpflege in Deutschland. Frankfurt/New York: Campus.

Heil H (2018) CAR€ oder Nächstenliebe? Kirchliche Pflegeeinrichtungen im Markt. Salzkörner, 24 (3), 8–9.

Heinzelmann M (2004) Das Altenheim – immer noch eine »Totale Institution«? Eine Untersuchung des Binnenlebens zweier Altenheime. Dissertation, Sozialwissenschaftliche Fakultät der Universität Göttingen, Göttingen.

Hien J, Schroeder W (2018) Editorium: Ökonomisierung und Konfession: Was bleibt? Sozialer Fortschritt 67(6), 407–413.

Hülsken-Giesler M (2008) Der Zugang zum Anderen: Zur theoretischen Rekonstruktion von Professionalisierungsstrategien pflegerischen Handelns im Spannungsfeld von Mimesis und Maschinenlogik. Osnabrück: V & R Unipress.

Jacobs K, Kuhlmey A, Greß S et al. (Hrsg.) Pflege-Report 2018: Qualität in der Pflege. Berlin: Springer Open.

Kasnitz D, Shuttleworth RP (1999) Engaging in Anthropology in Disability Studies. https://www.academia.edu/1018061/Engaging_Anthropology_in_Disability_Studies, letzter Aufruf: 10.4.2021

Katz PR, Kane RL & Mezey MD (1991) (Eds.) Advances in LONG-TERM CARE. Vol. 1 and Vol. 2. New York: Springer Publishing Company.

Ketzer R (2016) Das MDK-Prüfverfahren in der ambulanten Pflege: Externe Qualitätssicherung versus Verfahrensroutine. Eine systemtheoretische Analyse. Heidelberg: Carl Auer.

Klie T (2019) Keine gleichwertigen Lebensbedingungen in der Pflege. ProAlter 51(1), 23–27.

Klie T, Arend S (2018) (Hrsg.) Arbeitsplatz Langzeitpflege: Schlüsselfaktor Personalarbeit. Heidelberg: medhochzwei.

Koch-Straube U (1997) Fremde Welt Pflegeheim: Eine ethnologische Studie. Bern: Huber.

Koch-Straube U (1998) Fremde Welt Pflegeheim: Berichte aus einer ethnologischen Studie. Pflege & Gesellschaft 2(1), 7–10.

Kontratowitz HJ (2005) Langfristiger Wandel der Leitbilder in der Pflege. In: Schroeter KR & Rosenthal T (Hrsg.) Soziologie der Pflege: Grundlagen, Wissensbestände und Perspektiven. Weinheim/München: Juventa, S. 125–140.

Maio G (2018) Editorial: Warum die Ökonomisierung ein Irrweg ist. Pflege 31(3), 123–124.

Manow P (2018) Die konfessionelle Prägung des deutschen Wohlfahrtsstaats: Vergleich und Bestandsaufnahme. Sozialer Fortschritt 67(6), 415–431.

Netzwerk: Soziales neu gestalten, CS & ZEW, zze (Hrsg.) (2010) Zukunft Quartier: Lebensräume zum Älterwerden, Bd. 3: Soziale Wirkung und »Social Return« (2. Aufl.). Gütersloh: Bertelsmann Stiftung.

Netzwerk: Soziales neu gestalten (SONG) (Hrsg.) (2009). Zukunft Quartier: Lebensräume zum Älterwerden, Bd. 2: Eine neue Architektur des Sozialen: Sechs Fallstudien zum Welfare Mix (3. Aufl.). Gütersloh: Bertelsmann Stiftung.

Netzwerk: Soziales neu gestalten (SONG) (Hrsg.) (2008) Zukunft Quartier: Lebensräume zum Älterwerden, Bd. 1: Eine Potenzialanalyse ausgewählter Wohnprojekte. Gütersloh: Bertelsmann Stiftung.

Pütz R, Kontos M, Larsen C, Rand S et al. (2019) Betriebliche Integration von Pflegefachkräften aus dem Ausland: Innenansichten zu Herausforderungen globalisierter Arbeitsmärkte. Zugriff am 09.04.2021 unter https://www.boeckler.de/pdf/p_study_hbs_416.pdf

Radzey BS (2014) Lebenswelt Pflegeheim: Eine nutzerorientierte Bewertung von Pflegeheimbauten für Menschen mit Demenz. Frankfurt: Mabuse.

Roth G (2007) Dilemmata der Altenpflege: Die Logik eines prekären Felds. Berliner Journal für Soziologie 1, 77–99.

Rothgang H & Kalwitzki T (2019) Revolution statt Evolution: Auf dem Weg zu einer Pflegeversicherung 4.0. ProAlter 51(1), 29–32.

Saville-Troike M (1989) The Ethnography of Communication: An Introduction. Oxford: Basil Blackwell Ltd.

Schäufele M, Köhler L, Lode S & Weyerer S (2009) Menschen mit Demenz in stationären Pflegeeinrichtungen: aktuelle Lebens- und Versorgungssituation. In: Schneekloth U, Wahl HW & Engels D (Hrsg.) Pflegebedarf und Versorgungssituation bei älteren Menschen in Heimen: Demenz, Angehörige und Freiwillige, Beispiele für »Good Practice«, Forschungsprojekt MuG IV. Stuttgart: Kohlhammer, S. 159–221.

Schmuhl HW et al. (Hrsg.) (2013) Welt in der Welt: Heime für Menschen mit geistiger Behinderung in der Perspektive der Disability History. Stuttgart: Kohlhammer.

Schroeter KR (2005) Pflege als Dispositiv: Zur Ambivalenz von Macht, Hilfe und Kontrolle im Pflegediskurs. In: Schroeter KR & Rosenthal T (Hrsg.) Soziologie der Pflege: Grundlagen, Wissensbestände und Perspektiven. Weinheim/München: Juventa, S. 385–404.

Schulz-Nieswandt F (2021a) Der alte Mensch als Verschlusssache: Corona und die Verdichtung der Kasernierung in Pflegeheimen. Bielefeld: transcript.

Schulz-Nieswandt F (2021b) Grundrechtverletzungen durch eine Kultur der Kasernierung in Pflegeheimen – zur Psychodynakim von Angst, Solidarität und Ausgrenzung. In: Mai (Hrsg.) Die Pflege und die Coronapandemie in Deutschland. Folgen für Profession und Versorgung. Stuttgart: Kohlhammer, S. 48–66.

Schulz-Nieswandt F (2019) Der Sektor der stationären Langzeitpflege im sozialen Wandel oder wieviel Kapitalismus verträgt Wohnen und Pflege im Alter? Eine querdenkende sozialökonomische und ethnomethodologische Expertise für das Projekt »Gut alt werden in Rheinland-Pfalz«. Wiesbaden: Springer.

Schwinger A, Behrendt S, Chysanthi T et al. (2018) Qualitätsmessung mit Routinedaten in deutschen Pflegeheimen: Eine erste Standortbestimmung. In: Jacobs K, Kuhlmey A, Greß S, Klauber J & Schwinger A (Hrsg.) Pflege-Report 2018: Qualität in der Pflege. Berlin: Springer Open, S. 97–126.

Seitz R & Heil H (2019) Fehleinschätzungen zur Entlohnung in der Altenhilfe: Ein faktenbasierter Vergleich mit politischen Anregungen – Ein Diskussionspapier. Verband der Katholischen Altenheime Deutschlands e. V. (VKAD). Freiburg.

Statistisches Bundesamt (2003) Bericht Pflegestatistik 2001: Pflege im Rahmen der Pflegeversicherung. Zugriff am 08.04.2021 unter: https://www.destatis.de/DE/Publikationen/Thematisch/Soziales/Sozialpflege1Bericht2001.pdf?blob=publicationFile, S. 15.

Statistisches Bundesamt (2005) Bericht Pflegestatistik 2003: Pflege im Rahmen der Pflegeversicherung – 4. Bericht. Zugriff am 08.04.2022 unter: https://www.destatis.de/GPStatistik/servlets/MCRFileNodeServlet/DEHeft_derivate_00012321/5224102059004.pdf;jsessionid=D28461B4AAAC4A10D8272DC121A42D3F, S. 4 ff.

Statistisches Bundesamt (2020) Pflegestatistik. Pflege im Rahmen der Pflegeversicherung, Ländervergleich. Zugriff am 21.06.2022 unter: https://www.destatis.de/DE/Themen/Gesellschaft-Umwelt/Gesundheit/Pflege/Publikationen/Downloads-Pflege/laender-pflegeheime-5224102199004.pdf;jsessionid=A868FE573FB3AC6E3D94BDBE8AE200FF.live741?__blob=publicationFile, S. 9/11.

van Dyk S & Haubner T (2021) Community-Kapitalismus. Hamburg: Hamburger edition.

van Rieße A, Bleck C & Knopp R (2014) (Hrsg.) Sozialer Raum und Altern: Zugänge, Verläufe und Übergänge sozialräumlicher Handlungsforschung. Heidelberg: Springer.

Werner B (2014) Die aktuelle Situation in der stationären Altenhilfe. In: Brandenburg H, Bode I & Werner B (Hrsg.) Soziales Management in der stationären Altenhilfe. Kontexte und Gestaltungsspielräume. Bern: Huber, S. 51–73.

ZDF (2018) Fernsehsendung »Hart aber Fair« v. 11. Juni 2018.

2 Die Entdeckung der »PERSON mit Demenz« in der stationären Langzeitpflege – die theoretische Grundlage der HALT-Studie

Heike Baranzke & Helen Güther[1]

Der von dem Sozialpsychologen Kitwood geprägte Begriff der »person-zentrierten Pflege« (»person-centred care«) markiert den Anspruch eines Theorie- und Kulturwechsels in der pflegerischen Versorgung von Menschen mit Demenz, der in dem vorliegenden Kapitel rekonstruiert wird. Die Veränderung defizitorientierter Vorstellungen über demenziell Betroffene wurde durch eine kritische Auseinandersetzung mit einer bloß medizinisch-neuropsychiatrischen, pathologisierenden Konzeption demenzieller Erkrankungen (▶ Kap. 2.1) und epidemiologischen Senilitäts- (▶ Kap. 2.2) sowie kulturellen Dehumanisierungsdiskursen (▶ Kap. 2.3) initiiert. Eine Reihe psychologisch-psychotherapeutischer und sozialwissenschaftlicher Impulse sowie sozialer Bewegungen aus der zweiten Hälfte des 20. Jahrhunderts stoßen eine Rehabilitierung Demenzerkrankter an. Sie werden sukzessive als kommunikationsfähige und anerkennungswürdige Menschenrechtssubjekte repersonalisiert (▶ Kap. 2.4), nachdem sie zuvor als »leere Hüllen« oder »lebende Tote« diffamiert worden waren. Eine noch mit ihrer Positionierung zwischen Medizin, Sozialwissenschaft und Psychologie ringende junge Pflegewissenschaft rezipierte den Begriff der »person-zentrierten Pflege« zunächst als operationales Konzept für die Praxis der Pflege von Menschen mit Demenz mit disruptivem, später so genanntem »herausforderndem Verhalten« (»challenging behavior«). Die Verwirrung über und pflegewissenschaftliche Distanzierung von den vor allem in der stationären Langzeitpflege mittlerweile allgemein verbreiteten psychotherapeutisch und heilpädagogisch inspirierten Terminologien wie »person-zentrierte Pflege« und »herausforderndes Verhalten« zeigen an, dass eine pflegewissenschaftliche theoretische Konturierung »person-zentrierter Pflege« von Menschen mit Demenz noch weitgehend aussteht (▶ Kap. 2.5). Das vorliegende Kapitel versucht, aus dem vielschichtigen multidisziplinären Diskurs Kategorien und Kriterien zu rekonstruieren, mit deren Hilfe die Frage reflektiert werden kann, ob und wie Pflegende die propagierte »person-zentrierte Pflege« in der stationären Langzeitversorgung von Menschen mit Demenz interpretieren.

Jeder Mensch kann in jedem Alter an einer Form von Demenz erkranken. Mit der Lebenserwartung steigt die Wahrscheinlichkeit für die Entwicklung einer Altersdemenz (Alzheimer und/oder vaskulärer Typ) – der meistdiskutierten Form von Demenz. Das Wissen über Demenzen ist in den letzten Jahrzehnten gewachsen und hat das Bild von der Lebensqualität Demenzbetroffener fundamental verändert (z. B. Gebhard & Mir 2019). Menschen mit Demenz erleben bei ungetrübtem Bewusstsein (ICD-10-GM Version 2021) das sie irritierende Fortschreiten kognitiver Beeinträchtigungen, ohne sich jedoch krank zu fühlen (Schönborn 2018). Das Bewusstsein ihrer eigenen Identität bleibt durchgängig erhalten (Sabat & Harré 1992), auch wenn

---

[1] Wir danken Sabine Bartholomeyczik, Hermann Brandenburg, Lisa Luft und Alexandra Manzei für bereichernde kritische Diskussionen und Literaturhinweise und Erika Sirsch für die großzügige Überlassung von Literatur zum Begriffsfeld des »herausfordernden Verhaltens«.

sich Demenzbetroffene vielfach an einer biografisch früheren Zeitstelle verorten (Honer 2011). Als semantische Subjekte kommunizieren sie über den gesamten Verlauf ihrer Erkrankung verbal, paraverbal und – nach Verlust ihrer verbalsprachlichen Fähigkeiten – auch zunehmend nonverbal, d. h. körpersprachlich (Kontos 2005; Kontos & Martin 2013; Fuchs 2020) und mimisch (Kruse 2008), und zwar in kulturell tradierter und konsistenter Form (Ganß et al. 2014). Sie verfügen über eine im Vergleich zu kognitiv kompetenten Menschen veränderten Wahrnehmung für den körpersprachlichen und emotionsbasierten Ausdruck der ihnen begegnenden sozialen Lebenswelt (Goldsmith 1996; Sachweh 2009; Döttlinger 2018; Alsawy et al. 2020). Soziale Teilhabe und weniger kognitionsabhängige Aktivitäten wie Musikhören, Tanzen und freundliche, tröstende Ansprache steigern ihre Lebensfreude und sind ein probater Weg, ihnen in ihren Ängsten und Verunsicherungen beizustehen, die durch ihr hirnorganisch und durch die soziale Umwelt bedingtes verändertes Erleben verursacht sein können (Alsawy et al. 2020; Welling 2020). Ebenfalls konnte gezeigt werden, dass Menschen mit Demenz oft versuchen, sich durch eine erhöhte Anhänglichkeit zu stabilisieren, und dass sie auf eine freundliche, sie als Mitglieder der Gemeinschaft bestätigende und Orientierung bietende Ansprache angewiesen sind (Sabat & Harré 1992; Dupuis et al. 2011; Taylor 2013; Rohra 2016; Romero & Wenz 2018; Schönborn 2018), um von dem Erleben ihrer kognitiven Verluste psychisch nicht überwältigt zu werden. Menschenrechtspolitisch wurden Menschen mit Demenz als »people with cognitive disabilities« jüngst anerkannt (Swaffer 2016). Ihr Anspruch auf umfassende gesellschaftliche Inklusion gründet sich auf ihre unveräußerlichen Menschenrechte (Kontos et al. 2016; Mitchell et al. 2020), die in der UN-Behindertenrechtskonvention (UN-BRK 2006) für die besondere Lebenssituation von Menschen mit Behinderung spezifiziert sind.

Eine derartige ressourcenorientierte Beschreibung von Demenzbetroffenen resultiert aus der jahrzehntelang geführten multidisziplinären Auseinandersetzung über person-zentrierte Pflege von Menschen mit Demenz, die die medizinische WHO-Definition von Demenz (▶ Kap. 2.1.1) maximal kontrastiert. Doch, obwohl das Bekenntnis zur personzentrierten Pflege nahezu selbstverständlich geworden ist, besteht immer noch wenig Klarheit darüber, was genau sie ausmacht, wie sie wirkt oder welchem Zweck sie dienen soll (DNQP 2018; Edgar et al. 2020). Einerseits behaupten zahlreiche Studien signifikante Zusammenhänge zwischen person-zentrierter Pflege von Menschen mit Demenz und der Verminderung herausfordernden Verhaltens, der Reduzierung psychotroper Medikation oder einer gesteigerten Berufszufriedenheit unter Pflegenden (z. B. jüngst Sköldunger et al. 2020). Andererseits will die Kritik an ihrer Umsetzung seit ihrem Namensgeber, dem britischen Sozialpsychologen Tom Kitwood, nicht verstummen und reicht bisweilen bis zur Behauptung, sie sei auf ganzer Linie gescheitert (Dupuis et al. 2011; Power 2016).

Wie sind derart widersprüchliche Beurteilungen der Leistungsfähigkeit einer personzentrierten Pflege von Menschen mit Demenz zu verstehen? Es liegt nahe, die Ursache dafür in höchst unterschiedlichen Interpretationen person-zentrierter Demenzpflege zu vermuten, und zwar nicht erst durch die konkrete pflegerische Praxis, sondern bereits auf der Ebene ihrer wissenschaftlichen Konzeption und vielgestaltigen Rezeption. Denn die Entwicklung pflegerischer Konzepte von Menschen mit Demenz hat sich unter dem Einfluss unterschiedlicher wissenschaftlicher Disziplinen und kultureller Kontexte vollzogen, in denen divergierende Erkenntnis- und Praxisinteressen vielfältige Bilder von Menschen mit Demenz hervorgebracht haben. Dabei sind Pflegepraxis und Pflegewissenschaft in dem dissonanten Echoraum einer besonderen Zerreißprobe ausgesetzt. Traditionell geprägt von einem christlich-personalistischen Ethos einerseits und einer dem naturwissenschaftlichen Paradigma folgenden Medizin andererseits befindet sich die Pflege seit einigen Dekaden im Prozess ihrer Professionalisierung und Akademisierung und zugleich unter dem wachsenden Druck der Ökonomisierung des Gesundheitswesens (Hülsken-Giesler 2014). Diese Phase fällt dabei just in die Periode des Entstehens des sozialkonstruktivistischen Paradigmas in den Sozial- und Kulturwissenschaften und des davon inspirierten sozialen Modells von Behinderung, zu dem bereits Kitwood eine Verwandtschaft mit seinem Konzept person-zentrierter Pflege erkannte (Kitwood 2022, S. 86.)[2]. Ob personzentrierte Pflege lediglich als non-pharmakologische psychosoziale Erweiterung eines medizinisch-pharmakologischen Interventionsrepertoirs bei »herausforderndem Verhalten« oder aber als Paradigmen- und Perspektivwechsel interpretiert wird, entscheidet darüber, ob Menschen mit Demenz weiterhin als depersonalisierte Symptomträger *behandelt* werden oder ob man ihnen »als gleichwertige Mitglieder unserer Gesellschaft« (MDS 2019, S. 10) *begegnet*, die einer spezifischen Assistenz bedürfen, um ihr Leben mit einer kognitiven Behinderung so selbstbestimmt wie möglich führen zu können (vgl. Baranzke 2022; Dupuis et al. 2021). Im Folgenden werden einige Meilensteine auf dem Weg zu einer personzentrierten Sichtweise auf Menschen mit Demenz rekonstruiert, um auf diese Weise eine multidisziplinäre diskursive Landkarte zu entwerfen, auf der sich die Kontroversen um angemessene Konstruktionen person-zentrierter Pflege von Demenzbetroffenen in pflegewissenschaftlicher Theorie und Kritik der Pflegepraxis verorten lassen.

2.1 Die neurowissenschaftlich-medizinische Perspektive auf Demenz – ihre Leistungsfähigkeit und ihre Grenzen

2.1.1 Das medizinische Modell der Demenz

Demenz ist gemäß der derzeit gültigen WHO-Definition der Internationalen Klassifikation psychischer und Verhaltensstörungen (ICD-10-GM) ein

> »Syndrom als Folge einer meist chronischen oder fortschreitenden Krankheit des Gehirns mit Störung vieler höherer kortikaler Funktionen, einschließlich Gedächtnis, Denken, Orientierung, Auffassung, Rechnen, Lernfähigkeit, Sprache und Urteilsvermögen. Das Bewusstsein ist nicht getrübt. Die kognitiven Beeinträchtigungen werden gewöhnlich von Veränderungen der emotionalen Kontrolle, des Sozialverhaltens oder der Motivation begleitet, gelegentlich treten diese auch eher auf. Dieses Syndrom kommt bei Alzheimer-Krankheit, bei zerebrovaskulären Störungen und bei anderen Zustandsbildern vor, die primär oder sekundär das Gehirn betreffen.« (ICD-10-GM Version 2021)

Unter einem Syndrom versteht man einen Symptomkomplex mit Krankheitswert, der unterschiedliche Ursachen haben kann. Es wird zwischen primären und sekundären Demenzen unterschieden. Bei primären Demenzen sind hirnorganische Erkrankungen selbst die Ursache der Symptome, die entweder degenerativ oder nichtdegenerativ sein

---

2 Zitiert wird Kitwoods »Dementia reconsidered« nach der 2022 erschienenen neuesten deutschsprachigen neunten Auflage. Leider konten wir die dort erstmals eingefügten Fachkommentare inhaltlich nicht mehr berücksichtigen.

können. Den weitaus größten Anteil an den primären Demenzsyndromen (bis zu 90 %) machen die degenerativen Demenzformen aus, zu denen Formen der Alzheimer, der vaskulären, der frontotemporalen und der Lewy-Körperchen-Demenz gezählt werden. Sie treten in weit überwiegendem Maße jenseits des 60. Lebensjahres auf, obwohl es auch eine nicht zu vernachlässigende Zahl an primären degenerativen Demenzerkrankungen in jungen Jahren, sogenannte »frühe Demenzen« (»young onset dementia«, vgl. Alzheimer's Society 2021) gibt. Degenerative primäre Demenzen gelten bislang als nicht heilbar. Im Fall der Alzheimer-Demenz können mit Hilfe des MMST (Minimal-Mental-Status-Test) drei Schweregrade kognitiver Beeinträchtigungen – leicht, mittelschwer, schwer – abgeschätzt werden, die jedoch abhängig von der Bildungs- und Sprachkompetenz des Individuums sind und Tagesschwankungen unterliegen können (Deuschl et al. 2016, S. 33, S. 48). Den kleineren Anteil an primären Demenzen (bis zu 20 %) bilden nichtdegenerative Hirnerkrankungen als Folge von Hirntumoren, Schädel-Hirn-Traumata, Hydrozephalus oder Gefäßentzündungen, die bei frühzeitiger Diagnose u. U. in einem bestimmten Ausmaß regenerierbar sind.

Die sekundären Demenzen werden durch Erkrankungen verursacht, die nicht im Gehirn selbst ihren Ursprung haben, dieses aber in der Folge schädigen, z. B. durch Stoffwechselstörungen, Medikamente oder Alkohol. In vielen Fällen verschwinden sekundär auftretende Demenzsymptome, wenn die primären organischen Grunderkrankungen behandelt werden können. Insofern ist vor einer (geronto-)psychiatrischen eine sorgfältige allgemeinmedizinische Ausschlussdiagnose unverzichtbar (vgl. Lind 2011; Wallert/Förstl 2017; Kratz 2017a; Kratz 2017b).

Demenzielle Erkrankungen werden erst dann angenommen, wenn die entsprechenden Beeinträchtigungen sechs Monate lang andauern, so dass deren Reversibilität als nicht mehr wahrscheinlich gilt. Ferner sind sie von akuten Verwirrtheitszuständen, dem Delir, zu unterscheiden. Außer sekundären organischen Demenzen gibt es auch nicht neurodegenerative psychologische Krankheitsbilder wie z. B. Depressionen, die eine den Demenzen ähnliche Symptomatik zeigen können, aber kurativ behandelbar sind. Eine mit höchster Sorgfalt durchzuführende medizinische Differenzialdiagnostik ist zum einen erforderlich für die Unterscheidung heilbarer psychischer Erkrankungen (Delir, Depression, Schizophrenie) von unheilbaren primären Demenzen als hirnorganischen Erkrankungen, ist aber auch hochrelevant für eine differenzielle pharmakologische Behandlung unterschiedlicher primärer Demenzen (Bartholomeyczik et al. 2006, S. 53; Deuschl et al. 2016; Wallesch/Förstl 2017; Kratz 2017a; Kratz 2017b).

2.1.2 Vorläufige therapeutische und prinzipielle methodische Grenzen des naturwissenschaftlichen Paradigmas in Bezug auf Personen mit Demenz

Der Unsicherheit der psychiatrischen Diagnostik, die der Variabilität und Interpretationsbedürftigkeit der Symptome geschuldet ist, versucht man zunehmend durch den Einsatz bildgebender Verfahren sowie von Biomarkern zu begegnen. Insbesondere die Biomarker-Diagnostik geht jedoch mit einer Verlagerung des Interesses von der Diagnose demenziell veränderter Personen hin zur Frühdiagnostik mit der Hoffnung auf Prophylaxe einher. Wie jede prädiktive Diagnostik so ist auch diese mit der ethisch umstrittenen Konsequenz der Pathologisierung und möglicherweise Stigmatisierung klinisch weitgehend unauffälliger Menschen behaftet. Außerdem ist bei positivem präklinischem Biomarker-Befund eine zukünftige Ausprägung klinischer Demenzsymptome höchst unsicher und im Fall einer symptomatischen Manifestation bislang jedenfalls nicht heilbar (vgl. dazu Ad hoc Arbeitsgemeinschaft 2018). Die Pathogenese von Demenzen ist vermutlich ein komplexer, auch von Umwelt- und sozialen Faktoren beeinflusster Prozess, der als noch weitgehend unverstanden gilt (vgl. Schnabel 2018, 19 ff.). Nicht selten liegen auch Mischformen primärer degenerativer Demenzen vor, vor allem in einer Form von Alzheimer in Verbindung mit vaskulärer Demenz. Der Paradigmenwechsel von der klinischen Versorgung zur prädiktiven Diagnostik spiegelt nicht zuletzt die Frustration über bislang unerfüllte Therapieversprechen seitens der Medizin und Pharmazie, die ein neurowissenschaftlicher Optimismus seit den 1960er Jahren geweckt und die Biomedikalisierung insbesondere der Alzheimer-Demenz eröffnet hatte (Penrod et al. 2007). Im Vordergrund des medizinischen Interesses stehen die »kognitiven Beeinträchtigungen«, während die von der *International Psychogeriatric Association* (IPA) seit 1996 so genannten *Behavioral and Psychological Symptoms of Dementia* (BPSD) (IPA 2015, Module 1.4; zum Hintergrund der Begriffsdefinition s. u. 5.3.2) in der WHO-Definition lediglich als deren Begleitsymptome wahrgenommen werden (ICD-10-GM Version 2021, F00-F09). Dass selbst die psychopharmakologische Linderung solcher BPSD mit nicht unerheblichen Nebenwirkungen bis hin zur Erhöhung des Mortalitätsrisikos behaftet ist (IPA 2015, Module 6; Deuschl et al. 2016, S. 70 ff.; Winblad et al. 2016, S. 40), kann als treibende Kraft für die Bereitschaft zur Integration »[n]icht medikamentöse[r] Therapie[n]« (Romero & Förstl 2017, S. 370 ff.) bzw. »psychosozialer Interventionen« seitens der medizinischen Disziplinen (Neurologie, Psychiatrie, Geriatrie etc.) trotz der anhaltenden Klage über unbefriedigende Evidenznachweise betrachtet werden (vgl. Pantel & Schall 2019; IQWiG 2021).

Vorrangiges Ziel der Medizin ist die kurative Therapie der den Symptomen zugrundeliegenden Krankheitsursachen oder, sofern eine Heilung nicht realisierbar ist, doch wenigstens die wirksame Kontrolle der Symptomatik bzw. Palliation der damit verbundenen Leiden. Aufgrund ihrer naturwissenschaftlichen, einer »kausalen« Logik verpflichteten Methodologie erwarten diese Disziplinen kontrollierte Outcome-Studien über die Wirkung psychosozialer, »non-pharmacological« (IPA 2015; vgl. den IQWiG-Evidenzbericht Nr. 1018 v. 04.01.2021) Alternativinterventionen. Denn dem neuzeitlichen medizinischen Paradigma liegt eine Methodologie zugrunde, die einerseits den enormen medizinisch-technischen Fortschritt seit dem 19. Jh. hervorgebracht hat, zugleich jedoch keinen Zugang zu einem anderen als einem symptomatischen Verständnis der »Veränderungen der emotionalen Kontrolle, des Sozialverhaltens oder der Motivation« zu eröffnen vermag. Der Symptomcharakter, der diesen »Veränderungen« »als Folge einer meist chronischen oder fortschreitenden Krankheit des Gehirns« (ICD-10-GM Version 2021, F00-F09) zugeschrieben wird, verleiht diesen selbst Krankheitswert. Aufgrund der Pathologisierung der Verhaltensveränderungen ist eine Symptomkontrolle dann erfolgreich, wenn das symptomatische Verhalten zum Verschwinden gebracht werden kann – und sei es durch Sedierung. Doch »Verhaltensstörungen sind nicht nur Begleiter der Demenzerkrankung, sie haben auch nachvollziehbare und oft behandelbare Ursachen« (Kratz DÄB 2017, S. 447). Um Verhaltensveränderungen von Demenzbetroffenen ressourcenorientiert als möglicherweise sinnvolle Copingstrategien zu verstehen (Romero & Wenz 2018), bedarf es einer Methodik, die das medizinisch-naturwissenschaftliche Methodenrepertoire überschreitet und Introspektion und Empathie als hermeneutische Instrumenten der humanistischen Psychologie sowie die unterstützende Wirkung sozialer Interaktion in »Multimodale Therapieprogramme« (Romero & Förstl 2017, S. 381) oder integrierende operationale Modelle wie das »need-driven dementia-compromised behavior model« (NDB) einbezieht (Algase et al. 1996; Penrod et al. 2007). Dass diese psychosozialen Interaktionsansätze dem klassischen Objektivitätsideal der *hard sciences* widersprechen und daher »einen anderen wissenschaftlichen Rahmen« zu ihrer Beurteilung benötigen (Bartholomeyczik & Halek 2011, S. 35), spiegelt auch die Kritik an der medizinischen WHO-Definition von Demenz als »reduktionistisch und biologistisch« (Schönborn 2018, S. 5). Selbst der Hinweis auf den ungetrübten Bewusstseinszustand Demenzerkrankter hebt in der medizinischen Definition nicht eine für die Versorgung nutzbare Ressource Demenzbetroffener hervor, sondern fungiert lediglich als differenzialdiagnostisches Merkmal, um demenzielle von anderen Erkrankungen des Gehirns zu unterscheiden (ICD-10-GM Version 2021, F00-F09).

Die methodisch bedingte Fokussierung des medizinischen Modells der Demenz auf symptomatische Funktionsbeeinträchtigungen birgt insbesondere in Bezug auf Personen mit einer fortgeschrittenen Demenz, deren verbale Kommunikationsfähigkeiten stark eingeschränkt sind, eine Reihe von Gefahren (vgl. Wetzstein 2010, S. 53). Dazu gehören zuvorderst die Verkennung agitierten oder apathischen Verhaltens Demenzbetroffener als demenziell bedingt, da dieses auch funktionaler, non-verbaler Ausdruck unerkannter und daher unbehandelter Schmerzen sein kann (Sirsch 2017; Güther et al. 2021). Deshalb wird einer regelmäßigen allgemein- und zahnmedizinischen Untersuchung von Menschen mit Demenz höchste Priorität vor jeglichem Einsatz psychopharmakologischer Medikation eingeräumt (Kratz 2017b; Deuschl et al. 2016, S. 67 f.).

Der Ausschluss der sozialen Interaktion als eines den objektiven Befund vermeintlich verfälschenden Faktors kann zu einer eklatanten Fehleinschätzung kognitiver und kommunikativer Fähigkeiten von Menschen mit Demenz führen. Dies geht aus einem von Sonja Sachweh durchgeführten Vergleich neurowissenschaftlicher quantitativer Studien zur non-verbalen Kommunikation mit Menschen mit Demenz mit pflege- und sozialwissenschaftlichen qualitativen Studien hervor. »Die meisten neurowissenschaftlichen Studien ergeben, dass Menschen mit Demenz Körpersprache erheblich schlechter durchschauen und nutzen als kognitiv Gesunde. Mit anderen Worten: In vielen Fällen scheinen sie genau das Gegenteil von dem zu belegen, was die Praktiker aus Kliniken und Pflegeeinrichtungen berichten.« (Sachweh 2009, S. 6) Ihr Fazit demonstriert einen Fall von objektivierender depersonalisierender Zurichtung der untersuchten Subjekte mit Demenz durch ein naturwissenschaftliches Experimentaldesign, das über ihre alltagsweltlichen Kompetenzen nichts auszusagen vermag: »Neurowissenschaftliche Studien geben in erster Linie Auskunft darüber, was Menschen mit Demenz unter künstlichen und stressigen Bedingungen im Hinblick auf die Dekodierung körpersprachlicher Signale zu leisten vermögen.« (Sachweh 2009, S. 11) Diesen auf standardisierte Reproduzierbarkeit zielenden Studien stehen ethnografisch qualitative in Altenpflegeeinrichtungen gegenüber, die zeigen, dass »Menschen im mittleren bis hin zum sehr schweren Demenzstadium […] ständig aktiv nonverbal kommunizieren, um ihrer Persönlichkeit, ihrer gesellschaftlichen und sozialen Herkunft und ihren Gefühlen Ausdruck zu geben« (Sachweh 2009, S. 12). Jene qualitativen Studien belegen, dass »die Wahrnehmungsfähigkeit demenzkranker Menschen für körpersprachliche Signale erhalten bleibt oder sogar zunimmt. Andererseits werden die nonverbalen Zeichen, die sie selber auszusenden in der Lage sind, immer spärlicher und schwieriger zu interpretieren.« (Sachweh 2009, S. 17). Hierzu ist außer einer Verstehens- und Begegnungsbereitschaft vom betreuenden Gegenüber auch ein anderer theoretischer Wahrnehmungsrahmen für para- und körpersprachliche Ausdrucksfähigkeiten erforderlich (▶ Kap. 2.3.4; ▶ Kap. 2.3.5).

2.1.3 Medikalisierung und Medizinalisierung – ideologische Überdehnungen und die Folgen für die Altenpflege

Seit Alois Alzheimers Erstbeschreibung der nach ihm benannten Erkrankung als eines progredienten Orientierungs- und Gedächtnisverlustes vor gut einem Jahrhundert bestimmen die medizinisch-neuropsychologischen Disziplinen die Diskussion über Demenz. Sie versuchen aus einer die Krankheit fokussierenden Perspektive Symptome zu beschreiben, zu klassifizieren und sowohl medikamentös als auch präventiv zu kontrollieren. Ausgehend von Alzheimers psychiatrischer und psychopathologischer Definition wurden Medizin, Neuropsychologie und Pharmakologie tonangebend in der Erforschung sowie in der wissenschaftlichen und gesellschaftlichen Diskussion von Demenz (Schnabel 2018). Dadurch wurde eine einseitige Interpretation von Verhaltensauffälligkeiten von Demenzbetroffenen befördert, während psychologische, sozial- und pflegewissenschaftliche Forschung vernachlässigt wurde (DNQP 2018, S. 21; Deuschl et al. 2016, S. 84; Romero/Förstl 2017, S. 370; vgl. schon Morton 2002, S. 15 f.). Wird der »methodisch notwendige[n] Reduktionismus« des »medizinischen Paradigmas in die öffentliche Debatte als allgemeingültig übernommen«, befördert dies einen »anthropologischen Reduktionismus, der weitere Bereiche ausgrenzt und Leerstellen zur Folge hat« (Wetzstein 2010, S. 53; vgl. Penrod et al. 2007). Die Verdrängung anderer methodischer wie lebensweltlicher Perspektiven durch die Verabsolutierung der medizinischen wird sozialwissenschaftlich als Medikalisierung bezeichnet.

Unter »Medikalisierung« versteht der Soziologe Twenhöfel eine Wahrnehmung, »welche körperliche, seelische oder geistige Verfassungen, Auffälligkeiten, auch Normabweichungen, Verhaltensweisen oder ganze Lebensphasen dem medizinischen Blick ausliefert (der in ihnen erforschungs- bzw. behandlungsbedürftige Risiken, Symptome oder Krankheiten entdeckt)« (Twenhöfel 2011, S. 12). Das »sozialkonstruktivistische Konzept« (Schnabel 2015) der Medikalisierung kennzeichnet somit die negative machtförmige Seite des medizinischen Fortschritts bzw. gesellschaftlich erwünschter, mit medizinischen Mitteln herstellbarer Fortschrittsvorstellungen, an denen gemessen der medizinisch unbeeinflusste Zustand letztendlich als pathologisch definiert wird. Wenn dabei die Normalisierung der objektiven Symptomatik im Zentrum des medizinischen Interesses steht, kann die Frage nach dem subjektiven Wohlbefinden der Betroffenen ins Hintertreffen geraten. Medikalisierung im Fall des demenziellen Syndroms bedeutet dann, wie bereits gezeigt, dass Verhaltensänderungen als »Verhaltensstörungen« pathologisiert und psychopharmakologisch traktiert statt als mögliche Anpassungsressourcen der von Demenz Betroffenen in Betracht gezogen werden.

Wird die medizinisch-defizitorientierte Wahrnehmung von nicht-medizinischen Praxisbereichen wie der Altenpflege unkritisch übernommen und weitergeführt, dann übersetzt sich eine medikalisierte Phänomenbeschreibung in eine medizinalisierte Praxis. Unter »Medizinalisierung« versteht Twenhöfel eine »Formgebung des beruflichen Handelns von Nichtmedizinern nach dem Vorbild von Ärzten« (Twenhöfel 2011, S. 12), also die (Selbst-)Unterwerfung nichtmedizinischer Praxen unter eine medizinische und wissenschaftlich kontrollierte (Be-)Handlungslogik, die andere professionelle oder alltagsrelevante Dimensionen menschlichen Umgangs miteinander nach der Logik interpersonaler Begegnung ausblendet. Das bedeutet, dass beispielsweise Alten- oder Demenzpflege darauf verzichten, nicht-medizinische professionelle Betreuungspraxen umzusetzen, weil diese medizinisch nicht definiert und daher medizinisch auch nicht anerkannt sind. Oder aber sie werden dem medizinischen Objektivitätsideal entsprechend als »psychosoziale Interventionen« (Deuschl et al. 2016; Wallesch & Förstl 2017) standardisiert um den Preis der Marginalisierung der interpersonalen Beziehungsqualität – d. h., sie werden medizinalisiert. Die Medizinalisierung des Altenpflegeberufs resultiert somit aus einem medikalisierten »[r]eduktionistische[n] Blick auf Altern und Demenz« (Schnabel 2015), aus dem »medical turn in der pflegerischen Praxis«, der »durch eine pflegepolitisch weitgehend gewollte Reduktion von Professionalisierung auf Aneignung medizinisch-pflegerischer Kompetenzen empirisch-analytisch nicht standardisierbare pflegerische Aufgaben exkludiert« (Twenhöfel 2011, S. 57 f.). Dabei gilt es angesichts der sozial- und pflegewissenschaftlich omnipräsenten Klage über Medikalisierung und medizinische Defizitorientierung festzuhalten, dass nicht etwa die medizinisch-methodische Behandlung von Krankheitssymptomen das Problem darstellt, sondern vielmehr die Verabsolutierung des medizinischen Standpunkts, von dem aus andere nicht pathologisierende Perspektiven auf hilfsbedürftige Menschen als unwissenschaftlich disqualifiziert werden. Das Problem der theoretisch-reduktionistischen Medikalisierung von Lebensphänomenen und der Medizinalisierung der praktischen Umsetzung nicht-medizinischer Heilberufe besteht somit im berufspolitischen Alleinvertretungsanspruch einer hegemonialen Medizin, die ihre Integration in multiprofessionelle Praxis- und interdisziplinäre Forschungsteams zugunsten einer komplexen Förderung des Wohlbefindens langfristig hilfsbedürftiger Personen erschwert. Dass in diesem Kontext die Frage der Geschlechterspezifität der Sorgearbeit eine große Rolle spielt, kann hier nur angedeutet werden (zur Problematik vgl. z. B. Madörin 2015 und grundsätzlicher Hartmann 2020).

Der »medical turn« in der Pflege ist im Fall der Pflege von Demenzbetroffenen gravierend, da diese grundlegend auf eine hohe psychosoziale Betreuungsqualität angewiesen sind. Alten- und Demenzpflege geraten so zwischen die Fronten einer rein naturwissenschaftlich standardisierten, kommunikationsunfähigen neurowissenschaftlichen Medizin einerseits, um deren professionelle Anerkennung sie kämpfen, und den besonderen psychosozialen Betreuungs- und Kommunikationsbedürfnissen demenziell beeinträchtigter Menschen, die sich pflegerischen Standardisierungsversuchen einer medizinalisierten Alten- und Demenzpflege u. a. durch Verhaltensauffälligkeiten bzw. »herausforderndes Verhalten« (zur Begriffsbestimmung ▶ Kap. 2.5.3) widersetzen.

2.2 Demenz und Alter – eine problematische Verbindung

Alter und Demenz scheinen untrennbar verbunden, da mit zunehmendem Alter das Risiko für die Entwicklung primärer degenerativer Demenzen insbesondere des vaskulären wie des Alzheimertyps steigt. Dabei hatte Alois Alzheimer die nach ihm benannte Krankheit ursprünglich an Personen beschrieben, die jünger als 65 Jahre waren und die somit an einer sogenannten »jungen Demenz« vom Alzheimer-Typ litten (vgl. Förstl 2011, S. 48). Schon Kitwood hatte konstatiert, dass Menschen mit Demenz der Altersdiskriminierung »in ihrer schärfsten Form ausgesetzt« sind »und paradoxerweise […] sogar in relativ jungen Jahren Betroffene als ›senil‹ behandelt« werden (Kitwood 2013, S. 39 f.).

Diese Bemerkung enthält bereits drei hochproblematische diskursive Rahmungen, die eine differenzierte medizinische und öffentliche Wahrnehmung der spezifischen Versorgungsbedarfe von Menschen mit Demenz behindern, nämlich erstens die Altersdiskriminierung (▶ Kap. 2.2.1), zweitens die epidemiologische Perspektive auf Demenz (▶ Kap. 2.2.2) und drittens die medizinische Vernachlässigung der schweren Demenz sowie die gesellschaftliche Verdrängung der jungen Demenz (▶ Kap. 2.2.3).

»Schwere« Demenz bezieht sich auf die dritte Phase im Verlauf einer Demenzerkrankung unabhängig vom Typ der Demenzerkrankung. Entsprechend spricht man bei der ersten, frühen Phase einer Demenzerkrankung auch von »früher Demenz« (»early stage dementia«). »Frühe Demenz« wird manchmal auch für eine vor dem 65. Lebensjahr eintretende, als biografisch früh beginnende, Demenzerkrankungen (»early onset dementia«) benutzt (z. B. Müller 2018). Um einer besseren Unterscheidbarkeit willen wird hierfür die gleichfalls gebräuchliche Bezeichnung »junge Demenz« (»young onset dementia«) reserviert. Im Bereich junger Demenz kommen auch andere Typen primärer Demenzerkrankungen neben Alzheimer zum Tragen, wie z. B. die Lewy-Body-Demenz oder Frontotemporale Demenzen.

2.2.1 Demenz und Alter – der Senilitätsdiskurs

Die Historikerin Gabriele Kreutzner geht in einem Überblick über die jüngere Forschungsliteratur zur soziokulturellen Formung des Blicks auf Demenz (Kreutzner 2008, S. 6 ff.) ausführlich auf Jesse Ballengers grundlegende Studie »Self, Senility and Alzheimer's Disease in Modern America« (Ballenger 2006) ein, die die komplexe Geschichte der Wechselwirkung zwischen Alters- und Demenzdiskriminierung untersucht. Darin differenziert Ballenger drei historische Phasen. Er nimmt den Faden bei dem von dem Neurologen George Miller Beard im ausgehenden 19. Jahrhundert konzipierten kulturellen »Konstrukt der Senilität« auf, das sich »als Katalog mittelschichtiger Ängste und Irritationen um ein Selbst lesen lässt, das durch den gesellschaftlichen Fortschritt und seine Anforderungen bedrängt wird«. Ballenger betrachtet Beard »als einen der hauptsächlichen Architekten der wissenschaftlich legitimierten Verunglimpfung des Alters«, auf das nun alle durch den Industrialisierungsprozess entstandenen sozialen Ängste und Verunsicherungen ungehindert projiziert wurden (Kreutzner 2008, S. 8). Nach dem Zweiten Weltkrieg beginnt mit der neuen Fachrichtung der Gerontologie die Phase der Kritik an der neurologischen Altersfeindlichkeit und gesellschaftlichen Altersdiskriminierung – seit 1968 mit dem Neologismus »Ageism« belegt –, in der Senilität nun als »unbeabsichtigte Folge der Modernisierung« verstanden wird. »Eine Gesellschaft, die ihre Alten als nutzlos abstempelt beziehungsweise beiseiteschiebt und isoliert, produziert die altersassoziierte Hinfälligkeit und den geistigen Abbau, den sie beklagt.« (Kreutzner 2008, S. 9). Als dritte Phase identifiziert Ballenger die »biomedizinische Dekonstruktion« der Senilität, die mit der biomedizinischen Konstruktion der Alzheimerdemenz einhergeht. Gegen die pauschale »Pathologisierung des Alterns« wird die »systematische Unterscheidung zwischen dem ›normalen‹ Alterungsprozess einerseits und physischen und geistigen Erkrankungen andererseits« in Stellung gebracht. Ferner führte das »National Institute on Aging Consensus Task Force« 1980 die Unterscheidung zwischen reversiblen und irreversiblen Demenzen ein. Vier Jahre zuvor war die Unterscheidung zwischen der als präsenile Erkrankung geltenden Alzheimererkrankung und der senilen Demenz durch den US-amerikanischen Neurologen Robert Katzman aufgehoben worden. Für den hier interessierenden Kontext entscheidend ist gemäß Ballenger, dass die Trennung der Alzheimerdemenz vom »normalen« Alterungsprozess erstere dem biomedizinischen Heilungsversprechen zuführte. Dass der »Bezeichnung Alzheimer« trotzdem die stigmatisierende Wirkung des Senilitätskonzepts anhaftet und von da aus den Alterungsprozess im Ganzen überschattet (Kreutzner 2008, S. 9), ist wohl auch durch die Enttäuschung über unerfüllte medizinische Therapieerwartungen bedingt, die sich dann in kulturellen Abwehrreaktionen in Form einer Dehumanisierung von Alzheimer-Betroffenen äußert (▶ Kap. 2.3.1).

2.2.2 Alter und Alzheimer-Demenz – die epidemiologische Rahmung

Die neurobiologische Demenzforschung wird seit nunmehr einem Jahrhundert durch ihre Verbindung mit dem Diskurs über den demografischen Wandel angetrieben. Wie jüngst in einer Diskursanalyse der Demenzdebatte noch einmal aufgezeigt wurde, begann die Medizin sich erst vor dem Hintergrund gesellschaftlicher Diskurse über demografischen Wandel und ökonomische Krisen für kognitive Abbauprozesse im Alter zu interessieren, und zwar erstmals in den 1920er Jahren. »Der schon bekannte ›epidemiologische Übergang‹, der Rückgang infektiöser bei gleichzeitigem Anstieg chronischer Erkrankungen, wurde nun mit der Erfahrung einer alternden Bevölkerung verknüpft und als drohende ›geriatrische Katastrophe‹ gedeutet. In den Augen der Sozialpolitik verband sich Alter mit Krankheit und wurde zunehmend als gesellschaftliche Last thematisiert« (Schnabel 2018, S. 29). Doch während sich die epidemiologische Rahmung der Altersdemenz anfangs mit der Hoffnung auf Heilung verband, treibt sie nun mangels in Aussicht stehender Therapieoptionen die Entwicklung einer sozialmedizinischen Präventions- und präklinischen frühdiagnostischen Forschung

an. Die Tatsache, dass sich kaum eine Abhandlung über Demenz findet, die nicht mit aktuellen epidemiologischen Szenarien von »flutartig« ansteigenden Bevölkerungsanteilen von Menschen mit Demenz aufwartet, demonstriert die Vorherrschaft der demografisch-ökonomischen Erzählung einer Arbeits- und Leistungsgesellschaft, die von der Medizin selbst selten kritisch hinterfragt wird, dafür aber die sozialwissenschaftliche Kritik an der Pathologisierung und Medikalisierung des Alters befeuert (u. a. Gronemeyer 2013, Wißmann 2015, Wetzstein 2005, Schnabel 2015). Die Frage der tagtäglichen Versorgung der aktuell an Demenz erkrankten Menschen hat sich unterdessen aus der Medizin in die Altenpflegeeinrichtungen hinein verlagert, die schon allein aufgrund der Altersdiskriminierung als Element eines »prekären sozialen Feldes« (Roth 2007) wahrgenommen werden.

2.2.3 Schwere und junge Demenz – im Schatten der medikalen Aporie

Die Ernüchterung über die begrenzten medizinisch-pharmakologischen Möglichkeiten einer kausalen Therapie von Demenzerkrankungen hat das neuromedizinische Forschungsinteresse auf Prävention und Frühdiagnostik verschoben (Förstl 2012, S. 5). Als Folge wird eine »Vernachlässigung der zweiten Hälfte des Demenzprozesses« konstatiert, als ob für diese pflegeintensive Phase »keine Zuständigkeit« seitens der Medizin mehr bestehe (Wetzstein 2010, S. 56). Der »therapeutische Nihilismus« (Wetzstein 2005, S. 11) der Medizin korrespondiert mit einem immer noch vorherrschenden gesellschaftlichen Fatalismus in Bezug auf Demenzerkrankungen: »Bisher ist das Bild der Demenz geprägt von Betroffenen in den späten Phasen der Krankheit: Demenziell Erkrankte sind hochaltrig, pflegebedürftig und scheinen die Welt um sich herum kaum wahrzunehmen.« (Kaplaneck 2011, S. 44).

Die stereotype Kopplung von Demenz an Alter und höchster Pflegebedürftigkeit verhindert eine differenzierende und ressourcenorientierte Sicht auf Demenzbetroffene, die bis in die Spätphase ihrer Erkrankung hinein emotional erreichbar bleiben. Die Kehrseite der Dialektik von Vernachlässigung von und Fixierung auf die demenzielle Spätphase ist eine weitgehende Verdrängung der Phänomene »früher Demenz«, nämlich sowohl der Frühstadien demenzieller Erkrankungen (»early stage dementia«) als auch der vor dem 65. Lebensjahr einsetzenden Demenzen (»early« bzw. »young onset dementia«) (Müller 2018), aus dem öffentlichen Bewusstsein. Die Reihe »junger Demenzen« schlagen, was die Zahl der Betroffenen angeht, im Vergleich zu altersbedingten Demenzerkrankungen vom Alzheimer oder vom vaskulären Typ lediglich geringfügig zu Buche und entgehen deshalb dem epidemiologischen Blickwinkel nicht nur in der medizinischen, sondern auch in der pflegewissenschaftlichen Forschung. So führte der Versuch, Studienergebnisse zu den spezifischen Unterstützungsbedürfnissen von vielfach jüngeren Betroffenen mit der behavioralen Variante der frontotemporalen Demenz (bvFTD) zu sichten, zu dem überraschenden Befund, dass hierzu kaum Untersuchungen auffindbar waren. Das Fazit des Reviews lautete:

»that the reported needs and demands of people with bvFTD appear to be a marginal issue in the scientific community. This finding reveals an obvious gap in perceiving and addressing the needs of the individuals involved and their need for specific support.« (Dinand et al. 2015, S. 9)

Dieses unerwartete Rechercheergebnis indiziert, dass die Verbindung von Alter und Demenz und damit die Fokussierung auf Altersdemenz-Typen wie Alzheimer und vaskuläre Demenzen von der pflegewissenschaftlichen Forschung bislang noch nicht kritisch hinterfragt wird. Der Grund dafür dürfte in der überwältigenden Belastung der Altenpflegeheime durch einen hohen, bis zu 70-prozentigen Anteil an einer demenziell veränderten Bewohnerschaft zu suchen sein. Dabei werden Demenzen allein als typische Alterserkrankung wahrgenommen. Die besonderen psychosozialen Betreuungsbedarfe Demenzbetroffener, die über die Anforderungen in der Altenpflege noch einmal hinausgehen, werden oft unterschätzt – auch von pflegewissenschaftlicher Seite, die den Pflegeberuf als Beziehungsberuf proklamiert und sich daher als für die Versorgung von Menschen mit Demenz quasi natürlicherweise gut gerüstet wähnt (vgl. DNQP 2018, S. 17; ▶ Kap. 2.5.1). Hier lauert die Gefahr einer auf Dauer gestellten Überforderung der Altenpflege durch sehr spezifische gerontopsychiatrische Betreuungsbedarfe einerseits und einer Deplatzierung von in jungen Jahren von primären Demenzen Betroffenen andererseits, denen von der Gesellschaft gedankenlos der Weg ins Altenheim gewiesen wird.

2.3 Kulturelle Dehumanisierung und kommunikative Rehumanisierung von Menschen mit Demenz

Neben der medikalen Pathologisierung und der modernen Altersdiskriminierung werden »Hyperkognitivismus« (Post 1995; 2000) und die »Zombifizierung« von Menschen mit Demenz (Behuniak 2011) als besondere kulturelle Risikofaktoren für ihre noch radikalere Stigmatisierung und Diskriminierung ins Feld geführt. Unter

Hyperkognitivismus versteht der theologische Ethiker Stephen Garrard Post eine Überbetonung der Rationalität zulasten der emotionalen und relationalen Aspekte des Menschseins. Auch Verena Wetzstein bemerkt ein Verhaftetsein des öffentlichen Demenzdiskurses in einem »kognitiven Paradigma«, in dessen Rahmen eine »Entpersonalisierung« Demenzbetroffener stattfinde (Wetzstein 2005; Wetzstein 2010). Die etymologische Entschlüsselung des lateinischen Neologismus Demenz als »vom Geist verlassen« entbirgt die radikale Ausgrenzungslogik einer kognitivistischen Ideologie als negative Stereotypisierung, die auch Demenzbetroffene internalisiert haben und daher als Selbstbezeichnung ablehnen (Schönborn 2018, S. 102). Mit diesem Label begegnen Menschen mit Demenz einer hyperkognitivistischen westlichen Kultur in ihrer geballten stigmatisierenden Kraft (Zeilig 2013).

Diese wird gemäß der Analyse der Politologin Susan M. Behuniak allerdings noch übertroffen durch die »Dehumanisierung« (Behuniak 2011, S. 70; vgl. auch Müller 2018, S. 42; Mitchell et al. 2020), die Demenzbetroffenen aufgrund der populärkulturellen, aber überaus wirksamen Zuschreibung einer Zombie-Metaphorik widerfährt, einer Existenzweise als Untote. Zu Recht unterstreicht Behuniak das gegenüber der biomedikalen Pathologisierung größere Stigmatisierungspotenzial der Zombifizierung der Demenzbetroffenen, da diese nicht bloß als Objekt medizinischer Behandlung degradiert und pathologisiert werden, sondern ihnen soziokulturell die Zugehörigkeit zur Menschheitsfamilie abgesprochen wird (Behuniak 2011, S. 74). Darin liegt letztlich der qualitative Unterschied zwischen einer das Menschsein der Betroffenen nicht in Frage stellenden medikalen *Depersonalisierung* durch ihre Pathologisierung und ihrer kulturellen *Dehumanisierung* als ihrem radikalen Ausschluss aus jeglicher menschlicher Rechtsgemeinschaft.

Behuniak verfolgt die These, dass insbesondere die Zombie-Interpretationen in der Filmtrilogie von George Romero (Night of the Living Dead 1968; Dawn of the Dead 1978; Day of the Dead 1985) den öffentlichen wie den fachlichen Alzheimerdiskurs beeinflusst haben. Kaum zufällig entfalteten die Romero-Filme ihre dehumanisierende Wirkung im Alzheimerdiskurs in der Zeit der Enttäuschung der medizinischen Heilungsversprechen. Neben einer Vielzahl ähnlicher Aufsatz- und Buchtitel erlangte der 1990 von der »National Foundation for Medical Research« verlegte populäre Bestseller über von Alzheimer-Demenz Betroffene in Amerika mit dem programmatischen Titel »The living death« (Lushin 1990) traurige Berühmtheit. Seither haben sich Stereotype für die Erkrankung als »›Weg ins Nichts‹, ›Sterben auf Raten‹ oder ›Demenz, Ende der Selbstbestimmung‹« (Rohra 2016, S. 32) etabliert und beeinflussen auch die Selbstwahrnehmung der von Demenz Betroffenen. Die Zombifizierung Demenzbetroffener entflammt nach Behuniak gesellschaftliche Abscheu, während Grundhaltungen wie Respekt und Sympathie unterminiert werden. Die Zerstörung des Verwandtschaftsgefühls mit Menschen mit Demenz durch ihre entmenschlichende Zombifizierung entziehe auch der Möglichkeit von Empathie den Boden (Behuniak 2011, S. 86). Das Bild des geistigen »Todes, der den Körper zurücklässt« (Kitwood 2013, S. 78) oder die Rede vom »Verlust der Person« oder »Verlust des Selbst« fungieren als Legitimationen der sozialen Für-tot-Erklärung von Menschen mit Demenz, die jegliche Möglichkeit eines guten Lebens *mit* Demenz als abwegig erscheinen lassen. Die kaum zu überschätzende Brisanz derartiger Zuschreibungen liegt in der Insinuierung des Leerlaufens von Menschenrechten für demenziell veränderte Prsonen, da unterstellt wird, dass diesen ihr Subjektsein abhandengekommen sei (Baranzke 2015; Baranzke 2021b).

2.3 Kulturelle Dehumanisierung und kommunikative Rehumanisierung von Menschen mit Demenz

Hinter diesem stigmatisierenden Wortfeld steht erkennbar wiederum die Spätphase demenzieller Erkrankungen Pate, die den Diagnostizierten ein »Vegetieren« als »lebende Tote« wie ein Menetekel an die Wand malt. Neben dem Verlust des Gedächtnisses und der kognitiven Kontrolle der Emotionen erhöht die fortschreitende Einschränkung verbalsprachlicher Ausdrucksfähigkeiten von Demenzbetroffenen die Diskriminierungsgefahr erheblich, denn Sprache gilt seit der Antike als vernehmbares Zeichen menschlicher Vernunft. Aus der Perspektive einer person-zentrierten Pflege lassen sich die kulturellen Stereotype aber auch als Dokumente der gesellschaftlichen Unfähigkeit lesen, das körpersprachliche Ausdrucksverhalten von Menschen mit Demenz zu dekodieren und mit ihnen zu kommunizieren. Daher wird zunächst noch einmal nach dem tieferen Ursprung der medizinethisch virulenten hyperkognitivistischen Anthropologie gefragt (▶ Kap. 2.3.1) und ihre diskriminierende Wirkung bis in die Disability-Bewegung hinein verfolgt (▶ Kap. 2.3.2). Nicht die objektivierende Perspektive der Medizin, sondern die personalistische Einstellung der Humanistischen Psychologie vermag der ubiquitären Behauptung vom Verlust der Person bzw. des Selbst im Demenzdiskurs entgegenzutreten und Menschen mit Demenz als Personen zu rehabilitieren (▶ Kap. 2.4). Die Rekonstruktion des Selbst (▶ Kap. 2.3.3) und die Entdeckung vielfältiger Kommunikationsmöglichkeiten mit Personen mit Demenz (▶ Kap. 2.3.4; ▶ Kap. 2.3.5) ermöglichen ihre Rehumanisierung und ebnen der person-zentrierten Pflege wissenschaftlich-konzeptionell gestützte Wege.

2.3.1 Hyperkognitivismus – eine entscheidende kulturanthropologische Wurzel der Dehumanisierung

Die Entstehung des »kognitiven Paradigmas« reicht bis in die Anfänge philosophischen Nachdenkens über den Menschen (philosophische Anthropologie) in der abendländischen Antike zurück. Der Mensch wurde durch die Ausstattung mit einer Vernunftseele definiert, durch die er im Unterschied zum vernunftlosen Tier zur Führung eines vernunftgeleiteten und seine Affekte beherrschenden Lebens bestimmt war. Menschen mit Demenz irritieren solche bis in die bürgerliche Moderne nachwirkenden Tugendideale, wenn sie wegen des kognitiven Kontrollverlusts »die Rolle des respektablen, mittelschichtigen Individuums« nicht mehr zu erfüllen vermögen (Kreutzner 2008, S. 10). Hier wird das Konzept des »herausfordernden Verhaltens« eine entscheidende Wahrnehmungsveränderung vornehmen (▶ Kap. 2.5.3).

Aufgrund der Rolle der kognitiven und sprachlichen Vernunftfähigkeiten als Definitionsmerkmale für Menschsein und damit zugleich als Eintrittskarte in die Gemeinschaft der Rechtssubjekte geraten Menschen mit Demenz im Verlauf der Moderne in einen Sog der Dehumanisierung, zu dem auch ihre bereits erwähnte populärkulturelle Zombifizierung gehört. Im empiristischen Rahmen moderner Interesseethiken werden die ehemals in der Vormoderne *naturmetaphysisch* konzipierten Vernunftfähigkeiten in Form aktuell nachzuweisender kognitiver Leistungen menschlicher Individuen rekonstruiert, um in gesundheitsethischen Diskursen als *empirische* Zuschreibungskriterien für die Zuerkennung moralischer Status wie Personsein (Baranzke et al. 2019; Kreutzner et al. 2015, S. 262 f.), Menschenwürde und Grundrechtsträgerschaft (Baranzke 2022) zu fungieren,

z. B. in Form sogenannter »person making characteristics« (Quante/Schweikhard 2012, S. 96; vgl. auch Dworkin 1994; Sondervotum Gerhard in DER 2012)[3]. Das kognitivistische Menschenbild westlicher Leistungsgesellschaften hat in Verbindung mit dem gesellschaftlichen Erschrecken über den »therapeutischen Nihilismus« der Medizin (Wetzstein 2005, S. 11) angesichts eines pathologisierten Gedächtnisverlustes (Katz 2012) einen kulturellen Deutungsrahmen erzeugt, in dem eine Demenzdiagnose die Dehumanisierung der von Demenzen Betroffenen und ihre soziale Für-Tod-Erklärung im medizinethischen sowie im öffentlichen Diskurs weiterhin legitimiert. Im folgenden Abschnitt geben von junger Demenz (»young onset dementia«) betroffene Aktivistinnen und Aktivisten Einblick in die dehumanisierende Tiefenwirkung des kulturellen Hyperkognitivismus auf ihr Leben.

---

3 Zur Verbreitung des empiristisch-leistungsethischen Personverständnisses in der Bioethik, wenngleich ohne Demenzbezug, hat die »Praktische Ethik« von Peter Singer 1994 beigetragen. Pflegeethisch wurde er von Lanius 2002 propagiert. De facto haben trotz Humes Sein-Sollens-Verdikt die experimentellen Befunde der empirischen Wissenschaften die argumentative Rolle der naturmetaphysischen Postulate in der vormodernen Naturrechtsethik übernommen. Humes Sein-Sollens-Verdikt besagt, dass empirische Tatsachen (z. B. kognitive Leistungsniveaus) keine moralischen Sollensforderungen (z. B. jemanden als Rechtsperson respektieren zu sollen) begründen können – kurz: Deskriptionen sind keine Präskriptionen. Allerdings können empirische Befunde über Fähigkeiten darüber informieren, *wie* Personen unterstützt werden können, wenn sie aus guten moralischen Gründen darin unterstützt werden sollen, ihre Rechte so weit wie möglich wahrnehmen zu können (vgl. Baranzke 2015; 2022). Werden Fähigkeiten und Eigenschaften von Menschen hingegen dazu verwendet, um ihnen menschenrechtliche Status zuzuweisen bzw. vorzuenthalten, zieht man sich den Vorwurf eines Sein-Sollens-Fehlers zu bzw. des »ableism« (Maskos 2010), d. h. der Diskriminierung aufgrund von empirischen Fähigkeiten, zu.

2.3.2 Demenz – Behinderung – Inklusion – Der emanzipatorische Kampf gegen den sozialen Tod

Verbalsprachlich noch kompetente Demenzaktivistinnen und -aktivisten, die wie der 2015 verstorbene Psychologe Richard Taylor (Taylor 2013) und die ehemalige Krankenschwester und Vorsitzende von Dementia Alliance International (DAI) Kate Swaffer, beide Gründungsmitglieder von DAI, bereits in jüngeren Jahren mit einer Demenzdiagnose konfrontiert wurden, protestieren gegen einen solch »tragischen Demenzdiskurs« (»tragic discourse of dementia«). Sie wehren sich gegen die damit einhergehende »vorgeschriebene Verabschiedung« (»prescribed disengagement«) aus dem Leben, die ihre Lebenssituation »mit einem medikalisierten defizitorientierten Ansatz und dem Blick von der Endphase von Demenz her« bewerte (»based on the medicalised deficits-based approach, and end-stage view of dementia«) (Swaffer 2019). Anstelle von Unterstützungsangeboten für eine möglichst lange Aufrechterhaltung einer selbstbestimmten Lebensführung erhielten Betroffene nach der Demenzdiagnose den ärztlichen Rat, sich auf einen durch stationäre Altenpflege vorgezeichneten Weg in Abhängigkeit und Tod vorzubereiten (Swaffer 2018). Auch die deutsche Demenzaktivistin, u. a. Gründerin des Vereins Trotzdemenz e. V., Vorsitzende der 2012 gegründeten europäischen Arbeitsgruppe der Menschen mit Demenz und Preisträgerin des Deutschen Engagementpreises 2014, Helga Rohra, verwahrt sich gegen derartig vorzeitige Verabschiedungen aus dem Leben: »Eine Demenzdiagnose ist nicht das Ende, sondern der Anfang eines anderen, ebenfalls lebenswerten Lebens.« (Rohra 2016, S. 41). Schon Jahre zuvor hatte die ehemalige Dolmetscherin – noch inkognito unter ihrem Pseudonym »Helen Merlin« – ihre Selbständigkeit gegen die Exklusionslogik staatlicher Behörden behauptet und konstatiert: »Denn so wie ich das sehe, ist Demenz eine Behinderung. Eine Krankheit ist vorübergehend, man kann sie behandeln. Mit einer Demenz muss ich leben.« (Merlin 2013, S. 15).

Rohra sieht sich als Repräsentantin »eine[r] neue[n] Generation von Menschen mit Demenz«, die »Mitsprache« fordert. »Wir können und wollen mitreden und sind weitgehend in der Lage, nachzudenken und zu sagen, was wir brauchen. [...] Wir fordern Inklusion, mit dem Fokus auf die noch vorhandenen Ressourcen.« (Rohra 2016, S. 41). Mit dem Stichwort der »Inklusion« und der Abgrenzung gegen eine bloß temporäre »Krankheit« verweist Rohra auf jahrelange Bemühungen der DAI um eine offizielle menschen- und sozialrechtliche Unterstützung für ein selbstständiges Leben, z. B. für einen verbesserten Zugang zu Rehabilitationsmaßnahmen. Um sich dafür auf die Behindertenrechtskonvention der Vereinten Nationen (UN-BRK) berufen zu können, musste die DAI zunächst um die internationale Anerkennung von Demenz als Behinderung kämpfen (Swaffer 2018).

Dass selbst die Disability-Bewegung Distanz zu Menschen mit Demenz gehalten hat, belegt ein weiteres Mal die Radikalität der hyperkognitivistischen soziokulturellen Stigmatisierung Demenzbetroffener. Menschen mit nicht-kognitiven, sondern körperlichen Beeinträchtigungen fürchteten offensichtlich, durch eine Solidarisierung mit Demenzerkrankten erneut in den Sog einer exkludierenden Institutionalisierung zu geraten, durch die Demenzbetroffene sich bereits ab der Diagnose bedroht sehen (vgl. Bielefeldt 2019; Cahill 2018). Als Teilnehmerin des Forums des WHO Mental Health Gap Action-Programms 2016 in Genf gelang es Swaffer, die Bildung einer vierten Subkategorie von nicht-körperlicher Behinderung neben geistiger, Intelligenz- und psychosozialer Behinderung speziell für Demenz anzustoßen, nämlich die Kategorie der kognitiven Behinderung (»cognitive disability«) (Swaffer 2018). Das ermöglicht Demenzbetroffenen, sich nun auf die in der BRK formulierten Menschenrechte inklusive des Rechts auf Zugang zu rehabilitativen Maßnahmen zu berufen, die »Menschen mit Behinderungen in die Lage [...] versetzen, ein Höchstmaß an Unabhängigkeit, umfassende körperliche, geistige, soziale und berufliche Fähigkeiten sowie die volle Einbeziehung in alle Aspekte des Lebens und die volle Teilhabe an allen Aspekten des Lebens zu erreichen und zu bewahren« (BRK Art. 26,1). In ihrem 2017 veröffentlichten »Global action plan on the public health response to dementia« stellt die WHO unmissverständlich klar: »Dementia is a major cause of disability and dependency among older adults worldwide« (WHO 2017, S. 2 f.). Ausdrückliches Anliegen bei der Erstellung des globalen Demenz-Aktionsplans war, den Anspruch auf Menschenrechtsschutz für Menschen mit Demenz zu stärken und eine rein medizinische Thematisierung von Demenz zu überwinden, um so zu verdeutlichen, dass auch sie vom Schutz der BRK erfasst sind. Auch die Bezeichnung »Menschen mit Demenz« ist derjenigen von »Menschen mit Behinderung« nachempfunden. Aufgrund der verheerenden Konnotation des Demenzbegriffs sind Demenzbetroffene jedoch mit dieser Bezeichnung nicht unbedingt glücklich (Schönborn 2018, S. 108 f.), so dass hier das letzte Wort noch nicht gesprochen scheint.

Zwar ist die BRK seit dem 26. März 2009 auch in Deutschland geltendes Recht. Jedoch sind demenzielle Erkrankungen sozialrechtlich gemäß den Überzeugungen von Rechtsexperten wie Klaus Lachwitz, Rechtsanwalt, früherer stellvertretender Vorsitzender der Bundesvereinigung Lebenshilfe und Präsident von Inclusion International, sowie Thomas Klie, Rechtswissenschaftler an der Evangelischen Hochschule Freiburg und Mitherausgeber des Heidelberger Kommentars zum Betreuungs- und Unterbringungsrecht (HK BUR) (Kreutzner 2009, 23 f.; Lachwitz 2014), aber auch dem Hauptvotum des Deutschen Ethikrates (DER 2012) zum Trotz nicht als Behinderungen im Sinne des SGB IX anerkannt (vgl. Stoppenbrink 2019). Daher beklagt Klie, dass Menschen mit Demenz »in die Logik des Leistungsrechts und die der Finanzierung von Pflegeeinrichtungen integriert« und »über defizitorientierte ›Bedarfsfeststellungen‹« »pflegebedürftig gemacht« würden (Klie 2015, S. 22). Das heißt, Demenzbetroffene waren bislang einer exkludierenden Institutionalisierung unter Missachtung ihres Selbstbestimmungsrechts unterworfen, statt ihnen den Zugang zur Inklusionslogik der BRK zu eröffnen und ihren Rechtsanspruch auf Assistenz zur Ausübung ihres Menschenrechts auf Selbstbestimmung und die weitestgehende Selbständigkeit der Lebensführung zu erfüllen (Klie et al. 2014; Winterstein 2014; Baranzke 2022). Obwohl sich Belege für positive Effekte rehabilitativer Maßnahmen bei mancherlei demenziellen Beeinträchtigungen mehren, wie die Verlangsamung des Krankheitsfortschritts und die Erhöhung der Lebensqualität (Swaffer 2019; Romero/Förstl 2017; Taylor 2013, S. 68 ff.; vgl. auch Rohra 2016, S. 91 ff.), hielten die nationalen Gesundheitssysteme für Demenzbetroffene keine proaktiven Rehabilitationsangebote wie im Fall von Schlaganfallpatientinnen bereit. Swaffer vergleicht die Situation Demenzbetroffener mit der Lage von Krebserkrankten, die Mitte der 1970er Jahre gleichfalls »Gefangene von Stigma und Ignoranz« gewesen seien (Swaffer 2019). Der tragischen Ausgrenzung von Menschen mit Demenz seitens der Disability Bewegung wirkt eine psychiatriekritische Heil- bzw. Geistigbehindertenpädagogik entgegen, die durch den sozialkonstruktivistischen Begriff des »challenging behaviour« Inklusionsperspektiven zu eröffnen versucht (▶ Kap. 2.5.3). Unabhängig von dem sich an der BRK entzündenden Menschenrechtsdiskurs für Menschen mit Demenz haben zwei kanadische Forscherinnen ähnliche Ansätze für eine emanzipatorische Begleitung von Menschen mit Demenz entwickelt: Pia C. Kontos kritisiert aus leibphänomenologischer Perspektive den Kognitivismus der Rede vom Selbstverlust von Menschen mit Demenz (▶ Kap. 2.3.5), während Sherry L. Dupuis den von Carl R. Rogers gesetzten Impuls einer nicht-direktiven »authentischen Partnerschaft« mit Menschen mit Demenz verfolgt (▶ Kap. 2.4.7).

2.3.3 Verlieren Menschen mit Demenz ihr Selbst? – Die Positioning Theory von Sabat & Harré

Anlässlich der kulturellen Verbreitung der Rede vom »Verlust des Selbst« bei Demenz gehörte der US-amerikanische Psychologe Steven R. Sabat zusammen mit dem Oxforder Philosophen Rom Harré zu den Vorreitern, die das kulturelle Stereotyp am Beispiel von Menschen mit einer Alzheimerdemenz hinterfragten. Sie unterschieden zwei Formen von »Selbst« und kamen zu dem Ergebnis, dass »self^1«, das Selbstbewusstsein persönlicher Identität, »remains intact despite the debilitating effects of the disorder«, während andere Person- bzw. Selbstaspekte, nämlich jene, die sozial und öffentlich präsentiert würden, verloren gehen könnten, »*but only indirectly* as a result of the disease« (Sabat & Harré 1992, S. 444). Vielmehr hänge die Stärke des unter »self^2« benannten Repertoirs sozialer Selbstaspekte direkt von den Weisen ab, wie Andere den Alzheimerbetroffenen betrachten und behandeln würden.

In Anlehnung an Goffmans Stigmatisierungstheorie nennen Sabat & Harré ihre Interpretation der Befunde »positioning theory«, weil die Erhaltung der sozialen Personaspekte und der damit verbundenen sozialen Reputation von Alzheimerbetroffenen direkt von deren Positionierung in der moralischen und sozialen Ordnung durch Andere im Kontext der Begegnung abhänge. Die Autoren heben hervor, dass gemäß ihrer Theorie der Positionierung die Frage der Erhaltung des sozialen Personseins Demenzbetroffener »eher von der Bereitschaft und Fähigkeit der

2.3 Kulturelle Dehumanisierung und kommunikative Rehumanisierung von Menschen mit Demenz

Anderen abhängt, im Hinblick auf den Aufbau eines speziellen ›Selbst²‹, das eine an Alzheimer leidende Person anfänglich zeigt, zu kooperieren, als dass es eine Funktion aktueller Krankheitssymptome darstellt« (Sabat & Harré 1992, S. 454, dt. Übers. HB). Da sie Demenzbetroffene als semiotische Subjekte vorstellen, die bedeutungsvoll handeln, unterstreichen die Autoren die Relevanz einer Vertrautheit mit der Biografie Demenzbetroffener, um das soziale Personsein von Alzheimerbetroffenen durch eine kompetente, informierte und respektvolle Ansprache stärken zu können.

Das differenzierte Resultat des Forscherduos erweist die stereotype Rede vom Selbstverlust und vom Tod der Person durch Demenz somit gleich zweifach als falsch: Zum einen verweisen sie auf die sich durchhaltende Ressource des Bewusstseins der eigenen Identität, auch wenn fortgeschritten Demenzerkrankte sich aufgrund des Vergessens temporaler Strukturen oftmals in früheren biografischen Lebensabschnitten statt in der Gegenwart verorten (vgl. Honer 2011). Menschen mit Demenz sind somit nicht nur bei wachem Bewusstsein, sondern sie wissen auch bis zuletzt, wer sie selbst sind, obwohl sie im Verlauf ihrer Erkrankung ihre Angehörigen vielleicht nicht mehr wiedererkennen. Zum anderen zeigen Sabat & Harré die Möglichkeit für den Erhalt des sozialen Selbstgefühls durch eine biografisch informierte soziale Assistenz auf, die dem Bedürfnis der Person mit Demenz, in der Gemeinschaft eine geachtete Position innezuhaben, entgegen zu kommen und dadurch sein Wohlbefinden zu stärken vermag. Die alltägliche Erfahrung negativer sozialer Positionierung, z. B. dass Menschen mit Demenz nicht mehr selbst angesprochen werden, sondern stattdessen mit ihren Begleitpersonen über sie gesprochen wird (Beispiele in Kreutzner et al. 2015, S. 264), führt hingegen zu starker Verunsicherung und letztlich zum resignativen Rückzug. In Fortführung von Sabats Forschungsarbeit konnten Fazio & Mitchell zeigen, dass keineswegs ein Selbstverlust für die Verminderung des Sprechens verantwortlich ist, sondern vielmehr die verminderte Fähigkeit, eine Unterhaltung zu initiieren (Fazio & Mitchell 2009). Dadurch wird deutlich, dass Menschen mit fortgeschrittener Demenz auf die aktive Ansprache durch Andere angewiesen sind, um mit Hilfe der Unterstützung ihres sozialen Selbst auch verbliebene sprachliche Fähigkeiten zum Ausdruck bringen zu können (Fazio et al. 2017, S11).

Auch der Ansatz der Selbsterhaltungstherapie (SET) der Neuropsychologin Barbara Romero basiert auf Erkenntnissen der tiefenpsychologischen Selbstpsychologie, nach denen »ein Kranker sein Selbst, auch in weit fortgeschrittenen Krankheitsstadien, nicht verlieren« kann. »Es verändern sich lediglich die Strukturen und die Prozesse, die die Organisation von Gedächtnisinhalten und Erfahrungen steuern. Auch lange im Krankheitsverlauf können die Betroffenen ein Gefühl der Identität erhalten. Was nicht erhalten bleibt, ist das alte Selbst.« Romero weist darauf hin, dass »dynamische Veränderungsprozesse im Selbst- und Weltverständnis« zur »normalen menschlichen Entwicklung« gehören, dass diese im Fall demenzieller Erkrankungen jedoch »über die üblichen Grenzen hinaus« stattfinden (Romero & Wenz 2018, S. 35). Darin liegt jedoch auch die Chance der Adaptation Demenzbetroffener an die hirnorganisch verursachte veränderte Wahrnehmung ihrer Umwelt.

Eine partizipative Interviewstudie in einer österreichischen Altenpflegeeinrichtung bestätigt jüngst sowohl das Faktum »aktiver und kontinuierlicher Adaptionsprozess(e) zur Kompensation und Integration der progressiv verlaufenden kognitiven Beeinträchtigungen in den persönlichen Lebensstil« bei Demenzbetroffenen als auch die Fähigkeit zur Selbstreflexion und Exploration der erlebten Beeinträchtigungen »unabhängig von diagnostischen Kriterien«, insbesondere wenn diese in einem vertrauensvollen Beziehungsrahmen bei der »Aufrechterhaltung eines positiven

Selbstbildes« unterstützt, statt mit ihren Defiziten konfrontiert wurden. Aufschlussreich ist auch, dass Demenzbetroffene »ihren Zustand nicht als Krankheit definieren, da sie kein Krankheitsempfinden« haben, sondern »Verlusterlebnisse auf Alterserscheinungen, den allgemeinen Alterungsprozess und andere Abnützungserscheinungen« zurückführen (Schönborn 2018, S. 100 f.). Statt aus dem Befund aus medizinischer Sicht das Defizit einer Krankheitseinsicht zu diagnostizieren und die Betroffenen erneut als Demenzkranke zu positionieren, gilt es, ihre Bereitschaft zur psychosozialen Unterstützung ihrer Selbständigkeits- und Selbstbestimmungsbestrebungen zu nutzen (Schönborn 2018, S. 100 f.). Des Weiteren sprechen die Äußerungen der Demenzbetroffenen dafür, dass sie ihr Leben mit demenziellen Beeinträchtigungen als lebenswert genießen und sich mit ihren Einschränkungen zu arrangieren vermögen, sofern sie entsprechende psychosoziale Unterstützung erfahren.

2.3.4 »Communication is possible« – Goldsmiths Entdeckung von Menschen mit Demenz als kommunikationsfähige Subjekte

Von Kitwoods Kritik am kulturellen Erbe eines dehumanisierenden Umgangs mit Demenzbetroffenen inspiriert bereitet der britische Theologe und Demenzforscher Malcolm Goldsmith mit »Hearing the Voice of People with Dementia« (1996) den Boden für eine breite öffentliche Wahrnehmung von Menschen mit Demenz als der Kommunikation fähige Subjekte. Er bricht in diesem Buch mit der Auffassung, Menschen mit Demenz seien leere Hüllen, mit denen eine personale Begegnung und Kommunikation nicht mehr möglich sei, da sie als Personen längst erloschen seien.

Auf der Basis eigener Interviewstudien mit demenziell Erkrankten und Anbietern von Demenzservice-Unternehmen versucht Goldsmith in einem Forschungsprojekt am Dementia Services Development Center der University of Stirling, UK, auszuloten, inwieweit Menschen mit Demenz im Sinne eines »consumer involvement« in die Beurteilung des Versorgungsservice einbezogen werden können, statt der Gewohnheit zu folgen, Pflegende oder betreuende Zugehörige als »Sprachrohr« der Demenzbetroffenen zu konsultieren (Radzey 2006, 4 f.). Nicht einmal Kitwood sei auf die Idee gekommen, die Meinung der Demenzbetroffenen einzuholen, als er auf einer Konferenz in Bradford 1994 seine Vision eines Kulturwandels in der Demenzpflege entwickelt habe, wundert sich Goldsmith (Goldsmith 1996, S. 12). Sein zentrales Studienergebnis lautet schließlich: »Communication is Possible« (Goldsmith 1996, S. 47), und zwar bis weit in die demenzielle Spätphase hinein, trotz kognitiver Beeinträchtigungen. Für die Realisierung dieser »überwältigenden« Erkenntnis bedürfe es allerdings »Zeit und Geschicklichkeit« (»time and skill«).

Das impliziere eine Haltungsänderung gegenüber Menschen mit Demenz:

> »If we are not prepared to change our own attitudes and approach then we may well find the communicative process well nigh impossible, but if we regard it as a challenge to be overcome, then the evidence suggests that communication is possible far longer than is normally expected.« (Goldsmith 1996, S. 50)

Goldsmith unterschlägt somit keineswegs die Schwierigkeiten der verbalen Kommunikation mit Menschen mit Demenz, die daher eine Veränderung der Haltung als Vorbedingung für die Annäherung an Demenzbetroffene erfordere. Vielmehr legt er die Verantwortung für die Suche nach Überwindungsmöglichkeiten der Kommunikationshindernisse ausdrücklich in die Hände der kognitiv kompetenten sozialen Umwelt (Goldsmith 1996, S. 165). Zu dieser Inpflichtnahme potenzieller

Kommunikationspartner führte ihn die Selbstbeobachtung und Selbstreflexion seiner Erfahrungen in den Interviews mit Demenzbetroffenen, in denen er kommunikativen Restriktionen in der eigenen Person begegnete.

> »I was interested in analyzing not only the content of these interviews, but also the process and my own reaction to it. Where I found things difficult, I was interested to explore why this was so. To what extent were some of the problems of communication my own problems rather than the problems of the person with dementia, and to what extent did the very process and the ›mindset‹ that I brought have an effect upon the communicative relationship?« (Goldsmith 1996, S. 19)

Goldsmith lenkt somit die Aufmerksamkeit von dem erwarteten Informationsgehalt und der Ermittlung des kognitiven Leistungsniveaus der Betroffenen auf die unersetzbare Vorbedingung eigener Aufgeschlossenheit für die Äußerungen eines immer schon als Person anerkannten Menschen mit Demenz. Theoretischen Rückhalt findet er in Kitwoods sozialpsychologischer Hypothese von der »Dialektik der Demenz«, mit der Kitwood das Wechselspiel zwischen der neurologischen Beeinträchtigung des Gehirns und der sozialen Umwelterfahrung zu erklären suchte (Kitwood 1990; Goldsmith 1996, S. 27). Mit dem dialektischen Modell von Demenz wird das kommunikative Gegenüber für den Erhalt der personalen Performanz und der inneren Erfahrung subjektiver Identität von demenziell Erkrankten in die Pflicht genommen. Für Goldsmith bringen Kitwood & Bredin den sozialpsychologischen Zusammenhang zwischen Personsein und Wohlbefinden auf den Punkt:

> »The dementia sufferer needs the Other for personhood to be maintained [...] the Other is needed, not to work with growth, but to offset degeneration and fragmentation: and the further the dementing process advances, the greater is the need for that ›person work‹ [...] the self that is shattered in dementia will not naturally coalesce; the Other is needed to hold the fragments together. As subjectivity breaks apart, so intersubjectivity must take over if personhood is to be maintained. At a psychological level, this may be understood as the true agenda of dementia care.« (Kitwood/Bredin 1992, S. 285)

»Person work« wird zur »true agenda of dementia care«. Mit dieser zentralen Botschaft stellen die selbst- und sozialpsychologischen Arbeiten von Sabat & Harré, Kitwood und Goldsmith die Weichen für eine neuartige, psychosoziale Wahrnehmung von Menschen mit Demenz, die die medikal defizitorientierte und erst recht die hyperkognitivistisch dehumanisierende Sichtweise maximal kontrastiert. Zum einen lenken die Autoren die Aufmerksamkeit auf die erhaltenen psychischen Ressourcen Demenzbetroffener, zum anderen verweisen sie auf das Potenzial, durch empathische »Person-Arbeit« demenziell beeinträchtigte Fähigkeiten zu stabilisieren und zu fördern und auf diese Weise eine kommunikative Brücke für eine von Respekt getragene interpersonale Begegnung zu bauen. Damit ist der zentrale Auftrag einer für Menschen mit Demenz spezifischen person-zentrierten Pflege aus sozialpsychologischer Sicht umrissen, der die traditionelle Aufgabenbeschreibung professioneller Altenpflege auf den Kopf stellt. Die Botschaft lautet: »Be a good listener« (Goldsmith 1996, S. 58). Die Befähigung zum Lauschen auf die Stimme von Menschen mit Demenz wird zur Vorbedingung einer guten Pflege.

2.3.5 Tanz zu »Liedern ohne Worte« – Bedeutungsvolle Kommunikation jenseits der Wortsemantik

Goldsmith kommt der Verdienst zu, Menschen mit fortgeschrittener Demenz in die menschliche Kommunikationsgemeinschaft zurückgeholt zu haben, indem er gezeigt hat, dass eine Verständigung mit Demenzbetroffenen über ihre Wünsche und Vorstellungen für diejenigen möglich ist, die die Bereitschaft und Geduld zum aktiven Zuhören auf die Stimme von Menschen mit Demenz mitbringen, weil sie ihnen mit einer personzentrierten Haltung begegnen, d. h. Demenzbetroffene als Personen annehmen, die etwas mitzuteilen haben. Naomi Feil hatte mit ihrem Ansatz der Validationstherapie schon früh die Bedeutung auch der nonverbalen, körpersprachlichen Dimension der Kommunikation mit verwirrten alten Menschen erschlossen (Feil 2010). Herausgefordert durch das kognitivistische Stereotyp vom Selbstverlust im Verlauf der Demenz entwickelt die kanadische Rehabilitationswissenschaftlerin Pia C. Kontos seit fast zwei Jahrzehnten das Konzept einer »embodied selfhood«. Dabei reibt sie sich auch kritisch an Sabat und Kitwood, deren psychosozialen Ansätzen sie ein Verhaftetbleiben in einem defizitorientierten Kognitivismus attestiert, indem der Körper als genuine Quelle von Personsein übersehen werde (Kontos 2005, S. 554 f.). Selbst das breite Repertoire sinnestherapeutischer Aktivitäten von Theater über Musik bis hin zu Snoezelen unterfällt ihrer Kritik, sofern sie dem Körper nur einen instrumentellen statt eines selbstständigen aktiven und intentionalen Kommunikationsstatus einräumen (Kontos 2005, S. 557 f.). Dies ist nach Kontos der Fall, wenn derartige Aktivitäten interventionistisch oder disziplinierend zum Einsatz kommen, anstatt der körperlichen Eigenlogik Raum zu geben (Kontos 2005, S. 565; Kontos & Martin 2013, S. 292).

Kontos ist bestrebt, im Anschluss an die Leibphänomenologie Merleau-Pontys den Körper als vorreflexiven intentionalen Akteur und fundamentales und ursprüngliches Selbst vorzustellen, das jedes menschliche Selbst grundiere und somit sowohl kognitiv kompetenten als auch kognitiv beeinträchtigten Menschen gemeinsam sei (Kontos 2005, S. 560 f.). Ziel ihres Ringens um den Aufweis der Unabgeleitetheit körperlicher Subjektivität von der Kognition ist es, eine nicht defizitorientierte theoretische Basis für eine wahrhaft person-zentrierte Pflege anzubieten, die die intuitive personale Hinwendung auch zu Demenzbetroffenen im Finalstadium artikulierbar macht (Kontos 2005, S. 564 f.). Außer auf Merleau-Ponty greift Kontos auch auf Pierre Bourdieus Habitus-Konzept zurück, um die Logik verleiblichter Praxis zu unterstreichen. Dabei ist ihr die im Bourdieuschen Habitus sedimentierte Sozialisierungsgeschichte zwar bewusst, sie versucht jedoch von dieser zugunsten des Moments der Präreflexivität habitueller Praxis abzusehen (Kontos 2005, S. 562). Dieses Momentum wird später weiterentwickelt für eine menschenrechtliche Begründung sexueller Ausdrucks- und Schutzrechte von Menschen mit Demenz, basierend auf der Forderung:

»[…] that embodied self-expression must be recognized as fundamental to the human condition and thus supported through a matrix of human rights« (Kontos et al. 2016, S. 319).

Bemerkenswerterweise bezieht sich Kontos auch in ihren späteren Arbeiten nicht auf den Behindertenrechts-Diskurs (▶ Kap. 3.2), dessen Assistenzmodell für einen möglichst weitgehenden Genuss der Menschenrechte ihr möglicherweise als zu kognitivistisch erscheint.

Kontos gilt als eine der ersten, die die Leibphänomenologie für die Pflege von Menschen mit Demenz fruchtbar gemacht haben, indem sie den Körper forschungslogisch als »analytic category« konzipiert (Kontos & Martin 2013, S. 296). Im deutschsprachigen Raum widmet sich der Heidelberger Psychologe und Philosoph Andreas Kruse dem körpersprachlichen und vor allem mimischen Ausdruck von Menschen mit Demenz im Finalstadium (Kruse 2008). Der Heidelberger Psychiater und Philosoph Thomas Fuchs nähert sich der Frage nach dem Erhalt der personalen Identität im Fall von Demenz hingegen über das »Leibgedächtnis«, das »auf eine Kontinuität der Person« hinweise, »die nicht in ihren biographischen Erinnerungsbeständen verankert« sei, »sondern in einer im Leib sedimentierten Erfahrung« (Fuchs 2020, S. 279). So lasse sich die »Phänomenologie des verleiblichten Subjekts [...] zu einer Konzeption *verkörperter Personalität*« erweitern, nach der »Bewusstsein nicht ein bloßes Produkt des Gehirns, sondern vielmehr eine übergreifende Aktivität des gesamten Organismus in seiner Beziehung zu seiner Umwelt« sei (Fuchs 2020, S. 282). Wie Kontos so schlägt auch Fuchs einen Bogen zu Bourdieus Habitus als einer späten Erscheinungsweise des Leibgedächtnisses, das bis in die demenziellen Spätstadien der Betroffenen meist unbeeinträchtigt bleibe (Fuchs 2020, S. 285 f.). Fuchs illustriert dies mit einer Anekdote eines 78-jährigen Patienten mit fortgeschrittener Demenz, der seine Verwandten nicht mehr zu erkennen vermochte und meist lethargisch zurückgezogen seine Tage verbrachte, sich aber eines Tages überraschend mit seinen früheren Dribbelkünsten in das Fußballspiel seiner Enkelkinder einschaltete (Fuchs 2020, S. 288). Das Konzept des prä-reflexiven Leibgedächtnisses ermöglicht auch für Fuchs eine nicht-defizitorientierte Wahrnehmung des Demenzerkrankten »als eines Menschen, der sein Personsein gerade als leiblich-zwischenleibliches zu realisieren vermag, solange er in der zu ihm passenden räumlichen, atmosphärischen und sozialen Umgebung leben kann«. Die individualistischen und auf Selbstexpressivität reduzierten Züge des gegenüber einem sozialpsychologischen Ansatz kritischen Konzepts der »verkörperten Personalität« rechtfertigt Fuchs damit, dass ein intersubjektiver Personbegriff samt der stellvertretenden sozialpsychologischen »person-work« »ohne eine Verankerung in der Subjektivität des Patienten selbst [...] ohne hinreichende Basis« bliebe (Fuchs 2020, S. 290 f.). Fuchs und Kontos legen somit einen weiteren theoretischen Interpretationsrahmen für ein produktives Verständnis einer nicht-kognitivistischen kommunikativen Beziehung zu Menschen mit einer fortgeschrittenen Demenz vor, mit dem sich auch die vom Demenz Support Stuttgart durchgeführte Studie »Interaktion mit allen Sinnen« (Ganß et al. 2014) deuten lässt, auch wenn die Studienautoren selbst weder einen leibphänomenologischen Bezug herstellen noch auf das Bourdieusche Habituskonzept rekurrieren. Eine grundlegende Erkenntnis aus der Studie ist aber, dass para- und nonverbale Interaktionsformen, d. h. sowohl die stimmliche Intonierung als auch der körpersprachliche Ausdruck, auch bei fortschreitender demenziell bedingter Einbuße der verbalen Fähigkeiten erhalten bleiben.

»Sowohl Körperhaltungen, Gestik und Mimik konnten in den Interaktionen nicht von solchen unterschieden werden, die von Personen ohne Demenz mittels gesprochener Sprache genutzt werden. Die Personen wandten sich dem Interaktionspartner zu, zeigten für Gespräche vertraute Körperhaltungen, gestikulierten narrativ und wiesen ein differenziertes Mienenspiel auf. Die gesamten Beobachtungen während der Studie lassen den Schluss zu, dass kulturell geprägtes Interaktionsverhalten bei Menschen mit Demenz erhalten bleibt – auch wenn der semantische Inhalt der Sprache schwindet.« (Ganß et al. 2014, S. 86)

Die Autoren heben hervor, dass sowohl die paraverbale Intonierung und Modulation als auch die nonverbale Mimik und Gestik keinesfalls beliebig, sondern artikuliert und kongruent zueinander waren, so dass der Eindruck entstand,

»dass die Menschen mit Demenz in ihren Artikulationen von einem inneren Bild geleitet sind. Im Ausdruck der inneren Bilder nutzten die Menschen mit Demenz mitunter nicht mehr semantische Begrifflichkeiten (Worte), sondern artikulierten sie auf den anderen, dem Menschen eigenen Ausdrucksebenen. Sie schienen in allen beobachteten Interaktionen ein klares inneres Bild vom Inhalt der Artikulation zu haben. Auch wirkte es so, als ob sich dieses innere Bild im Verlauf der Interaktion wandelte. Es schien so, als würde es ihnen immer wieder gelingen, im interaktionellen Prozess ein neues, gewandeltes inneres Bild zu finden, das für sie stimmig schien.« (Ganß et al. 2014, S. 86).

Die Interaktionsaufnahmen zeigen, dass es dem Personal umso schwerer fiel, auf die Interaktionsangebote der Demenzbetroffenen einzugehen, je stärker sie der kognitiven Erwartung einer stimmigen Semantik auf der verbalsprachlichen Ebene verhaftet waren. Je stärker sie sich auf Spiegelungen der non- und paraverbalen Ebene einzulassen und auf diesen emotionalen Ebenen ein korrespondierendes inneres Bild zu entwickeln vermochten, umso spielerischer und befriedigender gelang die Interaktion mit den verbalsprachlich beeinträchtigten Bewohnerinnen. Das Geschehen wurde von dem Improvisationsschauspieler Mario Müller auf die treffende Metapher des Paartanzes gebracht, in dem die Betreuungsperson bereit sein müsse, von ihrem Regelwissen abzusehen und zu improvisieren, indem sie sich von dem Demenzbetroffenen führen lasse:

> »Es funktioniert, wenn ich mich fallen lass' und sag, gib Du mir die Regel. Wenn ich mit 'ner eigenen Vorstellung komme, dann prallen zwei verschiedene aufeinander und dann geht es schief. Das funktioniert nur, wenn man den anderen führen lässt, das ist wie bei[m] Tanzen. Ich mache die Augen zu und spür nur, wo du hin willst, und versuche mitzugehen.« (zit. n. Ganß et al. 2014, S. 100)

Schon Goldsmith hatte sich beeindruckt gezeigt von Paula Crimmens erfolgreichem Einsatz der »drama therapy« mit Menschen mit Demenz. Die zentrale Botschaft ihres Vortrags lautet: »Offering choice and initiative is a major theme in Drama therapy [...] a common misconception is that the elderly person who is dementing cannot make a choice.« (Paula Crimmens (1994) zit. n. Goldsmith (1996), S. 118).

Ob in absichtslos spielerischen Situationen oder in solchen der intentionalen Assistenz bei Alltagstätigkeiten – in beiden Fällen muss die Kommunikation mit Menschen im Verlauf des demenziellen Prozesses immer ausdrücklicher die non-verbalen Kommunikationsressourcen Demenzbetroffener adressieren. Wie das bei alltagspraktischen Pflegeinteraktionen mit Menschen mit stark fortgeschrittener Demenz gelingen kann, zeigt in eindrucksvoller Weise die Krankenschwester und Pflegewissenschaftlerin Beatrix Döttlinger in ihrer ethnografischen Studie über »Gestisch-kommunikatives Handeln als Bindeglied zwischen Sprache und Handeln bei Menschen mit Demenz« (2018). Vermittels einer dokumentarischen Filmanalyse weniger Filmsequenzen aus zwei Pflegeinteraktionen, der Unterstützung des Brotverzehrs bei einer von junger, nämlich Frontotemporaler Demenz betroffenen Bewohnerin und der Unterstützung einer hochgradig an Demenz erkrankten hochbetagten Dame bei der Mundhygiene, legt Döttlinger vielfach unbewusst bleibendes »professionelles Wissen im Bereich der interkorporalen Interaktionsdimensionen« frei (Döttlinger 2018, S. 6). Sie zeigt, wie die Förderung der Selbständigkeit von kognitiv und verbalsprachlich stark eingeschränkten Personen nonverbal gelingen kann und dadurch gleichermaßen das »Wohlergehen der Menschen mit Demenz« wie das »Wohlbefinden der Pflegenden« befördert (Döttlinger 2018, S. 20). Wesentlich für die Haltung der Beziehungsbereitschaft der Pflegepersonen ist, dass sowohl Döttlinger als auch die teilnehmenden Pflegeexpertinnen durch ein ausgeprägtes Vorwissen in Basaler Stimulation, einem beziehungsorientierten Konzept zur Förderung und Erhaltung der Wahrnehmungsfähigkeit schwerst-beeinträchtigter Menschen (Bienstein & Fröhlich 2016), verbunden waren (Döttlinger 2018, S. 14). Wie die Autoren der Stuttgarter nonverbalen Kommunikationsstudie (Ganß et al. 2014) arbeitet Döttlinger die Bedingung des beiderseitigen »Interesses an einer gemeinsamen Interaktionssphäre« heraus, aufgrund der sich ein »dyadisches Aufeinander-bezogen sein« dokumentieren lässt, so dass eine »wechselseitige inkludierende Schnittmenge verbalkommunikativer Anschlüsse entsteht« (Döttlinger 2018, S. 314). Pflegepersonen bedürfen nach Döttlinger einer »Haltung der schwebenden Aufmerksamkeit« (Döttlinger 2018, S. 332), um die kommunikativen Signale Demenzbetroffener derart fruchtbar beantworten zu können.

Auch die Pflegepädagogin und Kitwood-Expertin Karin Welling unterstreicht mit einer videoanalytischen Interaktionsstudie zwischen Menschen mit weit fortgeschrittener Demenz und ihren Bezugspersonen die Rolle von Feinfühligkeit und Engagement. Das Konzept der »Feinfühligkeit« wurde von Mary Ainsworth im Anschluss an die bindungstheoretische Forschung von John Bowlby entwickelt (Ainsworth 1974), setzt die Fähigkeit zur Empathie voraus und konvergiert mit Döttlingers »schwebender Aufmerksamkeit«. Ausgehend von Demenz als »Erleben eines chronische[n] Trauma[s], und zwar in Bezug auf Trennung, Verlust, Ohnmacht, Vertreibung/Herabsetzen (Displacement) und Heimatlosigkeit« (Welling 2020, S. 62) fordert sie im Anschluss an Sabat, Personen mit Demenz als »semiotische Subjekte« anzuerkennen (Welling 2020, S. 67 f.), um sich in bedeutungsvolle Resonanzbeziehungen einschwingen zu können. Bowlbys bindungstheoretischer Hintergrund ermöglicht zudem die Reflexion auf die Bedeutung der Bindungstypen der beteiligten Personen in der Pflegedyade (Welling 2020, S. 61 f.).

Eine neue britische Studie (Alsawy et al. 2020) hebt hingegen wieder stärker auf psychosozial unterstützbare, verbliebene kognitive Ressourcen ab, wenn sie darauf verweist, dass Menschen auch mit fortgeschrittener Demenz an partizipativen Studien teilzunehmen und auf ihre Situation zu reflektieren vermögen. Die Autorinnen analysierten dyadische Interaktionen zwischen Demenzbetroffenen und ihren familialen Betreuungspersonen auf der Basis von Videosequenzen und semi-strukturierten Interviews, um herauszufinden, was eine Kommunikation aus der Perspektive von Demenzbetroffenen bedeutsam macht. Entscheidender als das tatsächliche inhaltliche Verständnis sei für demenzbetroffene Personen, sich auf Augenhöhe respektiert und emotional angenommen zu fühlen, d. h. das Empfinden zu haben, dass die andere Person tatsächlich empathisch darum bemüht ist, sie zu verstehen (Alsawy et al. 2020, S. 158 f.). Eine solche positive, engagierte person-zentrierte Kommunikation sei in der Lage, Depression, Angst und das Gefühl sozialer Isolation von Menschen mit Demenz zu reduzieren und ihr Wohlbefinden zu befördern. Auf die Bedeutung engagierter Beziehungsunterstützung auch für eine gelingende non-verbale Kommunikation hatte die Linguistin Sachweh (2009) mit ihren Studienvergleichen hingewiesen (▸ Kap. 2.1.2).

Rückblickend leuchten die neuen Studien im Gefolge von Sabat, Kitwood und Goldsmith die Wege zu einer reziproken Kommunikation auch mit Menschen mit weit fortgeschrittener Demenz aus, die eine professionelle person-zentrierte Langzeitpflege von Menschen mit Demenz beschreiben und darüber hinaus leibphänomenologisch vertieft erschließen kann. Sie entlarven das dehumanisierende hyperkognitivistische Demenz-Stereotyp als fatalen Irrtum. Stattdessen ermutigen kommunikative, beziehungshungrige und ausdrucksstarke Personen mit Demenz zu feinfühligen Erkundungen des sublimen Reichtums zwischenmenschlicher Begegnung (zur Einbeziehung von Menschen mit Demenz als Subjekte in der Forschung vgl. schon Innes 2014).

2.4 Die sozialpsychologische Repersonalisierung von Menschen mit Demenz

2.4.1 Der personalistische Personbegriff der klienten-zentrierten Psychotherapie

Sowohl gegen die im abendländischen Kognitivismus tief verwurzelte Dehumanisierung Demenzbetroffener als auch gegen ihre neuromedizinisch-psychiatrische Pathologisierung regt sich der Widerstand einer philosophisch inspirierten humanistischen Psychologie, die der depersonalisierenden defizitorientierten Bezeichnung »Demenz« die Repersonalisierung der »PERSON mit Demenz« vor dem Hintergrund eines psychotherapeutischen Arrangements entgegensetzt. Dabei operieren die psychologischen Protagonisten vorrangig mit einem relationalen Begriff der sozialen Person, der zudem durch das personale Beziehungsdenken des jüdischen und christlichen Personalismus inspiriert ist. Kaum zufällig finden sich im Kreis der Vordenker des person-zentrierten Ansatzes nicht wenige protestantische Theologen (Rogers, Kitwood, Goldsmith), die zudem dem jüdischen Personalismus Martin Bubers im Sinne einer authentischen Ich-Du-Begegnung nahestanden (Kitwood 2013, S. 34 ff.; Rogers & Schmid 1991, S. 139 ff.). Bei dieser Personphilosophie steht nicht im Vordergrund, dass der Andere sich mir gegenüber vorgängig als Person nach Maßgabe kognitivistischer Leistungskriterien ausweist, sondern dass ich die Bereitschaftshaltung einnehme, zum Anderen in eine dialogische Beziehung einzutreten und mich nicht in einer Ich-Es-Relation der personalen Begegnung zu verweigern (Schmid 1995). Die personalistische Philosophie Bubers fokussiert folglich auf die Begegnungsbereitschaft der Beteiligten und den von ihnen eröffneten interpersonalen Begegnungsraum – ein Ansatz, der auf Rogers tiefen Eindruck gemacht hat. Von Rogers empfing Kitwood zentrale Impulse nicht nur für die Benennung, sondern auch für die Ausformulierung seines zusammen mit der Bradford Dementia Group entwickelten Ansatzes der »Person-Centred Care« (PCC) (Kitwood 2013, S. 24). Auch Naomi Feils Validationsansatz atmet den Geist personalistischen Beziehungsdenkens, wie ihre frühe Nähe zu Rogers Gedanken belegt (► Kap. 2.4.2). Gleichfalls erinnert die im Demenzpflegediskurs verbreitete Berufung auf ein »humanistisches Menschenbild« als Wertgrundlage diesen die humanistische Psychologie zutiefst prägenden geistig-kulturellen Hintergrund.

2.4.2 Die Demokratisierung der psychotherapeutischen Beziehung – Rogersche Impulse

Rogers stellte sich als wesentlicher Mitbegründer der humanistischen Psychologie mit seinem Ansatz und seiner optimistischen Anthropologie in Gegensatz zu Behaviorismus und Psychoanalyse (Morton 2002, S. 19). Ein entscheidender Ausgangspunkt für Rogers Therapieform ist das Ernstnehmen der subjektiven Erlebnisperspektive der hilfesuchenden Person. Vor dem Hintergrund eines positiven Menschenbildes betrachtet Rogers den Klienten als Experten seiner selbst. Diese Aufwertung der therapiebedürftigen Person bedingt zugleich eine Rollenveränderung für den Therapeuten. In der klientenzentrierten Therapie, die Rogers anfangs noch explizit als »non-directive approach« vorgestellt hatte (Rogers 1942, zit. n. Dupuis et al. 2011, S. 430), »gibt der Therapeut die Rolle des Experten auf und übernimmt eine Rolle, die im Allgemeinen als ›helfend‹ oder ›unterstützend‹ beschrieben wird.«. Indem Rogers das Therapeutenverständnis vom behandelnden Experten zum »sachkundigen Begleiter« (Morton 2002, S. 25) des Klienten verändert, restituiert er die Therapiesuchenden als aktive Subjekte und personale Gegenüber in der therapeutischen Beziehung. »Zur klientenzentrierten Therapie gehört der gezielte Versuch, ein neues Gleichgewicht von Macht, Kontrolle und Verantwortung zwischen Therapeut und Klient zu schaffen.« Die »Demokratisierung« der therapeutischen Beziehung bildet nach Morton das entscheidende Kriterium für person-zentriertes Arbeiten (Morton 2002, S. 27).

Aus Rogers Neukonzeption der therapeutischen Beziehung resultiert eine fundamental veränderte Auffassung von dem, was die Professionalität eines Psychotherapeuten ausmacht. Diese besteht nun nicht mehr in der Fülle psychologischen Expertenwissens, sondern in den »Seinsweisen« des Psychotherapeuten (Morton 2002, S. 34), die sich aus drei, ihn zur Psychotherapie befähigenden Persönlichkeitseigenschaften herleiten: 1. *Kongruenz*, 2. *Akzeptanz*, 3. *Empathie*. *Kongruenz* fordert vom Psychotherapeuten ein hohes Maß an Übereinstimmung zwischen dem eigenen organismischen Erleben und seinem Selbstkonzept, damit der Klient ihn als »echt«, d. h. authentisch, und folglich als vertrauenswürdig erleben kann. *Akzeptanz* bedeutet, dem Klienten und seiner subjektiven Weltsicht unbedingte Wertschätzung entgegenzubringen, damit dieser sich ohne Furcht vor Abwertung gegenüber dem Therapeuten öffnen kann. Das impliziert den Verzicht darauf, der therapiesuchenden Person eigene Überzeugungen aufzudrängen, sondern sie vielmehr als Expertin ihres eigenen Lebens auf ihrem eigenen Weg der Persönlichkeitsentwicklung zu ermutigen. Daraus ergibt sich die Bedeutung der *Empathie* als Voraussetzung für einen Perspektivwechsel ohne Identifikation: »Der Therapeut läßt sich so vollständig wie möglich auf den Bezugsrahmen des Klienten ein, während er gleichzeitig ein klares Gefühl für seine eigene Identität bewahrt. Dadurch kann er den Klienten bei der Erforschung und Rekonstruktion seiner inneren Welt begleiten und ihm bei der Entdeckung seiner eigenen inneren Ressourcen helfen.« (Morton 2002, S. 27).

Mit Blick auf die Zentralität der Grundeigenschaften des Rogerschen Psychotherapeuten warnt Morton vor dem Missverständnis, »die Kunst der klientenzentrierten Psychotherapie auf eine Reihe von Techniken zu reduzieren«, eine Gefahr, die auch im Hinblick auf eine person-zentrierte Haltung in der Demenzpflege bestehe (Morton 2002, S. 34). Morton würdigt Naomi Feil, die als Erste Elemente von Rogers Ansatz in der Demenzpflege rezipiert habe (Feil 1967; Morton 2002, S. 16), dafür, in den 1960er Jahren, als »die Mehrheit ausschließlich in Kategorien wie ›Leistungsfähigkeit‹ und ›Verhaltenssteuerung‹« gedacht habe (Morton 2002, S. 81), erkannt zu haben, dass die »Haltung, die persönlichen Eigenschaften und die Sozialkompetenz, die der Therapeut in die Beziehung einbringt, […] für die Erfolgsbewertung weit wichtiger [seien] als alle Techniken, die er anwendet« (Morton 2002, S. 100).

2.4.3 Die Einbeziehung von Menschen mit Demenz in ein emotionsbasiertes psychotherapeutisches Arrangement

Bevor Rogers person-zentrierter Ansatz für die Pflege von Menschen mit Demenz adaptiert werden konnte, bedurften diese ihrer Resubjektivierung, um überhaupt in ein psychotherapeutisches Beziehungsdesign eintreten zu können. Dazu haben 20 Jahre nach Feil Fiona Goudie und Graham Stokes, zwei britische Psychologen, wichtige Grundlagen gelegt, um »die wachsende Nachfrage von Pflegekräften zu erfüllen, die nach Hilfe verlangten, um die emotionalen Bedürfnisse von Personen mit Demenz zu erfüllen« (Morton 2002, S. 103). Feils in der Pflegepraxis verbreitete Validationstheorie zielt darauf ab, die Gefühle und die subjektive Wahrheit des Erlebens von Personen anzuerkennen. »Jemanden zu validieren bedeutet, seine Gefühle anzuerkennen, ihm zu sagen, dass seine Gefühle wahr sind.« (Feil/de Klerk-Rubin 2010, S. 15). Goudie & Stokes setzten ihre Resolutionstherapie dagegen. Nach Ansicht der beiden klinischen Psychologen reicht es nicht, die Gefühle von Menschen mit Demenz einfach nur zu bestätigen (validieren), sondern die sich darin ausdrückenden Probleme zu lösen, und zwar »im Hier und Jetzt« (Morton 2002, S. 106). Die Leistung von Goudie & Stokes erkennt Morton darin, sich Ende der 1980er Jahre gegen vorherrschende Auffassungen zu richten, die unterstellten, dass Menschen mit Demenz nicht für psychologische Interventionen empfänglich seien, die für die Behandlung von affektiven Störungen von Menschen entwickelt worden waren, die unter organisch bedingten geistigen Störungen leiden – fast so, als hätten Menschen mit Demenz »nicht nur ihre kognitiven Fähigkeiten, sondern auch ihr menschliches Empfindungs- und Wahrnehmungsvermögen« (Morton 2002, S. 106) verloren – vielleicht eine Auswirkung ihrer kulturellen dehumanisierenden Zombifizierung (▶ Kap. 2.3). Daher würdigt Morton das Autorenpaar, dafür argumentiert zu haben, »daß Menschen mit Demenz ähnliche emotionale Prozesse durchlaufen und auf vergleichbare Interventionen ansprechen wie jeder andere«. Damit hätten »sie den Demenzpatienten in die Welt der Personen zurückgeholt, die ein Anrecht auf Respekt und menschenwürdige Behandlung haben.« (Morton 2002, S. 111 f.). In einem viel beachteten kurzen Beitrag in der »Nursing Times« zeigten sich die Psychologen überzeugt:

> »Wenn Pflegekräfte die psychologischen Beratungstechniken des reflektierenden Zuhörens, der Exploration, der Wärme und des Akzeptierens anwenden und in der Tradition von Rogers die Gefühle des Klienten ›reflektieren‹, dann können sie sich in die versteckten Bedeutungen und Emotionen einfühlen, die sich hinter verwirrten verbalen und verhaltensmäßigen Ausdrücken verbergen.« (Goudie & Stokes 1989, S. 37, zit. n. Morton 2002, S. 107)

Mit diesem Statement integrieren Goudie & Stokes erstmals theoretisch fundiert Menschen mit Demenz in ein psychotherapeutisches Setting. Sie haben der emotionalen Ebene in der Kommunikation mit demenziell erkrankten Personen einen systematischen Ort in der therapeutischen Beziehung verschafft und sich damit gegen den Kognitivismus positioniert, der sich in dem seit den 1950er Jahren vorherrschenden Ansatz der Realitätsorientierung im Umgang mit Menschen mit Demenz zeigte. Allerdings deuten Goudie & Stokes deren verwirrte Sprache und Handlungsweise nicht wie Feil psychodynamisch als Kampf mit biografisch zurückliegenden Problemen, sondern als Versuch, aktuelle Bedürfnisse mitzuteilen oder die aktuell gegebene Umwelt zu begreifen. Auch wenn sich nach Ansicht von Morton die beiden Deutungen nicht notwendig ausschließen, sondern je nach Situation beide berechtigt sein können, unterstreicht er das Verdienst von Goudie & Stokes, maßgeblich dazu beigetragen zu haben, dass Verhaltensauffälligkeiten von Menschen mit Demenz ihren alles dominierenden Krankheitswert verloren haben und stattdessen in den hermeneutischen Sinnhorizont verstehbarer Kommunikationsversuche einrücken.

2.4.4 Kitwoods Konzept einer person-zentrierten Pflege von Menschen mit Demenz

Person-zentrierte Pflege von Menschen mit Demenz (PCC) wird in erster Linie mit dem Namen des Theologen und Sozialpsychologen Thomas Marris Kitwood und der von ihm gegründeten Bradford Dementia Group verbunden. Kitwood gilt als derjenige, der der Erforschung der Pflege von Menschen mit Demenz eine bislang andauernde neue Schubkraft und Bedeutung verliehen hat (Müller-Hergl 2022, S. 261 f.; vgl. auch Güther 2022). Programmatisch für sein PCC-Verständnis ist der vielzitierte Satz aus »Dementia reconsidered« (1997, dt. 2022), sein umfassendes theoretisches Vermächtnis: »Unser Bezugsrahmen sollte nicht länger die Person-mit-DEMENZ, sondern die PERSON-mit-Demenz sein.« (Kitwood 2022, S. 34) Er markiert zum einen den Ausgangspunkt von Kitwoods Theorieentwicklung, d. h. seine Kritik am Reduktionismus des neurobiologischen Demenzmodells, dem »Standardparadigma« (Kitwood 2022, S. 78), das den Menschen als soziale Person mit einer individuellen Biografie und einem subjektiven Erleben hinter der Erkrankung verschwinden lässt. Diese vom neurobiomedizinischen Demenzmodell ausgeblendeten Faktoren bieten dem in der Rogerschen Tradition der humanistischen Psychologie stehenden Psychotherapeuten Kitwood Gelegenheit, der Relevanz einer authentischen Beziehungsgestaltung der Betreuungsperson zu Menschen mit Demenz ein ganzes Kapitel zu widmen (Kitwood 2022, S. 192 ff.). Für seine relationale Personkonzeption findet der Sozialpsychologe zudem in Martin Bubers personalistischer Beziehungsphilosophie Rückhalt gegen die aufkommenden exklusiv kognitivistischen Personkonzepte der analytischen Philosophie (Kitwood 2022, S. 37 f.), die bis heute in der Medizinethik virulent sind (▶ Kap. 2.3.1). Insofern gab es für Kitwood eine Reihe von Impulsen, den Personcharakter Demenzbetroffener ins Zentrum der Aufmerksamkeit zu stellen.

Als sich Kitwood im Verlauf der 1980er Jahre zunehmend in die Arbeit »mit und für Menschen mit Demenz« involvieren ließ, überraschte ihn, dass »weder in der Praxis noch in der Literatur« bislang versucht worden war, die »Subjektivität von Demenz« zu verstehen. Das Desinteresse an der Erlebnisseite demenzieller Beeinträchtigungen wurde im Allgemeinen damit begründet, dass man es bei Demenz mit einer »organisch bedingten psychischen Erkrankung« zu tun habe. Dagegen formulierte Kitwood – anfänglich vorsichtig – sein Programm einer »Sozialpsychologie der Demenz« (Kitwood 2022, S. 30), in dem er schwerpunktmäßig zu vermeidende depersonalisierende Verhaltensweisen gegenüber Menschen mit Demenz identifiziert, die er als Praktiken des »kulturellen Erbe(s)« einer »malignen Sozialpsychologie« bezeichnet, die zu einem »Untergraben des Personseins« von Demenzbetroffenen führten. Indem Kitwood die »Bewahrung des Personseins« als »sowohl eine psychologische als auch eine neurologische Aufgabe« (Kitwood 2022, S. 45) deklariert, vollzieht er die Erweiterung des neurobiologischen zum biopsychosozialen Paradigma von Demenz, von dem er sich die Überwindung des soziokulturellen Erbes der dehumanisierenden Exklusion von Demenzbetroffenen erhofft.

Da aus der Vermeidung negativer Praktiken noch keine person-zentrierte Beziehung resultiert, rezipiert Kitwood »Arten positiver Interaktion« von den Entwicklern des »Quality of Interaction Schedule« für eine »positive Arbeit an der Person«. Sie umfasst folgende allgemeine positive soziale Praktiken: Anerkennen, Verhandeln, Zusammenarbeiten, Spielen, »Timalation«, Feiern, Entspannen. »Timalation« ist ein Neologismus, der sich zusammensetzt aus Altgriechisch »timé«, Ehre, Ehrfurcht, und Basaler Stimulation und meint somit eine das Gegenüber als Person ehrende, nicht kognitive, sondern primär sinnlich stimulierende Interaktion über z. B. Aromatherapie oder Massage (Kitwood 2022, S. 149 ff.).

Diese Siebenerliste ergänzt Kitwood durch drei weitere Interaktionen, die »deutlicher psychotherapeutisch ausgerichtet« sind, nämlich erstens »Validation«, d. h. das Ernstnehmen der Emotionen und Befindlichkeiten, zweitens »Halten« im Sinn des Anbietens eines sicheren psychologischen Raums und drittens »Erleichtern« von Interaktionen. Dann fügt Kitwood noch zwei weitere Interaktionsarten an, die sich von den vorausgehenden zehn dadurch unterscheiden, dass die Person mit Demenz nicht primär der empfangende Beziehungspol ist, sondern die »Führungsrolle« übernimmt und »die betreuende Person [...] eine empathische Reaktion« anbietet, nämlich mit »schöpferisch sein« und mit »Geben« (Kitwood 2022, S. 151 ff.). Mit diesen letztgenannten nähert sich Kitwood der Rogerschen Vorstellung einer nicht-direktiven Psychotherapie, in der die Klienten als Experten ihrer selbst respektiert werden.

Doch Kitwood reflektiert auch die Grenzen der Möglichkeiten von Psychotherapie in Bezug auf Menschen mit fortgeschrittener Demenz. Er sieht den »entscheidenden Unterschied zwischen gewöhnlicher Psychotherapie und der besten Demenzpflege« in der Unfähigkeit von Menschen mit Demenz, therapeutische Lernprozesse zu fixieren. Aufgrund der Beeinträchtigung ihres Gedächtnisses gilt: Ihr »Personsein muss kontinuierlich gestärkt werden« (Kitwood 2022, S. 157). Trotz kognitiver Einschränkungen hält hingegen Morton Weiterentwicklungen anderer menschlicher Eigenschaften – wie etwa einen Zugewinn an emotionaler Ausdrucksfähigkeit – bei Demenzbetroffenen für möglich (Morton 2002, S. 32).

2.4.5 Professionelles PCC-Profil – gerontopsychiatrisch informierte pflegende Dauerpsychotherapie

Die Liste der positiven Interaktionsarten lässt erahnen, dass diese sich nicht in psychosozialen Interventionstechniken erschöpfen, sondern »eine sehr hochentwickelte (Betreuungs-)Person erfordert: jemanden, der offen, flexibel, kreativ, mitfühlend und reaktionsbereit ist und sich innerlich wohlfühlt« (Kitwood 2022, S. 194). Die positiven Interaktionsweisen fordern von der Pflegeperson eine Präsenz, die »nicht als eine bloße Technik gelernt werden« kann, sondern eine grundlegende »erste Anforderung« impliziert, die darin besteht, »daß die Betreuungsperson im Sinne einer tatsächlichen psychologischen Verfügbarkeit auch wirklich verfügbar ist«. Kitwood ist diese innere Aufgeschlossenheit des Therapeuten für das Gegenüber aus der Beratung und Psychotherapie als »freie Aufmerksamkeit« bekannt, die »für psychologisches Arbeiten, das wirklich hilft und heilt, von entscheidender Bedeutung ist.« Daraus folge, dass die Betreuungsperson den Blick auf die eigenen Anteile im Kontext einer »Tiefenpsychologie der Pflegearbeit« richten müsse, um etwaige »psychodynamische Prozesse, die eine effektive Pflege behindern«, entsprechend zu bearbeiten: »[...] man muss dem Ballast ins Auge sehen und sich damit auseinandersetzen« (Kitwood 2022, S. 193). Diese Arbeit an der eigenen Persönlichkeit zu leisten ergibt sich für Kitwood als natürliche Folge des »Entpathologisierens von Demenz«, die aufzeigt, »dass es keine höchste medizinische Autorität gibt, zu der man hinsichtlich definitiver Antworten aufschauen könnte«. Die Kehrseite der Befreiung der Pflege von Menschen mit Demenz von der medizinischen Kontrolle zeigt sich allerdings in der »enorme[n] Herausforderung« für eine »volle Annahme von Verantwortung«: »Wir müssen alle Hauptquellen für das Fürsorgen in uns selbst finden.« (Kitwood 2022, S. 192) Kitwood entwirft hier die Emanzipation der Pflege aus der Rolle eines medizinisierten Hilfsberufs.

Die Herkunft des Konzepts person-zentrierter Demenzpflege aus der klienten-zentrierten Psychotherapie zeigt sich in den überaus anspruchsvollen Anforderungen an die Pflegepersonen, die sich nicht im Beherrschen eines umfangreichen Katalogs funktionaler Tätigkeiten erschöpfen, sondern in allererster Linie in der Bereitschaft zum Einnehmen einer psychotherapeutischen Haltung im Rogerschen Sinne, die von Selbstübereinstimmung (Kongruenz) sowie Empathie und wertschätzender Akzeptanz der anderen Person als Expertin ihrer selbst bestimmt ist. Hierin besteht Kitwoods Königskriterium für die Beurteilung geeigneten Personals, das zur Persönlichkeitsbildung in diesem Sinne bereit sein muss: »Es ist relativ leicht, jemandem beim Erwerb von Kenntnissen und Fertigkeiten zu helfen, aber Einstellungen und Haltungen lassen sich oft schwer ändern.« Wert legt er auf eine »psychologische Vorbereitung«, während er medizinische Ausbildungen zur Krankenpflege oder selbst eine »psychiatriefachpflegerische Ausbildung« damals eher als kontraproduktiv einschätzte. »Mit einigen gut qualifizierten Fachkräften muss ironischerweise ein regelrechtes ›Entlernen‹ vorgenommen werden, weil sie die pathologisierenden und distanzierenden Einstellungen und Haltungen […] übernommen haben.« (Kitwood 2022, S. 177). Ein eigenes Kapitel über die »Anforderungen an eine Betreuungsperson« geht ausführlich auf die grundlegende Arbeit an der eigenen Persönlichkeit ein (Kitwood 2022, S. 192 ff.), die seitens der Einrichtung durch regelmäßige Supervisionsangebote und Feedbackstrukturen zu unterstützen sei (Kitwood 2022, S. 174 ff.). Hieraus wird deutlich, dass PCC für Menschen mit Demenz eigentlich ein völlig neues professionelles Profil impliziert, nämlich das einer pflegenden Psychotherapeutin mit demenzspezifischen gerontopsychiatrischen Kenntnissen – eine Anforderung, die auf dem Hintergrund der traditionellen Altenpflegeausbildung und unter den bestehenden Pflegestrukturen schwerlich zu erfüllen ist. Keine hauptberufliche Psychotherapeutin vermag diese Anforderung ohne entsprechende Ausbildung, strenger Pausenkultur und regelmäßiger Supervision zu erfüllen, was von Altenpflegekräften unter Bedingungen eines mangelhaften Personalschlüssels und einer oft fehlenden gerontopsychiatrischen Weiterbildung erwartet wird.

Professionelle PCC für Menschen mit Demenz unterscheidet sich von der traditionellen Kranken- und Altenpflege durch die Einsicht, dass die psychosozialen therapeutischen Beziehungs- und Assistenzleistungen den Körperpflegeleistungen vorgeordnet bzw. letztere diesen eingeordnet werden müssen. Das geht auch aus der berühmten Kitwoodschen Blume hervor, die Kitwood den geläufigen Bedürfnishierarchien alternativ entgegensetzt (Kitwood 2022, S. 132 ff.). So suggeriert beispielsweise die berühmte Bedürfnispyramide nach Maslow, dass die Befriedigung physischer und physiologischer Bedürfnisse die Voraussetzung dafür bilde, der Befriedigung sozialer und individueller Bedürfnisse überhaupt Raum geben zu können. Menschen mit Demenz stellen diese geläufige Interpretation der Bedürfnishierarchie jedoch gewissermaßen auf den Kopf. Mit ihrer demenzbedingten besonderen Unduldsamkeit bringen sie in Erinnerung, dass körperbezogene Pflege überhaupt erst beginnen kann, wenn ein vertrauensvoller interpersonaler psychosozialer Beziehungsrahmen geschaffen worden ist, weil der Körper stets der Leib eines Menschen ist. Hinzu kommt ferner, dass in fortgeschrittenen Demenzstadien die Kommunikation sich hauptsächlich non- und paraverbal vollzieht unter Beachtung der besonderen Eigenlogik des Leibgedächtnisses der verkörperten Person mit Demenz, die die leibphänomenologisch inspirierten Demenzpflegetheorien von Kontos bis Fuchs thematisieren (▶ Kap. 2.3.5). Die Professionalität demenzspezifischer Pflege muss sich daher durch eine vertiefte Einsicht in die Priorität psychosozialer, leibgebundener Bedürfnisbefriedigung für das Wohlbefinden von Menschen mit Demenz erweisen. Die besondere Angewiesenheit Demenzbetroffener auf eine auf Dauer gestellte psychosoziale Assistenz für ein sicheres leibhaftes In-der-Welt-Sein bringt diese Grundordnung mit Vehemenz ans Licht.

2.4.6 Person-zentrierte Pflege und das soziale Modell der Behinderung

Im Kontext seiner Kulturkritik an einer »malignen Sozialpsychologie« gegenüber Menschen mit Demenz entdeckt Kitwood die Nähe seines Ansatzes zu dem in der Behindertenbewegung entstehenden »sozialen Modell von Behinderung« (Kitwood 2022, S. 86), das sich zur theoretischen, sozialkonstruktivistischen Grundlage der entstehenden Disability Studies entwickelte (vgl. Baranzke 2022). Gemeinsam sind Kitwoods Anliegen der Person-Zentrierung und dem sozialen Modell von Behinderung die Kritik an der medizinisierten Pathologisierung unabänderlicher Beeinträchtigungen, im vorliegenden Fall an dem Beharren auf dem Alleinvertretungsanspruch neuromedizinischer Perspektiven auf Demenz, allerdings ohne, dass Kitwood die hirnorganisch bedingte Grundlage demenzieller Beeinträchtigung leugnen würde. Er verurteilt lediglich den medizinisierten Reduktionismus als Folge einer Verabsolutierung der medizinischen Sicht auf Demenzbetroffene. Seine Überzeugung, den Zustand demenzieller Beeinträchtigungen durch eine veränderte Einstellung der sozialen Umwelt beeinflussen zu können, bringt ihn gleichfalls in eine Wahlverwandtschaft zum sozialen Modell der Behinderung. Allerdings machen sich Kitwoods sozialtherapeutische Rementing-Spekulationen einer Nähe zu Normalisierungsstrategien verdächtig, gegen die sich der primär von körperlich beeinträchtigten Personen getragene Behindertendiskurs vehement verwahrt. Diese Vermutung legt sich jedenfalls aufgrund der kritischen Distanz der Disability Studies zu den Rehabilitationswissenschaften und zur älteren Heil- bzw. Sonderpädagogik nahe. Denn im Unterschied zu Medizin oder Pädagogik steht bei den Disability Studies »nicht die verbesserte Therapie von Behinderung oder die Optimierung der pädagogischen Förderung behinderter Menschen im Vordergrund, die beide traditionell das Ziel möglichst weitgehender ›Heilung‹, ›Rehabilitation‹ oder ›Kompensation‹ verfolgen. Veränderungswürdig und veränderungsfähig erscheinen in der Perspektive der Disability Studies vielmehr gesellschaftlich-kulturelle Verhältnisse, die offen oder latent behindertenfeindliche, abwertende oder unterdrückende Lebensumstände und Handlungsweisen hervorbringen.« (Dederich 2012, S. 31)

Ein weiterer Unterschied zum Disability-Diskurs betrifft das historisch bedingte Fehlen einer Institutionalisierungskritik (▶ Kap. 1). Die person-zentrierten Pflegekonzepte für Menschen mit Demenz wurden, wie dargestellt, auf Anfrage der institutionalisierten Altenpflege entwickelt, ohne diese in Frage zu stellen. Diskussionen über z. B. demenzfreundliche Kommunen (Wißmann & Gronemeyer 2008) und ambulante Formen der Demenzbetreuung als »Alternative zum Heim« (Fischer et al. 2011) sind jüngeren Datums, für die sich aber die Disability-Studies mit ihren Berührungsängsten gegenüber Menschen mit Demenz bislang wenig interessiert haben (▶ Kap. 2.3.2).

2.4.7 Kitwood in der Kritik

Trotz der unbestreitbar großen Verdienste Kitwoods für eine veränderte Wahrnehmung von Menschen mit Demenz als psychischer Personen sowie für den Anstoß einer Diskussion eines Kulturwandels in der stationären Langzeitpflege zeichnen sich kritische Stimmen an seiner PCC-Konzeption ab. Denn Kitwood reflektiert zwar die prinzipielle Grenze der Übertragbarkeit seines psychotherapeutischen Grundmodells auf die Kommunikationssituation mit Menschen mit Demenz hinsichtlich der Nichtfixierbarkeit von »therapeutischen Erfolgen« aufgrund der Beeinträchtigung der Gedächtnisleistungen (▶ Kap. 2.4.3). Auch beklagt er von Beginn an die gewöhnlich nur begrenzte Bereitschaft der Betreuungskräfte zur aktiv aufsuchenden psychosozialen Dauerassistenz (▶ Kap. 2.5.1). Dabei unterschätzt der Sozialpsychologe jedoch nicht nur die hohe Belastung einer kontinuierlichen Gefühls- und Emotionsarbeit, sondern auch die strukturellen Herausforderungen der Übertragung eines psychotherapeutischen dyadischen Gesprächsmodells in eine stationäre Langzeitpflegeorganisation. Dieses nicht hinreichende Problembewusstsein für die organisatorische Eigendynamik institutioneller Ordnungen trennt Kitwoods Ansatz somit nicht nur vom institutionalisierungskritischen Disability-Diskurs (▶ Kap. 2.3.2, ▶ Kap. 2.4.6), es macht auch die ständige Vermischung der Diskurse zwischen *person-zentrierter* Pflegebeziehung und *personenzentrierter* Organisationskritik (▶ Kap. 2.5.2) verständlich.

Die kanadische Professorin für Recreation and Leisure Studies an der University of Waterloo in Toronto, Sherry Dupuis, entwirft emanzipatorische Demenzprojekte, die sowohl Kitwoods unkritische Übernahme der Organisationslogik von Langzeitpflegeeinrichtungen als auch sein psychotherapeutisches Pflegeverständnis hinterfragen. Sie bringt einen grundlegenden Widerspruch in Kitwoods Personverständnis ans Licht, der sich in seinem zusammen mit der Bradford Dementia Group entwickelten PCC-Operationalisierungstool des Dementia Care Mapping (DCM) zeigt. Vorgestellt wird DCM als »a serious attempt to take the standpoint of the person with dementia, using a combination of empathy and observational skill« (Bradford Dementia Group, 1997, S. 4, zit. n. Dupuis et al. 2011, S. 430). Eine mit Demenz lebende Person machte darauf aufmerksam, dass in dem auf sechs Stunden hin angelegten DCM-Beobachtungsdesign für PCC-orientiertes Verhalten von Betreuungspersonen ein offenes Gespräch mit Demenzbetroffenen über den Zustand ihrer Lebensqualität nicht vorgesehen wurde. Die interpersonale Begegnungsqualität der Buberschen personalistischen Personkonzeption findet somit im DCM-Tool keinen Niederschlag. Das Tool befördere zwar die Kommentierung und Beurteilung der Pflegeheimbewohner durch die Pflegenden, behindere aber die Fähigkeit zum Zuhören, wie eine mit Demenz lebende Person feststellte (Dupuis et al. 2011, S. 430). Hinter der outcomeorientierten Feststellung, dass DCM zwar die Monitoring-Fähigkeiten des Pflegepersonals zu verbessern vermöge, aber über die Steigerung der Lebensqualität der Demenzbetroffenen nichts auszusagen vermöge (Chenoweth & Jeon 2007, S. 242), liegt die tieferliegende Einsicht, dass entgegen Kitwoods erklärter Absicht, die »Subjektivität von Demenz« in den Vordergrund zu stellen, der Person mit Demenz weiterhin der »status of object rather than legitimate contributor« (Cotrell & Schulz 1993, S. 205, zit.n. Dupuis et al. 2011, S. 431) im Evaluationsprozess zugewiesen werde. Aufgrund seiner Kritik an der »malignen Sozialpsychologie« richtet sich Kitwoods Aufmerksamkeit primär auf die Veränderung des Pflegeverhaltens der Betreuungspersonen als psychosoziales Mittel zur Stärkung des Personsseins Demenzbetroffener denn auf das Vernehmen ihrer vorhandenen Kompetenzen. Insofern erweitert Kitwoods PCC-Ansatz aus der Sicht Dupuis' zwar die biomedizinische Perspektive auf Menschen mit Demenz durch die psychosoziale Dimension, bleibt aber letztlich selbst in einer paternalistisch-therapeutischen Behandlungsperspektive mit einer latenten kognitivistischen Defizitorientierung gefangen, die bereits Kontos durch ihr leibphänomenologisch inspiriertes Konzept der »embodied selfhood« kritisch zu korrigieren versuchte (Kontos 2005, S. 555; ▶ Kap. 2.3.5).

Ihre kanadische Kollegin Dupuis beschreitet einen anderen Weg, um die Idee personzentrierter Betreuung von Menschen mit Demenz zu realisieren, nämlich einen pädagogisch-emanzipatorischen Empowerment-Ansatz, in dessen Verlauf es auch immer wieder Berührungen mit Demenzaktivisten wie Richard Taylor und der Dementia Alliance International (DAI) gab (▶ Kap. 2.3.2). Dabei knüpft die frühere Direktorin des Murray Alzheimer Research and Education Program (MAREP) an der University of Waterloo in Toronto an Carl Rogers essenzielle Grundidee der Nicht-Direktivität an und entwickelt Formate für »authentic partnerships« (Dupuis et al. 2011) zwischen Menschen mit und ohne Demenz, die sie in partizipativen Forschungsformaten auf ihr Potenzial an Selbst-Management-Ressourcen für Demenzbetroffene und ihre Betreuungspartner hin untersucht (Dupuis et al. 2021). Dupuis' Konzept der »authentischen Partnerschaften« berücksichtigt ferner Nolans Kritik an Kitwoods Konzentration auf die Pflegedyade und seine Forderung, alle faktisch bestehenden familialen und professionellen Sorgebeziehungen der Personen mit Demenz in einen Prozess wechselseitigen Lernens einzubeziehen (Dupuis et al. 2011, S. 431 f.; Nolan et al. 2004).

Auf der Basis dutzender telefonischer und Face-to-face-Interviews mit Demenzbetroffenen sowie ihren familialen und professionellen Begleitern wurden fünf Faktoren identifiziert, die für die Etablierung und Aufrechterhaltung »authentischer Partnerschaften« essenziell sind. Der erste, »connecting and committing« genannt, betrifft die Bildung »authentischer Partnerschaften« durch die Verbindung aller Teilnehmer in einem offenen Gesprächsprozess, in dem sich alle über ihre Erwartungen austauschen und auf ein gemeinsames Ziel verständigen sowie auf gemeinsame Spielregeln verpflichten. »Creating a safe place« betont die Notwendigkeit eines wechselseitigen Aufbaus eines Raums des Vertrauens und des Angenommenseins (Dupuis et al. 2011, S. 438). »Valuing diverse perspectives« forderten insbesondere die Demenzbetroffenen ein, um sicherzustellen, dass auch ihre Perspektive gehört würde und gleichberechtigt zähle. Hier zeigt sich erneut die hohe Relevanz sozialer Anerkennung auch und gerade für Menschen mit Demenz, die Dupuis durch Ermutigung zu aktivem Nachfragen zu stärken suchte. Dazu bedarf es viertens der Etablierung und Aufrechterhaltung offener Kommunikationsprozesse (»Establishing and maintaining open discussions«), die wechselseitiges aktives Zuhören voraussetzen (Dupuis et al. 2011, S. 439 f.). Der fünfte Faktor betrifft die fortwährende Sicherstellung kritischer Selbstreflexion der eigenen Rolle und der Performanz »authentischer Partnerschaften« in der Gruppe (»Conducting regular critical reflection and dialogue«) (Dupuis et al. 2011, S. 443).

Dupuis' Konzept »authentischer Partnerschaften« zielt auf die Involvierung Demenzbetroffener in die Entscheidungen über ihre Lebensführung und darauf, *mit* Demenzbetroffenen statt *für* sie zu arbeiten. Einbezogen wurden Demenzbetroffene in der früheren und mittleren Phase der Demenzerkrankung, und zwar im Kontext kommunaler Unterstützungsprogramme. Für Dupuis war es 2011 noch eine offene Frage, inwieweit das Konzept »authentischer Partnerschaften« auch auf Settings der Langzeitpflege sowie auf Demenzbetroffene im späten Stadium übertragbar ist (Dupuis et al. 2011, S. 444). Dupuis ist eine Ausnahme hinsichtlich der expliziten Bezugnahme auf die genuin Rogerschen person-zentrierten Prinzipien der Nicht-Direktivität und der Authentizität im Demenzdiskurs, um Demenzbetroffene als Experten ihrer Selbst zu stärken und ihren Stimmen Gehör zu verschaffen. Dupuis hat ihren Ansatz der »authentic partnerships« zwar unabhängig von den Disability- und BRK-Diskursen entwickelt, die emanzipatorischen Grundanliegen der Ansätze konvergieren jedoch. Im pflegepraktischen und pflegewissenschaftlichen Diskurs spielen sie bislang kaum eine Rolle, wie nachfolgend deutlich wird.

2.5 PCC in Altenpflege und Pflegewissenschaft – zwischen medizinaler Körperpflege und psychosozialer Assistenz

Die Übertragung des Kitwoodschen psychologisch-psychotherapeutisch angelegten PCC-Konzepts in die stationäre Altenpflege wirft neue Fragen auf, denn die verschiedenen Professionen verfolgen normalerweise unterschiedliche Ziele. Während die Psychotherapie üblicherweise Menschen bei der Lösung psychischer Lebenskonflikte und der Weiterentwicklung ihrer Persönlichkeit begleitet, unterstützt die auch die Altenpflege umfassende Langzeitpflege Menschen neben der medizinisch-pflegerischen Versorgung bei ihren tagtäglichen körperbezogenen Selbstsorge und Selbstpflege, die sie nicht (mehr) ohne fremde Hilfe an sich zu vollziehen vermögen. Menschen mit Demenz fordern aufgrund ihrer kognitiven Einschränkungen und daraus resultierenden besonderen psychosozialen Bedürfnisse sowohl die Psychotherapie als auch die Altenpflege zu Anpassungen heraus, die in Kitwoods Entwurf einer person-zentrierten Demenzpflege im besten Fall konvergieren. So nötigt das Faktum zunehmender Degeneration kognitiver Fähigkeiten zur Modifikation psychotherapeutisch formulierter Ziele in Richtung einer kontinuierlichen psychosozialen Alltagsassistenz (Kitwood 2019, S. 175). Die stationäre Altenpflege ist wiederum herausgefordert, ihre traditionelle prioritäre Körperbezogenheit der Wahrnehmung und Befriedigung emotionaler Bedürfnisse von Menschen mit Demenz nach- bzw. einzuordnen. Schon diese Anpassungsschritte setzen ein verändertes Bild von Menschen mit Demenz als psychosozial bedürftiger und empfänglicher Subjekte voraus und überschreiten das medizinische Modell von Demenz durch die Priorisierung einer psychosozialen Beziehungsgestaltung mit psychotherapeutischem Charakter. Ob und inwiefern aus den neuen Verständnissen von Menschen mit Demenz auch eine Neudefinition der Altenpflegearbeit resultieren müsste, scheint im Ganzen noch wenig reflektiert zu sein. Jedenfalls stellt sich in Praxis und Theorie der Pflege von Demenzbetroffenen verschärft die Frage, ob die Implementierung person-zentrierter psychosozialer Betreuung in die Pflegepraxis dem primären Ziel gewidmet ist, das emotionale Wohlbefinden von Menschen mit Demenz zu befördern, oder ob person-zentrierter Pflege lediglich ein instrumenteller Charakter eingeräumt wird, um die Widerstände Demenzbetroffener gegen das »eigentliche« körperbezogene Pflegearbeitsziel zu überwinden.

2.5.1 Person-zentrierte Demenzpflege in Altenpflegeeinrichtungen – »only a half-hearted paradigm shift«?

Das Interesse der Altenpflege an psychologischen Konzepten war und ist durch die Hoffnung auf pragmatische Empfehlungen für den herausfordernden Umgang mit Verhaltensauffälligkeiten und Gemütszuständen von demenziell veränderten pflegebedürftigen Altenheimbewohnerinnen motiviert (▶ Kap. 2.5.3). Die psychologischen Angebote bieten sich außerdem von jeher als Kontrapunkt gegen den wachsenden Medizinalisierungsdruck durch ein immer einflussreicher werdendes neurobiomedizinisches Modell der Demenz an (Morton 2002, S. 174, ▶ Kap. 2.1.3). Daher werden sie immer noch als Chance begrüßt, das Selbstverständnis der Pflege als eines »Beziehungsberufs« ausleben zu können (DNQP 2018, S. 17).

Auffällig ist jedoch, dass der Rogerschen Therapeutenhaltungstrias – Kongruenz, Empathie, wertschätzende Akzeptanz – selbst im Demenzpflegediskurs nur selten Beachtung geschenkt wird (z. B. Bartholomeyczik et al. 2006, S. 33; Dupuis et al. 2011; Döttlinger 2018, Welling 2020). Zwar ist »Empathie« in der Altenpflege zu einer »berufspolitisch motivierten« allgegenwärtigen Forderung geworden (Dammert et al. 2016, S. 5), und auch die Rede von Wertschätzung und Respekt ist ubiquitär – letztere insbesondere als Respekt vor dem in der Medizinethik prominent diskutierten Recht auf Selbstbestimmung (Kotzsch & Hitzler 2013; Klie et al. 2014; vgl. auch Güther 2014; Baranzke 2021b), v. a. im Hinblick auf die Einwilligungsfähigkeit in medizinische Behandlungsentscheidungen (Haberstroh & Oswald 2014; DGGG, DGPPN & DGN 2020). Jedoch erreicht die pflegerische Thematisierung selten den tieferen Sinn der Rogerschen Haltung einer wertschätzenden Akzeptanz des personalen Gegenübers als Experten seines Lebens, sondern wird eher auf der Ebene der Sekundärtugend bürgerlicher Höflichkeit verhandelt. Bezeichnend ist, dass Kongruenz (Authentizität, Echtheit) in der Beziehung kaum thematisiert wird, obwohl emotionale Blockaden seitens der Pflegenden in der Kommunikation mit demenziell veränderten Menschen einen Hinweis auf die Signifikanz dieses Aspekts geben. Der pädagogisch-emanzipatorische Ansatz der »authentic partnerships« von Dupuis et al. (2011; ▶ Kap. 2.4.7) ist diesbezüglich eine herausstechende Ausnahme in der Landschaft der Demenzpflegeliteratur. Nicht-Direktivität und das Erfordernis »freier Aufmerksamkeit« in der Kommunikation mit Menschen mit Demenz fallen meist stillschweigend der Überregulierung und Arbeitsverdichtung in der Altenpflege zum Opfer (Rockwell 2012, S. 240). Der überwiegende Anteil der fachwissenschaftlichen Literatur dreht sich um Fragen der Organisationskultur unter den Bedingungen knapper Ressourcen und spiegelt damit die faktisch engen Grenzen, unter denen ein psychotherapeutisches Beziehungssetting im Rahmen einer durchorganisierten stationären Langzeitpflege steht. Infolgedessen überlagert das Interesse an einer personenzentrierten (!) Organisationsentwicklung von Altenpflegeeinrichtungen (▶ Kap. 2.5.2), die sich allgemein gegen die Unterwerfung der Individuen unter die strukturellen Ansprüche einer »totalen Institution« zu stemmen versucht, vielfach ein tieferes Verständnis für die besonderen Herausforderungen und Belastungen der person-zentrierten Pflege von Menschen mit Demenz für die Pflegenden bis hin zum völligen Absehen von den sehr spezifischen psychosozialen Bedürfnissen demenziell veränderter Menschen.

Seit Jahrzehnten findet eine ökonomie- und demografiegetriebene Transformation von Altenwohnheimen in Langzeitpflegeeinrichtungen mit einem stark steigenden Anteil an einer hochaltrigen, multimorbiden und körperpflegeintensiven Bewohnerschaft bei gleichzeitiger Verknappung der personellen Ressourcen statt. Die veränderte Zusammensetzung der Altenheimbewohnerschaft befördert eher den Rückfall in einen medikalen pflegerischen Blick auf alte Menschen und eine medizinalisierte Altenpflegepraxis, die aus Sicht der Sozialarbeit Zweifel aufkommen lassen, ob die eminente Bedeutung lebendiger Sozialbeziehungen für das Wohlbefinden von Altenheimbewohnern überhaupt im Kern verstanden wird (Rockwell 2012, S. 235). Wenn solche Institutionen dann auch noch mit dem Label »person-zentriert« werben, fordern sie einige Autorinnen dazu heraus, das psychosoziale Anliegen person-zentrierter Pflege durch die Bezeichnung »relationaler Pflege« unterstreichen zu müssen (Nolan et al. 2004; Rockwell 2012). Diese strukturellen Entwicklungen in der Altenpflege erschweren jedoch eine sensible Wahrnehmung der starken Bindungsbedürfnisse von Menschen mit Demenz. Allerdings zielte Kitwoods damalige Klage über die ungenügende Realisierung von PCC ausdrücklich nicht auf die strukturellen Ressourcen, sondern auf die Grenzen »interaktiver Fähigkeiten des Personals«. In DCM-Studien sei beobachtet worden,

»[…] dass positive Interaktionen dazu neigen, sehr kurzlebig und relativ ineffektiv zu sein. Die Mehrzahl von ihnen dauert – soweit es nicht um körperliche Pflege geht – weniger als 2 Minuten und besteht zu einem wesentlichen Anteil aus einem sehr stereotypen Austausch, […]. Selbst dort, wo die maligne Sozialpsychologie nahezu vollständig eliminiert wurde, ist nur selten festzustellen, dass der Raum durch eine gründlich stärkende und stützende Sozialpsychologie ausgefüllt wurde. Um psychische Bedürfnisse […] kümmert man sich bislang erst auf sehr oberflächliche Weise.« (Kitwood 2022, S. 146)

Kitwoods Kritik findet Jahrzehnte später die volle Zustimmung von G. Allen Power, einem US-amerikanischen Internisten und Geriater, der mit dem von junger Demenz betroffenen Psychologen Richard Taylor bis zu dessen Tod im Sommer 2015 in lebhaftem Austausch stand. Nach Power zeigt sich die PCC-Praxis als »*attempts to provide person-centered care from a biomedical mindset. As such, it is only a half-hearted paradigm shift, and so it falls short*« (Power 2017, S. 5). Die Halbherzigkeit besteht für Power in der bloßen Reaktivität Pflegender auf krisenhafte Demenzsymptome, während er eine »proaktive« Bereitschaft, Demenzbetroffene als Personen mit einer individuellen Lebensgeschichte und individuellen Bedürfnissen zu adressieren, um ihr »well-being« zu verbessern, vermisst (Power 2017, S. 6). Powers Erwartungen an Pflegende gehen somit gleichfalls in die Richtung einer gerontopsychiatrisch geschulten und biografisch informierten, hörenden Assistenzbereitschaft für Demenzbetroffene.

Eine ethnografische Studie in zwei deutschen, für person-zentrierte Pflege ausgewiesenen Altenpflegeeinrichtungen bestätigt den Eindruck, dass professionell Pflegende Menschen mit Demenz vor allem als Reaktion auf herausforderndes Verhalten oder bei körperbezogenen Pflegeaufgaben aktiv kontaktieren. Die Kommunikation sei funktional, oberflächlich und oft im Vorübergehen erfolgt. Ferner wurden auch stigmatisierende und exkludierende Praktiken im Sinne von Kitwoods Liste maligner Sozialpsychologie beobachtet. Soziale Betreuungspersonen nach § 87b SGB XI werden hingegen als »vergleichsweise aufmerksamer, zugewandter und persönlicher im Umgang mit den Bewohnenden mit Demenz« geschildert (Dammert et al. 2016, S. 39). So entstand der Eindruck, dass »Betreuungsmitarbeitende oftmals über mehr persönlichkeitsbezogenes Wissen verfügen als professionell Pflegende«, letztere sich an diesem Wissen zugleich aber wenig bis gar nicht interessiert zeigen und dieses auch in der Regel in Dienstbesprechungen keine Rolle spiele (Dammert et al. 2016, S. 52). Dazu passt die Beobachtung von Kolanowski et al., dass PCC-relevante Informationen kaum Eingang in die Pflegedokumentation finden (Kolanowski et al. 2015, S. 56). Allerdings spielt es eine Rolle, ob die Dokumentationssysteme überhaupt kategoriale Möglichkeiten für die Eintragung biografisch relevanten Wissens und psychosozialer Aktivitäten vorsehen (Tolar 2010). Es scheint, dass Pflegende und soziale Betreuungspersonen nicht nur in höchst unterschiedlicher Weise Heimbewohnerinnen wahrnehmen und mit ihnen kommunizieren, sondern Pflegende auch zwischen ihren Tätigkeiten stark differenzieren. Betreuungspersonen sehen sich wiederum »in der Mitarbeiterhierarchie am unteren Ende« (Dammert et al. 2016, S. 52) platziert und mit ihrer Arbeit nicht wertgeschätzt, da professionell Pflegende Tätigkeiten, die über ein körperpflegerisches und medizinisches Betreuen und Versorgen hinausgehen, nicht als ›richtige‹ und schon gar nicht als ›anstrengende‹ Arbeit« wahrnähmen (Dammert et al. 2016, S. 56). Vielleicht sehen sich Pflegende angesichts einer gesellschaftlich nicht als Arbeit anerkannten Betreuungstätigkeit der Gefahr des Ansehensverlusts der Pflege als einer Profession ausgesetzt. »Trotz ihres Anspruchs, ganzheitlich pflegen zu wollen, unterscheiden sie [scil.: die Pflegenden] immer wieder zwischen Pflege und Betreuung und gehen davon aus, dass sie *entweder* pflegen *oder* betreuen könnten.« (Dammert et al. 2016, S. 66). Andere vermuten, dass »nicht-pharmakologische Interventionen« nicht als pflegerische Aufgabe betrachtet werden, weil die Sorge für die Sicherheit der Bewohner erste Priorität habe (Kolanowski et al. 2015, S57). Ferner wird darauf hingewiesen, dass soziale Kompetenz, obwohl als wichtige Ressource für die Pflege von Menschen mit Demenz anerkannt, in der Altenpflege »häufig nicht im benötigten Ausmaß vorhanden« und »in der Ausbildung bislang weitestgehend vernachlässigt« worden sei (Haberstroh et al. 2009, S. 110).

Die Kritik an einem stark auf die körperliche Funktionalität konzentrierten Pflegeverständnis professionell Pflegender ist nicht neu (Koch-Straube 2003, Kap. 7; Uschok 2005). Das könnte erklären, dass Pflegende sich für psychosoziale Betreuungsarbeit als nicht zuständig erachten, dadurch sogar in ihrem medizinal geprägten Professionalitätsverständnis in Frage gestellt sehen. Andererseits versteht der Pflegeberuf sich insbesondere in Differenz zur Medizin als ein Beziehungsberuf (DNQP 2018, S. 17; Friesacher 2008; Hülsgen-Giesler 2008). Der Arbeitsbereich, in dem der Beziehungsaspekt am meisten zum Tragen kommen kann, ist die stationäre Altenpflege, die jedoch innerhalb des vorherrschenden medikalen Verständnisses der Gesundheitsberufe das geringste Ansehen genießt, da sie institutionell am weitesten vom klinischen Bereich entfernt arbeitet. Allerdings ist die Arbeitsverdichtung so hoch, dass für eine anspruchsvolle psychosoziale Kommunikation zu den Bewohnerinnen selbst in der stationären Altenpflege wenig Raum bleibt (Straube 2003; ▶ Kap. 8). Zugleich wird aus den Studien deutlich, dass soziale Beziehungsarbeit selbst von den Altenpflegerinnen nicht als Arbeit anerkannt wird und soziale Betreuungskräfte sich mit ihrer Arbeit nicht gesehen und wertgeschätzt fühlen. Das könnte daran liegen, dass soziale Beziehungsarbeit sich einem produktionslogischen Arbeitsverständnis noch grundlegender entzieht als die pflegerische Arbeit an Körpern, die dieser Logik, gepflegte Körper pro Zeiteinheit abzuarbeiten, ja längst unterworfen worden ist (vgl. Gröning 2014, S. 41; Madörin 2015; Baranzke 2021; Baranzke & Güther 2022). Diese Bedingungen erschweren der professionellen Altenpflege die Ausbildung eines starken Bewusstseins dafür, wie essenziell Menschen mit Demenz auf eine initiative psychosoziale Ansprache und Assistenz für ihr In-der-Welt-Sein angewiesen sind und dass, um dieses basale Bedürfnis Demenzbetroffener erfüllen zu können, eine psychisch sehr fordernde, dauerhafte Bereitschaftshaltung notwendig ist – im Sinne von Kitwoods therapeutischer Haltung der »freien Aufmerksamkeit« für die kontinuierliche Stärkung des Personseins von Menschen mit Demenz (▶ Kap. 2.4.5), Döttlingers »Haltung der schwebenden Aufmerksamkeit«, Wellings »Feinfühligkeit« (▶ Kap. 2.3.5) und Goldsmiths (▶ Kap. 2.3.4) wie Dupuis' Forderungen authentischen, aktiven Zuhörens (▶ Kap. 2.4.7). Insofern unterstreicht die Studie, dass die Pflege von Menschen mit Demenz das professionelle Selbstverständnis des Pflegeberufs zu einer substanziellen Umorientierung herausfordert und nicht einfachhin in ein medikalisiertes, medizinalisiertes und ökonomisiertes Altenpflegeverständnis integrierbar ist. Vielmehr erweist sich eine stereotype Verbindung von Demenz mit körperpflegebedürftigem Alter (▶ Kap. 2.2) als kontraproduktiv.

US-amerikanische Autoren, die in einer ethnografisch angelegten Studie acht Monate in einer auf PCC spezialisierten, renommierten Langzeitpflegeeinrichtung Pflegeinteraktionen beobachtet und Interviews mit Pflegepersonal und Bewohnerinnen geführt haben, kommen ebenfalls zu einem ernüchternden Ergebnis. Die Pflegenden klassifizierten demenziell veränderte Bewohnerinnen vor dem Hintergrund einer »Cultural Matrix of Othering«, in der

> »[...] the biomedical model of dementia was deeply embedded in the staff members' everyday practices and the PCC routines, and ideologies

were layered on top of this and, on occasion, were pared away for any number of reasons, so that some staff members reverted to an understanding of care work based on the biomedical model of dementia.« (Doyle & Rubinstein 2013, S. 957)

So würden die Bewohnerinnen nicht als Individuen wahrgenommen, sondern im kollegialen Gespräch durch den »Master Status« ihrer Demenzerkrankung etikettiert, jegliches auffällige Verhalten sowie Hilfsbedürftigkeit als demenziell verursacht gelabelt und aggressives Verhalten durch sozialen Ausschluss geahndet. Eine selbstkritische Überprüfung daraufhin, ob es nicht als adäquate Reaktion auf die soziale Umwelt verstehbar sein könnte, habe nicht stattgefunden. Dass sogar eine Demenzpflegetrainerin eine Person in der Spätphase der Demenz titulierte als »this empty shell of a body, but the person who lives inside basically kind of has disappeared, um, through the effects of this disease« (Doyle & Rubinstein 2013, S. 958), ist mit einer PCC-orientierten Haltung unvereinbar.

Fraglich ist nun, wie diese Beobachtungen eines Rückfalls in biomedikal eingefärbte Stigmatisierungspraktiken zu interpretieren sind. Denn selbst die medizinischen Disziplinen haben die Relevanz einer psychosozialen Ansprache von Menschen mit Demenz längst anerkannt (▶ Kap. 2.5.3.2). Vermutlich maskieren die Pflegenden eher ihre durch ein kognitivistisches Wahrnehmungsschema kulturell geprägte Verunsicherung (▶ Kap. 2.3) über emotional und sozial belastende Verhaltensweisen demenziell veränderter Bewohnerinnen (▶ Kap. 2.5.3 »disruptives Verhalten«) lediglich durch eine scheinbar unwiderlegbare »medizinisch-diagnostische« Sprache. Jedenfalls zeigt eine psychologische Studie die hohe Relevanz einer positiven Einstellung von Pflegepersonen gegen Menschen mit Demenz für die »Passung zwischen Pflegeperson und demenzkranker Person in der Interaktion« (Blaser et al. 2015). Ausgangspunkt der Studie war der Befund, dass die impliziten Einstellungen von Pflegenden »dem Alter und den Demenzkranken gegenüber noch kaum als Gegenstand« wissenschaftlicher Untersuchung wahrgenommen worden seien (Blaser et al. 2015, S. 153). Das bedeutet, die Erforschung der Pflegeinteraktion ist bislang hauptsächlich in natürlicher objektivierender Erkenntniseinstellung auf das bedürfnisbefriedigende Handeln am pflegebedürftigen »Gegenstand« ausgerichtet, und beugt sich nicht reflexiv auf die intrapersonalen Gelingensbedingungen in der pflegegebenden Person selbst zurück. Es sind jedoch die Pflegenden, die tagtäglich mit dem durch kognitiven Kontrollverlust gezeichneten Verhalten der Demenzbetroffenen umgehen müssen. Dabei wird die Aufmerksamkeit der Altenpflegerinnen v. a. von jenen Demenzbetroffenen gebunden, die die Durchführung der alltäglichen Körperpflegeprozesse durch agitiertes Verhalten erschweren oder durch Aggressivität auffallen. Aus person-zentrierter Perspektive wird gefragt, ob der »violent resident« nicht eher das Produkt externer organisationsbezogener Randumstände ist (vgl. Grigorovich et al. 2019). Angesichts dieses Problemdrucks stehen Bewohnerinnen in der ersten und in der letzten Phase der Demenz in der Gefahr, bezüglich ihrer psychosozialen Bedürfnisse gänzlich aus dem Blickfeld zu geraten, da sie Pflegeroutinen nicht derart massiv durchkreuzen, sondern sich vielfach in Depression oder Apathie zurückziehen.

Wenn aber die körperbezogene Pflegeroutine in der Altenpflege im Vordergrund steht, dann erhält person-zentrierte Pflege nicht nur instrumentellen, sondern auch einen bloß interventionistischen Charakter. Sie wird dann von einer einen personalen Begegnungsraum eröffnenden Assistenzbereitschaft in einen Werkzeugkoffer psychosozialer Interventionsmodule zur Auflösung »disruptiven«, »aggressiven« oder »herausfordernden« Verhaltens transformiert (▶ Kap. 2.5.3). Eine Altenpflegepraxis, die sich mit einem instrumentellen Gebrauch psychosozialer Interventionen zur Auflösung »herausfordernden Verhaltens« begnügt, liefert tatsächlich »*person-*

centered care from a biomedical mindset« (Power 2017, S. 5). Denn sie verhält sich dann nicht anders als die (Geronto-)Psychiatrie, die psychosoziale Interventionen integriert, um symptomatisches Verhalten von Menschen mit Demenz mit anderen als psychopharmakologischen Interventionen nach Möglichkeit aufzulösen. Die Ersetzung pharmakologischer durch non-pharmakologische Interventionen zur Verringerung behavioraler und psychologischer Symptome bei Demenz (BPSD) (▶ Kap. 2.5.3.2) verbleibt jedoch in einem medikalen symptomzentrierten Behandlungsparadigma. Eine person-zentrierte rezeptive Haltung freier Aufmerksamkeit relativiert und integriert hingegen sowohl die interventionistische Symptomzentrierung als auch die Fokussierung auf demenziell verändertes Verhalten (▶ Kap. 2.5.3) und widmet sich um des Ziels der Beförderung des emotionalen Wohlergehens von Menschen mit Demenz willen auch denjenigen Demenzphasen, die eventuell noch nicht oder nicht mehr durch herausfordernde Verhaltensweisen auffallen.

Die pflegewissenschaftliche Rezeption der Lehnworte »person-zentriert« (▶ Kap. 2.5.2) und »herausforderndes Verhalten« (▶ Kap. 2.5.3) und ihre Rolle in der Demenzpflegediskussion geben im Folgenden Aufschluss darüber, wie weitere Disziplinen und gesellschaftliche Debatten die Pflege und Pflegewissenschaft in den letzten drei Jahrzehnten beeinflusst haben und diese vor die Frage stellen, wo sie sich bezüglich der Pflege von Menschen mit Demenz positionieren wollen.

2.5.2 Person-zentriert oder personenzentriert? – Die Diffusion eines Begriffs

Die pflegewissenschaftliche theoretische Rezeption von Kitwoods PCC-Ansatz vollzieht sich in einer von einer Gemengelage verschiedener sozialer Bewegungen und politischer Agenden geprägten Zeit, in der eine Vielzahl von Zentriertheitsforderungen erhoben werden. Rogers hatte selbst seine klienten-zentrierte Gesprächspsychotherapie zu einem allgemeineren person-zentrierten Ansatz weiterentwickelt, der von praktisch allen humanwissenschaftlichen Disziplinen rezipiert wurde, um anschließend ein je eigenes disziplinäres Eigenleben zu entfalten (Schmid 1995, S. 90 ff.). Eine besonders wichtige Schaltstelle ist die 1994 von der spanischen Regierung in Kooperation mit der UNESCO in Salamanca ausgerichtete Weltkonferenz der Pädagogen. Die im »Framework for Action in Special Needs Education« der Salamanca-Erklärung eingeforderte »child-centred pedagogy« für »child-centred schools« (The Salamanca Statement 1994) zielt auf die Anpassung der institutionellen und pädagogischen Organisation an die individuellen Bedürfnisse und Fähigkeiten ihrer Nutzerinnen, um das Menschenrecht auf Bildung aller Kinder unabhängig von ihren Beeinträchtigungen garantieren zu können. Die internationale Erklärung gilt als erster Höhepunkt der in den USA und in Großbritannien intensiv geführten bildungspolitischen und pädagogischen Inklusionsdebatte in den 1990er Jahren (Wansing 2015, S. 45). Letztere konvergiert mit dem insbesondere in Großbritannien engagiert geführten Disability-Diskurs, in dem das sozialkonstruktivistische Modell von Behinderung samt der gesellschaftskritischen Unterscheidung von Beeinträchtigung (*impairment*) und Behinderung (*disability*) ausgearbeitet (Waldschmidt 2015, S. 340) und zu Beginn des 21. Jahrhunderts der UN-Behindertenrechtskonvention zugrunde gelegt wurde (▶ Kap. 2.3.2; ▶ Kap. 2.4.6).

Zeitgleich entfaltete Goldsmiths Studie »Hearing the voice of people with dementia« (Goldsmith 1996) eine Breitenwirkung zuerst in der britischen Gesellschaft und stieß eine über Kitwoods Demenzpflege-Fokus hinausgehende Diskussion über einen Kulturwandel in der Pflege hin zu einem »zivilgesellschaftlichen Modell von Demenz« an, das die gesellschaftliche Wahrnehmung von Menschen mit Demenz als mit Rechten ausgestatteten Mitbürgerinnen beförderte. Die Auseinandersetzung mit Goldsmiths Studie habe deutlich gemacht, »dass es nicht genügt, die Betroffenen anzuhören und zu akzeptieren, dass Menschen mit Demenz Personen sind, die bis in weit fortgeschrittene Stadien der Erkrankung dazu in der Lage sind, sich mitzuteilen. Vielmehr muss es darum gehen, die Betroffenen aktiv einzubinden und ihnen zu ihrem Recht auf soziale Teilhabe zu verhelfen« (Radzey 2009, S. 7). Unter dem Motto »Listen to us, hear us, we are here« startete die britische Alzheimer Gesellschaft, die sich anfangs gegenüber dem Kitwoodschen Ansatz noch reserviert gezeigt und dem medizinischen Demenzmodell angehangen hatte (Morton 2002, S. 170), im Jahr 2000 das Projekt »Living with Dementia« mit dem Ziel, Demenzbetroffene aktiv in die Entwicklung nutzerorientierter Unterstützungs- und Versorgungsangebote zu involvieren (Radzey 2009, S. 13; vgl. dazu Kontos et al. 2016 sowie der partizipative »authentic partnership«-Ansatz von Dupuis 2011 und Dupuis 2021; ▶ Kap. 2.4.7). Der ökonomiegetriebene neoliberale Ansatz eines »consumer-involvement« interpretiert über neue Begriffsschöpfungen wie »user-centeredness« die von der britischen Öffentlichkeit gerade entdeckten Personen mit Demenz als potenzielle Kunden (Mitchell et al. 2020, S. 5; vgl. hierzu Brandenburg & Brünett 2014). Die Gesamtheit dieser äußerst heterogenen, einander überlagernden Diskurse bilden bis heute einen diffusen Resonanzraum, in dem sich die pflegewissenschaftliche Rezeption von Kitwoods Ansatz person-zentrierter Pflege von Menschen mit Demenz vollzogen und dabei seine Spezifität für die Demenzpflege vielfach eingebüßt hat (DNQP 2018, S. 75).

Vor diesem Hintergrund wird verständlich, dass beispielsweise ein von Mike R. Nolan angeführtes gerontologisches Autorinnenkollektiv 2004 dafür plädiert, die »›person-centred‹ care« hinter sich zu lassen, da der Begriff um die Jahrtausendwende von der britischen Gesundheitspolitik entdeckt worden sei, um für eine neoliberale Altenpflegereform zu werben (Nolan et al. 2004, S. 45 f.). Jüngst bestätigten Rushton & Edvardsson diese Befürchtung als nicht unbegründet. Sie verweisen zudem auf einen exponentiellen Anstieg des Ausdrucks in den Titeln pflegewissenschaftlicher Literatur seit 2001 und sehen ihn aufgrund seiner Unbestimmtheit als wenig zielführenden Erben der zuvor ubiquitären und gleichfalls wenig treffsicheren »Ganzheitlichkeit« (»holism«) als Zielbestimmung in der Pflege (Rushton & Edvardsson 2020, S. 5). In ihrem Überblick über die Verwendung des Begriffs hatten schon Nolan et al. einen inflationären Gebrauch von »›patient‹, ›client‹ or ›person-centred care« in vielfältigen Praxiskontexten bemerkt, unter denen Kitwoods »personzentrierte Pflege« von Menschen mit Demenz bezeichnenderweise nur eine unter vielen und eine keinesfalls unumstrittene darstellte. Sie kritisierten die individualistische Propagierung einer autonomistischen »successful ageing«-Ideologie unter dem Label der »person-centred care«, der sie eine »relationship-centred care« (RCC) entgegensetzten, obwohl ihnen nicht entgangen war, dass Kitwood bereits eine relationale, nämlich sozialpsychologische Personkonzeption verwendet hatte (Nolan et al. 2004, S. 46 f.). Jedoch zielte Nolans RCC-Konzeption auch auf eine breitere Einbeziehung aller relevanten Sorgebeziehungen der Person mit Demenz (vgl. Güther 2019). Der Preis von Nolans erfolgreicher Umbenennung ist der Verlust des Fokus auf die spezifische, psychotherapeutisch geartete Beziehungsarbeit mit Menschen mit Demenz – Kitwoods »person work« – zugunsten unabweisbar notwendiger, aber diverser »caring relationships« in der Alten- und Familienpflege überhaupt unter dem Schlagwort des Kulturwandels (u. a. Koren 2010; Rockwell 2012). PCDC – »person-centered dementia care« – ersetzt in der Folge nicht selten das Kürzel PCC, um den ursprünglichen spezifischen Demenzpflegebezug von PCC zu bewahren (Brooker 2006; Doyle & Rubinstein 2013; Fazio et al. 2018). Hughes et al. (2008) versuchen aus der NHS[4]-Perspektive einer öffentlichen Gesundheitsfürsorge im Anschluss an Wittgensteins Sprachspieltheorie sprachanalytisch Ordnung in die »Types of centredness in health care« zu bringen und Familienähnlichkeiten im Begriffsfeld herauszufiltern. In einem schwedischen Beitrag wird »PCC« schließlich im Sinne einer individualisierten Pflege chronisch Erkrankter im klinischen Kontext gegen das Konzept personalisierter Medizin profiliert, u. z. weitgehend unabhängig von der demenzspezifischen Pflege (Ekman et al. 2011). So unbestreitbar wohl Pflegebedürftige aller Art in allen Settings der Gesundheitsfürsorge von einer individualisierten Pflege profitieren dürften, so sehr verliert eine derart allgemein interpretierte »person-centered care« ihr auf die spezifischen Bedürfnisse von Menschen mit Demenz zugeschnittenes Profil. Die Inflationierung der Bedeutungen von »person-centred« indiziert stattdessen das unaufhörliche Ringen um die Neuausrichtung einer sich diversifizierenden Pflege, in der die individuellen Bedürfnisse pflegebedürftiger Personen und ihres Umfelds angesichts einer standardisierten Unterwerfungslogik von Institutionalisierungs- und Ökonomisierungsprozessen des Gesundheitssystems zur Geltung gebracht werden sollen.

Auch die deutschsprachige Fachdebatte reflektiert die Unsicherheit ob der Bedeutung des Begriffs PCC, dessen Übersetzung nicht selten zwischen »person-zentriert« und »Personenzentrierung« schwankt. In Deutschland dient »Personenzentrierung« seit der Jahrtausendwende als eine sozialpolitische Programmformel im Dienste eines sozialreformerischen »Perspektivenwechsels im Rehabilitationssystems«, das sich unter dem Einfluss der Inklusionsdebatte und der UN-Behindertenrechtskonvention institutionenkritisch »gegen ein traditionell separierendes Rehabilitationssystem mit vorwiegend pauschalen Angeboten und standardisierten Versorgungspaketen« wendete, »das im Widerspruch zu gesellschaftlichen Individualisierungs- und Pluralisierungsprozessen steht« (Schäfers 2014, S. 319). Kritisch bemerkt Schäfers, dass ein Mensch mit Behinderung »unter dem Begriff der ›Personenzentrierung‹« allerdings im weiteren Diskursverlauf den »Masterstatus des Hilfeempfängers« anstelle des emanzipatorischen Bürgerrechtsstatus »im Sinne der Behindertenkonvention« erhalten habe (Schäfers 2014, S. 332). Pflege und Betreuung von Menschen mit Demenz spielte in der Diskussion über die Rehabilitationsreform offensichtlich keine Rolle.

Dafür signalisiert die mittlerweile bereits neunte deutschsprachige Neuauflage von Kitwoods Vermächtnis (Kitwood 2022), dass Kitwoods Idee einer person-zentrierten Pflege für Menschen mit Demenz, die international nach wie vor als »Goldstandard« für die Pflege von Menschen mit Demenz gilt (Sköldunger et al. 2020), auch in der deutschsprachigen Pflegewissenschaft weiterhin eine Rolle spielt. So unterstreicht die dem 2018 vorgelegten DNQP-Expertenstandard zur »Beziehungsgestaltung in der Pflege von Menschen mit Demenz« beigefügte theoretische Einordnung »die Fokussierung auf das Subjekt« (DNQP 2018, S. 76). Dem »therapeutische(n) Charakter« einer über die Pflege als »Beziehungsberuf« hinausgehende »andere Beziehungsgestaltung« im Hinblick auf Menschen mit Demenz (DNQP 2018, S. 17) versucht eine breit angelegte Literaturstudie über »effektive Interventionen zur personzentrierten Beziehungsgestaltung« zu Menschen mit Demenz auf die Spur zu kommen (DNQP 2018, S. 82). Im Ergebnis wird jedoch die meist nur indirekte Bezugnahme auf das »Thema Beziehungsgestaltung« und die methodische Heterogenität der internationalen Studienlage über »psycho-soziale Interventionen« beklagt, aufgrund der keine belastbaren Aussagen über ihre »Outcomes« zu treffen seien (DNQP 2018, S. 202). Die »Beziehungsarbeit« (DNQP

---

4 National Health Service

2018, S. 200) der Pflege wird als Beziehungsgestaltung mit dem Instrumentarium der psycho-sozialen Interventionen für Menschen mit Demenz spezifiziert, mit dem die Hoffnung verbunden wird, »zugleich auch personzentrierte Pflege« zu realisieren (DNQP 2018, S. 19). Neuere Studienergebnisse bestätigen den bereits seit Rogers und Kitwood geäußerten Zweifel, dass sich durch die Unterweisung in Techniken bereits eine person-zentrierte Haltung und eine emotionsgestützte Kommunikation entwickeln lässt (▶ Kap. 2.4.5; ▶ Kap. 2.5.1). Die Ausführungen zu Bowlbys Bindungstheorie, die für die Pflege von Menschen mit Demenz aufzeigt, dass es einer Pflege- und Betreuungsperson bedarf, »die sowohl die Fähigkeit als auch die Bereitschaft besitzt, als sichere Basis zu fungieren« (DNQP 2018, S. 75), werden in die Zielbestimmung überführt, dass eine »auf Person-Zentrierung ausgerichtete Pflege« »das Person-Sein des Menschen mit Demenz anerkennt und das Gefühl zu transportieren vermag, gehört, verstanden und angenommen zu werden sowie mit anderen Personen verbunden zu sein« (DNQP 2018, S. 81).

Kritisch wird vermerkt, »dass die im Rahmen der Literaturstudie identifizierten Instrumente den Aspekt der Beziehungsgestaltung und -förderung implizit (mehr oder weniger deutlich) thematisieren, aber keines der Instrumente dies umfassend« tue, so dass »auch keines der analysierten Instrumente explizit empfohlen« werde (DNQP 2018, S. 34; vgl. auch a.a.O. S. 21). Daher nimmt die Bildung einer »Verstehenshypothese«, die Informationen aus dem Pflegeprozess, aus der Demenzerkrankung sowie über Persönlichkeitsmerkmale zusammenführt und vor diesem Hintergrund »das Verhalten, das Erscheinen und die Befindlichkeiten aus der Position der Person selbst als sinnvoll und problemlösend soweit als möglich nachzuvollziehen« versucht, eine zentrale Stellung ein. Mit der Bildung von Verstehenshypothesen wird explizit die Hoffnung verknüpft, dass sich durch »eine kognitive Neubewertung« des Verhaltens der Demenzbetroffenen

auch die Selbstwahrnehmung der Pflegenden in den Situationen und damit auch »die unbewussten, automatisierten, non-verbalen Beziehungsanteile« verändern und »ein anderes pflegerisches Verhalten ermöglichen« (DNQP 2018, S. 43 f.; vgl. a.a.O. S. 18). Der einen Expertenstandard und eine Literaturstudie umfassende DNQP-Band grenzt sich kritisch gegen die medizinale Funktionspflege ab. Eine pflegewissenschaftliche Auffassung der Pflege als »Beziehungsberuf« (DNQP 2018, S. 17) darf aber auch nicht der Gefahr erliegen, die medizinalisierte berufliche Sozialisierung der Pflegenden zu unterschätzen, aufgrund der die interpretative Spannbreite »person-zentrierter Pflege« von Menschen mit Demenz von einem bloß interventionistischen, letztlich beziehungsuninteressierten, bis hin zu einem relational-assistierenden Verständnis hörender Pflegeakteurinnen möglich erscheinen lässt (▶ Kap. 2.5.1). Das zeigen auch Bemühungen um eine Differenzierung von Verstehensdimensionen in der pflegerischen Beziehungsgestaltung (Linde & Riedel 2021). Ferner durchkreuzt die organisationslogische Eigendynamik institutionalisierter Langzeitpflege immer wieder den Rogerschen Kerngedanken der Nicht-Direktivität.

2.5.3 Demenziell verändertes Verhalten – Fokussierungen in einem interdisziplinär spannungsvollen Feld

Agitiertes und aggressives Verhalten von Menschen mit fortgeschrittener Demenz ist äußerst belastend für die soziale Umwelt und daher der Hauptrisikofaktor für die Institutionalisierung von Demenzbetroffenen in Altenpflegeeinrichtungen. Derart herausforderndes Verhalten wurde bereits im zwischen Psychiatrie und Sonderpädagogik verorteten Feld auch »disruptives Verhalten« genannt, weil es die Person, die ein solches Verhalten zeigt, der Gefahr sozialer Isolation aussetzt. Der Begriff »disruptives Verhalten« wurde im Demenzpflegediskurs rezipiert (z. B. Algase et al. 1996). Denn die Gefahr sozialer Isolierung und Vereinsamung besteht auch für Menschen mit Demenz in hohem Maße, und zwar nicht nur in Form der Exklusion aus ihren Familien durch ihre Institutionalisierung, sondern auch innerhalb der Pflegeeinrichtungen, in denen ein hoher Anteil einer demenziell veränderten und meist multimorbiden und hochgradig pflegebedürftigen Bewohnerschaft durch agitierte Verhaltensweisen sowohl die pflegerische Versorgung erschweren als auch Mitbewohner und Heimpersonal provozieren (Cohen-Mansfield 2008). Da pharmakologische Möglichkeiten der Kontrolle oder Behebung der als disruptiv empfundenen Verhaltensweisen entweder noch nicht entwickelt oder nicht effektiv oder gar von erheblichen gesundheitsgefährdenden Nebenwirkungen begleitet waren (Ballard 2007), wurden Wege gesucht, das problematische Verhalten auf nicht pharmakologische Weise zu »managen« (Dyck 1997; Cohen-Mansfield 2001; Livingston et al. 2014).

Dazu wurden Modelle entwickelt, die sowohl als Basis alltagspragmatischer als auch wissenschaftlicher empirischer Verhaltensanalyse taugen. Die impliziten anthropologischen Konzeptionen bestimmen darüber, wie reduziert oder wie reichhaltig das psychosoziale Geschehen zwischen menschlichen Individuen beschrieben wird, ob als Intervention, Interaktion oder als interpersonale Begegnung. So konzipiert z. B. das behavioristisch-funktionale ABC-Modell den Menschen mit Demenz als eine Reiz-Reaktions-Maschine, um sich der Einflussnahme auf »challenging behaviour« zu nähern. Dabei steht A für »*a*ntecedens« im Sinne von »preceding events«, B für »*b*ehaviour« und C für »*c*onsequent events« (Moniz-Cook 2012, S. 3).

Das Management-Vokabular spiegelt in Verbindung mit den pathologisierenden psychiatrischen Verhaltensbezeichnungen den hohen Problemdruck, der – ausgelöst durch das alle pflegeorganisatorischen Abläufe erschwerende Verhalten demenziell veränderter Heimbewohnerinnen – auf in Langzeitpflegeeinrichtungen tätigen Pflegepersonen lastet. Dabei lassen sich die verschiedenen Verhaltensmodelle auch zur Identifikation von Umweltfaktoren nutzen, die herausfordernde Verhaltensweisen bei Menschen mit Demenz erst erzeugen.

2.5.3.1 »Disruptive behavior« und »unmet needs« – klinische Psychologie und Pflegewissenschaft

Vor diesem Problemzusammenhang in Altenpflegeheimen hat sich die klinische Psychologin und Gerontologin Jiska Cohen-Mansfield der Erforschung agitierten Verhaltens von Menschen mit Demenz verschrieben. Dabei hat sie zum einen das Cohen-Mansfield Agitation Inventory (CMAI) zur operationalisierten Erfassung unterschiedlicher Syndrome agitierten Verhaltens (zunächst drei Syndrome, nämlich physisch, verbal und aggressiv, später vier Syndrome, nämlich physisch vs. verbal sowie aggressiv vs. nicht aggressiv) entwickelt. Auf dieser Grundlage untersucht sie den Zusammenhang zwischen den Verhaltenssyndromen, der Häufigkeit ihres Auftretens und den Grad der Belastung sozialer (Pflege-)Beziehungen – d. h. den disruptiven Charakter des jeweiligen agitierten Verhaltens (Cohen-Mansfield 2008). Einen komplementären Schwerpunkt bildet die ätiologische Erforschung der agitierten Verhaltensweisen von Menschen mit Demenz und möglicher leicht handhabbarer nonpharmakologischer »Stimulationen«, die agitiertes Verhalten zu reduzieren vermögen. Ihre Forschungsschwerpunkte integrierte Cohen-Mansfield in die Theorie der »unmet needs«. Damit schuf die statistisch gebildete klinische Psychologin einen Rahmen, in dem sie Korrelationen zwischen Stimulationsklassen und statistisch signifikanten Reduktionsergebnissen für agitiertes Verhalten auf plausible unerfüllte Bedürfnisse (»unmet needs«) von Heimbewohnerinnen zurückführt. Auf diese Weise koppelt sie das Ziel der Stressreduktion professionell Pflegender an den Wunsch, die Lebensqualität der demenziell betroffenen Heimbewohnerinnen mit nicht pharmakologischen Mitteln zu befördert.

Die vielfach international ausgezeichnete Forscherin hat mit ihren statistisch plausibilisierten Wirkungsnachweisen psychosozialer Interventionen wesentlich zu deren Anerkennung in den einem medizinischen Demenzparadigma verpflichteten Professionen wie der (Geronto-) Psychiatrie, der Neurologie und der klinischen Psychologie beigetragen und diesen zu prioritären Empfehlungen vor dem Einsatz problematischer psychotroper Pharmazeutika verholfen. Cohen-Mansfield konzipiert Menschen mit Demenz als psychische und soziale Subjekte mit Bedürfnissen, deren dauerhafte Nichterfüllung agitierte Verhaltensweisen stimulieren kann. Vor dem Hintergrund ihrer »unmet needs«-Theorie empfiehlt sie, nicht nur auf agitiertes Verhalten mit entsprechenden »Stimulationen« zu reagieren, sondern fordert eine präventive bedürfnisgemäße Gestaltung der physischen Umgebung und der Organisation in Altenpflegeeinrichtungen, um agitiertes Verhalten erst gar nicht zu auszulösen. Ihr Bemühen um eine immer präzisere Aufklärung spezifischer starker Korrelationen zwischen vielfältigen Faktoren (Geschlecht, verbliebene kognitive Kompetenzen, Demenzgrad etc.) zielt auf einen individualisierten Zuschnitt non-pharmakologischer Interventionen auf die Person mit Demenz.

Trotz dieser Erfolge erfüllt Cohen-Mansfields »unmet needs«-Theorie noch nicht den Anspruch person-zentrierter Ansätze. Sie verbleibt in natürlicher, objektivierender Einstellung auf das agitierte Verhalten Demenzbetroffener, ohne sie als kommunikative Subjekte und Expertinnen ihres Lebens einzubeziehen. Ferner wird die Einstellung Pflegender zu Personen mit Demenz und der Auswirkung auf die Qualität der Pflegebeziehung nicht reflektiert. Dadurch bleibt aber auch die Erschließung der Demenzbetroffenen als Personen unerreicht, wie die Verwendung der Begrifflichkeit eines behavioristischen Reiz-Reaktions-Verhaltensmodells dokumentiert, das sich methodisch einer introspektiven Füllung des Bedürfnissubjekts enthält. Letztlich fungieren das Ausbleiben agitierter Verhaltensweisen, die Möglichkeit eines weitgehenden Verzichts auf den Einsatz von Psychopharmaka und die Stressreduktion der Pflegenden als hinreichende Indikatoren einer guten Versorgung von Menschen mit Demenz. Das ist nicht wenig – im Gegenteil – es ist unverzichtbar, erfüllt aber noch nicht das Anliegen der Vertreter einer person-zentrierten Zuwendung zu Menschen mit Demenz.

Auch der »Need-driven dementia-compromised behavior« (NDB)-Ansatz ist durch das Forschungsinteresse an der Reduzierung von »disruptive behavior« von demenziell veränderten Bewohnerinnen in Altenpflegeheimen veranlasst. Das pflegewissenschaftliche Autorinnenkollektiv (Algase et al. 1996) geht wie Cohen-Mansfield von »unmet needs« als Ursache für disruptives Verhalten bei Altenheimbewohnerinnen mit Demenz aus. Sie unterstellen dem Term »disruptive behavior«, eher die Sicht der Pflegeperson als die Perspektive der kognitiv beeinträchtigten Person widerzuspiegeln. Dann wählen sie »wandering«, »vocalization« und »aggression« entlang der damals erst drei disruptiven Verhaltenskategorien Cohen-Mansfields – physisch, verbal und aggressiv – als exemplarische, seinerzeit viel diskutierte und das Pflegepersonal herausfordernde Verhaltensweisen aus, anhand derer sie eine Vielzahl möglicher Stimuli zu verdeutlichen versuchen, die das disruptive Verhalten der kognitiv eingeschränkten Person als Ausdruck unbefriedigter Bedürfnisse »meaningful« erscheinen ließen. Die Pflegewissenschaftlerinnen unterscheiden proximale Faktoren (endogen personbezogene, physische Umwelt, soziale Mitwelt) und Hintergrund-Faktoren (neurologische, kognitive, allgemeinmedizinische, psychosoziale), um

Pflegenden wie Forschenden eine multifaktorielle Matrix an die Hand zu geben, mit der Verhalten kognitiv beeinträchtigter Menschen nicht nur reaktiv, sondern auch präventiv beeinflusst werden kann (Algase et al. 1996, S. 10). Elf Jahre später erfährt das NDB-Modell durch eine neu zusammengesetzte Gruppe pflegewissenschaftlicher Autorinnen um Kolanowski eine Neuinterpretation durch eine Einbettung in Kitwoods und Sabats Theorien (Penrod et al. 2007). Das NDB-Modell wird nun als eine Demenzpflegetheorie mittlerer Reichweite vorgestellt (Penrod et al. 2007, S. 67), die zwei »kontrastierende« Demenzperspektiven mit je eigenen Wissensbeständen, die biomedikale und die phänomenologische, zu einem »more holistic theoretical scheme for clinicians« integriere (Penrod et al. 2007, S. 69). Tatsächlich werden die beiden wissenschaftlichen Paradigmen jedoch nicht theoretisch integriert, sondern bestenfalls kombiniert. Die kommunikative Erschließung der subjektiven Erfahrung von Menschen mit Demenz sowie die Bedeutung einer person-zentrierten Haltung der Pflegeperson als dem einen personalen Begegnungsraum erschließenden Faktor in der Pflegebeziehung bleiben – wie bereits zuvor bei Cohen-Mansfield – unthematisiert und unreflektiert. Jedoch spiegelt die Neuinterpretation der multifaktoriellen NDB-Verhaltensanalyse den wachsenden Einfluss von Kitwoods PCC-Ansatz und Sabats selbstpsychologischen Analysen auf die Pflegewissenschaft, die sich zugleich zu einer klinischen Perspektive kritisch zu positionieren sucht.

2.5.3.2 »Behavioral and Psychological Symptoms of Dementia« (BPSD) – zur Rezeption non-pharmakologischer Interventionen in der Neuropsychiatrie

Die wachsende Aufgeschlossenheit der medizinischen Professionen gegenüber psychosozialen Interventionen in der Versorgung von Menschen mit Demenz erklärt sich aus der zunehmenden Einsicht in die begrenzte Wirksamkeit und in die nicht unerheblichen Nebenwirkungen pharmakologischer Behandlungen psychologischer und Verhaltenssymptome, die bis zu einem erhöhten Risiko für Mortalität und Schlaganfall gehen könne (Moniz-Cook 2012, S. 3; Deuschl et al. 2016; Savaskan et al. 2014; Kratz 2017; Förstl/Romero 2017; MDS 2019, S. 35, 98 u. ö.). Außerdem haben die psychologischen Ansätze deutlich gemacht, dass Psychopharmaka keine adäquaten Mittel darstellen, um Verhalten zu manipulieren, das aus unbefriedigten psychosozialen Bedürfnissen herrührt. Cohen-Mansfields klinisch psychologische Arbeiten haben die neuromedizinische und psychiatrische Rezeption psychosozialer Ansätze nicht zuletzt durch die statistisch plausibilisierten Outcome-Untersuchungen befördert. Daher lautet die erste der »key messages« der Internationalen Psychogeriatrischen Vereinigung (IPA): »In general, non-pharmacological approaches are first-line treatment for behavioral and psychological symptoms of dementia (BPSD).« (IPA 2015, Modul 6.3)

Der mittlerweile etablierte Ausdruck »behavioral and psychological symptoms of dementia« (BPSD) wurde in den 1990er Jahren von der IPA als Fachbezeichnung für die Verhaltensauffälligkeiten und psychologischen Belastungen von Demenzbetroffenen vorgeschlagen (IPA 2015, Modul 1.5). Schon die Rede von »symptoms« zeigt die medizinisch-pathologisierende Charakterisierung auffälliger Verhaltensweisen und psychischer Zustände Demenzbetroffener aus der objektivierenden Perspektive eines Diagnostikers. Jedoch haben neue psychologische Forschungsergebnisse die Aufmerksamkeit der IPA auch auf die psychosoziale Interaktion und ihre Folgen für das subjektive Erleben von Menschen mit Demenz gelenkt. »Investigations into the psychology of the self have led to new ways of understanding a demented patient's attempts to maintain some semblance of self-esteem and identity following progressive cognitive decline and have also led to an appreciation of these aids in the understanding of behaviors that may manifest as BPSD (see Module 5).« (IPA 2015, Modul 3.12) So wird anerkannt, dass unangemessene Betreuungsstrategien («inappropriate caregiver strategies«) BPSD auslösen und, umgekehrt, die Veränderung problematischen Betreuungsverhaltens BPSD abmildern oder gar zum Verschwinden bringen können, so dass abschließend psychotherapeutisch gestützte professionelle Verhaltensunterweisungen für Betreuungspersonen gefordert und festgehalten werden: »Biological and non-biological factors contribute to the development of BPSD.« (IPA 2015, Modul 3.13).

Modul 5 erfasst infolgedessen unter »non-pharmacological treatments« neben der Gestaltung der physikalischen Umwelt ausdrücklich auch psychosoziale Ansätze, die als »first-line approaches to all emotional and behavioral disturbances in people with dementia« empfohlen werden (IPA 2015, Modul 5.2). Sie werden nicht nur reaktiv-interventionistisch, sondern auch präventiv unter »dementia care« gefasst, während »person-centred care« davon unterschieden als umfassende Vertrautheit mit der Biografie und den daraus resultierenden Wertorientierungen und Vorlieben der Person mit Demenz vorgestellt wird (IPA 2015, Modul 5.4). »person-centered care« wird von der IPA somit im Sinne einer zwar individualisierenden, aber nicht demenzspezifischen Pflege aufgefasst (▶ Kap. 2.5.2). Die spezifische »dementia care« wird in den IPA-Demenz-Guide-Modulen, trotz des medikalen objektivierenden Vokabulars, durch die Erkenntnisse der Sozial- und der Selbstpsychologie vermittelt rezipiert, die die Erlebnisperspektive von demenziell Erkrankten berücksichtigen und daher psychosozialen Ansätzen im Fall von emotionalen und verhaltensbezogenen Auffälligkeiten den Vorzug vor dem Einsatz von Psychopharmaka geben. Ferner wird einer weiteren subjektiven Dimension in der Betreuungsbeziehung Rechnung getragen, nämlich nun auf Seiten der Betreuungspersonen: »Many of the benefits of psychosocial treatments stem more from the person who delivers a treatment than from the treatment itself.« (IPA 2015, Modul 5.9) Diese auf die intrapersonale Dimension der Betreuungsperson verweisende Perspektive der Selbstreflexion wird in ihrer Bedeutung zwar anerkannt, jedoch nicht weiter vertieft.

2.5.3.3 Vom »disruptive behavior« zum »challenging behavior« – der heilpädagogische Einfluss

Anders als der speziell für den psychischen und verhaltensbezogenen Symptombereich von Demenzbetroffenen geprägte Terminus »behavioral and psychological symptoms of dementia« (BPSD) entstammt »challenging behavior« einer sich von der Psychiatrie zunehmend distanzierenden heilpädagogischen Versorgung von jungen Menschen mit geistiger Behinderung. Nach Theunissen steht hinter Begriffen wie »challenging behavior«, »behavior problems« und »problem behavior« »ein pädagogisch-therapeutisches Konzept (i. S. v. *positive behavior supports*)«. Die Begriffe seien in den USA in Abgrenzung zu Bezeichnungen von psychischen Störungen entwickelt worden, bei denen »psychiatrisch und psychotherapeutisch dimensionierte interdisziplinär ausgerichtete Hilfen Priorität haben«. 1995 definiert der britische Spezialist für »intellectual disabilities«, Eric Emerson, »challenging behaviour« richtungsweisend als

> »culturally abnormal behaviour(s) of such an intensity, frequency or duration that the physical safety of the person or others is likely to be placed in serious jeopardy, or behaviour which is likely to seriously limit use of, or result in the person being denied access to, ordinary community facilities« (zit. n. Emerson 2001, S. 3).

Mit seiner Definition für herausforderndes Verhalten lenkt Emerson die Aufmerksamkeit auf folgende Elemente: a) kulturell normabweichendes Verhalten, das b) zur physischen (Selbst-)Gefährdung sowie c) zur erhöhten Gefahr sozialer Exklusion führt. Emersons Definition von »challenging behaviour« zielt damit in einer sich gegen die Psychiatrie stärker abgrenzenden Behindertenpädagogik auf denselben Zweck, wie zuvor der psychiatrisch gebräuchliche Terminus »disruptive behaviour« (▶ Kap. 2.5.3.1), nämlich das Verhalten von der mit ihm verbundenen Gefahr sozialer Exklusion des Verhaltensträgers zu definieren.

Emerson unterscheidet »challenging behaviour« von psychiatrischen Störungen mit der Begründung, dass einerseits nicht alle psychiatrischen Störungen das Potenzial zur (Selbst-)Gefährdung aufweisen (z. B. weder Angststörungen noch leichte Formen der Depression) und andererseits herausfordernde Verhaltensweisen sich im Gegensatz zu psychiatrischen Störungen auch als funktionale Anpassungen an spezifische Umwelten verstehen lassen (Emerson 2001, S. 4). Diese mögliche Funktionalität herausfordernden Verhaltens legt das Fundament für eine »Verstehende Diagnostik«, die nach Theunissen einen »Querschnittsansatz« bezüglich der Versorgung von Menschen mit geistiger Behinderung darstellt, »der sowohl für schwere Verhaltensauffälligkeiten als auch für psychische Störungen in pädagogischer, psychologischer und psychotherapeutischer Hinsicht bedeutsam« sei (Theunissen 2016, S. 58 f.).

Die 2006 vom BMG herausgegebenen »Rahmenempfehlungen zum Umgang mit herausforderndem Verhalten bei Menschen mit Demenz in der stationären Altenhilfe« (Bartholomeyczik et al. 2006) rezipieren den in Großbritannien bereits im Verlauf der späten 1990er Jahren auf den Bereich der Versorgung von Demenzbetroffenen übertragenen Begriff »challenging behavior« (Moniz-Cook 1998) zusammen mit der »Verstehenden Diagnostik« aus der Heilpädagogik und führen ihn als deutschsprachigen pflegewissenschaftlichen Fachterminus »herausforderndes Verhalten« in die Pflege von Menschen mit Demenz ein. Die Übertragung des Terminus aus dem Bereich der geistigen Behinderung in den der Betreuung von Menschen mit Demenz lag in mehrfacher Hinsicht nahe: Zum einen ersetzt »challenging behavior« in beiden Bereichen negativ konnotierte, pathologisierende und stigmatisierende Benennungen von belastendem Verhalten bei Demenzbetroffenen wie »difficult, disruptive behaviour, problematic behaviour, behavioural disturbance, maladaptive, dysfunctional behaviour, aberrant, disordered behaviour und non-cognitive symptoms« bzw. deutschsprachige Bezeichnungen wie »Verhaltensstörung«, »Verhaltensprobleme«, »deviantes Verhalten« u. ä. m. (Bartholomeyczik et al. 2006, S. 13). Die pflegewissenschaftliche Fachgruppe verwirft sogar den in der BMG-Ausschreibung verwendeten Begriff der »Verhaltensauffälligkeiten«, der in der Heilpädagogik weiterhin akzeptiert ist (Theunissen 2016). Zum anderen soll mit »challenging behaviour« der Einfluss der physischen und der sozialen Umwelt auf herausforderndes Verhalten von Menschen mit Demenz unterstrichen werden. Mit dem Terminus »herausforderndes Verhalten« manifestiert sich folglich der durch die »Behindertenpädagogik« (Bartholomeyczik et al. 2006, S. 13) vermittelte Einfluss des sozialen Modells der Behinderung nun auch in der deutschen Pflegewissenschaft, das mit seiner entpathologisierenden und inklusiven Stoßrichtung gemäß dem Slogan der Disability-Bewegung: »Man ist nicht behindert, man wird behindert!«, auch den Diskurs der UN-Behindertenrechtskonvention leitete (Wansing 2015). Allerdings ist »challenging behaviour« kein akzeptierter Terminus in den Disability Studies, die in bislang andauernder kritischer Spannung zur therapeutisch-rehabilitativen Perspektive der Heilpädagogik verharren. Ferner umfasst der Terminus »challenging behaviour« durch seine diskriminierungskritische Ausrichtung auf Menschen mit Verhaltensauffälligkeiten und seine kritische Abgrenzung gegenüber der Psychiatrie, die ihn wiederum mit dem Anliegen der Disability Studies verbinden, in der heilpädagogischen Verwendung nicht auch psychologische Begleitsymptome von Demenz wie Angst und Depression. Deshalb entspricht er auch nicht dem IPA-Terminus der Behavioral and Psychological Symptoms of Dementia (BPSD). »Challenging behaviour« tritt in der Heilpädagogik wie in der Demenzpflege vielmehr das Erbe des Begriffs »disruptives Verhalten« an und steht daher in der »Gefahr, internales (emotionales) Verhalten (depressive Verstimmungszustände, Rückzugstendenzen, apathisches Verhalten, ängstliches Verhalten, mangelndes Selbstvertrauen) gegenüber externalen (aggressiven) Verhaltensmustern als ›Herausforderung‹ zu verkennen« (Theunissen 2016, S. 59), – eine Gefahr, der die Rahmenempfehlungen explizit nicht erliegen wollten (Bartholomeyczik et al. 2006, S. 9).

Das erklärte Ziel der Rahmenempfehlungen war, einer medizinal sozialisierten Pflege mit der Rezeption des heilpädagogisch-diskriminierungskritischen Terminus »herausforderndes Verhalten« die Aufgabe zuzuteilen, gegenüber Menschen mit Demenz eine »psychosoziale Perspektive« einzunehmen. Daraufhin sollen sie »sich durch ein bestimmtes Verhalten von demenziell erkrankten Menschen herausgefordert« sehen, mögliche Ursachen derartigen Verhaltens nicht ausschließlich der demenziellen Grunderkrankung zuzurechnen, sondern stets auch im eigenen Verhalten oder der physikalischen Umwelt zu suchen (Bartholomeyczik et al. 2006, S. 15). Das Expertengremium rezipierte das NDB-Modell von Algase et al. (1996) als »Ausgangslage« und »Denkhinweis« für die Strukturierung einer »verstehenden Diagnostik« im Umgang mit demenziell veränderten Altenheimbewohnerinnen. Die »verstehende Diagnostik« soll ähnlich wie die Bildung von »Verstehenshypothesen« im DNQP-Expertenstandard ermöglichen, herausforderndes Verhalten von Demenzbetroffenen als potenziell sinnvolle Reaktion auf umweltbedingte Reize, d. h. ressourcen- statt defizitorientiert, zu in-

terpretieren, weil nämlich »das *Verhalten* für denjenigen, der sich *verhält*, immer einen Sinn hat, weil es ein sinnhafter Ausdruck der menschlichen Psyche ist«. Dazu wird »eine intensive Beobachtung und die Kenntnis der Biografie« empfohlen, um den subjektiven Sinn des herausfordernden Verhaltens einer von Demenz betroffenen Person zu entschlüsseln (Bartholomeyczik et al. 2006, S. 14).

Als »wesentliches Ziel pflegerischer Bemühungen« wird »das subjektive Wohlergehen« der Demenzbetroffenen »mit oder ohne diese Verhaltensformen« bestimmt und nicht etwa »ein Verhaltensmanagement im Sinne von kausal wirksamen Vorgehensweisen wie Konditionierung oder Löschung von Verhalten« (Bartholomeyczik et al. 2006, S. 31). Damit erteilen die »Rahmenempfehlungen« einer bloß interventionistischen Praxis psychosozialer und physikalischer Umweltgestaltung eine klare Absage. Das pflegerische Handeln wird als Unterstützung des Strebens nach Wohlbefinden der pflegebedürftigen Person, d. h. als einem Subjekt assistierend, verstanden (Bartholomeyczik et al. 2006, S. 32; vgl. zur Selbstbestimmungsrechtsassistenz Baranzke 2022). Die Realisierung der Beförderung des Wohlbefindens der Demenzbetroffenen wird in erster Linie den individuellen Pflegekräften überantwortet, auch wenn die organisatorischen Rahmenbedingungen ausführlich zur Sprache kommen. Nachdrücklich widmen die Autorinnen sich der Notwendigkeit der Bildung einer »zulassenden Haltung« der Pflegeperson, »einer unaufdringlichen Präsenz, um Bindungsimpulse aufzunehmen«, einer »Sorgehaltung« in der Beziehung zur pflegebedürftigen Person, die einer Reflexionskultur in der Pflegeeinrichtung bedürfe. Sie unterlegen der Pflegebeziehungsgestaltung die Rogerschen Psychotherapeuten-Haltungen der Kongruenz, Empathie und Akzeptanz: »Nur in einer *echten, einfühlenden und akzeptierenden* [H. d. V.] Beziehung ist ein auf Wohlbefinden und Lebensqualität ausgerichteter Alltag möglich. Beziehung ist notwendig, um Bedürfnisse, Bedeutungen, Auffassungen, Affekte und situative Möglichkeiten (Übergänge) zu erspüren und zu nutzen. Beziehung bedarf des Interesses, der Neugier, Wachheit, Beachtung und der Reflexion. Damit ist die eigene Person das Hauptarbeitsmittel zur Entwicklung einer akzeptierenden, vertrauensvollen und verlässlichen Beziehung.« (Bartholomeyczik et al. 2006, S. 33) In den Rahmenempfehlungen werden mithin ausgesprochen anspruchsvolle person-zentrierte Beziehungserwartungen an professionell Pflegende formuliert, die ein mit gerontopsychiatrischem Fachwissen angereichertes psychotherapeutisch-assistierendes Arbeiten auch mit bzw. an der eigenen Persönlichkeit erfordern und einen sozialkonstruktivistischen Kritikrahmen voraussetzen.

2.5.4 »Herausforderndes Verhalten« in der Kritik

Die Autorinnen der »Rahmenempfehlungen« haben mit der programmatischen Ersetzung des Begriffs »Verhaltensauffälligkeiten«, unter dem sie angefragt worden waren, durch den des »herausfordernden Verhaltens« ein Signal für die inklusionistische Repersonalisierung von Menschen mit Demenz in deutschen Altenpflegeheimen mit Hilfe einer assistierenden professionellen psychosozialen Unterstützung gesetzt und einer behavioristisch-interventionistischen Verhaltenskontrolle eine Absage erteilt. Der DNQP-Expertenstandard zur Beziehungsgestaltung in der Pflege von Menschen mit Demenz verzichtet explizit auf den Terminus »herausforderndes Verhalten«, um jegliches potenziell missverständliche Vokabular bezüglich Verhaltensbesonderheiten von Demenzbetroffenen zu vermeiden. Das Gremium war allerdings im Gegensatz zu dem Autorinnenkollektiv der Rahmenempfehlungen nicht an einen Arbeitsauftrag gebunden, sondern konnte das Thema frei wählen. Die Hoffnung auf die Bildung einer beziehungsförderlichen Haltung der Pflegenden wird ganz an den theoretischen Prozess der Bildung von Verstehenshypothesen geknüpft, ohne schon die auf Selbstreflexion angewiesene teilnehmende Perspektive authentischer Partnerschaften *mit* Menschen mit Demenz vertieft zu reflektieren (▶ Kap. 2.4.7).

Die Erklärungsbedürftigkeit des sozialkonstruktivistisch-reflexiven Programmbegriffs »herausforderndes Verhalten« erschwert die Vermittlung seiner heilpädagogisch-inklusiven, anti-stigmatisierenden, psychosozial assistierenden Absicht sowohl in eine alltagssprachliche als auch in eine medizinische bzw. medikal-pathologisierende Auffassung von Demenz. So ersetzt zum einen der MDS in seiner neuen Grundsatzstellungnahme zur »Begleitung, Pflege und Therapie bei Menschen mit Demenz« unter dem Einfluss des DNQP-Expertenstandards den Begriff »herausforderndes Verhalten« durch »aufforderndes Verhalten« (MDS 2019, S. 36), um »eine person-zentrierte Perspektive im wertfreien Sinne« auszudrücken. Der Ersatzbegriff versucht, dem vorwissenschaftlichen Alltagsverstand, den die MDS-Broschüre adressiert, entgegen zu kommen. Aus neuropsychologischer Perspektive wird hingegen kritisiert, dass der Begriff »herausforderndes Verhalten« das damit verbundene subjektive Erleben für die Demenzbetroffenen nicht abbilde und stattdessen durch »die einseitige Betonung der sozialen Auswirkung eines Verhaltens auf die Mitmenschen (hier: der herausfordernde Charakter)« das »Verständnis von Auffälligkeiten« einschränken könne. Alternativ wird die für ein medizinisch sozialisiertes diagnostisches Denken typische symptombezogene Bezeichnung »belastendes Verhalten und Erleben bei Demenz« vorgeschlagen, um »keine einseitigen Suggestionen zu möglichen Ursachen« zu transportieren. Der Hinweis »bei Demenz« berücksichtige »den Zusammenhang der belastenden Reaktionen mit der Grunderkrankung«, reduziere »aber die Ursachen nicht auf die krankheitsbedingte Gehirnschädigung«. Ferner beziehe sich das Merkmal »belastend« »auf das Erleben aller Beteiligten: der Erkrankten selbst und aller betroffenen Personen aus dem Umfeld« (Romero & Wenz 2018, S. 23).

Das multidisziplinäre Ringen um eine nicht stigmatisierende Weise der Benennung der Verhaltenssymptome demenzieller Erkrankungen in den letzten drei Jahrzehnten vermag die überaus hohe Belastung der sozialen Umwelt und damit auch der Pflegenden durch ein gesellschaftliche Konventionen sprengendes, und nicht selten auch verbal und physisch aggressives, selbst- und fremdgefährdendes Verhalten von Menschen mit Demenz nicht zu verbergen (vgl. Cohen-Mansfield 2008). Dabei zeigt sich, dass durch ein biomedizinisches Paradigma geprägte Disziplinen (Medizin, Neurowissenschaften, Gerontopsychiatrie u. ä. m.) Symptombeschreibungen bevorzugen. Die diagnostische Zuschreibung an die Symptomtragenden erfolgt aber zunehmend in einer möglichst wertneutralen behavioristisch-beschreibenden Sprache, die sich in dem Terminus BPSD verdichtet, um dem Vorwurf der Pathologisierung zu entkommen. Dem sozialwissenschaftlichen Paradigma verpflichtete humanwissenschaftliche Disziplinen (Sozialwissenschaften, Soziologie, Sozialpsychologie, Heilpädagogik, Disability-Studies, Pflegewissenschaft u. ä.) sind hingegen darum bemüht, sich endogenkausalen Zuschreibungen an Betroffene weitgehend zu enthalten, um soziale Stigmatisierungs- und Diskriminierungsprozesse zu vermeiden. Dieses Ziel soll mit Begriffen wie »challenging behaviour« oder »aufforderndes Verhalten« u. ä. m. erreicht werden, um die Realisierung einer gesellschaftlichen Inklusion von Demenzbetroffenen der sozial begegnenden Mit- und strukturell gestalteten Umwelt zu überantworten. Dabei tun sich die betreffenden Fachdiskussionen leichter, die hohe psychische Belastung pflegender Angehöriger Demenzbetroffener (Unbescheid 2015) anzuerkennen (vgl. Kurz 2011; Wilz et al. 2011; Zank & Schacke 2011) als die professionell Pflegender, obwohl von letzteren die Hilferufe an die psychologische Zunft ausgegangen sind. Daraus ergibt sich die gesellschaftliche Verpflichtung, den besonderen Betreuungsbedarfen demenziell veränderter Pflegeheimbewohnerinnen durch eine die traditionelle Altenpflege übersteigende gerontopsychiatrische Professionalisierung des Betreuungspersonals sowie durch einen adäquaten Personalschlüssel und Wertschätzung für die außerordentlich hohen Anforderungen an eine respektvolle pflegerische Betreuung hochgradig vulnerabler Personen mit Demenz gerecht zu werden.

2.6 Person-zentrierte Pflege von Menschen mit Demenz in der stationären Langzeitpflege – ein Paradox?

Die Vorstellungen über ein Leben mit einer demenziellen Erkrankung haben sich seit Alzheimers Demenzdefinition vor rund einhundert Jahren stark verändert, aber einander nicht einfach abgelöst, sondern eher pluralisiert. Sie existieren nebeneinander oder beeinflussen sich wechselseitig und bestimmen sowohl das Handeln der Individuen in der direkten Begegnung mit Demenzbetroffenen als auch die Organisationskultur von Gesundheits- und Pflegeeinrichtungen. Sie sind geprägt teils von alten kulturellen Ideen einer kognitivistischen Anthropologie (▶ Kap. 2.3), teils von neueren soziokulturellen Entwicklungen und gesellschaftspolitischen Einstellungen gegenüber Alter und Bevölkerung (▶ Kap. 2.2) und teils von verschiedenen Wissenschafts- und Professionskulturen und den

Möglichkeiten und Grenzen ihrer jeweiligen Methodologien (▶ Kap. 2.1, ▶ Kap. 2.4, ▶ Kap. 2.5). Ferner bestimmen hier nur am Rande erwähnte politisch-rechtliche und ökonomische Prozesse die Rahmenbedingungen für die Entfaltung der Demenzkonstruktionen. (Alten-)Pflege und Pflegewissenschaft stehen im Brennpunkt all dieser Einflussfaktoren. Zugleich trifft eine stark am sozialwissenschaftlichen Paradigma orientierte Pflegewissenschaft auf eine sowohl noch christlich-personalistisch als auch medizinisch sozialisierte (Alten-)Pflegepraxis, die angesichts einer hochaltrigen multimorbiden Heimbewohnerschaft gerade erneut unter einen zunehmenden Medizinisierungsdruck gerät, wobei die spezifischen Herausforderungen der Pflege von Menschen mit Demenz erneut ins Hintertreffen zu geraten drohen. Welche Demenz- und damit Demenzpflegekonstruktionen in dieser Situation leitend werden (können), ist die Frage, um die sich im Kern der Diskurs einer person-zentrierten Pflege von Menschen mit Demenz dreht.

Eine Forschungsgruppe der University of Salford in Manchester, UK, subsumiert die vielgestaltigen Einflüsse unter zwei gegenläufige gesellschaftliche Demenzdiskurse, den »tragedy discourse« einerseits und den »living well discourse« andererseits, die unversöhnlich miteinander konkurrierten. Letzterer erlaube zwar erstmals, Demenz dem Paradigma des »successful aging« anzunähern (Mc Parland et al. 2017, S. 12). Allerdings teilen die Forscherinnen die Befürchtung der kritischen Gerontologie, dass jene Demenzbetroffenen, die in den Pflegeeinrichtungen mit schwersten physischen und kognitiven Beeinträchtigungen das autonomistische Bild gelingenden Alterns nicht zu erfüllen vermögen, durch den »living well discourse« völlig abgedrängt würden. »The risk with a tragedy or living well dichotomy is that it divides people with dementia into those who are living well or successfully with dementia and those who are no longer able to maintain society's notion of living well, thus living in the shadows.« (Mc Parland et al. 2017, S. 13).

Es ist nicht von der Hand zu weisen, dass die Befürchtung realistisch ist (Güther & Brandenburg 2015). Tatsächlich begegnete die Gegenüberstellung dieser beiden Diskurse den insbesondere im Kontext der von junger Demenz betroffenen Aktivistinnen und Aktivisten, die sich vor ihrer Institutionalisierung in Altenpflegeheime zu verwahren suchten (▶ Kap. 2.3.2). Die vorgelegte Analyse hat jedoch gezeigt, dass vielfach vorschnell höchst verschiedenartige Problemlagen in einen diskursiven Zusammenhang gebracht werden, der kritisch zu hinterfragen, statt durch die Behauptung unüberbrückbarer paradoxer Dichotomien zu bestätigen ist, die u. a. durch die mangelnde Unterscheidung zwischen deskriptiven und evaluativen bzw. normativen Diskurskategorien erzeugt werden.

- Entgegen der jahrzehntelangen Suggestion des Alzheimer-Diskurses besteht zwischen *Alter und Demenz keine notwendige Verbindung*. Auch wenn der Anteil von Altersdemenzen an den Demenzerkrankungen bei über 90 Prozent liegt, erkranken *weder alle* Menschen im Alter an Demenzen *noch* entwickeln *nur* alte Menschen Demenzen. Die multidisziplinäre Forschung verweist stattdessen auf die Notwendigkeit einer differenzierten Berücksichtigung der unterschiedlichen Bedürfnisse und Fähigkeiten von Demenzbetroffenen, u. z. in Abhängigkeit vom Verlaufsstadium (Phasen von leichter, mittlerer und schwerer Demenz), vom Typ ihrer demenziellen Erkrankung (u. a. Alzheimer, vaskuläre, frontotemporale, Lewy-Body-Demenz) sowie von der biografischen Lebensphase (Altersdemenz vs. Junge Demenz), in der sie demenziell erkranken (▶ Kap. 2.2.3).
- *Ob, wann und welche Form (Setting) von institutionalisierter Unterstützung für Demenzbetroffene und ihre Zugehörigen* förderlich ist, ist eine davon zu unterscheidende

Frage, die ebenfalls differenzierte und individuelle Antworten erfordert. Ob Altenpflegeeinrichtungen unter den real existierenden finanziellen, personellen und fachlichen Ausstattungsbedingungen ein angemessenes Angebot zu unterbreiten vermögen, ist kritisch zu prüfen. Längst werden alternative Konzepte wie ambulante Unterstützung familialer Pflege, demenzfreundliche Kommunen u. ä. m. sowie partizipative Formate wie die Bildung »authentischer Partnerschaften« (Dupuis 2011; Dupuis 2021; ▶ Kap. 2.4.7) entwickelt, um Demenzbetroffenen bei der größtmöglichen Nutznießung ihrer unveräußerlichen Menschenrechte und einem größtmöglich selbstbestimmten Leben zu assistieren. Andererseits sind Altenpflegeeinrichtungen realiter eine zu präferierende Option für die pflegerische Versorgung von Personen mit Demenz gegenüber einer informellen Versorgung durch völlig überforderte und möglicherweise emotional verstrickte Angehörige. Für die gesundheitspolitische und -ökonomische Förderung menschenrechtlicher Assistenzansprüche spielt die Anerkennung demenzieller Beeinträchtigungen als »Behinderung« im Sinne der Behindertenrechtskonvention eine eminent wichtige Rolle und eröffnet auch der familialen Pflege noch einmal neue Unterstützungsmöglichkeiten (▶ Kap. 2.3.2; ähnlich Stoppenbrink 2019).

- *Wie in Altenpflegeeinrichtungen eine mittlerweile überwiegend demenziell veränderte Bewohnerschaft adäquat versorgt* werden kann, ist eine weitere, aber drängende und brisante Frage. Es war diese Fragestellung, die die Entwicklung des Ansatzes einer *person-zentrierten Pflege von Menschen mit Demenz* stimulierte. Dabei ist der Diskurs über person-zentrierte Demenzpflege zwischen zwei thematischen Polen eingespannt. Zum einen geht es darum herauszufinden, *welche besonderen Bedürfnisse und Assistenzbedarfe* durch Demenzen beeinträchtigte Menschen haben. Zum anderen stellt sich die Frage, *wie* diesen besonderen Bedürfnissen und Assistenzbedarfen in stationären Langzeitpflegeeinrichtungen überhaupt sowie unter den Bedingungen einer Ökonomisierung des Gesundheitswesens (Manzei & Schmiede 2014; Maurer 2016) im Besonderen *Rechnung getragen werden kann*. Diese beiden Themenschwerpunkte polarisieren den Diskurs über person-zentrierte Pflege von Menschen mit Demenz und darüber, ob »herausforderndes Verhalten« Demenzbetroffener als Ausdruck ihrer psychosozialen Not oder als Pflegeorganisationshindernis behandelt wird. Dabei verläuft die Frontlinie heute nicht mehr zwischen dem neuromedizinischen, von Kitwood so genannten »Standardmodell« und einem psychosozial erweiterten Modell von Demenz. Denn letzteres ist längst in die neuromedizinisch-psychiatrische Fachperspektive auf Demenz in Form der Anerkennung der Wirksamkeit »psychosozialer Interventionen« bei »behavioralen und psychologischen Symptomen bei Demenz« (BPSD) eingepflegt – Qualität der Studienlage hin oder her (▶ Kap. 2.5.3.2). Die Arena um die Deutungshoheit person-zentrierter Pflege von Menschen mit Demenz wird vielmehr von der Frage bestimmt, welchen Preis die Gesellschaft für die Inkludierung kognitiv beeinträchtigter Menschen vermittels einer beziehungsgestützten Menschenrechtsassistenz zu zahlen bereit ist. Daher sind nicht wenige Verfechter person-zentrierter Demenzpflegeansätze bemüht zu zeigen, dass sich der Kitwoodsche »Goldstandard« sogar gesundheitsökonomisch rechnet (z. B. jüngst Sköldunger et al. 2020).

Vor diesem Hintergrund lassen sich, in Analogie zu der durch die Rechtswissenschaftlerin und deutsche UN-BRK-Verhandlerin Theresia Degener eingeführte Unterscheidung dreier Modelle von Behinderung – dem medizinischen, dem sozialen und dem menschenrechtlichen Modell (Degener 2015) – nicht, wie bisher, zwei, sondern ebenfalls drei Modelle von Demenz unterscheiden, anhand derer Erfolgskriterien für person-zentrierte Pflege von Menschen mit Demenz erkennbar werden können – das sind: 1.) das medizinisch-naturwissenschaftliche »Standardmodell« (Kitwood) von Demenz, 2.) das biopsychosoziale Umwelt-Interventionsmodell von Demenz und 3.) das auf Inklusion abzielende assistierende person-zentrierte Modell von Demenz (Baranzke 2022). Die beiden letztgenannten Demenzmodelle widersprechen sich nicht hinsichtlich evidenzbasierter Pflegemethoden, sondern vielmehr in Bezug auf Haltung und angestrebtem Pflegeziel für die an Demenz erkrankten Personen.

Bislang wird der Abwehrkampf gegen die Anerkennung Demenzbetroffener als Personen mit unveräußerlichen Menschenrechten vor allem in dem ohnehin schon »prekären sozialen Feld« der Altenpflege (Roth 2007) geführt, und zwar mit allen verfügbaren populärkulturellen Deutungsmustern von Demenzbetroffenen als leistungsunfähigen Senilen über die biomedizinethisch-naturalistische Bestreitung des Personenstatus (▶ Kap. 2.3.1) bis hin zur dehumanisierenden Verunglimpfung als untote Zombies, denen der Zutritt zur Menschenrechtsgemeinschaft zu verwehren sei (▶ Kap. 2.3). Hier haben Psychologen in der Tradition der von Carl R. Rogers mitbegründeten Humanistischen Psychologie und der psychoanalytischen Selbstpsychologie in kaum zu überschätzender Weise zur Rehumanisierung und Repersonalisierung Demenzbetroffener beigetragen und sie bis an die Schwelle der Disability-Bewegung geführt, an deren Tür die Vorsitzende des DAI, Kate Swaffer, 2016 mit einem ermutigenden Zwischenergebnis angeklopft hat (▶ Kap. 2.3.2). Hinter die Einsicht der im Namen person-zentrierter Pflege geführten Forschung, dass Demenzbetroffene bis zuletzt als empirische Subjekte mit innerpsychischem Erleben und sozialen Kommunikations- und Zugehörigkeitsbedürfnissen sowie vor allem als Menschenrechtssubjekte mit dem Anspruch auf gesellschaftliche Inklusion anzuerkennen sind, kann kein seriöser Demenzdiskurs mehr zurückfallen. Inwieweit diese Einsicht in den Altenpflegeeinrichtungen des pflegewissenschaftlichen Entwicklungslandes Deutschland bereits angekommen ist, und ob bzw. wie person-zentrierte Pflege von Menschen mit Demenz dort praktiziert bzw. durch welche individuell-habituellen und organisational-strukturellen Bedingungen befördert oder behindert wird, versuchten die Mitarbeiterinnen des DFG-Projekts zur »Rekonstruktion des Pflege*HA*bitus in der stationären *L*ang*zei*T*p*flege von Menschen mit Demenz« (*HALT*) an der Pflegewissenschaftlichen Fakultät der Philosophisch-Theologischen Hochschule Vallendar zu eruieren.

Literatur

Ad hoc Arbeitsgemeinschaft im Diskursverfahren »Konfliktfall Demenzvorhersage« (2018) Konsentierte Stellungnahme. Göttingen, Bochum, Institut für Ethik und Geschichte der Medizin (UMG), IEGUS – Institut für europäische Gesundheits- und Sozialwirtschaft.

Ainsworth MDS (1974) Feinfühligkeit versus Unfeinfühligkeit gegenüber den Mitteilungen des Babys. In: Grossmann KE, Grossmann K (Hrsg.) Bindung und menschliche Entwicklung.: John Bowlby, Mary Ainsworth und die Grundlagen der Bindungstheorie. Stuttgart: Klett Cotta, S. 414–421.

Aldridge H, Fisher P, Laidlaw K (2019) Experiences of shame for people with dementia: An Interpretative Phenomenological Analysis. Dementia 18(5), 1896–1911.

Algase DL, Beck C, Kolanowski A, Whall A, Berent S, Richards K, Beattie E (1996) Need-driven dementia-compromised behaviour: An alternative view of disruptive behaviour. American Journal of Alzheimer's Disease Nov/Dec, 10–19.

Alsawy S, Tai S, McEvoy P, Mansell W (2020) »It's nice to think somebody's listening to me instead of saying ›Oh shut up‹«. People with dementia reflect on what makes communication good and meaningful. Journal of Psychiatric Mental Health Nursing 27, 151–161.

Alzheimer's Society (2021) Young-onset dementia. Zugriff am 18.02.2021 unter: https://www.alzheimers.org.uk/about-dementia/types-dementia/younger-people-with-dementia#content-start

Ballard C (2007) Agitation and Psychosis in Dementia. American Journal of Geriatric Psychiatry 15(11), 913–917.

Ballenger J (2006) Self, Senility, and Alzheimer's Disease in Modern America: A History. Baltimore: Johns Hopkins University Press.

Baranzke H (2015) Schwinden mit den Kräften auch die Rechte? Zum Recht auf Selbstbestimmung in der gerontologischen Langzeitpflege. In: Brandenburg H, Güther H, Proft I (Hrsg.) Kosten contra Menschlichkeit. Herausforderungen an eine gute Pflege im Alter. Stuttgart: Grünewald, S 69–82.

Baranzke H (2021) Würde, Preis und Scham in der Pflege. Zur strukturellen Depersonalisierung durch die ökonomische Sachlogik. In: Proft I, Heeremann F v (Hrsg.) Herausforderung Menschenwürde: Anthropologie und Humanwissenschaft im Diskurs. Mainz: Grünewald, S. 133–148.

Baranzke H (2022) Person-zentrierte Pflege als relationale Selbstbestimmungsrechtsassistenz bei Menschen mit Demenz: Ethische Sondierungen in einem komplexen Spannungsfeld unter besonderer Berücksichtigung der stationären Langzeitpflege. In: Riedel A, Lehmeyer S (Hrsg.) Ethik im Gesundheitswesen. Springer Reference Pflege – Therapie – Gesundheit. Stuttgart: Springer Nature, 20 S. https://link.springer.com/referenceworkentry/10.1007/978-3-662-58685-3_64-2

Baranzke H, Güther H (2022) Beschämbarkeit: Zur pflegeethischen Relevanz einer brisanten Vulnerabilität. In: Riedel A, Lehmeyer S (Hrsg.) Ethik im Pflege- und Gesundheitswesen. Springer Reference Pflege – Therapie – Gesundheit. Stuttgart: Springer Nature DOI: https://link.springer.com/referenceworkentry/10.1007/978-3-662-58685-3_39-2

Baranzke H, Güther H, Brandenburg H (2019) Gute Pflege für Menschen mit Demenz. Rekonstruktion von Pflegehabitus in der stationären Langzeitpflege. DFG-Abschlussbericht (BR 4816/2-1). https://gepris.dfg.de/gepris/projekt/316201566/ergebnisse

Baranzke H, Güther H, Luft L, Brandenburg H (2019) Ethik des Alterns. In: Hank K, Schulz-Nieswandt F, Wagner M, Zank S (Hrsg.) Alternsforschung: Handbuch für Wissenschaft und Studium. Baden-Baden: Nomos-Verlag, S. 635–662.

Bartholomeyczik S et al. (2006) Rahmenempfehlungen zum Umgang mit herausforderndem Verhalten bei Menschen mit Demenz in der stationären Altenhilfe. Hrsgg. v. Bundesministerium für Gesundheit.

Bartholomeyczik S, Halek M (2011) Herausforderndes Verhalten bei Menschen mit Demenz: Offene Fragen für die Forschung. In: Dibelius O, Maier W (Hrsg.) Versorgungsforschung für demenziell erkrankte Menschen. Stuttgart: Kohlhammer, S. 32–39.

Bartholomeyczik S, Holle D, Halek M (2013) Herausforderndes Verhalten bei Menschen mit Demenz verstehen: Die Verbesserung der Versorgung Demenzkranker durch Qualitätsinstrumente – Von der Arbeit beim Leuchtturmprojekt Demenz des Bundesgesundheitsministeriums. Weinheim: Beltz Juventa.

Behuniak SM (2011) The living dead? The construction of people with Alzheimer's disease as zombies. Aging & Society 31, 70–92.

Bienstein C, Fröhlich A (2016) Basale Stimulation® in der Pflege: Die Grundlagen. Bern: Hogrefe.

Bielefeldt H (2009) Zum Innovationspotential der UN-Behindertenrechtskonvention. Deutsches Institut für Menschenrechte, Essay No. 5., 3. aktualisierte und erweiterte Aufl. Berlin. Zugriff am 28.04.2022 unter: https://www.institut-fuer-menschenrechte.de/publikationen/show/essay-no-5-zum-innovationspotenzial-der-un-behindertenrechtskonvention/

Bielefeldt H (2019) Würde und Rechte von Menschen mit Demenz: Umrisse neuer menschenrechtspolitischer Herausforderungen. In: Schmidhuber M, Frewer A, Klotz S, Bielefeldt H, (Hrsg.) Menschenrechte für Personen mit Demenz. Soziale und ethische Perspektiven. Bielefeld: transcript, S. 35–59.

Blaser R, Becker S, Wittwer D, Berset J (2015) Kitwood reconsidered: Personenzentrierung und die Haltung Pflegender im Umgang mit Menschen mit Demenz. Journal für Psychologie 23(1), 151–167.

Böhle F, Glaser J (Hrsg) (2006) Arbeit in der Interaktion – Interaktion als Arbeit: Arbeitsorganisation und Interaktionsarbeit in der Dienstleistung. Wiesbaden: VS.

Bohnsack R (2010) Rekonstruktive Sozialforschung: Einführung in qualitative Methoden.

Opladen & Famington Hills: Verlag Barbara Budrich.

Bowlby J (2018) Bindung als sichere Basis: Grundlagen und Anwendung der Bindungstheorie, 4. Aufl. München: Ernst Reinhardt Verlag.

Bradford Dementia Group (1997) Evaluating dementia care: The DCM Method. Bradford: University of Bradford.

Brandenburg H, Baranzke H (2017) Editorial: Personzentrierte Langzeitpflege – Herausforderungen und Perspektiven. Zeitschrift für medizinische Ethik (ZfmE) 63(1), 3–14.

Brandenburg H, Baranzke H, Kautz H (2019) Stationäre Altenpflege und hospizlich-palliative Sterbebegleitung in Deutschland. Einander kennenlernen – voneinander lernen – miteinander gestalten. In: Mitscherlich-Schönherr O (Hrsg.) Gelingendes Sterben: Zeitgenössische Theorien im interdisziplinären Dialog. Berlin: Nomos, S. 275–297.

Brandenburg H, Brünett M (2014) Demenzfreundliche Kommune in Deutschland und England – ein Blick auf mögliche Perspektiven. Sozialer Fortschritt 63(8), 190–196.

Brooker D (2006) Person-centred dementia care: Making services better. London: Jessica Kingsley Publishers.

Bundesministerium für Familie, Senioren, Frauen und Jugend (BMFSFJ) und Bundesministerium für Gesundheit (BMG) (2005) Charta der Rechte der hilfs- und pflegebedürftigen Menschen.

Cahill S (2018) Dementia and human rights. Bristol: Policy Press.

Chenoweth L, Jeon YH (2007) Determining the efficacy of Dementia Care Mapping as an outcome measure and a process for change: A pilot study. Aging & Mental Health 11, 237–245.

Cohen-Mansfield J (2009) Theoretical Frameworks for Behavioral Problems in Dementia. Alzheimers Care Today 1(4), 8–21.

Cohen-Mansfield J (2008) Agitated behavior in persons with dementia: The relationship between type of behavior, its frequency and its disruptiveness. Journal of Psychiatric Research 43(1), 64–69.

Cohen-Mansfield J (2001) Nonpharmacologic interventions for inappropriate behaviors in dementia: a review, summary, and critique. The American Journal of Geriatric Psychiatry 9(4), 361—381.

Cotrell V, Schulz R (1993) The perspective of the patient with Alzheimer's disease: A neglected dimension of dementia research. The Gerontologist 33, 205–211.

Dammert M, Keller C, Beer T, Bleses H (2016) Person-Sein zwischen Anspruch und Wirklichkeit. Eine Untersuchung zur Anwendung der Integrativen Validation und der Basalen Stimulation in der Begleitung von Personen mit Demenz. Weinheim/Basel: Beltz Juventa.

Dederich M (2012) Körper, Kultur und Behinderung: Eine Einführung in die Disability Studies. 2. Aufl. Bielefeld: transcript.

Degener T (2015) Die UN-Behindertenrechtskonvention – ein neues Verständnis von Behinderung. In: Degener T, Diehl E (Hrsg) Handbuch Behindertenrechtskonvention: Teilhabe als Menschenrecht – Inklusion als gesellschaftliche Aufgabe. Bundeszentrale für politische Bildung (bpb) Schriftenreihe Bd. 1506, Bonn: bpb, S. 55–74.

Dementia Alliance International (DAI) Zugriff am 26.05.2020 unter: https://www.dementiaallianceinternational.org/

Deuschl G, Maier W et al. (2016) S3-Leitlinie Demenzen. In: Deutsche Gesellschaft für Neurologie (DGN) (Hrsg.) Leitlinien für Diagnostik und Therapie in der Neurologie. Zugriff am 31.12.2019 unter: https://www.dgn.org/leitlinien/3176-leitlinie-diagnose-und-therapie-von-demenzen-2016

Deutscher Ethikrat (DER) (2012) Demenz und Selbstbestimmung: Stellungnahme. Berlin.

Deutsche Gesellschaft für Gerontologie und Geriatrie (DGGG), Deutsche Gesellschaft für Psychiatrie, Psychotherapie, Psychosomatik und Nervenheilkunde (DGPPN), Deutsche Gesellschaft für Neurologie (DGN) (Hrsg.) (2020) Einwilligung von Menschen mit Demenz in medizinische Maßnahmen: Interdisziplinäre S2k-Leitlinie für die medizinische Praxis (AWMF-Leitlinie Registernummer 108-001). Stuttgart: Kohlhammer.

Deutsche Gesellschaft für Pflegewissenschaft (DGP) (2016) Ethikkodex Pflegeforschung der Deutschen Gesellschaft für Pflegewissenschaft. Zugriff am 26.12.2020 unter: https://dg-pflegewissenschaft.de/wp-content/uploads/2017/05/Ethikkodex-Pflegeforschung-DGP-Logo-2017-05-25.pdf

Deutsches Institut für Medizinische Dokumentation und Information (DIMDI) (Hrsg.) (2019) ICD-10-GM Version 2019 Systematisches Verzeichnis: Internationale statistische Klassifikation der Krankheiten und verwandter Gesundheitsprobleme, 10. Revision: German Modifikation. Stand 21.09.2018. Zugriff am 02.02.2021 unter: https://www.dimdi.de/static/de/klassifikationen/icd/icd-10-gm/kode-suche/htmlgm2019/block-f00-f09.htm#F02.8

Deutsches Netzwerk für Qualitätsentwicklung in der Pflege (DNQP) (Hrsg.) (2017) Beziehungsgestaltung in der Pflege von Menschen mit Demenz: Literaturanalyse. Osnabrück.

Deutsches Netzwerk für Qualitätsentwicklung in der Pflege (DNQP) (Hrsg.) (2018) Expertenstandard: Beziehungsgestaltung in der Pflege von Menschen mit Demenz. Sonderdruck einschließlich Kommentierung und Literaturstudie. Osnabrück.

Dibelius O, Maier W (Hrsg.) (2011) Versorgungsforschung für demenziell erkrankte Menschen: Health Services Research for People with Dementia. Stuttgart: Kohlhammer.

DIMDI: ICD-10-DM Version 2019. Kap. V Psychische und Verhaltensstörungen (F00-F99). Zugriff am 31.12.2019 unter: https://www.dimdi.de/static/de/klassifikationen/icd/icd-10-gm/kodesuche/htmlgm2019/block-f00-f09.htm

Dinand C, Nover SU, Holle D, Zischka M, Halek M. (2015) What is known about the subjective needs of people with behavioural variant frontotemporal dementia? A scoping review. Health and Social Care in the Community, doi: 10.1111/hsc.12225.

Döttlinger B (2018) Gestisch-kommunikatives Handeln als Bindeglied zwischen Sprache und Handeln bei Menschen mit Demenz: Beziehungs- und Interaktionsgestaltung. Weinheim, Basel: Beltz Juventa.

Doyle PJ, Rubinstein RL (2014) Person-Centred Dementia Care. The Cultural Matrix of Othering. The Gerontologist 54(6), S. 952–963.

Dupuis SL, McAiney C, Loiselle L, Hounam B, Mann J, Wiersma EC (2021) Use of participatory action research approach to develop a self-management resource for persons living with dementia. In: Dementia, doi: 10.1177/1471301221997281.

Dupuis SL, Gillies J, Carson J, Whyte C, Genoe R, Loiselle L, Sadler L (2011) Moving beyond patient and client approaches: Mobilizing ›authentic partnerships‹ in dementia care, support and services. Dementia 11(4), 427–452.

Dyck G (1997) Management of Geriatric Behavior Problems. Geriatric Psychiatry 20(1), 165–180.

Dworkin R (1993) Life's Dominion. An Argument about Abortion, Euthanasia, and Individual Freedom. New York: Knopf.

Eckert J (2017) Bindungstheorie und Humanistische Psychotherapie. In: Strauß B, Schauenburg H (Hrsg.) Bindung in Psychologie und Medizin: Grundlagen, Klinik und Forschung. Ein Handbuch. Stuttgart: Kohlhammer, S. 306–315.

Edgar D, Wilson V, Moroney T (2020) Which is it, person-centred culture, practice or care? It matters. International Practice Development Journal 10(1), https://doi.org/10.19043/ipdj.101.008

Edvardsson D, Sandman P, Rasmussen B (2012) Forecasting the ward climate: A study from a dementia care unit. Journal of Clinical Nursing 21(7-8), 1136–1140.

Edvardsson D, Winblad B, Sandman P (2008) Person-centred care of people with severe Alzheimer's disease: current status and ways forward. Lancet Neurology 7, 362–367.

Ekman I et al. (2011) Person-centered care: Ready for prime time. European Journal of Cardiovascular Nursing 10, 248–251.

Emerson E (2001) Challenging Behaviour: Analysis and Intervention in People with severe intellectual disabilities, 2. Aufl. Cambridge University Press.

Fazio S, Pace D, Flinner J, Maslow K, Zimmerman S, Kallmyer B (2018) Editorial: Alzheimer's Association Dementia Care Practice Recommendations. The Gerontologist 58(S1), 1–9.

Fazio S, Pace D, Flinner J, Kallmyer B (2018) The Fundamentals of Person-Centered Care for Individuals With Dementia. The Gerontologist 58 (S1), 10–19.

Fazio S, Mitchell DB (2009) Persistence of self in individuals with Alzheimer's disease. Dementia 8, 39–59.

Feil N (1967) Group Therapy in a Home for the Aged. The Gerontologist 7(3), 192–195.

Feil N, de Klerk-Rubin V (2010) Validation: Ein Weg zum Verständnis verwirrter alter Menschen, 9. Aufl. München, Basel: Reinhardt.

Feil N (2010) Validation in Anwendung und Beispielen: Der Umgang mit verwirrten alten Menschen, 2. überarbeitete Aufl. München, Basel: Reinhardt.

Fercher P, Sramek G (2018) Brücken in die Welt der Demenz: Validation im Alltag, 3. erweiterte Aufl. München: Reinhardt.

Fischer T, Kuhlmey A, Wolf-Ostermann K (2011) Ambulant betreute Wohngemeinschaften für Menschen mit Demenz. Eine Alternative zum Heim? In: Dibelius O, Maier W (Hrsg.) Versorgungsforschung für demenziell erkrankte Menschen: Health Services Research for People with Dementia. Stuttgart: Kohlhammer, S. 186–121.

Flick U (2008) Triangulation: Eine Einführung, 2. Aufl. Wiesbaden: Verlag für Sozialwissenschaften.

Förstl H (Hrsg.) (2011) Demenzen in Theorie und Praxis, 3., aktualisierte und überarbeitete Aufl. Berlin, Heidelberg: Springer Medizin

Förstl H (2012) Editorial: Demenz. Weshalb es sich lohnt, dem Thema noch einige Jahrzehnte Aufmerksamkeit zu schenken. Zeitschrift für Gerontologie und Geriatrie 1, 5.

Friesacher H (2008) Theorie und Praxis pflegerischen Handelns: Begründung und Entwurf einer kritischen Theorie der Pflegewissenschaft. Göttingen: V&R unipress.

Fuchs T (2020) Leiblichkeit und personale Identität in der Demenz. In: Fuchs T. (Hrsg.) Verteidigung des Menschen: Grundfragen einer verkörperten Anthropologie. Suhrkamp: Frankfurt am Main, S. 278–295.

Ganß M, Margraf K, Ulmer EM, Wißmann P (2014) Interaktion mit allen Sinnen (IMAS) »Kompetent bleiben«. Kulturell geprägte Interaktionsformen bleiben erhalten. Explorative Studie in der Begleitung von Menschen mit Demenz. Projektträger Demenz-Support-Stuttgart gGmbH. Stuttgart. Zugriff am 27.02.2021 unter: https://www.demenz-support.de/media/imas_endversion.pdf

Gebhard D, Mir E (Hrsg) Gesundheitsförderung und Prävention für Menschen mit Demenz. Berlin, Heidelberg: Springer.

Giesenbauer B, Glaser J (2006) Emotionsarbeit und Gefühlsarbeit in der Pflege – Beeinflussung fremder und eigener Gefühle. In: Böhle F, Glaser J (Hrsg) Arbeit in der Interaktion – Interaktion als Arbeit: Arbeitsorganisation und Interaktionsarbeit in der Dienstleistung. Wiesbaden: VS-Verlag, S. 59–84.

Gilmore-Bykovskyi AL, Roberts TJ, Bowers BJ, Brown RL (2015) Caregiver Person-Centeredness and Behavioral Symptoms in Nursing Home Residents with Dementia: A Timed-Event Sequential Analysis. The Gerontologist 55(S1), 61–66.

Glaser J (2006) Arbeitsteilung, Pflegeorganisation und ganzheitliche Pflege – arbeitsorganisatorische Rahmenbedingungen für Interaktionsarbeit in der Pflege. In: Böhle F, Glaser J (Hrsg) Arbeit in der Interaktion – Interaktion als Arbeit: Arbeitsorganisation und Interaktionsarbeit in der Dienstleistung. Wiesbaden: VS-Verlag, S. 43–58.

Goldsmith M (1996) Hearing the voice of people with dementia. Opportunities and Obstacles. London: Jessica Kingsley Publishers.

Goudie F, Stokes G (1989) Understanding Confusion. Nursing Times 85(39), 35–37.

Grigorovich A, Kontos P, Kontos AP (2019) The »Violent Resident«. A Critical Exploration of the Ethics of Resident-to-Resident Aggression. Bioethical Inquiry 16, 173–183.

Gröning K (2014) Entweihung und Scham: Grenzsituationen in der Pflege alter Menschen. Frankfurt am M-ain: Mabuse.

Gronemeyer R (2013) Das 4. Lebensalter: Demenz ist keine Krankheit. München: Pattloch.

Güther H (2022) Person-zentrierte Pflege. In: Kitwood T, Brooker D Demenz. Der personzentrierte Ansatz im Umgang mit verwirrten, neurokognitiv beeinträchtigten Menschen. Aus dem Englischen von G Kreutzner und M Herrmann dt. Ausgabe hgg. v. C Müller-Hergl und H Güther, 9. vollständig überarb. u. erw. Aufl. Bern: Hogrefe, S. 263–273.

Güther H (2014) Autonomie. In: Becker S, Brandenburg H (Hrsg) Lehrbuch Gerontologie. Bern: Huber & Hogrefe, S. 229–247.

Güther H, Baranzke H, Höhmann U (2021) Herausforderndes Verhalten bei Menschen mit Demenz in der stationären Langzeitpflege. Handlungsempfehlungen für die hausärztliche Versorgung im Pflegeheim. Zertifizierte Fortbildung Folge 646. MMW – Fortschritte der Medizin 163 (Sonderheft 3) 2021, 59–67.

Güther H, Brandenburg H (2015) Das gute Leben. In: Brandenburg H, Güther H (Hrsg) Lehrbuch Gerontologische Pflege. Bern: Hogrefe, S. 77–86.

Haberstroh J, Neumeyer K, Schmitz B, Pantel J (2009) Evaluation eines Kommunikationstrainings für Altenpfleger in der stationären Betreuung demenzkranker Menschen (Tandem im Pflegeheim). Zeitschrift für Gerontologische Geriatrie 42, 108–116.

Haberstroh J, Oswald F (2014) Unterstützung von Autonomie bei medizinischen Entscheidungen von Menschen mit Demenz durch bessere Person-Umwelt-Passung? Informationsdienst Altersfragen 41(4), 16–24.

Hampel H, Graz C, Zetzsche T, Rujescu D, Möller HJ (2017) Pharmakotherapie. In: Wallesch CW, Förstl H (Hrsg.) Demenzen, 3. unveränderte Aufl. Stuttgart: Thieme, S. 356–370.

Hartmann A (2020) Entsorgung der Sorge: Geschlechterhierarchie im Spätkapitalismus. Verlag Westfälisches Dampfboot.

Honer A (2011) Zeit-Konfusionen: Zur intersubjektiven Rekonstruktion des temporalen Erlebens Demenzkranker. In: Honer A (Hrsg.) Kleine Leiblichkeiten: Erkundungen in Lebenswelten. Wiesbaden: VS, S. 131–139.

Hülsken-Giesler M (2014) Professionalisierung der Pflege: Möglichkeiten und Grenzen. In: Becker S, Brandenburg H (Hrsg.) Lehrbuch Gerontologie. Bern: Huber & Hogrefe, S. 377–407.

Hülsken-Giesler M (2008) Der Zugang zum Anderen: Zur theoretischen Rekonstruktion von Professionalisierungsstrategien pflegerischen Handelns im Spannungsfeld von Mimesis und Maschinenlogik. Göttingen: V&R unipress.

Hughes JC, Bamford C, May C (2008) Types of centredness in health care: themes and concepts. Medicine, Health Care and Philosophy 11, 455–463.

Innes A (2014) Demenzforschung: Das Erleben und die Versorgung von Menschen mit Demenz erforschen. Bern: Huber.

Institut für Qualität und Wirtschaftlichkeit im Gesundheitswesen (IQWiG) (Hrsg) (2021) Nicht medikamentöse Intervention bei milder kognitiver Einschränkung und Biomarker-

Nachweis. Evidenzbericht V20-03F zur S3-Leitlinie Demenzen. Köln.

International Psychogeriatric Association (IPA) (2015) The IPA Complete Guides to Behavioral and Psychological Symptoms of Dementia (BPSD).

Kaplaneck M (2011) Leben nach der Diagnose: Selbsthilfegruppen für Menschen mit Demenz. Dr. med. Mabuse 191, Mai/Juni, S. 44–46.

Katz S (2012) Embodied Memory: Aging, Neuroculture, and the Genealogy of Mind. Occasion: Interdisciplinary Studies in the Humanities 4.

Kitwood T, Brooker D Demenz. Der personzentrierte Ansatz im Umgang mit verwirrten, neurokognitiv beeinträchtigten Menschen. Aus dem Englischen von G Kreutzner, und M Herrmann dt. Ausgabe hgg. v. C Müller-Hergl und H Güther, 9. vollständig überarb. u. erw. Aufl. Bern: Hogrefe.

Kitwood T; Bredin K (1992) Towards a Theory of Dementia Care: Personhood and Well-being. Aging and Society 12, 269–287.

Kitwood T (1990) The Dialectics of Dementia: With Particular Reference to Alzheimer's Disease. Aging and Society 10, 177–196.

Klie T (2015) Demenz und Recht: Würde und Teilhabe im Alltag zulassen. Hannover: Vincentz.

Klie T, Vollmann J, Pantel J (2014) Autonomie und Einwilligungsfähigkeit bei Demenz als interdisziplinäre Herausforderung für Forschung, Politik und klinische Praxis. Informationsdienst Altersfragen 41(4), 5–15.

Koch-Straube U (2005) Lebenswelt Pflegeheim. In: Schroeter KR, Rosenthal T (Hrsg.) Soziologie der Pflege: Grundlagen, Wissensbestände und Perspektiven. Weinheim, München: Juventa, S. 211–226.

Koch-Straube U (2003) Fremde Welt Pflegeheim: Eine ethnologische Studie, 2. korr. Aufl. Bern: Huber.

Kolanowki A, van Haitsma K, Penrod J, Hill N, Yevchak A (2015) »Wish we would have known that!« Communication Breakdown Impedes Person-Centred Care. The Gerontologist 55(S1), 50–60.

Kontos PC (2004) Ethnografic reflections on selfhood, embodiment and Alzheimer's disease. Aging & Society 24, 829–849.

Kontos PC (2005) Embodied selfhood in Alzheimer's disease. Dementia 4(4), 553–570.

Kontos P, Grigorovich A, Kontos AP, Miller K-L (2016) Citizenship, human rights, and dementia: Towards a new embodied relational ethic of sexuality. Dementia 15(3), 315–329.

Kontos P, Martin W (2013) Embodiment and dementia: Exploring critical narratives of selfhood, surveillance, and dementia care. Dementia 12(3), 288–302.

Koren MJ (2010) Person-Centered Care for Nursing Home Residents: The Culture-Change Movement. Health Affairs 29(2), 312–317.

Kotsch L, Hitzler R (2013) Selbstbestimmung trotz Demenz? Ein Gebot und seine praktische Relevanz im Pflegealltag. Weinheim/Basel: Beltz Juventa.

Krais B, Gebauer G (2002) Habitus. Bielefeld: transcript.

Kratz T (2017a) Nicht kognitive Symptome bei Demenz. In: Wallesch CW, Förstl H (Hrsg.) Demenzen, 3. unveränderte Aufl. Stuttgart: Thieme, S. 303–315.

Kratz T (2017b) Diagnostik und Therapie von Verhaltensstörungen bei Demenz. Deutsches Ärzteblatt 114(26), 447–457. DOI: 10.3238/arztebl.2017.0447.

Krennerich M (2015) Das Menschenrecht auf Gesundheit. Zeitschrift für Menschenrechte 2, 8–35. Zugriff am 25.04.2020 unter: https://www.zeitschriftfuermenschenrechte.de/open-access/zfmr_2_2015.pdf

Kreutzner G (2006a) Gesellschaft. Schlüsselfragen zur sozialen Teilhabe. In: Demenz Support Stuttgart (Hrsg.) »Hearing the Voice of People with Dementia«. DeSSorientiert 1/06: »Hearing the Voice of People with Dementia«, S. 19–22.

Kreutzner G (2006b) Nachgefragt: Interview mit Malcolm Goldsmith. In: Demenz Support Stuttgart (Hrsg.) DeSSorientiert 1/06: »Hearing the Voice of People with Dementia«, S. 23–25.

Kreutzner G (2008) Demenz und Kultur: Zwei Perspektiven. In: Demenz Support Stuttgart (Hrsg.) DeSSorientiert 1/08: Demenz weltweit – Eine Krankheit im Spiegel von Kultur(en), S. 6–16.

Kreutzner G (2009) Advocacy im Licht des Inkrafttretens der UN-Behindertenrechtskonvention in Deutschland – Eine neue Perspektive für die Verbesserung der Teilhabe von Menschen mit Demenz? In: Demenz Support Stuttgart (Hrsg.) DeSSorientiert 1-1/09: Hearing the Voice Revisited – Teil 1: Einbindung und Teilhabe, S. 23 f.

Kreutzner G, Wißmann P in Zusammenarbeit mit der Gruppe Dementi, McKillop J, Taylor R (2015) Bedürfnisse, Anliegen und Interessen von Menschen mit Demenz. In: Brandenburg H, Güther H (Hrsg) Lehrbuch Gerontologische Pflege. Bern: Hogrefe, S. 261–281.

Kruse A (2008) Der Umgang mit demenzkranken Menschen als ethische Aufgabe. Archiv für Wissenschaft und Praxis der sozialen Arbeit 39, 14–21.

Kurz A (2011) Evaluation einer Schulungsreihe für pflegende Angehörige: Die AENEAS-Studie. In:

Dibelius O, Maier W (Hrsg.) Versorgungsforschung für demenziell erkrankte Menschen. Health Services Research for People with Dementia. Stuttgart: Kohlhammer, 113–116.

Lachwitz K (2014) Das Recht von Menschen mit kognitiven Beeinträchtigungen auf unterstützte Entscheidungsfindung und auf Abkehr von Maßnahmen der rechtlichen Vertretung. Informationsdienst Altersfragen 41(4), 34–39.

Lanius F (2010) Menschenwürde und pflegerische Verantwortung: Zum ethischen Eigengewicht pflegebedürftiger Menschen im Spannungsfeld von moralischem Standpunkt und moralischem Status. Osnabrück: V&R unipress.

Lind S (2011) Fortbildungsprogramm Demenzpflege: Ein erfahrungsbezogener Ansatz. Bern: Huber.

Linde A-C, Riedel A (2021) Verstehen als Element der professionellen Beziehungsgestaltung in der Pflege von Menschen mit Demenz aus ethischer Perspektive – Professionelle Handlungsoptionen zwischen Anerkennung und Fürsorge. In: Riedel A, Lehmeyer S (Hrsg) Ethik im Gesundheitswesen. Springer Reference Pflege – Therapie – Gesundheit. https://doi.org/10.1007/978-3-662-58685-3_61-1

Livingston G, Kelly L, Lewis-Holmes, E et al. (2014) A systematic review of the clinical effectiveness and cost-effectiveness of sensory, psychological and behavioural interventions for managing agitation in older adults with dementia. Ed. by NHS. Health Technology Assessment 18(39). DOI: 10.3310/hta18390

Lushin G (1990) The living death: Alzheimer's in America. The National Foundation for Medical Research: Potomac, MD.

Madörin M (2015) Ökonomisierung des Gesundheitswesens: Erkundungen aus der Sicht der Pflege. Hgg. von der Züricher Hochschule für Angewandte Wissenschaften (ZHAW), Departement Gesundheit, Institut für Pflege. Überarbeitete Fassung.

Manzei A, Schmiede R (Hrsg.) (2014) 20 Jahre Wettbewerb im Gesundheitswesen: Theoretische und empirische Analysen zur Ökonomisierung von Medizin und Pflege. Wiesbaden: Springer.

Maurer A, (2016) Dominanz von Markt, Wettbewerb und Kostenoptimierung: Ökonomisierung. In: Brandenburg H, Güther H (Hrsg.): Lehrbuch Gerontologische Pflege. Bern: Hogrefe, S. 179–194.

Maskos R (2010) Was heißt Ableism? in: Arranca #43 https://archive.arranca.org/43/was-heisst-ableism

Mc Parland P, Kelly F, Innes A (2017) Dichotomising dementia: Is there another way? University of Salford, Manchester. http://dx.doi.org/10.1111/1467-9566.12438

Medizinischer Dienst des Spitzenverbandes Bund der Krankenkassen e. V. (MDS) (2019) Grundsatzstellungnahme: Menschen mit Demenz – Begleitung, Pflege und Therapie. Essen.

Merlin H (2013) Ich will integriert werden! In: Demenz Support Stuttgart (Hrsg.) »Ich spreche für mich selbst«. Menschen mit Demenz melden sich zu Wort, 2. Aufl. Mabuse: Frankfurt am Main, 11–24.

Mitchell G, Dupuis SL, Kontos P, Jonas-Simpson C, Gray J (2020) Disrupting dehumanising and intersecting patterns of modernity with a relational ethic of caring. International Practice Delopment Journal 10(1), 1–15. Zugriff am 11.03.2021 unter: https://www.fons.org/library/journal/volume10-issue1/article2

Moniz Cook ED, Swift K, James I, Malouf R, De Vugt M, Verhey F (2012) Functional analysis-based interventions for challenging behaviour in dementia (Review). The Cochrane Collaboration (2), 1–122.

Moniz Cook ED (1998) Psychosocial approaches to »challenging behaviour« in care homes. Journal for Dementia Care 6(5), 33–38.

Morton I (2002) Die Würde wahren: Personzentrierte Ansätze in der Betreuung von Menschen mit Demenz. Stuttgart: Cotta.

Müller M (2018) Zur Soziologie früher Demenz: Doing dementia. Opladen, Berlin, Toronto: Verlag Barbara Budrich.

Newerla A (2012) Verwirrte pflegen, verwirrte Pflege? Handlungsprobleme und Handlungsstrategien in der stationären Pflege von Menschen mit Demenz – eine ethnografische Studie. Berlin: LIT 63(1), 24–38.

Nolan MR, Davies S, Brown J, Keady J, Nolan J (2004) Beyond ›person-centred‹ care: a new vision for gerontological nursing. International Journal of Older People Nursing in association with Journal of Clinical Nursing 13(3a), 45–53.

Nolan MR, Enderby P, Reid D (2002) Towards a more inclusive vision of dementia care practice and research. Dementia 1, 193–211.

O'Rourke HM, Dueggleby W, Fraser KD, Jerke L (2015) Factors that affect quality of life from the perspective of people with dementia: A meta-synthesis. Journal of the American Geriatrics Society 63(1), 24–38.

Pantel J, Schall A (2019) Nicht-medikamentöse Therapieansätze bei Demenz: Möglichkeiten und Grenzen. Frankfurter Forum – Diskurse H. 19: Demenz – Neue Ansätze in Diagnose und Therapie, 30–39.

Penrod J, Yu F, Kolanowski A, Fick DM, Loeb SJ, Hupcey JE (2007) Reframing Person-Centered

Nursing Care for Persons With Dementia. Research and Theory for Nursing Practice: An International Journal 21(1), 57–72.

Pleschberger S (2014) Palliative Care und Dementia Care: Gemeinsamkeiten und Unterschiede zweier innovativer Versorgungskonzepte im Lichte der Entwicklung in Deutschland. Pflege & Gesellschaft 19(3), 197–208.

Post SG (1995) The Moral Challenge of Alzheimer's Disease. Baltimore, MD: Johns Hopkins University Press.

Post SG (2000) The Concept of Alzheimer Disease in a Hypercognitive Society. In: Whitehouse PJ, Maurer K, Ballenger JF (Hrsg.) Concepts of Alzheimer disease. Baltimore, London: Johns Hopkins University Press, S 245–256.

Power GA (2017) Dementia Beyond Disease: Enhancing Well-Being. Revised Edition. Foreword by Richard Taylor. Baltimore, London, Sydney: Health Profession Press.

Przyborski A, Wohlrab-Sahr, M (2014) Qualitative Sozialforschung. Ein Arbeitsbuch. München: Oldenburgverlag.

Quante M, Schweikhard DP (2012) Person. In: Moser V, Horster D (Hrsg.) Ethik der Behindertenpädagogik. Menschenrechte, Menschenwürde, Behinderung: Eine Grundlegung. Stuttgart: Kohlhammer, S. 90–104.

Rabes C (2014) Die Integrative Validation nach Nicole Richard. Zugriff am 27.02.2021 unter: https://www.bibliomed-pflege.de/news/29234-die-integrative-validation-nach-nicole-richard

Radzey B (2009) Involvement: Menschen mit Demenz einbinden und ihre Teilhabe sichern. In: Demenz Support Stuttgart (Hrsg.) Hearing the Voice Revisited – Teil 1: Einbindung und Teilhabe. DeSSorientiert 1-1/09, S. 7–16.

Radzey B (2006) Überblick: Diskussionsstand zum Thema »Hearing the voice«. In: Demenz Support Stuttgart (Hrsg.) »Hearing the Voice of People with Dementia«. DeSSorientiert 1/06, S. 4–7.

Richard N (2010) »Sie sind sehr in Sorge«: Die Innenwelt von Menschen mit Demenz gelten lassen. Curaviva 2(10), 4–8.

Rockwell J (2012) From Person-Centered to Relational Care: Expanding the Focus in Residential Care Facilities. Journal of Gerontological Social Work 55, 233–248.

Rogers CR (1942) Counselling and psychotherapy: Newer concepts in practice. Boston, MA: Houghton Mifflin.

Rogers CR (1973) Klient-bezogene Psychotherapie. München: Kindler.

Rogers CR, Schmid PF (1991) Person-zentrierte Grundlagen von Theorie und Praxis: Mit einem kommentierten Beratungsgespräch von Carl Rogers. Mainz: Matthias-Grünewald-Verlag.

Rohra H (2016) Ja zum Leben trotz Demenz! Warum ich kämpfe. Heidelberg: medhochzwei.

Romero B, Wenz M (2018) Therapeutische Empfehlungen für Menschen mit Demenz. Selbsterhaltungstherapie (SET) im Krankenhaus. Stuttgart: Kohlhammer.

Romero B, Förstl H (2017) Nicht medikamentöse Therapie. In: Wallesch CW, Förstl H (Hrsg.) Demenzen. 3. unveränderte Aufl. Stuttgart: Thieme, S. 370–382.

Roth G (2007) Dilemmata der Altenpflege. Zur Logik eines prekären sozialen Feldes. Berliner Journal für Soziologie 1, 77–96.

Rushton C, Edvardsson D (2020) Reconciling economic concepts and person-centred care of the older person with cognitive impairment in the acute care. Nursing philosophy. Zugriff am 01.01.2020 unter: https://onlinelibrary.wiley.com/doi/abs/10.1111/nup.12298

Rutenkröger A (2006) Forschung: »Hearing the Voice« in der Wissenschaft. In: Demenz Support Stuttgart (Hrsg.) »Hearing the Voice of People with Dementia«. DeSSorientiert 1/06, S. 12–18.

Sabat SR, Harré R (1992) The Construction and Deconstruction of Self in Alzheimer's Disease. Aging and Society 12, 443–461.

Sabat SR (2018) Alzheimer's Disease & Dementia: What Everyone Needs to Know. Oxford University Press.

Sabat SR (2010) A bio-psycho-social approach to dementia. In: Downs M; Bowers B (Hrsg.) Excellence in Dementia Care Research into Practice. Open University Press, S. 70–84.

Sachweh S (2009) Non-verbale Kommunikation. In: Demenz Support Stuttgart (Hrsg.) Hearing the Voice Revisited – Teil 2: Verständigung. DeSSorientiert 1-1/09, S. 6–21.

Savaskan E et al. (2014) Empfehlungen zur Diagnostik und Therapie der behavioralen und psychologischen Symptome der Demenz (BPSD). Praxis 103(3),135-148. DOI 10.1024/1661-8157/a001547

Schäfers, Markus (2014) Personenzentrierung als sozialpolitische Programmformel im Zeichen der Inklusion: Zu den Widersprüchlichkeiten einer Neuausrichtung des Hilfesystems für Menschen mit Behinderung. Zeitschrift für soziale Probleme und soziale Kontrolle 25(2), 317–337.

Schäufele M, Köhler L, Lode S, Weyerer S (2009) Menschen mit Demenz in stationären Pflegeeinrichtungen: aktuelle Lebens- und Versorgungssituation. In: Schneekloth U, Wahl HW, Engels D (Hrsg.) Pflegebedarf und Versorgungssituation bei älteren Menschen in Heimen. Demenz, Angehörige und Freiwillige: Beispiele für »Good Practice«, Forschungsprojekt MuG IV. Stuttgart: Kohlhammer, S. 159–221.

Schmid PF (1995) Personale Begegnung. Der personzentrierte Ansatz in Psychotherapie, Beratung, Gruppenarbeit und Seelsorge. 2. Aufl. Würzburg: Echter Verlag.

Schnabel M (2015) Reduktionistischer Blick auf Altern und Demenz: Medikalisierung. In: Brandenburg H, Güther H (Hrsg.) Lehrbuch Gerontologische Pflege. Bern: Hogrefe, S. 135–147.

Schnabel M (2018) Macht und Subjektivierung. Eine Diskursanalyse am Beispiel der Demenzdebatte. Wiesbaden: Springer.

Schönborn R (2018) Demenzsensible psychosoziale Intervention: Interviewstudie mit Menschen mit demenziellen Beeinträchtigungen. Wiesbaden: Springer.

Simon M (2014) Ökonomisierung und soziale Ungleichheit in Organisationen des Gesundheitswesens. Das Beispiel des Pflegedienstes im Krankenhaus. In: Manzei A, Schmiede R (Hrsg.) 20 Jahre Wettbewerb im Gesundheitswesen: Theoretische und empirische Analysen zur Ökonomisierung von Medizin und Pflege. Wiesbaden: Springer, S. 157–177.

Singer P (1994) Rethinking life and death. The collapse of our traditional ethics. Singapore: Oxford Paperbacks.

Sirsch E (2017), Schmerz im Alter: zwischen Mythos und multimodaler Therapie. In: Sailer-Pfister S, Proft I, Brandenburg H (Hrsg.) Was heißt schon alt? Theologische, ethische und pflegewissenschaftliche Perspektiven. Ostfildern: Grünewald, 149–158.

Sköldunger A, Sandman P-O, Backman A (2020) Exploring person-centred care in relation to resource utilization, resident quality of life and staff job strain: findings from the SWENIS study. BMC Geriatrics 20, 465–474. Zugriff am 18.01.2021 unter: https://bmcgeriatr.biomedcentral.com/articles/10.1186/s12877-020-01855-7

Stoppenbrink K (2019) Zwischen allen Stühlen – oder besonders berechtigt? Demenz und das Recht auf Inklusion nach der UN-Behindertenrechtskonvention. In: Schmidhuber M, Frewer A, Klotz S, Bielefeldt H (Hrsg.) Menschenrechte für Personen mit Demenz: Soziale und ethische Perspektiven. Bielefeld: transcript, S. 61–99.

Stumm G, Wiltschko J, Keil WW (2003) Grundbegriffe der Personzentrierten und Focusing-orientierten Psychotherapie und Beratung. Stuttgart: pfeiffer bei Klett Cotta.

Swaffer K (2016) What People with dementia want from residential Care Homes. Australian Journal of Dementia Care (AJDC) 5(3), 21–23.

Swaffer K (2018) Human rights, disability and dementia, Australian Journal of Dementia Care (AJDC) Febr/March, 7(1), S. 25–28 unter: https://journalofdementiacare.com/wp-content/uploads/2020/09/AJDC_Vol-7-No-1_Feb-Mar-2018_Human-Rights-Disability-and-Dementia.pdf

Swaffer K (2019) The reliability and meaning of a dementia diagnosis, Australian Journal of Dementia Care (AJDC) December/January 7(6), S. 21–24, unter: https://journalofdementiacare.com/wp-content/uploads/2020/09/AJDC_Vol-7-No-6_Dec-Jan-2019_The-Reliability-and-Meaning-of-a-Dementia-Diagnosis.pdf

Taylor R (2013) Hallo Mister Alzheimer: Wie kann man weiterleben mit Demenz? – Einsichten eines Betroffenen. Bern: Huber.

The Salamanca Statement and Framework for Action on Special Needs Education (1994). Printed by UNESCO ED-94/WS/ 18.

Theunissen G (2016) Geistige Behinderung und Verhaltensauffälligkeiten. Ein Lehrbuch für Schule, Heilpädagogik und außerschulische Unterstützungssysteme, 6. überarbeitete und erweiterte Aufl. Bad Heilbrunn: Julius Klinkhardt.

Tolar M (2010) Computer und Pflege: Eine widersprüchliche Beziehung. In: Kreutzer s (Hrsg.) Transformationen pflegerischen Handelns. Göttingen: V&R unipress, S. 215–229.

Twenhöfel R (2011) Die Altenpflege in Deutschland am Scheideweg: Medizinalisierung oder Neuordnung der Pflegeberufe? Baden-Baden: Nomos.

Unbescheid M (2015) Alzheimer: Das Erste-Hilfe-Buch, 3. Aufl. Frankfurt am Main: Strandgut.

Uschok A (2005) Körper und Pflege. In: Schroeter KR, Rosenthal T (Hrsg.) Soziologie der Pflege: Grundlagen, Wissensbestände und Perspektiven. Weinheim, München: Juventa, S. 323–337.

Villar F, Serrat R, Bravo-Segal S (2019) Giving them a Voice: Challenges to Narrative Agency in People with Dementi. Geriatrics 4, 20. doi:10.3390/geriatrics4010020

Vollmar HC (2014) Leben mit Demenz im Jahr 2030. Ein interdisziplinäres Szenario-Projekt zur Zukunftsgestaltung. Weinheim, Basel: Beltz Juventa.

Walach H (2013) Psychologie. Wissenschaftstheorie, philosophische Grundlagen und Geschichte: Ein Lehrbuch. 3. überarbeitete und erweiterte Aufl. Stuttgart: Kohlhammer.

Wallesch CW, Förstl H (2017) (Hrsg.) Demenzen, 3. unveränderte Aufl. Stuttgart: Thieme.

Waldschmidt A (2015) Disability Studies als interdisziplinäres Forschungsfeld. In: Degener T, Diehl E (Hrsg.) Handbuch Behindertenrechtskonvention: Teilhabe als Menschenrecht – Inklusion als gesellschaftliche Aufgabe. Bonn: bpb, S. 334–344.

Wansing G (2015) Was bedeutet Inklusion? Annäherungen an einen vielschichtigen Begriff. In:

Degener T; Diehl E (Hrsg.) Handbuch Behindertenrechtskonvention: Teilhabe als Menschenrecht – Inklusion als gesellschaftliche Aufgabe. Bonn: bpb, S. 43–54.

Wappelshammer E (2018) Dementia Care Mapping im interdisziplinären Diskurs: Personzentrierte Demenz-Pflege in der Dynamik gesellschaftlicher Modernisierung. Wiesbaden: Springer.

Welling K (2004) Der person-zentrierte Ansatz von Tom Kitwood: ein bedeutender Bezugsrahmen für die Pflege von Menschen mit Demenz. Unterricht Pflege 9(5), 1–12.

Welling K (2019) »Sich aneinander orientieren«. Feinfühligkeit und Engagement in der beziehungsorientierten Interaktion zwischen Menschen mit weit fortgeschrittener Demenz und Bezugspersonen: Eine mikroanalytische Videointeraktionsstudie. Diss. Universität Bremen.

Wetzstein V (2005) Diagnose Alzheimer: Grundlagen einer Ethik der Demenz. Frankfurt a.M./New York: Campus.

Wetzstein V (2010) Kognition und Personalität: Perspektiven einer Ethik der Demenz. In: Kruse A (Hrsg.) Lebensqualität bei Demenz? Heidelberg: AKA-Verlag, S. 51–70.

WHO (2017) Global action plan on the public health response to dementia 2017-2025. Genf: WHO Document Production Services.

Wilz G, Große K, Kalytta T (2011) Evidenzbasierte psychotherapeutische Interventionen für pflegende Angehörige von Demenzkranken – Ergebnisse zur Wirksamkeit eines kognitiv-behavioralen Gruppenkonzepts. In: Dibelius O, Maier W (Hrsg.) Versorgungsforschung für demenziell erkrankte Menschen: Health Services Research for People with Dementia. Stuttgart: Kohlhammer, S. 117–121.

Wilz G, Gunzelmann Th (2017) Demenz und Angehörige. In: Wallesch CW, Förstl H (Hrsg.) Demenzen, 3. unveränderte Aufl. Stuttgart: Thieme, S. 382–387.

Winblad B, Brayne C, Cedazo-Minguez A, Dubois B (2016) Defeating Alzheimer's disease and other dementias: A priority for European science and society. In: The Lancet Neurology 15. DOI: 10.1016/S1474-4422(16)00062-4

Winterstein P (2014) Welche Weiterentwicklung des Betreuungsrechts ist aufgrund des Artikels 12 UN-BRK erforderlich? – Eine rechtspolitische Betrachtung. Informationsdienst Altersfragen 41(4), 27–33.

Wißmann P (2015) Nebelwelten: Abwege und Selbstbetrug in der Demenz-Szene. Frankfurt a. M.: Mabuse.

Wißmann P, Gronemeyer R (2008) Demenz und Zivilgesellschaft: eine Streitschrift. Frankfurt a. M.: Mabuse.

Zank S, Schacke C (2011) Inanspruchnahme und Effektivität von Versorgungsangeboten: Ergebnisse der Längsschnittstudie zur Belastung pflegender Angehöriger von demenziell Erkrankten (LEANDER). In: Dibelius O, Maier W (Hrsg.) Versorgungsforschung für demenziell erkrankte Menschen. Health Services Research for People with Dementia. Stuttgart: Kohlhammer, S. 122–127.

Zeilig H (2013) Dementia As a Cultural Metaphor. The Gerontologist 54(2), 258–267.

3 Ein komplexer Forschungsgegenstand erfordert vielfältige methodische Zugänge – Sampling und Datenerhebung in der HALT-Studie

Lisa Luft

In diesem Kapitel werden das Sampling und die Durchführung der Datenerhebung beschrieben (vgl. hierzu auch Luft 2022). Einführend wird dargelegt, wie die Auswahl der in das Projekt involvierten Altenpflegeeinrichtungen sowie der Feldzugang erfolgte und letztlich auch die Stichprobe bzw. Pflegefachpersonen ausgewählt wurden. Die daran anschließenden Abschnitte fokussieren die Durchführung der Datenerhebungen in Form von teilnehmenden Beobachtungen, Gruppendiskussionen sowie episodischen Interviews. Hierbei werden neben einer kurzen Beschreibung der jeweiligen Datenerhebungsmethode auch die Entwicklung der Erhebungsinstrumente sowie der Ablauf der Datenerhebungen skizziert. Allerdings gilt darauf hinzuweisen, dass sich die in diesem Buch vorgestellten Projektergebnisse ausschließlich auf die Auswertung der Transkripte episodischer Interviews beziehen, deren Konzeption und Durchführung auch in Luft (2022) nähergehend beschrieben werden. Abgerundet wird das Kapitel durch einen kurzen Abschnitt zu datenschutzrechtlichen Überlegungen sowie zum ethischen Clearing.

3.1 Auswahl der Altenpflegeeinrichtungen und Feldzugang

Die Studie wurde als fallübergreifende Fallanalyse (Yin 2009) angelegt, um mithilfe eines vergleichenden Designs das spezifische Charakteristikum (tertium comparationis) bzw. Typisierende des jeweiligen Falls herauszuarbeiten. In Unterstützung durch den Verband katholischer Altenhilfe in Deutschland e. V. (VKAD) wurde im September 2015 ein Bewerbungsverfahren in Form einer Ausschreibung angeregt. Ziel war es, ein transparentes sowie kriterienorientiertes Auswahlverfahren sicherzustellen und Einrichtungen zu gewinnen, die der geplanten Datenerhebung offen gegenüberstehen (Kelle et al. 2014). So wurden im Zuge des Verfahrens Bewerbungskriterien entwickelt und vor diesem Hintergrund insbesondere Altenpflegeeinrichtungen angesprochen, die nach eigener Einschätzung über einen hohen fachlichen Standard hinsichtlich der Betreuung von Bewohnerinnen/Bewohnern mit Demenz verfügen. Auch Aspekte wie die Konzeption sowie Struktur der Demenzbetreuung, Qualifikation und Weiterbildung des Personals sowie relevante Rahmenbedingungen wurden im Zuge des Bewerbungsverfahrens erfragt. Weiterhin waren Erfahrungen im Hinblick auf Auswirkungen der Betreuung und Pflege von Menschen mit Demenz von Interesse. Die Auswahl der Altenpflegeeinrichtungen war ursprünglich durch das Forschungsteam und den Verband der katholischen Altenhilfe in Deutschland (VKAD) vorgesehen. Aufgrund des sehr anspruchsvollen Bewerbungsverfahrens stimmten letztlich zwei Altenpflegeeinrichtungen der Teilnahme an der Studie zu, sodass neben den in der Ausschreibung genannten Kriterien keine ergänzenden Einschlusskriterien zur Auswahl der Fälle entwickelt und angewendet wurden. Die Teilnahme war außerdem an eine finanzielle Aufwandsentschädigung geknüpft sowie an Fortbildungsangebote, Supervision und Organisationsberatung. Die Inhalte der Fortbildungs- und Supervisionsangebote wurden in Abstimmung mit den Einrichtungsleitungen orientiert an Bedarfen entwickelt, die auf Basis der Ergebnisse der erhobenen Daten abgeleitet wurden.

Die zwei Altenpflegeeinrichtungen stellen im Rahmen der Studie je einen Fall dar und verfügen über geschlossene sowie offene Wohnbereiche bzw. integrative als auch segregative Versorgungsmöglichkeiten. Anhand der Bewerbungsunterlagen wurde darüber hinaus deutlich, dass in den Altenpflegeeinrichtungen unterschiedliche Konzeptionen bezüglich der person-zentrierten Pflege Anwendung finden. Weitere relevante Differenzierungskriterien bieten die großstädtische vs. kleinstädtische Lage sowie die unterschiedliche Zugehörigkeit zu den Bundesländern.

Der Zugang zu den Altenpflegeeinrichtungen erfolgte über die Heim- sowie Pflegedienstleitungen, die zu einer Auftaktveranstaltung geladen wurden, um den weiteren Projektverlauf abzustimmen, Erwartungen abzugleichen und somit eine vertrauensvolle Basis für die weitere Zusammenarbeit zu schaffen. Im Anschluss an die Auftaktveranstaltung wurde vonseiten der Leitungen eine Hausführung angeboten, die dem Forschungsteam bereits vor Beginn der Datenerhebung einen ersten Einblick in die Einrichtung sowie einen anregenden Austausch über die Altenpflegeeinrichtung und deren Strukturen aus leitungsbezogener Sicht ermöglichte.

Die Haus- und Personaldienstleitungen nahmen über die gesamte Projektlaufzeit eine zentrale Rolle ein, waren Ansprechpersonen für das Projektteam und agierten als »Schlüsselpersonen« (Przyborski & Wohlrab-Sahr 2014, S. 42). So waren sie beispielsweise dafür verantwortlich, den Zugang zu den Pflegenden sowie ihren Angehörigen durch das Verteilen von Informationsmaterialien herzustellen. Die Terminabsprachen zur teilnehmenden Beobachtung, zu den Gruppendiskussionen sowie episodischen Interviews erfolgte jedoch ausschließlich über die Projektkoordinatorin, da die Studienteilnehmenden in einem Abhängigkeitsverhältnis zu den Leitungspersonen stehen (Sauer 2018).

3.2 Der Zugang zu den Pflegenden

In einer Voruntersuchung aus dem Jahr 2014 zeigte sich, dass trotz Einwilligung in die Studienteilnahme zumindest anfänglich Ängste und Misstrauen bei den teilnehmenden Pflegekräften und der Einrichtungsleitung, bestanden. Auch Laga (1999) weist darauf hin, dass z. B. Heimbewohnende bei Befragungen angepasst, ängstlich und bescheiden reagieren und negative Äußerungen über die Institution konsequent vermieden werden (vgl. z. B. Forbes & Neufeld 1997).

Dementsprechend war es aus Sicht des Forschungsteams für das Gelingen der Datenerhebung entscheidend, eine respektvolle Atmosphäre zu schaffen und auch die Pflegenden persönlich kennenzulernen, um ihre offenen Fragen bereits zu Beginn zu klären, potenziellen Bedenken frühzeitig zu begegnen und Akzeptanz gegenüber dem Forschungsvorhaben herzustellen. Hierfür wurde eine Informationsveranstaltung in den teilnehmenden Einrichtungen durchgeführt und das Projekt, der Ablauf der Datenerhebung sowie das datenschutzrechtliche Verfahren vorgestellt. In der zweiten Einrichtung wurde die Informationsveranstaltung auf Wunsch der Leitungen zu drei unterschiedlichen Uhrzeiten an einem Tag angeboten, sodass möglichst vielen Pflegenden aus den jeweiligen Schichtdiensten eine Teilnahme möglich wurde. Vonseiten des Forschungsteams war es im Rahmen der Informationsveranstaltungen von zentraler Bedeutung, den Pflegenden zu vermitteln, dass die teilnehmende Beobachtung keinesfalls eine Kontrolle darstellt, sondern dazu dient, einen Einblick in den Pflegealltag zu gewinnen, um in Bezug auf gute Demenzpflege sowohl hemmende als auch fördernde Faktoren herauszuarbeiten. Es wurde zudem betont, dass sich die Einrichtungen zur Teilnahme an der Studie als Best-Practice-Einrichtungen beworben haben und die Pflegenden als die Expertinnen/Experten für ihren Alltag angesehen werden, die den Forscherinnen zeigen, was sie unter einer guten Demenzpflege verstehen. Als weiterer wichtiger Aspekt wurde der Schutz der Studienteilnehmenden hervorgehoben und erläutert, dass die Auswertung der Daten auf einer abstrakten Ebene erfolgen wird, sodass keine Rückschlüsse auf einzelne Personen möglich sind und auch in den Einrichtungen die Namen der Teilnehmenden nicht genannt werden. Ergänzend zu den Informationsveranstaltungen bestand während der gesamten Laufzeit der Studie das Angebot, mit dem Forschungsteam telefonisch oder per E-Mail Kontakt aufzunehmen. Es ist davon auszugehen, dass der Vertrauensaufbau und die Herstellung einer positiven Atmosphäre dazu geführt haben, einer möglichen Verzerrung in Form eines sozial erwünschten Verhaltens der Pflegenden entgegenzuwirken.

Als eine weitere Form des Zugangs wurde vor Beginn der Datenerhebung eine orientierende, einrichtungsübergreifende Beobachtung durchgeführt. In der ersten Altenpflegeeinrichtung erfolgte die orientierende Beobachtung über drei, in der zweiten Altenpflegeeinrichtung über einen Tag. Die Forscherinnen nutzten diesen Zeitraum, um einen Überblick über die Wohnbereiche und Arbeitsabläufe zu erhalten, sich den Pflegenden vor Ort vorzustellen, weitere mögliche Fragen zu klären und sich in ihre beobachtende Rolle einzufühlen. In der ersten Altenpflegeeinrichtung wurden im Rahmen der orientierenden Beobachtung Informationszettel in den Wohnbereichen ausgelegt, um transparent zu machen, wann die Beobachterinnen in der Einrichtung anwesend sein werden, um bei Bedarf einen persönlichen Kontakt zu den Forscherinnen zu ermöglichen.

Der Zugang zu der Bewohnerschaft und den Angehörigen sowie die Studienaufklärung und Einholung der Einwilligung erfolgte primär über die Pflegenden. Durch die Forscherinnen wurden im Rahmen der orientierenden sowie teilnehmenden Beobachtung nur punktuell neue Bewohnerinnen/Bewohner zur Studienteilnahme akquiriert. Auch Vertretungen einrichtungsinterner Gremien (Heimbeirat, Mitarbeitervertretung) wurden durch das Forschungsteam über die Studie in Kenntnis gesetzt, mit dem Ziel, auf dieser einflussreichen Ebene Akzeptanz gegenüber dem Forschungsvorhaben herzustellen.

3.3 Auswahl der Stichprobe

Basierend auf der Annahme, dass sich der Habitus und die Haltung zu den Bewohnerinnen/Bewohnern insbesondere im Rahmen der Körperpflege sowie durch Berührung vermitteln, stand die Berufsgruppe der Pflegenden im Fokus des Forschungsvorhabens. Mitarbeitende aus dem Sozialdienst wurden aufgrund von begrenzten Projektpersonalressourcen ausschließlich in öffentlichen Räumen sowie in der Zusammenarbeit mit den Pflegenden beobachtet. Da aus forschungsethischer Sicht die Freiwilligkeit der Studienteilnahme wesentlich war, führte die Einhaltung dieses Aspekts im Folgeschluss dazu, dass eine eher geringe Anzahl an Pflegenden der Teilnahme an der Studie zustimmte. Demzufolge war es nicht möglich, die Stichprobe im Sinne des *Theoretical Samplings* der »Grounded Theory« auf Grundlage von im Forschungsprozess zu entwickelnden Kriterien herauszubilden (Mey & Mruck 2011, S. 28), sodass diese Vorgehensweise erst im Rahmen des darauffolgenden Datenerhebungs- und -auswertungsprozesses berücksichtigt werden konnte (▶ Kap. 4, ▶ Kap. 5). Zudem ist davon auszugehen, dass auch keine theoretische Sättigung, sondern eine »theoretical sufficiency« (»theoretische Hinlänglichkeit«)« (Dey 2004 in Mey & Mruck 2007, S. 34) erzielt werden konnte.

Die Kriterien zur Auswahl der Stichprobe wurden unter Einbezug soziodemografischer Daten entwickelt, die mithilfe eines Fragebogens im Zuge der Einwilligung erhoben wurden. Vor dem Hintergrund der ausgefüllten Fragebögen wure deutlich, dass in der ersten Altenpflegeeinrichtung sieben Pflegepersonen mit einer abgeschlossenen dreijährigen Ausbildung sowie acht Pflegehelferinnen/Pflegehelfer der Teilnahme an der Studie eingewilligt hatten und somit unterschiedliche Pflegeabschlüsse aufweisen. Die begrenzten Projektpersonalressourcen machten es jedoch erforderlich, weitere Auswahlkriterien zu entwickeln, sodass sich im Forschungsteam auf eine homogene Beobachtungsbasis geeinigt wurde und ausschließlich Pflegefachpersonen mit einer abgeschlossenen dreijährigen Pflegeausbildung in die teilnehmende Beobachtung eingeschlossen waren. Die für das Forschungsvorhaben ebenfalls bedeutsame Sichtweise der Pflegehelferinnen/Pflegehelfer wurde anstelle dessen im Rahmen der von den Studierenden durchgeführten Interviews erhoben sowie in die Gruppendiskussionen einbezogen. Die Pflegehelferinnen/Pflegehelfer wurden von den teilnehmenden Pflegefachpersonen mit dreijähriger Ausbildung ausgewählt und eingeladen.

Im weiteren Forschungsprozess stellten auch die Dauer der Beschäftigung (Beschäftigungsdauer in der jeweiligen Einrichtung: Anfänger, bis zu einem Jahr vs. berufserfahrene Person, mehr als drei Jahre), das Alter, Geschlecht sowie weitere berufliche Qualifikationen und Ausbildungen der Pflegenden forschungsrelevante Kriterien zum Einschluss in die Studie dar. Da in der ersten Altenpflegeeinrichtung beispielsweise keine männlichen und vergleichsweise ältere Pflegende in die Studie eingeschlossen werden konnten, wurden in der zweiten Altenpflegeeinrichtung zu Beginn der Datenerhebung vorrangig jüngere sowie ein männlicher Pflegender beobachtet, um einen Kontrast zu den bereits erhobenen Daten und der Zwischentypisierung zu bilden.

In der ersten Altenpflegeeinrichtungen wurden von den sieben Pflegefachpersonen, die der Teilnahme an der Studie eingewilligt haben, infolge einer Zwischentypisierung letztlich sechs Pflegende teilnehmend beobachtet, da sich nach Aufstellung der vorläufigen professionssoziologischen Hypothesen auf Grundlage der Daten aus vier Beobachtungseinheiten eine Sättigung abzeichnete. In der zweiten Altenpflegeeinrichtung wurden alle sieben Pflegefachpersonen, die der Studienteilnahme eingewilligt hatten, einbezogen. Somit wurde die Mindestanzahl von vier Pflegenden pro Einrichtung, die im Rahmen des Antrags angedacht wurde, verwirklicht. Hinsichtlich der Gruppendiskussion wurden vonseiten des Projektteams keine Einschlusskriterien entwickelt, da die Auswahl wie oben beschrieben, durch die beobachteten Pflegefachpersonen erfolgte.

Da vonseiten der Pflegenden im Rahmen der Interviews Hinweise gegeben wurden, dass sie von den Leitungen gezielt zur Teilnahme an der Studie angesprochen und motiviert wurden, ist von einer entsprechenden Verzerrung auszugehen.

3.4 Durchführung der Datenerhebung

Als primäre Methode der Datengewinnung wurden teilnehmende Beobachtungen durchgeführt, die durch episodische Interviews und Gruppendiskussionen ergänzt wurden (Flick 2008, Przyborski & Wohlrab-Sahr 2014). Durch die Anwendung der drei methodischen Zugänge qualitativer Sozial- und Pflegeforschung wurde ein triangulativer Ansatz angestrebt (bspw. Flick 2011, S. 41), der es im Rahmen der Datenauswertung ermöglichte, unterschiedliche Perspektiven einzubeziehen. Die Entwicklung der Erhebungsinstrumente sowie die Durchführung der Datenerhebung wurden durch einen kontinuierlichen methodischen Austausch sowie Beratungen unter Einbezug von Expertinnen/Experten aus entsprechenden Fachgebieten begleitet.

Die Anwendung der Methoden der Datengewinnung sowie die zugehörige Entwicklung der Erhebungsinstrumente wurden aufeinander abgestimmt (▶ Abb. 3.1). Entsprechend des zuvor festgelegten Ablaufs bildete die auf den Erkenntnissen der teilnehmenden Beobachtung basierende Zwischentypisierung die Grundlage zur Einwicklung des Interviewleitfadens und es wurde zudemdie Berufssozialisierung der Pflegenden fokussiert. Die Zwischenauswertung der episodischen Interviews wurde wiederum zur Leitfadenentwicklung der Leitungsinterviews herangezogenn, im Zuge dessen insbesondere Fragen zu organisatorischen Aspekten der Altenpflegeeinrichtungen aufgegriffen wurden. Hierzu ergänzend wurden außerdem Informationen im Hinblick auf die PCC-Orientierung, die leitungs- und managementbezogene Pflegephilosophie zu den Konzepten sowie Ressourcen und Perspektiven zur Weiterentwicklung der demenzspezifischen stationären Pflege erhoben. Zeitgleich erfolgte auch die Entwicklung der Fragestellungen für die Gruppendiskussionen, die im Anschluss an die Interviews durchgeführt wurden.

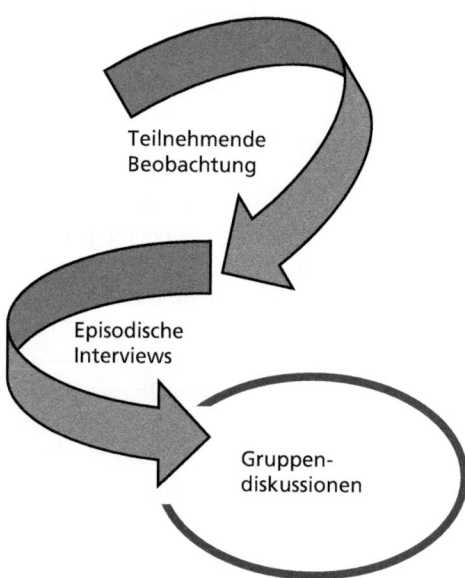

Abb. 3.1: Durchführung der Datenerhebung (eigene Darstellung)

3.4 Durchführung der Datenerhebung

Nach Abschluss der Datenerhebung in der ersten Altenpflegeeinrichtung wurden auf Basis einer Zwischenauswertung vorläufige Hypothesen sowie Typen gebildet und in der zweiten Altenpflegeeinrichtung überprüft. Hierfür wurden die bereits entwickelten Instrumente zur Datenerhebung lediglich in Bezug auf das hausinterne Demenzpflegekonzept der zweiten Altenpflegeeinrichtung leicht modifiziert, sodass die Vergleichbarkeit der Daten bzw. der Fälle sichergestellt war. Zudem wurde die Datenerhebung im Folgejahr in einem vergleichbaren Zeitraum durchgeführt, um auch hinsichtlich der Jahreszeit eine Vergleichbarkeit zu gewährleisten. Die zeitliche Verzögerung der Datenerhebung in der zweiten Altenpflegeeinrichtung kam auf Wunsch der Leitungen zustande, da die Mitarbeitenden in diesem Zeitraum aufgrund einer parallel verlaufenden Umstellung des Systems der Pflegedokumentation unter einer zusätzlichen Arbeitsbelastung standen.

Die Durchführung der Datenerhebung in beiden Altenpflegeeinrichtungen ist in der folgenden Tabelle nochmals zusammenfassend dargestellt (▶ Tab. 3.1).

Tab. 3.1: Übersicht zum Ablauf der Datenerhebung, eigene Zusammenstellung

		Altenpflegeeinrichtung 1 (E1)		Altenpflegeeinrichtung 2 (E2)	
Teilnehmende Beobachtung (jeweils doppelte Protokollführung von 2 Beobachterinnen)	Orientierende Beobachtung	3 Tage (April 17) → 2 Protokolle		1 Tag (Mai 18) → 2 Protokolle	
	Teilnehmende Beobachtung von examinierten Pflegerinnen/Pflegehelfern	6 Pflegende (April–Juni 17) → 12 Protokolle		7 Pflegende (Juni–Aug. 18) → 14 Protokolle	
		4x Spätdienst, 2x Frühdienst	3x offener Bereich, 3x geschlossener Bereich	1x Spätdienst, 6x Frühdienst	3x integrativer Bereich, 1x spezieller Demenz-pflegebereich, 3x segregrativer Bereich
	Weitere Teilnehmende Beobachtungen	/		PDL (Sept. 18) → 2 Protokolle + Protokollausschnitt (Juni 18)	
Weitere Beobachtungen	Termine & Fortbildungen	7 Gedächtnisprotokolle 1 Fortbildungsveranstaltung (Mai 17) 2 wöchentliche WBL-Treffen (Juni & August 17) 1 monatlich stattfindendes Haustreffen aller Professionen (Mai 17)		3 Schulungs- und Implementierungsbeobachtungen des hauseigenen Demenzpflegekonzepts in 2 Filialen des Trägers	
Episodische Interviews	Examinierte Pflegende	6 Pflegende (Aug.–Sept. 17) (inkl. Memos)		7 Pflegende (Juni–Aug. 18) (inkl. Memos)	
	Pflegehelferinnen/Pflegehelfer	3 Transkripte im Rahmen von studentischen Hausarbeiten		/	
	Leitungen	3 Leitungspersonen (Oktober 17) (inkl. Memos)		5 Leitungspersonen (Sept. 18 & Jan. 19) (inkl. Memos)	

Tab. 3.1: Übersicht zum Ablauf der Datenerhebung, eigene Zusammenstellung – Fortsetzung

		Altenpflegeeinrichtung 1 (E1)	Altenpflegeeinrichtung 2 (E2)
		Heimleitung, Pflegedienstleitung, Sozialdienstleitung	Pflegedienstleitung, Sozialdienstleitung, Qualitätsmanagementbeauftragte, Nachfolgerin der Pflegedienstleitung, Hauswirtschaftsleitung
	Expert/-innen	/	Entwicklerin des Demenzpflegekonzepts
	Angehörige	3 Transkripte im Rahmen von studentischen Hausarbeiten	/
Gruppendiskussionen inkl. Memos	Wohnbereichsspezifisch; die Organisation erfolgte über die beobachteten Pflegenden	3 Diskussionen (Sept.–Okt. 17), involviert wurden: 4 Pflegende aus der teilnehmenden Beobachtung 3 weitere Pflegende	2 Diskussionen (Sept. 18), involviert wurden: 5 Pflegende aus der teilnehmenden Beobachtung 2 weitere Pflegende
Sonstige Dokumente		Pflegedokumentation (zu beobachteten Pflegesituationen)	Pflegedokumentation (zu beobachteten Pflegesituationen), Pflegeleitbild, exempl. Dokumentation zum hausinternen Demenzpflegekonzept

3.4.1 Teilnehmende Beobachtung

Die Methode der teilnehmenden Beobachtung wurde in dieser Studie als grundlegender Zugang gewählt, um Basisdatenmaterial über die alltägliche Pflegepraxis zu generieren. Sie ist geeignet, um einen Einblick in das Handeln der Akteure unter den Bedingungen vor Ort zu erhalten (bspw. Lamnek & Krell, S. 519). In den folgenden Abschnitten wir die Vorbereitung sowie Durchführung nähergehend dargelegt.

Vorbereitung der teilnehmenden Beobachtung

Wie in der folgenden Abbildung (▶ Abb. 3.2) dargestellt, wurden dem Feldzugang sowie den orientierenden und teilnehmenden Beobachtungen vorbereitende Schritte vorgeschaltet. Hierzu gehörten die Entwicklung einer Protokollvorlage, die Selbstbeschreibung der Beobachterinnen sowie die Durchführung von Probebeobachtungen.

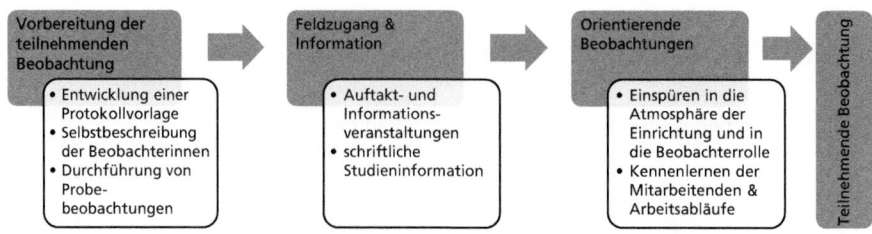

Abb. 3.2: Vorbereitung der teilnehmenden Beobachtung (eigene Darstellung)

Entwicklung der Protokollvorlage zur teilnehmenden Beobachtung

Die Protokollvorlage wurde in Anlehnung an die Kriterien von Przyborski & Wohlrab-Sahr (2014) in tabellarischer Form entwickelt, um sicherzustellen, dass die für das Forschungsvorhaben wesentlichen Kriterien im Rahmen der Beobachtung erfasst werden. Die Protokollvorlage diente den Forscherinnen somit als Orientierungshilfe sowie zur Sensibilisierung hinsichtlich der darin aufgeführten Kriterien. Zudem wurden in einem Memo allgemeine Aspekte, wie Zeitraum der Beobachtung, Ort (insbesondere Einrichtung sowie Gestaltung der Räumlichkeiten), beteiligte Personen, reflexive Aspekte, wie Entscheidungen aus der Perspektive der Beobachterinnen (warum etwas getan oder beobachtet wurde) erfasst sowie Vermutungen und Fragestellungen für die weitere Beobachtung (was denke ich, das ich gesehen habe) und das emotionale Erleben der Beobachterinnen (vgl. Herbrik 2014). Das emotionale Erleben nahm insbesondere im Rahmen der Auswertung einen wichtigen Stellenwert ein, um Aussagen über den Fall abzuleiten (Rosenthal 2014, S. 117). Im Rahmen der Protokolle wurden ebenfalls die räumliche Struktur (z. B. öffentliche vs. private Räume, Arbeitsräume, Lage der Räume zueinander), die zeitliche Organisation wie Pausenkulturen, kommunizierte Informationen im Rahmen der Übergaben sowie Aktivitäten für Bewohnerinnen/Bewohner (bspw. Gruppenangebote) sowie das äußere Auftreten der Pflegenden und der Bewohnerschaft (Kleidung, Körperhaltung, Kontaktaufnahme, Berührung) dokumentiert. Ein wesentlicher Fokus wurde zudem auf die Pflegeinterventionen gelegt. Beobachtet wurde hierbei, wo eine Handlung beginnt, wie sie sich fortsetzt und wann sie endet. Auch die Kommunikation im Team sowie die Form der (nonverbalen) Kommunikation und Interaktion (Mimik, Gestik, Sprache, wörtliche Rede) zwischen Pflegenden und Bewohnerschaft wurden im Hinblick auf wechselseitige Anerkennung, soziale Teilhabe sowie deren Entstehung und Grenzen (z. B. Unsicherheiten) beschrieben.

Die Protokollvorlage gab zunächst vor, Beobachtungsnotizen, Kontextinformationen, dokumentierte Ergebnisse der Reflexionen zur Forscherinnenrolle sowie zur Anwendung der Methode zu trennen (Przyborski & Wohlrab-Sahr 2014, S. 49 f.). Da sich aufgrund der umfangreichen Beschreibungen der Beobachtungen die Reflexionen und Interpretationen der Forscherinnen den entsprechenden Beobachtungssituationen jedoch nur schwer zuordnen ließen, wurde im Laufe der Beobachtungsphasen auf diese Trennung verzichtet und durch eine Kennzeichnung im Text ersetzt (ebd.).

Bei der Protokollierung wurde überwiegend der chronologische Verlauf der Beobachtungen berücksichtigt und angestrebt, auf Bewertungen der Situationen zu verzichten bzw. diese mit einer entsprechenden Markierung zu dokumentieren. Die Forscherinnen beschrieben möglichst detailliert, wie sich der jeweilige Verlauf der Beobachtungssituationen gestaltete und was genau sie beobachteten (Przyborski & Wohlrab-Sahr 2014, S. 51). Weiterhin wurde auch die Positionierung und der Beobachtungswinkel der Beobachterinnen dokumentiert. Der Protokollstil wurde vor Beginn der Datenerhebung im Rahmen von vier Probebeobachtungstagen erprobt.

Selbstbeschreibung der Beobachterinnen

Die Beobachterinnen wurden im Rahmen der Datenerhebung als »Instrumente« angesehen, die es zu justieren und bewusst einzusetzen galt. Daher waren vor Beginn der Datenerhebung Selbstbeschreibungen der Forscherinnen wesentlich. So wurden im Rahmen von Reflexionen die Vorqualifikationen sowie der fachliche Hintergrund der Beobachterinnen offengelegt und ausgetauscht. Insbesondere in denim Rahmen der Probebeobachtung angefertigen Protokollet wurden die unterschiedlichen Beobachtungsfokusse der Forscherinnen deutlich, die im weiteren Verlauf der Datenerhebung ergänzend zueinander einbezogen wurden. Darüber hinaus waren die Beobachterinnen angehalten, ihre Vorannahmen, Hypothesen sowie ihr Vorwissen hinsichtlich des Forschungsvorhabens schriftlich zu dokumentieren (Przyborski & Wohlrab-Sahr 2014, S. 44), um für eine mögliche Einflussnahme im Zuge der Datenerhebung und -auswertung sensibilisiert zu werden.

Durchführung von Probebeobachtungen

Der teilnehmenden Beobachtung wurden kurze Probebeobachtungseinheiten in einer von der Studie unabhängigen Altenpflegeeinrichtung an jeweils zwei Tagen im November und Dezember 2016 vorgeschaltet. Hierbei erfolgten doppelte Beobachtungen, sodass die Forscherinnen die Pflegesituationen zeitgleich beobachteten. Die Probebeobachtung ermöglichte es den Beobachterinnen ihren Protokollstil, die Protokollvorlage sowie ihre »eigene Rolle im Feld« (Przyborski & Wohlrab-Sahr 2014, S. 44) zu erproben. Ein weiteres Ziel war es, den Beobachtungsfokus bzw. -winkel zu entwickeln sowie zu schärfen. Hierbei nahmen die Forscherinnen unter anderem unterschiedliche Positionierungen im Raum ein und es wurden sowohl Beobachtungen in öffentlichen Räumen (auf dem Flur) als auch von spezifischen Pflegesituationen durchgeführt (wie das Anreichen von Mahlzeiten). Herausforderung war es hierbei, zwischen Teilnahme und Beobachtung sowie zwischen der distanzierten Rolle als Forscherin und empathischer Teilnahme (»going native«) auszuloten (Przyborski & Wohlrab-Sahr 2014, S. 49) und die »Nicht Teilnahme« auszuhalten bzw. das Gefühl, in Pflegesituationen nicht intervenieren zu können. Für die Beobachterinnen stellte es eine weitere Herausforderung dar, zunächst darauf zu vertrauen, dass sich der Beobachtungsfokus im Rahmen der Auswertung allmählich entwickeln wird. Dementsprechend war zu Beginn der Beobachtung unklar, welche Situationen von forschungsleitendem Interesse sein könnten, sodass die Beobachterinnen angehalten waren, für alle Eindrücke offen zu sein, wasn bei den Forscherinnen Gefühle der Enttäuschung, Unsicherheit, Überforderung und Unzufriedenheit auslöste. Im Rahmen der Probebeobachtung wurde ebenfalls erprobt, die Notizen unmittelbar in der Beobachtungssituation anzufertigen und unterschiedliche Blockgrößen sowie Stifte einzusetzen. Herausfordernd war hierbei, dass die Beobachtung durch das Notieren der Eindrücke zwischenzeitlich immer wieder unterbrochen werden musste. Im direkten Anschluss an die Beobachtungseinheiten wurden die Beobachtungsprotokolle fertiggestellt. Die Forscherinnen nutzten die Probebeobachtung ebenfalls, um auszuprobieren, welcher Kleidungsstil sich für die Beobachtung eignet. Hierbei wurde darauf geachtet, dass sich der Kleidungsstil der Beobachterinnen vom Kleidungsstil der Pflegenden abhebt, um bei der Bewohnerschaft keine Irritationen auszulösen. Gleichzeitig war es wichtig, dass die Forscherinnen nicht auffallen (beispielsweise durch grelle Farben). Die Forscherinnen trugen Namensschilder, um ihre Person und Funktion transparent zu machen.

Die Probebeobachtung wurde durch eine weitere fachfremde Forscherin begleitet, die bei der Reflexion der Beobachtungserfahrungen unterstützte und eine ergänzende Sichtweise zu den erlebten Situationen einbrachte. Die interdisziplinäre Besetzung des Forschungsteams ermöglicht es zudem, die aus einem »going native« resultierenden blinden Flecken aufzudecken und auf diese Weise den Beobachtungsprozess anzureichern. Die Reflexionen fanden sowohl in persönlichen Gesprächen als auch im Rahmen von Telefonaten während bzw. unmittelbar nach der Beobachtung statt, um insbesondere schwierige oder belastende Erlebnisse (bspw. mangelnde

Akzeptanz der Beobachtung im Feld) zu analysieren und Lösungsmöglichkeiten für vergleichbare Situationen abzuleiten. Hierbei wurde auch diskutiert, wann Beobachtungen bspw. aus ethischen Gründen abzubrechen sind. Im Gegensatz zur teilnehmenden Beobachtung bestand zum Zeitpunkt der Probebeobachtung ein intensiver Austausch zwischen den Forscherinnen, in dem die Erfahrungen hinsichtlich der Umsetzung der Methode wesentlicher Bestandteil waren. Zur späteren Nachvollziehbarkeit und Sicherung der Erkenntnisse, wurden die Gespräche häufig auf Band aufgezeichnet.

Der erste Tag der Probebeobachtung umfasste vier Stunden, in denen die Methode des Beobachtens erprobt wurde. Im Fokus stand hierbei, dass sich die Forscherinnen von der Pflegerin zeigen ließen, was für sie gute Pflege sei. Der zweite Tag umfasste ebenfalls vier Stunden, in denen Beobachtungen von (Inter-)Aktionen der Pflegenden auf dem Flur an einem fixierten Ort (Sofa) im Vordergrund standen. Während der Beobachtungsphase wurde darauf geachtet, auch Uhrzeiten zu protokollieren, um im Rahmen der Auswertung den zeitlichen Umfang der Pflegehandlungen analysieren zu können. Zudem konnt durch die Beobachtung anderer Professionen ein Kontrast zu der Arbeit der Pflegenden herausgearbeitet werden. An den weiteren zwei Tagen der Probebeobachtung wurden im Rahmen von je zwei Stunden gezielte, einzelne Pflegeinteraktionen wie die Essensanreichung beobachtet, um die Abläufe minutiös zu beobachten und zu erlernen die Handlungen möglichst detailliert und genau zu beschreiben. Nach einer ersten Analyse der Beobachtungsprotokolle wurde sich darauf geeinigt, dass standardisierte Pflegeutensilien (bspw. der Pflegewagen) nicht als »unbekannte« Gegenstände möglichst detailliert beschrieben werden, sondern fokussiert wird, wie die Pflegenden mit diesen Gegenständen umgehen bzw. diese einsetzen. Von den Beobachterinnen wurde insbesondere das Offenlegen ihrer Emotionen sowie deren Auswertung häufig herausfordernd erlebt, da die Forscherinnen somit selbst zum Gegenstand der Analyse wurden.

Aufgrund der begrenzten Projektpersonalressourcen wurde im Projektteam ausführlich diskutiert, ob beide Forscherinnen auch weiterhin doppelt beobachten bzw. sich perspektivisch aufteilen müssen, um eine größere Stichprobe zu erzielen. Da sich bei der Auswertung der Protokolle jedoch zeigte, dass die Beobachterinnen jeweils sich ergänzende Aspekte fokussieren, indem sie beispielsweise verschiedene Positionierungen im Raum einnehmen, einen unterschiedlichen Grad der Teilnahme anwenden oder eher die Sicht der Bewohnerinnen/Bewohner bzw. die der Pflegenden berücksichtigen, wurde letztlich entschieden, dass die Beobachterinnen die Beobachtung weiterhin gemeinsam durchführen. Auch Rosenthal (2014) weist darauf hin, dass die Beobachtung inkl. unabhängiger Protokollierung durch zwei Beobachterinnen sowie der spätere Austausch bzgl. des unterschiedlichen Erlebens zur Vervollständigung der Ereignisabfolgen eingesetzt werden kann (ebd., S. 116).

3.4.2 Durchführung der teilnehmenden Beobachtung

Die teilnehmende Beobachtung erfolgte in zwei Altenpflegeeinrichtungen, die im Rahmen der Studie jeweils einen Fall darstellten. Der Beobachtungszeitraum erstreckte sich in der ersten Altenpflegeeinrichtung von April bis Juni 2017 in einem Zeitraum von drei Monaten, der sich wiederum in drei Erhebungswellen (je zwei Beobachtungstage innerhalb einer Woche) unterteilte. Zwischen den zwei Beobachtungstagen wurde angestrebt, einen zusätzlichen Tag zum Protokollieren der beobachteten Eindrücke einzuplanen. In der zweiten Einrichtung erstreckte sich die teilnehmende Beobachtung ebenfalls über drei Monate von Juni bis August 2018.

Aufgrund der begrenzten Projektpersonalressourcen konnte insbesondere in der zweiten Altenpflegeeinrichtung nicht vermieden werden, die Beobachtungen auch an direkt aufeinander folgenden Tagen zu terminieren. Die Pflegenden wurden einmalig, für jeweils eine Schicht auf ihrem Wohnbereich durch beide Beobachterinnen begleitet. Zwischen den Beobachtungssituationen wurden regelmäßig kleinere Pausen eingeschoben, die von den Forscherinnen genutzt wurden, um Notizen anzufertigen und die häufig sehr anspruchsvollen Beobachtungssituationen reflektieren zu können. Hierbei wurde streng darauf geachtet, dass sich die Beobachterinnen nicht über ihre Eindrücke und Erfahrungen austauschen, auch wenn dies häufig eine hohe Disziplin erfoderte. Ziel war es, eine gegenseitige Beeinflussung zu vermeiden, sodass der Austausch erst zum Zeitpunkt der Fertigstellung der Protokolle erfolgte. Auch für die beobachteten Pflegepersonen waren regelmäßige Pausen wichtig, da die Beobachtung oftmals als zusätzliche Anstrengung wahrgenommen wurde.

Den Pflegenden wurde es offengehalten, was sie den Forscherinnen im Rahmen der Beobachtung zeigten, sodass der Fokus von den Pflegenden entweder überwiegend auf Pflege- oder Betreuungssituationen gelegt wurde. Zu Beginn der Schicht wurde gemeinsam mit den Pflegenden geprüft, welche Bewohnerinnen/Bewohner der Studie zugestimmt hatten und ein Ablauf für den Beobachtungstag erstellt. Häufig wurden von den Pflegenden weitere Bewohnerinnen/Bewohner für die Studie vorgeschlagen und zur Teilnahme motiviert. Die Pflegenden zeigten hierbei überwiegend ein großes Engagement und es wurden Unterschiede in der Fallauswahl deutlich. Einige Pflegende wählten einzelne Bewohnerinnen bzw. Bewohner, um Umgangsweisen in Bezug auf Herausforderungen in der Kommunikation/Pflege zu zeigen, andere wählten Situationen, in denen sie eine gelungene Pflege bzw. Kommunikation mit der Bewohnerschaft veranschaulichten. In der zweiten Altenpflegeeinrichtung wurde im September 2018 auch die Pflegedienstleitung bei einem Gespräch mit einer Bewohnerin beobachtet, sowie in einer kurzen Sequenz im Juni 2018. Die Anfertigung der Beobachtungsnotizen erfolgte handschriftlich innerhalb der Beobachtungssituation sowie in kleineren Pausen und wurde nach Dienstschichtende bei Bedarf ergänzt. Zudem wurden von einer Forscherin Skizzen zur Körperhaltung der Pflegenden angefertigt. Die Memos der Forscherinnen wurden in die Beobachtungsprotokolle integriert.

Zur Theoriebildung im Sinne des »theoretical samplings« wurden mithilfe von abwechselnden Erhebungs- und jeweils vierzehntägigen Auswertungsphasen minimal sowie maximal kontrastierende Fallvergleiche vorgenommen (Mey & Mruck 2011, S. 28). Die Zwischenauswertungen fanden unter Einbezug der gesamten Forschungsgruppe im Rahmen von Analysetagen sowie Workshops statt.

Zur Datensicherung wurden die Beobachtungsprotokolle unmittelbar nach der Beobachtung innerhalb einer Woche verfasst und durch die Vergabe von Codes pseudonymisiert sowie fortlaufend nummeriert, um eine spätere Zuordnung sicherzustellen.

Die teilnehmende Beobachtung wurde analog der Probebeobachtung durch eine dritte Forscherin mithilfe von Reflexionen unterstützend begleitet. Ein wesentlicher Bestandteil dieser Besprechungen war, wie der von den Pflegenden geäußerte Wunsch eines Feedbacks aufgegriffen werden kann. Auch Kalthoff (2003) beschreibt das Dilemma, dass »die Forschungserlaubnis als eine Gabe« verstanden werden kann, die gleichzeitig eine Gegenleistung suggeriert (ebd., S. 77). Für die Forscherinnen stellte der Wunsch nach einem Feedback regelmäßig eine Herausforderung dar, da sie zum Zeitpunkt der Datenerhebung angehalten waren, den Ablauf der Pflegesituationen genau zu beschreiben und möglichst keine Bewertungen vorzunehmen. Auch die Offenlegung des Forschungsprozesses als Antwort auf das geäußerte Anliegen, stellte beide Seiten häufig nicht zufrieden. Vonseiten des Projektteams war es erst nach Abschluss der Zwischenauswertung und Ausstieg aus dem Feld im Rahmen einer Abschlussveranstaltung möglich, den Pflegenden Ergebnisse auf abstrakter Ebene zu präsentieren und mit ihnen darüber in den Austausch zu kommen. Entsprechend dieser Erfahrung sollten für zukünftige Studien Lösungsmöglichkeiten entwickelt werden, wie dem Wunsch der Pflegenden im Sinne einer Lehr- und Lernsituation bzw. Feedback-Planung berücksichtigt werden kann, ohne den Schutz der in die Forschung eingeschlossenen Pflegenden zu gefährden. Auch der Datenschutz stellte für die Beobachterinnen eine zentrale Herausforderung dar, da sie insbesondere von den Pflegedienstleitungen vor Ort angefragt wurden, auf welchem Wohnbereich sie aktuell beobachten. Auch wenn die Forscherinnen hierzu keine Auskunft gaben, zeigte sich insbesondere in der zweiten Altenpflegeeinrichtung, dass die Studienteilnahme innerhalb der Einrichtung sowie gegenüber der Pflegedienstleitung offengelegt wurde. Dies führte beispielsweise dazu, dass an den Beobachtungstagen zusätzliches Pflegepersonal eingeplant wurde, obwohl an die Pflegenden mehrfach die Bitte herangetragen wurde, einen Einblick in einen ganz normalen Arbeitstag zu erhalten. Somit ist von einer entsprechenden Verzerrung auszugehen. Insbesondere in der zweiten Altenpflegeeinrichtung wurde die Datenerhebung sehr eng von der Pflegedienstleitung begleitet.

Obwohl sich die Kontaktierung der Pflegenden zur Terminabsprache als schwierig gestaltete, lässt sich insgesamt resümieren, dass die Pflegenden und Leitungen sehr zuverlässig waren, dem Projekt gegenüber sehr offenstanden und daran interessiert waren, eine gelungene Beobachtung zu ermöglichen. Die Pflegenden meldeten zudem häufig zurück, dass sie die teilnehmende Beobachtung sowie die Anwesenheit der Forscherinnen als positiv erlebt haben und die Datenerhebung angenehmer verlief als angenommen. Ein Grund könnte hierfür sein, dass sich die Pflegenden im Rahmen der Datenerhebung als Expertinnen/Experten anerkannt fühlten, indem ihre Hinweise ernst genommen und berücksichtigt wurden, bspw. wenn durch sie angeraten wurde, Beobachtungssituationen zur Wahrung der Privatsphäre von Bewohnerinnen/Bewohnern kurzzeitig abzubrechen.

3.4.3 Erhebung von soziodemographischen Daten

Die Pflegenden, Leitungen und Bewohnerschaft bzw. deren betreuende Personen, die sich für die Teilnahme an der Studie entschieden hatten, reichten im Rahmen des Einwilligungsverfahrens einen ausgefüllten soziodemografischen Fragebogen bei der Projektkoordinierung ein. Die soziodemografischen Daten wurden im Rahmen der Auswertung berücksichtigt sowie zur Auswahl der Stichprobe herangezogen.

Durchführung der episodischen Interviews und Gruppendiskussionen

In der ersten Altenpflegeeinrichtung wurden im Anschluss an die teilnehmende Beobachtung kurze Abschlussgespräche geführt und in Form von Gedächtnisprotokollen dokumentiert, um sich über den Beobachtungstag auszutauschen. Hierbei wurde kein Leitfaden eingesetzt.

Die episodischen Interviews erfolgten der Beobachtungsphase nachgelagert, da der Interviewleitfaden auf Grundlage der Erkenntnisse aus der teilnehmenden Beobachtung entwickelt wurde. Die Interviews fanden in der ersten Altenpflegeeinrichtung an drei aufeinander folgenden Tagen im August sowie an einem Tag im September 2017 außerhalb der Einrichtung, in einer Ferienwohnung sowie in einer privaten Wohnung einer Pflegerin statt. Die Forscherinnen achteten auf eine angenehme Gesprächsatmosphäre und stellten Kekse sowie Getränke bereit. Zudem wurde es den Pflegenden ermöglicht, ihre Hunde mitzubringen und vor den Interviews ein lockerer Gesprächseinstieg angeboten. Der Leitfaden war den Pflegenden vor den Interviews nicht bekannt, um ein möglichst spontanes Antwortverhalten anzuregen.

Die episodischen Interviews umfassten vier Abschnitte, die angelehnt an eine von Helfferich (2009) entwickelte Vorlage (ebd., S. 186) strukturiert wurden, sodass abwechselnd »narrativ-episodisches Wissen über Erzählungen« und »semantisches Wissen« (Flick 1999, S. 125) abgefragt wurde. Zudem wurden die Pflegefachpersonen gebeten, beispielhafte pflegerische Situationen einzubringen, die sie als herausfordernd oder gelungen wahrgenommen haben (▶ Anhang, Anlage 1).

Die Forscherinnen wechselten sich in der Interviewdurchführung ab, sodass eine Person interviewte und eine weitere Person die Gesprächsatmosphäre und den -verlauf (begleitende Gesten, Mimik, Störungen) sowie weitere Besonderheiten dokumentierte und auf die Einhaltung der zuvor abgesprochenen Zeit achtete (maximal eine Stunde). Im Anschluss an die narrative Einstiegsfrage wurden von den Forscherinnen offene W-Rückfragen gestellt und möglichst auf Suggestivfragen verzichtet. Ziel war es, das Gesagte der Interviewten zu verstehen. Die Interviews wurden digital aufgezeichnet und mithilfe der Express Scribe Transcription Software transkribiert. Hierbei kamen die Transkriptionsregeln in Anlehnung an Bohnsack (2008, S. 235) zum Tragen.

In der zweiten Altenpflegeeinrichtung fanden die Interviews auf Wunsch der Pflegenden hauptsächlich in einem Besprechungsraum sowie einem ehemaligem Schulraum der Einrichtung im direkten Anschluss an die Beobachtungen statt, um beobachtete Situationen aufgreifen sowie reflektieren zu können. Ein Interview wurde im Dienstzimmer eines Wohnbereichs durchgeführt. Da alle Interviews innerhalb der Einrichtung stattfanden, waren Störungen in Form von Telefonanrufen und Nebengeräuschen häufig nicht zu vermeiden.

Im Anschluss an die Interviews mit den Pflegenden wurden die Leitungen interviewt. Auch hier wurde darauf geachtet, dass der Leitfaden im Vorfeld nicht bekannt wurde. Infolgedessen wurden die Interviewtermine in ihrer Abfolge an einem Tag sehr zeitnah organisiert, um einen möglichen Austausch unter den Leitungen zu erschweren. Aufgrund des sehr spezifischen hausinternen Demenzpflegekonzeptes in der zweiten Altenpflegeeinrichtung wurde ein ergänzendes Interview mit der Entwicklerin des Konzeptes durchgeführt, um Kontextinformationen zu dessen Entstehung und Implementierung zu erhalten. Weiterhin wurden in der ersten Altenpflegeeinrichtung im Rahmen von Hausarbeiten ergänzende Interviews mit Angehörigen sowie Pflegehelferinnen/Pflegehelfern durchgeführt.

Im letzten Schritt erfolgten wohnbereichsspezifische Gruppendiskussionen, um kollektiv geteilte Handlungsorientierungen zu erheben (vgl. für den Bezug zur Gesundheits- und Pflegeforschung Bohnsack 2002). Hier nahmen jeweils drei bis fünf Pflegende sowie Pflegehelferinnen/Pflegehelfer teil. Die Auswahl wurde von den Pflegefachpersonen getroffen, die zuvor in die teilnehmende Beobachtung eingeschlossen waren, sodass davon auszugehen ist, dass Personen mit ähnlicher Meinung einbezogen waren. Alle Gruppendiskussionen wurden von der gleichen Person aus dem Forscherteam geführt, um eine möglichst ähnlich ausgestaltete Moderation zu gewährleisten. Eine Person verfasste jeweils ein umfangreiches Beobachtungsprotokoll, in dem Aspekte wie die nonverbale Kommunikation sowie die Gesprächsatmosphäre und -dynamiken dokumentiert wurden. In der ersten Altenpflegeeinrichtung fanden von September bis Oktober 2017 drei Gruppendiskussionen in einem Konferenzraum der Einrichtung, in der zweiten Altenpflegeeinrichtung im September 2018 zwei Gruppendiskussionen in einem Besprechungsraum in der Einrichtung statt.

Auch in Bezug auf die Gruppendiskussionen wurde auf eine angenehme Gesprächsatmosphäre geachtet. Die Gruppendiskussionen umfassten maximal eine Stunde. Zum Schutz der Pflegenden wurde auf Beispiele pflegerischer Praxis aus den Beobachtungen verzichtet und auf ein literaturbasiertes Fallbeispiel zurückgegriffen. Die Gruppendiskussionen wurden insgesamt als gut und anregend wahrgenommen. Auch eher zurückhaltende Pflegende wurden durch die Leiterin der Gruppendiskussion durch gezielte Ansprache zur Teilnahme an der Diskussion motiviert.

Validation der Ergebnisse

Die Validation der Ergebnisse erfolgte im Rahmen einer Abschlussveranstaltung, in der die Zwischentypisierung in Form eines Schemas vorgestellt und mithilfe eines Arbeitsauftrages von den Pflegenden bewertet und mit diesen diskutiert wurde. Hierbei erfolgte auch die Herausarbeitung der Vor- und Nachteile der vorgestellten Orientierungen, Talenten und Pflegestilen und es wurden Ergänzungen aufgegriffen. Hierfür wurden die Pflegenden im Rahmen einer Reflexionseinheit dazu angeregt, sich mithilfe des Schemas zu verorten und darüber in den Austausch zu kommen, wie ihre Talente gefördert werden können, was insbesondere für Menschen mit Demenzerkrankungen wichtig ist und zu welchen Aspekten ihrer Einschätzung zufolge wohnbereichsspezifische Unterschiede bestehen. Die Ergebnisse der Diskussion wurden dokumentiert und in die Weiterentwicklung des Schemas einbezogen.

3.5 Ethisches Clearing

Das ethische Clearing erfolgte vor Projektbeginn durch die Ethikkommission der Deutschen Gesellschaft für Pflegewissenschaft (DGP).

Bei der Datenerhebung wurden die Prinzipien des »Informed« sowie des »Ongoing Consent« in Orientierung an den »Ethikkodex Pflegeforschung« der Deutschen Gesellschaft für Pflegewissenschaft (2016) sowie einschlägige datenschutzrechtliche Aspekte berücksichtigt. Die datenschutzrechtliche Aufklärung erfolgte schriftlich sowie mündlich im Zuge der Informationsveranstaltungen sowie unmittelbar vor der Datenerhebung, um offene Fragen im persönlichen Kontakt zu klären. Hierbei konnten die Pflegefachpersonen auch nur einzelnen Teilen der Datenerhebung zustimmen. Die Einverständniserklärungen wurden postalisch an die Projektkoordinatorin versendet.

Literatur

Bohnsack R (2008) Rekonstruktive Sozialforschung. 7. Aufl. Opladen, Farmington Hills: UTB. S. 235.
Bohnsack R (2002) Gruppendiskussionsverfahren und Dokumentarische Methode. In: Schaeffer D, Müller-Mundt G (Hrsg.) Qualitative Gesundheits- und Pflegeforschung. Bern [u. a.]: Huber, S. 305–325.
Deutsche Gesellschaft für Pflegewissenschaft (2016): Ethikkodex Pflegeforschung der Deutschen Gesellschaft für Pflegewissenschaft. Zugriff am

06.01.2021 unter: https://dg-pflegewissenschaft.de/wp-content/uploads/2017/05/Ethikkodex-Pflegeforschung-DGP-Logo-2017-05-25.pdf

Flick U (1999): Qualitative Forschung: Theorie, Methoden, Anwendung in Psychologie und Sozialwissenschaften, 4. Auflage. Reinbek: Rowohlt Taschenbuch Verlag.

Flick U (2008) Triangulation. Eine Einführung, 2. Aufl. Wiesbaden: Verlag für Sozialwissenschaften.

Flick U (2011) Triangulation, 3. aktualisierte Auflage. Wiesbaden: VS Verlag für Sozialwissenschaften, Springer Fachmedien Wiesbaden GmbH. DOI 10.1007/978-3-531-92864-7_1. [E-Pub.]

Forbes DA, Neufeld A (1997) Strategies to address the methodological challenges of client-satisfaction research in nursing home care. In: Canadian Journal of Nursing Research 29, 69–77.

Herbrik R (2014) Metaphorik des unbeschreiblichen Gefühls in christlichen Kontexten heute. In: Junge M (Hrsg.) Methoden der Metaphernforschung und -analyse. Wiesbaden: VS, S. 155–179.

Helfferich C (2009) Die Qualität qualitativer Daten: Manual für die Durchführung qualitativer Interviews, 3. überarbeitete Auflage. Wiesbaden: VS Verlag für Sozialwissenschaften.

Kalthoff H (2003) Beobachtende Differenz: Instrumente der ethnografisch-soziologischen Forschung. Zeitschrift für Soziologie 32(1), 70–90.

Kelle U, Niggemann C, Metje B (2014) Datenerhebung in totalen Institutionen als Forschungsgegenstand einer kritischen gerontologischen Sozialforschung. In: Amman A, Kolland F (Hrsg.) Das erzwungene Paradies des Alters? Fragen an eine kritische Gerontologie. Wiesbaden: VS, S. 163–193.

Laga G (1999) Zur Befragbarkeit »alter« Menschen. Soziale Arbeit 48, 302–306.

Luft L (2022) Von »fleißigen Arbeitsbienen«, »Seelentrösterinnen«, »Ersatz-Mamas« und Revoluzzer/-innen: Metaphorische Konzepte, zentrale Motive und Implikationen für das pflegerische Handeln im Setting der Altenpflege. Vallendarer Schriften der Pflegewissenschaft Band 11, Wiesbaden: Springer Fachmedien.

Lamnek S, Krell C (2016). Qualitative Sozialforschung, 6., überarb. Auflage. Weinheim, Basel: Beltz.

Mey G, Mruck K (2011) Grounded Theory Reader. Köln: VS.

Mey G, Mruck K (2007) Grounded Theory Methodologie – Bemerkungen zu einem prominenten Forschungsstil. Historical Social Research 19, 11–39. https://nbn-resolving.org/urn:nbn:de:0168-ssoar-288617

Rosenthal R (2014) Interpretative Sozialforschung: Eine Einführung. 4. Aufl. Weinheim und Basel: Beltz Juventa.

Sauer T (2018) Privatheit und Regulation in der stationären Altenhilfe. In: Sauer T et al. (Hrsg.) Angewandte Ethik im Gesundheitswesen: Aktuelle Entwicklungen in Theorie und Praxis. Münster: Lit., S. 121–134.

Przyborski A., Wohlrab-Sahr (2014) Qualitative Sozialforschung: Ein Arbeitsbuch, 4. Aufl. München: Oldenbourg Wissenschaftsverlag.

Yin RK (2009) Case study research: design and methods, 4. Aufl. California, New Delhi, Singapore, United Kingdom: SAGE.

4 Grundlagen der Dokumentarischen Methode: Der methodologisch-methodische Zugang zur HALT-Studie

Leonie Göcke, Lola Maria Amekor, Sabine Nover, Lisa Luft & Hermann Brandenburg

Im nun folgenden Kapitel werden Methodologie, Fundierung sowie das konkrete Vorgehen der Dokumentarischen Methode in ihren Grundlagen skizziert und dann exemplarisch anhand eines Falls aus dem Forschungsprojekt HALT dargestellt. Zudem möchten wir an *einem* Beispiel dezidiert darlegen, *wie* wir genau vorgegangen sind. Dabei sollen die einzelnen Schritte der Dokumentarischen Methode »zerpflückt« werden. Schwerpunkt unserer Ausführungen sind vor allem die Darstellung des thematischen Verlaufs der Interviews (um die wesentlichen Inhalte des Gesprächs zu erkennen) sowie die formulierende und reflektierende Interpretation (hieraus geht unser Interpretationsduktus hervor). Dies zeigen wir in diesem Kapitel exemplarisch, das nachfolgende Kapitel (▶ Kap. 5) enthält dann kurze Skizzen zu den von uns ausführlich analysierten 13 Interviews mit Pflegenden.

4.1 Grundlagen der Dokumentarischen Methode

Dieser Zugang der qualitativen Forschung gehört zu den rekonstruktiven Verfahren. Die qualitative Forschung legt den Fokus ihrer Untersuchung darauf, in welcher Art und Weise Menschen ihren Erfahrungen und der Welt, in der sie leben, einen Sinn geben (Holloway & Galvin 2017) und wie sie in ihr handeln. Grundsätzlich ist allen Richtungen der qualitativen Forschung gemeinsam, dass sie ihren Forschungsauftrag darin begreifen, zu verstehen (Helfferich 2011, Nover 2020, Nover & Amekor 2021). Dies geschieht häufig so, dass der Mensch »mit sprachlichen Äußerungen als ›symbolisch vorstrukturierten Gegenständen‹ bzw. mit schriftlichen Texten als deren ›geronnenen Formen‹« (Helfferich 2011, S. 21) arbeitet. Der Blick richtet sich darauf, wie die Person ihre Welt wahrnimmt, sie versteht und ihr Sinn verleiht. Aus einer wissenschaftlichen Perspektive geht es darum, dieses Verstehen zu verstehen und den damit verbundenen Sinn zu rekonstruieren (daher auch: rekonstruktive Verfahren). Deutungen werden dabei bewusst nicht von einer »objektiven Warte« aus qualifiziert, vielmehr geht es um eine transparente und nachvollziehbare Beschreibung (und Erklärung) von Interaktionen, deren Eigenlogik und Selbstorganisation:

> »Die soziale Wirklichkeit, (…), ist als immer schon interpretierte, gedeutete und damit interaktiv ›hergestellte‹ und konstruierte Wirklichkeit Forschungsgegenstand« (Helfferich 2011, S. 22).

In der Praxeologischen Wissenssoziologie, der Grundlagentheorie der Dokumentarischen Methode, werden insbesondere Re-/Konstruktion von Praktiken und ihre normierende Kraft in den Fokus genommen. Der Praxis kommt dabei nach Bohnsack ein »primordialer Charakter« (Bohnsack et al. 2018, S. 195) zu.

Die forschungsleitende Perspektive der Dokumentarischen Methode basiert auf verschiedenen zentralen Annahmen, die im Wesentlichen aus drei Grundrichtungen der Praxeologischen Wissenssoziologie entlehnt sind:

- Die Wissenssoziologie nach Karl Mannheim, die das konjunktive Wissen und die konjunktiven Erfahrungsräume in den Fokus nimmt.
- Die Habitus-Theorie nach Pierre Bourdieu, die implizites Wissen in seinem Fortwirken sozialer Strukturen in der Praxis versteht.
- Die Ethnomethodologie nach Harold Garfinkel, die das Alltagshandeln und die Entstehung sozialer Tatbestände untersucht.

Den Grundstein der Dokumentarischen Methode legte schon Karl Mannheim. Er wendete seinen Analyseblick von der Betrachtung des *WAS* zum *WIE*. »Mit der dokumentarischen Methode hat Karl Mannheim die erste umfassende Begründung der Beobachterhaltung in den Sozialwissenschaften vorgelegt, die den Ansprüchen einer erkenntnistheoretischen Fundierung auch heute noch standzuhalten vermag.« (Bohnsack et al. 2007, S. 13). Karl Mannheim entwarf in seiner Abhandlung »Beiträge zur Theorie der Weltanschauungsinterpretation« (Mannheim 1964) »die Dokumentarische Methode als methodologisches und epistemologisches Programm der Kulturwissenschaft« (Bohnsack 2017, S. 58). Damit eröffnete er Möglichkeiten zum Verstehen von implizitem, atheoretischem und handlungsleitendem Wissen. Er ging über die inhaltliche Ebene der Schilderungen hinaus (Bohnsack 2017). So wandert der Fokus von der »Frage, was die gesellschaftliche Realität in der Perspektive der Akteure ist, zur Frage danach, wie diese in der Praxis hergestellt wird« (Bohnsack et al. 2007, S. 12). Nach Mannheim würden mit einer rein theoretischen Auffassung von Weltanschauungen weite Bereiche des Kulturlebens verschlossen bleiben, denn die »wesentlichen existenziellen Grundlagen des Lebens und Handelns erschließen sich [...] erst mit dem Blick auf das ›Atheoretische‹« (Mannheim 1964, S. 97 f.).

Der Begriff des »Atheoretischen« wird auch mit einem Blick auf die unterschiedlichen Sinnebenen, wie Mannheim sie definiert hat, deutlich. Wenn Menschen also von ihren Erfahrungen berichten, kann man zunächst den wörtlich gemeinten Sinn erfassen, den Mannheim den *immanenten Sinngehalt* nennt (Mannheim 1964). Auf dieser ersten wörtlich gemeinten Sinnebene einer geschilderten Erfahrung zeigen sich zwei weitere Unterscheidungen: Absichten und Motive der erzählenden Person fasst Mannheim als *intentionalen Ausdruckssinn* auf, die allgemeinen Bedeutungen einer Handlung und auch eines Textinhalts werden als *Objektsinn* beschrieben (ebd.). So kann man zusammenfassend feststellen, dass eine Person auf der inhaltlichen, wörtlich gemeinten Ebene persönliche Motive und Absichten (*intentionalen Ausdruckssinn*) und allgemeine, kollektiv geteilte Bedeutungen einer Handlung (*Objektsinn*) übermittelt (Nohl 2017).

Für die Dokumentarische Methode bedeutet das, »zunächst konsequent innerhalb des Relevanzsystems, des Rahmens der Gruppe zu bleiben« (Bohnsack 2003, S. 34). Der erste methodische Schritt, die *Formulierende Interpretation*, bleibt folgerichtig in diesem vorgegebenen Rahmen, stellt aber, da die dadurch entstehende Struktur und Fokussierung von den Forscherinnen und Forschern festgelegt wird, eine erste Interpretation dar; die Orientierungsmuster werden herausgearbeitet. Neben der wörtlich gemeinten Sinnebene einer Schilderung findet sich nach Mannheim aber auch noch eine weitere, die er als »Dokumentsinn« (Mannheim 1964) oder dokumentarischen Sinngehalt auffasst. »Bei diesem dokumentarischen Sinngehalt wird die geschilderte Erfahrung als Dokument einer Orientierung rekonstruiert, die die geschilderte Erfahrung strukturiert« (Nohl 2017, S. 4), es geht hier um eine *Reformulierende Interpretation*. Damit wird das atheoretische Wissen fassbar und rekonstruierbar. Es wird sichtbar gemacht, welche Orientierungsrahmen sich im empirischen Material dokumentieren. Seine Schärfung erhält diese Analyse durch die Technik des permanenten Vergleichs, mit dessen Hilfe Unterschiede und Ähnlichkeiten herausgearbeitet werden können.

Anschlussfähig sind diese Überlegungen an den Habitusbegriff, der maßgeblich durch Pierre Bourdieu geprägt wurde. Denn am Ende geht es um mehr als sprachlich vermittelte und kognitiv verstandene Regeln des Verhaltens im Alltag. Bereits Thomas von Aquin stellte die Zwischenstellung des Habitus heraus, nämlich als »eine Vermittlungsinstanz zwischen reiner Potenz und reiner Handlung« (Krais & Gebauer 2014, S. 26). Nach dem Habituskonzept Bourdieus werden gesellschaftliche oder institutionelle Strukturen verinnerlicht und »im Habitus eingelagert« (ebd., S. 34), von dort aus sind diese abrufbar:

> »Leib und Sprache können wie Speicher für bereitgehaltene Gedanken fungieren, die […] schon dadurch abgerufen werden können, dass der Leib wieder in eine Gesamthaltung gebracht wird, welche die mit dieser Haltung assoziierten Gefühle und Gedanken heraufbeschwören kann […]« (Bourdieu 1987, S. 127).

Diese Strukturen ermöglichen es dem Menschen als funktionierender Teil dieser gesellschaftlichen Struktur zu agieren. Bourdieu spricht konsequenterweise vom Habitus als »strukturierender Struktur« (Bourdieu 1976, S. 165). Das sind »Systeme dauerhafter Dispositionen, strukturierte Strukturen, die geeignet sind, als strukturierende Strukturen zu wirken […]« (ebd., S. 165).

Somit ist der Habitus »ein sozial konstituiertes System von strukturierten und struktu- rierenden Dispositionen, das durch die Praxis erworben wird und konstant auf praktische Funktionen ausgerichtet ist« (Bourdieu & Wacquant 1996, S. 154).

> »Als einverleibte, zur Natur gewordene und damit als solche vergessene Geschichte ist der Habitus wirkende Präsenz der gesamten Vergangenheit, die ihn erzeugt hat« (Bourdieu 1987, S. 105).

Damit ist der Habitus in »[…] die Denk- und Sichtweisen, die Wahrnehmungsschemata, die Prinzipien des Urteilens und Bewertens eingegangen, die in einer Gesellschaft am Werk sind; (…)« (Krais & Gebauer 2014, S. 5). Nach Krais & Gebauer wird der Habitus an den Tätigkeiten erkannt, die aus ihm hervorgehen. Sie schlussfolgern: »Man kann also den Habitus einer Person an deren Handlungen erkennen.« (ebd., S. 26). Unter anderem im Begriff des »Modus Operandi« (Bohnsack 2017, S. 13), den Bohnsack aus der Habitustheorie übernahm, ist die methodologische Fundierung der Dokumentarischen Methode in der Habitustheorie Bourdieus sichtbar. Die Frage nach dem Modus Operandi, also dem zugrunde liegenden Habitus, klärt sich über die Frage nach dem *WIE* (Bohnsack et al. 2007).

Es war Harold Garfinkel, der Karl Mannheims Begriff der Dokumentarischen Methode aus seiner über dreißigjährigen Vergessenheit geholt und die Ethnomethodologie damit bereichert hat (Bohnsack et al. 2007) Nach Warfield war Garfinkels Betonung des »irreduzibel kooperativen und geordneten Charakter[s] sinnvoller sozialer Handlungen« (Warfield 2017, S. 8) innovativ und richtungsweisend:

> »Dieser Gedanke, dass soziale Tatsachen durch ihr Zusammentreffen mit konstitutiven Kriterien geschaffen werden, veränderte den erkenntnistheoretischen Ansatz: Anstelle der Werte und Symbole, die im Zentrum der älteren Ansätze standen, wurden die sozialen Tatsachen selbst sowie die empirischen Bedingungen und Methoden ihrer Herstellung in den Mittelpunkt der Untersuchung gerückt« (ebd., S. 9).

In seinen Studien aus den 1960er Jahren versuchte Garfinkel das praktische Tun der Menschen (Tätigkeiten, Umstände und praktisches soziologisches Denken) zum Gegenstand der empirischen Forschung zu machen. Er wollte den ganz »normalen« Alltagshandlungen ebenso viel Aufmerksamkeit schenken wie besonderen Ereignissen. »Der ›reflexive‹ oder ›verkörperte‹ Charakter von Zurechnungspraktiken und Zurechnungen (accounts) bildet das Zentrum dieser These« (Garfinkel 1967/2017, S. 34). Garfinkel ging davon aus, dass »die Tätigkeiten, mit denen Gesellschaftsmitglieder die Szenerien organisierter Alltagsangelegenheiten schaffen und bewältigen, identisch mit den Vorgehensweisen sind, mit denen Mitglieder diese Szenerien zurechenbar (accountable) machen« (ebd., S. 34). Mit zurechenbar meinte Garfinkel, dass soziale Praktiken »beobachtbar und berichtbar« (ebd., S. 34) sind. In der Fundierung seiner Studien bezog sich Garfinkel auf die Schriften von Durkheim, Weber und Parsons. Mit der begrifflichen Präzisierung von deren Fragestellungen und der empirisch nachvollziehbaren Einlösung unterzog Garfinkel die klassische soziologische Tradition, nach Warfield Rawls, einer Neubegründung (Warfield Rawls 2017).

Nach Bohnsack spiegelt die Konstruktion von Motiven im Sinne der Unterstellung eines subjektiv gemeinten Sinnes lediglich »*common sense*«-Vorstellungen wider; sie sind damit zwar zentrale Gegenstände des wissenschaftlichen Interpretierens, können aber nicht deren Methode sein. Die Dokumentarische Methode könne aber in diesem Sinne als Methode fungieren. Im Sinne der Ethnomethodologie ermöglicht die Dokumentarische Methode einen »adäquateren Zugang zur ›Rationalität‹ sozialen Handelns, welcher von einer zweckrationalen Engführung zu unterscheiden ist« (Bohnsack et al. 2007, S. 13).

Was also ist das Ziel der Dokumentarischen Methode? Die Dokumentarische Methode hat auf der Grundlage der oben dargestellten theoretischen und methodologischen Fundierung zum Ziel, Orientierungen von Alltagshandlungen zu erfassen, die sozial geprägt sind. Mit den Ergebnissen kann aufgezeigt werden, wie die Mitglieder von sozialen Gruppen in den gesellschaftlichen Kontexten agieren und warum sie dies tun. Untersucht wird dies an der (alltäglichen) Praxis der sozialen Gruppe, an denen tiefer liegende Muster mit sozialer Prägung offengelegt werden können. Damit kann auch das Wissen um die Interkorrelation von gesellschaftlichen Strukturen und individuellen oder gemeinschaftlichen Handlungen erweitert werden (Kleemann et al. 2013).

4.2 Exemplarische Rekonstruktion der Handlungspraxis einer Pflegefachperson im Umgang mit demenzbetroffenen alten Menschen

Nach der Darstellung des thematischen Verlaufs des Interviews (Schritt 1; ▶ Kap. 4.2.1) wenden wir uns im zweiten Schritt (▶ Kap. 4.2.2) einzelnen Abschnitten des Interviews zu, die wir sequenziell nach Themenwechseln durchgesehen haben. Dabei haben wir uns hier auf narrativ dichte Interviewpassagen konzentriert und vor allem jene Ausführungen beachtet, bei denen die befragte Person über ihre konkrete Pflegepraxis (und den damit verbundenen Hintergrund) berichtet. Damit sind die formulierenden und reflektierenden Interpretationen verbunden. In einem dritten Schritt (▶ Kap. 4.2.3) wird dann der Fokus auf die Rekonstruktion des Orientierungsrahmens oder des »Modus Operandi« gelegt.

4.2.1 Thematischer Verlauf

Auf die Einstiegsfrage, die sich auf ihrem beruflichen Werdegang bezieht, antwortet PP[1]1, dass die Krankenpflege seit ihrer Kindheit ein Berufswunsch war, der familiär gewachsen ist. Sowohl die Mutter als auch der Vater seien häufiger krank gewesen. Nach der Realschule bewarb sich PP1 für die Ausbildung, wurde jedoch aufgrund ihres Alters zurückgestellt. Nach Abschluss eines Jahrespraktikums im Krankenhaus hat PP1 die dreijährige Ausbildung zur Krankenschwester absolviert. Daraufhin hat sie für kurze Zeit im Krankenhaus gearbeitet, ist jedoch aufgrund der dortigen mangelnden zeitlichen und personellen Ressourcen in die ambulante Pflege gewechselt. PP1 sagt, dass sie sich in der ambulanten Pflege die Zeit selbst einteilen konnte und mehr Wertschätzung erfahren habe. Nach einem operativen Eingriff wurde PP1 eine Umschulung nahegelegt, doch sie blieb in der Pflege und ist durch die Vermittlung einer Bekannten in die Einrichtung E1 gelangt. Bei dem neuen Arbeitgeber fühlt sich PP1 hinsichtlich ihrer körperlichen Einschränkung gut aufgehoben, da genügend Hilfsmittel vorhanden sind. Weiterhin erzählt PP1 von der engen Beziehung zwischen Bewohnern und Pflegenden, die sie teilweise schon als »Familienmitglied« ansieht. Auf Nachfrage zu ihrem Berufsinteresse berichtet PP1, dass sie schon früh mit Krankheitssituationen konfrontiert wurde und die Mutter pflegerisch versorgt hat. Diese Erfahrungen haben ihren Berufswunsch geprägt. Im Krankenhaus möchte sie jedoch nicht mehr arbeiten, da ihr hier der Beziehungsaufbau zum Menschen fehlt. In einer nächsten Sequenz berichtet PP1 über den Umbau der Pflegeeinrichtung, bei dem viel Wert auf Einzelzimmer gelegt wurde. Währenddessen sei PP1 oft aufgrund von Krankheit oder Schwangerschaft ausgefallen. PP1 thematisiert die Entwicklung in ihrem Team und beurteilt diese positiv. Die Interviewerin hinterfragt ein Beispiel, worauf PP1 von einer jungen Kollegin berichtet, die überraschend gestorben war und den Mitarbeiterinnen ein gemeinsamer Abschied ermöglicht wurde. Auf die Frage, wie ihre Eltern auf den Berufswunsch reagiert haben, antwortet PP1, dass sie seitens ihrer Eltern weder großartige Unterstützung noch Widerstand erfahren hat und sie ihren Beruf frei entscheiden durfte. Die Nachfrage, ob auch der Vater gepflegt wurde, wird negativ beantwortet, da dieser noch im Krankenhaus verstarb. In diesem Kontext berichtet PP1 von ihrer ehemaligen Chefin, die, ihrer Auffassung nach, kein Verständnis für die schwere Erkrankung ihres Vaters zeigte. Durch ihre jetzige Leitung erfährt PP1 hingegen mehr Unterstützung, z. B. als ihr Mann eine akute Erkrankung erlitten hat. Auf die Nachfrage nach Fort- und Weiterbildungen berichtet PP1, dass sie lediglich an den erforderlichen Weiterbildungen teilnimmt und sie so immer auf dem aktuellen Stand sei. Zusätzliche Fort- und Weiterbildung würde sie nicht in den Alltag integrieren können. Als Begründung wird Zeitmangel genannt, auch aufgrund der Kindererziehung. Wenn sie ihre Arbeit macht, dann ist sie froh, wenn sie darin gut ist. Auf Nachfrage, welche Pflegesituationen für PP1 besonders herausfordernd sind oder auf welche sie stolz ist, berichtet PP1 von einem Bewohner mit Demenz, dessen Verhalten sie als »herausfordernd« wahrgenommen hat. Ebenfalls beschreibt sie das wechselhafte Verhalten einer Bewohnerin, die zudem keine von Männern ausgeübte pflegerische Versorgung toleriert. Außerdem erzählt PP1, dass sie sich von dieser Bewohnerin mit einem anderen Namen bezeichnen lässt, obwohl PP1

---

1 PP = Pflegeperson

diese Person nicht genau kennt. Auf die Nachfrage, wie das Team mit herausforderndem Verhalten umgeht, erzählt PP1 von einer Fallbesprechung im Team, die sich auf das aggressive Verhalten eines Bewohners bezieht, den PP1 als »Herrn« bezeichnet. Sie erklärt, dass die Pflegenden nicht wissen, wie sie am besten mit der Situation umgehen sollen. Der Arzt schlägt vor, den Bewohner zu fixieren, doch das wird von PP1 als menschenunwürdig angesehen und daher klar abgelehnt. Weiter erzählt PP1, dass die Pflegenden bei dem aggressiven Bewohner Schmerzen vermutet haben, weil er immer »aua« sagen würde, allerdings hat er nicht auf Schmerzmittel reagiert. Die Interviewerin fragt, was für sie gute Pflege sei. PP1 antwortet mit einer eigenen Interpretation von guter Pflege, betont, dass es wichtig ist Wünsche zu beachten und es akzeptieren zu können, wenn der Bewohner eine Maßnahme ablehnt. Für sie gehören außerdem eine gute Biografiearbeit sowie eine zeitnahe Dokumentation dazu. Dabei spielen das Erstgespräch sowie der Einbezug von Angehörigen eine wichtige Rolle. Schwierig gestalte sich die Informationsaneignung, wenn eine staatliche Betreuung vorliegt. Zum Ende des Interviews wird PP1 dazu befragt, was für sie das Besondere in der Alten- und Demenzpflege sei, vor allem in Bezug zu anderen pflegerischen Settings. Daraufhin beschreibt PP1, warum sie nicht in der Kinderkranken- oder Hospizpflege arbeiten kann und geht kurz auf die Besonderheiten in der Palliativpflege ein. Sie reflektiert die Arbeit im Krankenhaus und ist der Meinung, dass sie für die Tätigkeit im Pflegeheim besser geeignet sei. Auf die Frage, was sie sich für den Berufsalltag wünscht, gibt PP1 an, dass sie sich mehr Zeit für die Bewohnerinnen wünscht, um besser auf sie eingehen zu können. Die abschließende Frage nach der Teilnahme an der Studie wird mit Neugier, Lernwillen und Interesse begründet. Nach einem kurzen Denkprozess berichtet PP1 über Unsicherheiten und Belastungen im Umgang mit dem Verhalten der Bewohner. Sie erzählt davon, dass sie auf der Arbeit immer »gut gelaunt«, zu Hause jedoch auch mal ernster sein muss. Auf die Frage, was PP1 noch mitteilen möchte, erwähnt sie, dass sie eine vertrauensvolle Zusammenarbeit mit Ärzten als wichtig erachtet. Die Zusammenarbeit im Team bzw. ein gutes Team macht auch gute Pflege aus.

4.2.2 Narrativ dichte Situationen und Interpretationen

Familismus: »Als wär's ein guter Freund, …schon Familienmitglied«

PP 1: so un das is eben das schö:ne ähm (.) insbesondere auch bei uns aufm Wohnbereich wir verste:hn uns alle se:hr g:ut, und wir he:lfen ((Schlag)) uns untereinander ((lautes Einatmen)) und auch ähm (.) ich finde das sehen die Bewohner auch. wenn wir uns unternander, gut verste:hen und (.) so auch die gute Laune verbre:iten ((lautes Einatmen)) das äh:: ((TV Geräusche)) (.) wirkt ((Schlag)) sich drekt auf die Bewohner mit aus. (2) ((räuspert sich)) so und ähm (2) ((lautes Einatmen)) ja und (.) da:nn auch ich sach so im Altenh- man (.) ich hab mich eigentlich so (.) dran gewö:hnt ja is jetz auch ne lange Zeit ich sach das is eigentlich ne Familie. ((lautes Einatmen)) ich sach ich ich sach immer ich hab zwei Familien einmal zu Ha:use. ((Schlag)) und das äh: ((lautes Einatmen)) (.) auffer A:rbeit. (.) ((atmet ein)) und so ähm: (.) Leute die äh: also Bewohner die lange bei uns sind. ich sach wenn die versterben zum Beispiel man hat sch:on n-n (.) große ((schluckt)) b- ne große Beziehung zu denen dann leidet man auch son bisschen. (.) mit. also da muss man auch schon (.) äh Trauerarbeit. (.) ((lautes Einatmen)) leisten
G: mhm
PP 1: is aber auch wenn man längere Zeit nich d:a war und man hört ja (.) äh der und

der äh: Bewohner is jetzt ((Schlag)) verstorben. dann muss man auch äh: (.) schlucken also es is sch:on als wärsn guter Freund oder äh (.) teilweise auch äh (.) schon n Familienmitglied.
G: *mhm*
PP 1: (8) ((atmet ein)) und man merkt ja auch schon ähm manche bekommen ja auch nich so vi:el Besu:uch ((lautes Einatmen)) (.) von den Angehörigen, ähm die kennen (.) unsd sch:on (.) sehr gut und auch die einzelne äh: (.) Pflegekraft un die freuen sich dann auch äh ((lautes Einatmen)) jemanden wieder zu sehen. (.) auch wenn man länger nich d:a war. sogar Leute äh mit Demenz. die merken, dann schon äh (.) hach, wo warst du denn so lange. ((atmet ein)) also es fällt ihnen denn auch a:uf.
S: mh
PP 1: (17) ((TV Hintergrundgeräusche)) joar ((lautes Einatmen)) (.) joar und ja auch vor allen Dingen die Angehörigen sa:gen auch oft ähm ((lautes Einatmen)) ja ich merk scho:n (.) ähm (.) sie ham en viel besseren Dra:ht zu meinem Vater oder zu meiner Mutter. (.) als wir. (.)

Formulierende Interpretation

PP1 erzählt, dass sich ihre Kolleginnen untereinander sehr gut verstehen und sich gegenseitig helfen. Das gute Verhältnis innerhalb des Teams trägt zu einer Arbeitsatmosphäre bei, die sich nach den Beobachtungen von PP1 positiv auf die Bewohner auswirkt. PP1 arbeitet schon lange in der stationären Langzeitpflege, und hat sich bereits an die Arbeit gewöhnt. Auch die Bewohner verbleiben oftmals lange im Altenheim. Sie berichtet, dass sie »zwei Familien« habe, eine sei zu Hause, die andere auf der Arbeit. Laut PP1 kann der Beziehungsaufbau zwischen Pflegenden und Gepflegten dazu führen, dass sie darunter leide, wenn jemand verstirbt; dies verbindet sie mit Trauerarbeit. Gerade wenn sie längere Zeit nicht arbeiten war und Bewohner plötzlich versterben, setzt PP1 das mit dem Verlust eines guten Freundes oder mit dem eines Familienmitgliedes gleich. Nach einer kurzen Pause hebt PP1 hervor, dass manche Bewohner wenig Besuch von ihren Angehörigen erhalten und sie daher den Mitarbeiterinnen sehr verbunden sind. Trotz der Demenz fällt es den Bewohnern auf, wenn Pflegende länger abwesend sind und sie zeigen Freude, wenn sie eine bekannte Pflegeperson wiedersehen. Auch Angehörige merken an, dass Pflegende einen »besseren Dra:ht« bzw. Bezug zu ihrem eigenen Familienmitglied (Vater o. Mutter) haben. Später berichtet PP1 z. B., dass die Angehörigen bei Geschenken für ihr Familienmitglied Pflegende um Rat fragen.

Reflektierende Interpretation

PP1 hebt immer wieder die Bedeutung des Teamzusammenhalts hervor und stellt einen familiären Bezug her; betont z. B., dass sich ein vertrauensvoller Umgang im Team positiv auf die Bewohner auswirkt. Dabei veranschaulicht der häufig verwendete Familienbegriff ihre enge emotionale Beziehung, die sie zu den Bewohnern hat. Auch den Tod eines Bewohners vergleicht sie mit dem einer sehr nahestehenden Person und verbindet den Verlust mit »Trauerarbeit«. Der Begriff »Trauerarbeit« deutet darauf hin, dass sich PP1 aktiv mit dem Thema Tod auseinandersetzt. Weiter sagt PP1, dass sie »zwei Familien« habe. Dadurch scheint es so, dass sie trotz der engen Bindung, die sie zu den Bewohnern hat, eine Abgrenzung zwischen dem privaten und beruflichen Umfeld ziehen kann. Auch merkt PP1 an, dass sich Demenzerkrankte nach längerer Abwesenheit an die Pflegenden erinnern und sich auf diese freuen. Die Reaktion seitens der Demenzbetroffenen zeigt, dass sie den intensiven Beziehungsaufbau wahrnehmen und in gewisser Weise in Erinnerung behalten können. PP1 erkennt die Möglichkeit, einen Zugang zu den Menschen mit Demenz herzustellen, den Bezug zu verstärken und weiterzuentwickeln. Dieser Aspekt wird ebenfalls von Angehörigen wahrgenommen und bestätigt. Seitens der Pflegenden kann dies ein Gefühl von Wertschätzung auslösen. Es zeigt ihnen, dass sie etwas bei ihren Bewohnerinnen bewirken können und ihre Arbeit einen Unterschied macht.

Körperwäsche, Hygiene und Intimpflege: »Pflege muss gemacht werden«

PP 1: ja herausfordernd is j:a (.) der Herr wo ich auch drum gebeten hab
G: mhm
PP 1: das er (.) mit aufgenommen wird. (.) ((atmet ein)) ähm (.) er is immer sehr unberechenba:r. (.)
G: mhh
PP 1: weil er schlägt sehr ge:rne (.) aus- manchmal unvorhersehbaren Gründen, bei der Pflege, (2) ((atmet ein)) ä:hm (2) ich sach mal man versucht immer. (2) freundlich. (.) gut zu re:den (.) man
G: *hm:*
PP 1: versucht alles man macht ihm auch schon mal Musik an dabei
G: mhm
PP 1: das er ne schöne Atmosphäre ha:t (2) ((lautes Einatmen)) und ä:hm (.) ich sach an manchen Tagen geht alles (.) gut. (2) ich sach aber man merkt auch schon ich sach gut man (.) ich sach un meistens wenn er so Inti:mbereich das mag er denn gar nich. ich sach gut findet gar keiner so: gut aber die meisten lassen sich denn weil man will ja sau:ber sein. ich sach auch wenn er Verdauung gemacht hat, ((lautes Einatmen)) und er weiß ich sach ich muss sie jetzt sauber, machen, ich sach sonst werden sie wu:nd. ((lautes Einatmen)) trotzdem reagiert er se:hr äh (.) bö:se. (.) ich sach so dass ich auch schon ma unverhof- un-vorhergesehener weise hat der mir schon ma:l mit der Faust gegen die Stirn geschla:gen (.)

G: mhm mhm
PP 1: also ä:hm (3) so und (.) wenn man schon im vor- (.) her absehen. kann so heute is er wieder se:hr äh (2) ((lautes Ausatmen)) ja ich mag nich sagen aggressiv aber sehr aufgewü:hlt oder ne dann holt man sich schon mal äh ne (.) Pflegekraft dazu und sacht ho kannst jetzt heute bitte mit dabei stehen und ((lautes Einatmen)) passt son bisschen auf das e:r (.) die Hä:nde (.) en bisschen unten hä:lt oder äh ne, das ich in Ruhe ihn pflegen kann, (.)
G: mhm
PP 1: manchmal äh machen ma auch schon wenn ma schon sehen mh er is se:hr aufgewühlt dann ähm (.) dann gehen ma ne halbe Stunde später oder ne Stunde später rein,
G: *hm*
PP 1: ((schluckt)) ja aber wenn er nun mal ein- eingekotet is dann muss er (.)
G: mhm
PP 1: gemacht werden und dann ä:h (2) hm muss man ihn pflegen. (3) ja ich sach un dann äh (2) wenn er denn schon mal böse wird ich sach dann (.) vers- sach redet man erst mal (.) rede ich immer erst ganz (2) vorsichtig mit ihm ich sach lassen ses doch bitte se:in
G: mhm
PP 1: (.) ich sach das tut mir auch weh ich möchte ihnen nur he:lfen,
G: mhm
PP 1: ich sach aber wenn er dann dann wird er ja er wird auch verbal äh böse. dann (.) du Arschloch (.)
G: mhm
PP 1: du dumme Sau. solche Wörter äh nimmt er da:nn? ((atmet ein))
G: mhm
PP 1: und wenn er dann wirklich äh richtich, dann werd ich dann auch schon mal (.) dat muss, doch jetz nich sein ich werd ich auch en bisschen härter dann schimpf ich auch. ((atmet ein)) und dann sacht er äh auch wenn er mich dann

getroffen hat. ich sach äh dat tat jetzt <u>weh</u> also das war jetzt richtig gemei:n.
G: mhmh
PP 1: dann kommt danach drekt immer Entschuldigung.
G: mhm
PP 1: ja, aber komischer weise zwei Sekunden spä:ter is er denn wieder <u>genauso</u>

Formulierende Interpretation

PP1 beschreibt eine Situation, die sie als herausfordernd wahrgenommen hat. Sie berichtet von einem Mann, bei dem sie sich selbst dafür eingesetzt hat, dass diese Person ins Heim aufgenommen wird. Das war nicht unkritisch, denn hier liegt eine psychiatrische Diagnose vor, für die sich üblicherweise die Einrichtung nicht für zuständig erklärt. Der Mann wird als unberechenbar beschrieben, schlägt zum Teil aus unvorhersehbaren Gründen während der Körperpflege. PP1 versucht freundlich zu bleiben und gut auf die Person einzureden. Auch mit Musik hat sie es schon probiert. Es gibt Tage, da »läuft alles gut«, doch manchmal ist vor allem die pflegerische Versorgung des Intimbereichs herausfordernd, hier ist Widerstand seitens des Bewohners beobachtbar. Dann erklärt sie dem Bewohner, dass die Versorgung des Intimbereichs für viele unangenehm sei, es den meisten dennoch ein wichtiges Anliegen ist, dass die Versorgung durchgeführt wird. Auch PP1 besteht auf der Notwendigkeit der entsprechenden Pflegemaßnahmen, sie »muss das jetzt sauber machen« (vor allem wenn die Person Verdauung gehabt hat), denn ansonsten bestehe die Gefahr des Wundwerdens. Darauf reagiert der Bewohner nach PP1 »sehr böse« und hat ihr bereits mit der Faust gegen die Stirn geschlagen. Nach einer kurzen Pause erzählt sie, dass sie sich eine zweite Pflegekraft zur Unterstützung holt, wenn der Bewohner sehr »aufgewühlt« ist. Sie bittet dann diese Kollegin darum, stehen zu bleiben, aufzupassen, die Hände des Bewohners nach unten zu halten – damit sie ihn »in Ruhe pflegen kann.« Manchmal geht PP1 auch erst später in das Zimmer. Doch hat der Bewohner Verdauung gehabt, dann »muss er gemacht werden«. Wenn er dann »böse« wird, berichtet PP1, dass sie Schuldgefühle gegenüber der zu pflegenden Person entwickelt habe. PP1 redet vorsichtig mit ihm, bittet ihn, dass er es sein lassen soll und erklärt, dass sie ihm »nur helfen« möchte. Daraufhin wird der Bewohner »verbal böse« und tituliert PP1 mit Schimpfwörtern. PP1 reagiert darauf »etwas härter«, fängt auch an zu schimpfen und teilt dem Bewohner mit, dass sie sich durch ihn getroffen fühlt. Der Bewohner entschuldigt sich daraufhin bei ihr, doch dies ist keine nachhaltige Lösung, da er sich kurze Zeit später genauso verhält wie vorher.

Reflektierende Interpretation

Zwar möchte PP1 dem Bewohner eine aus ihrer Sicht bestmögliche Versorgung bieten, dennoch reagiert dieser ihrer Ansicht nach »böse«, er hat sie auch mit Schimpfwörtern tituliert und bereits einmal (oder mehrfach) mit der Faust gegen die Stirn geschlagen. In ihren Ausführungen meidet PP1 den Begriff »aggressiv«, auch wenn deutlich wird, dass sie den Bewohner entsprechend wahrnimmt. Es scheint, dass PP1 den Bewohner möglichst positiv darstellen möchte. Wenn PP1 bemerkt, dass der Bewohner »aufgewühlt« ist, gibt sie ihm Zeit und Raum und führt die Versorgung ggf. erst zu einem späteren Zeitpunkt durch. Zudem zeigt PP1 Empathie und signalisiert gegenüber dem Bewohner Verständnis, dass die Versorgungssituation unangenehm ist. Dennoch scheint sich PP1 an einem Richtigkeits- und Normverständnis zu orientieren. Es besteht kein Zweifel daran, dass bestimmte Hygienestandards – notfalls auch mit (milder) Gewalt – durchgesetzt werden müssen (eine vom Arzt vorgeschlagene Fixierung wird an anderer Stelle abgelehnt). Die Notwendigkeit einer kollegialen Unterstützung ist für PP1 in kritischen Situationen unumgänglich. Dann gelingt es ihr, den Bewohner zu pflegen und zu versorgen, wie das ihrem Anspruch entspricht. PP1 scheint sich dafür verantwortlich zu fühlen, den Bewohner vor weiteren Folgeschäden zu schützen und somit ihrer Berufspflicht gerecht werden zu wollen. Medikamentöse Ansätze zur Beruhigung werden nicht in Erwägung gezogen. PP1 bezeichnet den Bewohner in der Sequenz mehrfach als »böse« und scheint sich selbst als das »Opfer« dazustellen, dass den unberechenbaren (teilweise unerklärlichen – »komischen«) Reaktionen ausgeliefert ist. PP1 merkt an, dass sie sich von seinem Verhalten gekränkt und verletzt fühlt, sie reflektiert also ihre Gefühlslage und konfrontiert dem Bewohner mit ihrem eigenen Empfinden. Daraufhin kann sie dann auch (in der Regel nach der entsprechenden Pflegemaßnahme) den Bewohner dazu bewegen, sich zu entschuldigen. Jedoch ist dies keine nachhaltige Lösung, da der Bewohner kurze Zeit später wieder ähnlich reagiert. Im weiteren Interviewverlauf macht sich PP1 auch Gedanken, warum das so ist und glaubt, dass der Bewohner mit seiner ganzen Situation in hohem Maße unzufrieden ist.

Kommunikation mit dem Arzt: »Das ist nicht menschenwürdig«

G: mhm (3) ((lautes Einatmen)) (.)lässt sich () auch noch mal so ne Nachfrage anschließen ((lautes Einatmen)) weil sie sachten ähäh wir machen das so und so wie gehen sie da im Team mit um mit solchen Herausfor-
PP 1: ja also man spricht zum Beispiel gerade bei den Herrn ä:h
G: mhm
PP 1: wir ham gemacht ich sach äh wir haben auch ne Fallbesprechung gehabt bei ihm weil es is bei ihm besonders schwer gewe:sen, ((lautes Einatmen)) weil äh et wollte ja dann gar keiner mehr dahin gehn. (.) ((atmet ein)) weil. äh (.) er nur noch geschla:gen hat und ne wir keiner wusste mehr wie er sich verhalten sollte.

G: mhh
PP 1: ich sach un der Arzt wurde schon gefragt er meinte dann ja dann muss er eben an Händen und Füße fixiert? werden bei der Pfle:ge un da ham wer gesagt ne. dat machen wa nich. ich sach wie sollen das sein ((lautes Einatmen)) stellen se sich mal vor Sie? liegen d:a nackich so gesagt
G: mhm
PP 1: an den (.) Händen und Füßen gefesselt, in
G: *mh*
PP 1: Anführungsstrichen ((atmet ein)) und Sie werden gepflegt. ich sach das is überhaupt nich
G: mhm
PP 1: äh menschenwürdig ich sach dat machen mer nich ((lautes Einatmen)) ich sach dann nehmen wir lieber jemanden dazu, (.) un der passt eben auf un wenn ma pflegen das der denn son bisschen auf die Hände achtet un denn mal eben (.) die Hände son bisschen nimmt, ihn bisschen
G: *hmm*
PP 1: streiche:lt ((Schlag)) und ähm ((lautes Einatmen)) (.)
G: mhm
PP 1: ich sach das is eben besser

Formulierende Interpretation

Auf die Nachfrage, wie das Team mit herausfordernden Situationen umgeht, geht PP1 erneut auf die Fallsituation mit dem zuvor beschriebenen Bewohner ein. Sie erzählt, dass eine Fallbesprechung stattgefunden hat, weil niemand mehr zu dem Bewohner hingehen wollte. Dieser habe nur noch geschlagen, und die Pflegenden wussten nicht, wie sie sich verhalten sollten. Daraufhin hat der Arzt gemeint, dass der Bewohner während der Pflege an Händen und Füßen fixiert werden könne. Diesen Vorschlag hat das Pflegeteam klar abgelehnt. Begründet wurde dies mit dem Hinweis, sich in die Situation des Bewohners hineinzuversetzen, den PP1 wie folgt formuliert: »Stellen Sie sich mal vor, Sie liegen da nackig, an Händen und Füßen gefesselt«. Diese Situation beschreibt PP1 als menschenunwürdig. Ihr Vorschlag geht dahin, lieber eine zweite Pflegeperson hinzuzuziehen, die während der Körperpflege assistiert.

Reflektierende Interpretation

Pflegerische Arbeit wird – vor allem in herausfordernden Situationen – als Teamarbeit verstanden, denn später wird ausgeführt: »Zusammenarbeit macht gute Pflege aus«. Gute Pflege – so PP1 – ist vom Team abhängig und von einer guten Beziehung mit den Ärzten, »[…] dass auch mal unser Wort gehört wird«. PP1 befindet sich in einer klassischen Ambivalenz. Einerseits bemüht sie sich, die Situation des Bewohners zu verstehen und versetzt sich in seine Lage. Andererseits sieht sie sich in der Pflicht, ein bestimmtes Programm abzuarbeiten und dabei Standards guter Pflege zu beachten. Dieses Dilemma scheint unauflöslich. Allerdings wird der Vorschlag des Arztes im Hinblick auf eine Fixierung abgelehnt, die kollegiale Unterstützung als zumindest vorläufige »Lösung« favorisiert und damit auf eine aus der Perspektive von PP1 menschenwürdigere Handlungsweise ermöglicht.

Interaktion mit dem Bewohner I: »Er sagt immer, wenn man ihn wäscht: Aua«

> **PP 1:** ((lautes Einatmen)) s:o. gut er is eben auch ähm ((schluckt)) krankheitsbedingt ((Schlag)) äh medikamentös eingestellt das aber darauf nicht äh (.) wirkt. weil wir hatten zuerst auch gedacht äh er hat Schmerzen
> **G:** mhm
> **PP 1:** aber äh auf Schmerzmittel ((Klirren)) äh reagiert er nich. weil er sacht immer wenn man ihn wäscht aua (.) tut das weh? (.) nein. (.) was denn. das kitzelt.
> **G:** hmm
> **PP 1:** also ähm (.) aber er sacht immer aua
> **G:** mhm
> **PP 1:** ((lautes Einatmen)) so und dann war der schon mal ähm (.) der Gedanke äh äh es sollte en Boxsack gemacht werden, ne das er erst mal seine Aggre- Aggressionen ähm an dem Boxsack auslassen kann. ((lautes Einatmen)) (.) ((schluckt)) ich sach soviel ich weiß ist dat ein zweimal gemacht worden aber es hat glaub ich auch nich so: den äh (.) Erfolg gebracht. also man hat sich sch:on gerade bei ihm
> **G:** mhm mhm
> **PP 1:** viele Gedanken gemacht ne ((lautes einatmen))

Formulierende Interpretation

Die Pflegeperson erzählt von dem Bewohner (zu dem auch die Fallbesprechung stattgefunden hat), dass er krankheitsbedingt medikamentös eingestellt ist. Dies habe jedoch keinen Erfolg gehabt und PP1 dachte, dass der Bewohner Schmerzen hat. Auf entsprechende Schmerzmittel – so PP1 – reagiere der Bewohner nicht, sagt immer »Aua«, wenn man ihn wäscht. Wenn PP1 nachfragt, ob es wehtut, erwidert der Bewohner, dass es kitzelt und reagiert immer wieder mit: »Aua«. Weiterhin wurde überlegt, dass der Bewohner seine Aggressionen an einem Boxsack auslassen kann, doch soweit PP1 weiß, hat dies nicht den gewünschten Erfolg gebracht. Man würde sich viele Gedanken machen.

Reflektierende Interpretation

Der Bewohner klagt, reagiert nicht »angemessen« auf Schmerzmittel, eine systematisierte und tiefergehende Reflexion dieser Abwehrhaltung findet nicht statt. Denn man könnte ja verschiedene Hypothesen über dieses Verhalten testen. Denn möglich ist ja zumindest, dass der Bewohner die pflegerische Handlung an sich als unangenehm empfindet und dies mit den ihm zur Verfügung stehenden Möglichkeiten zu vermitteln versucht. Das Pflegeteam reagiert aber dennoch kreativ, allerdings bringt die Idee mit dem Boxsack nicht den gewünschten Erfolg. Erfolg bedeutet in diesem Zusammenhang das Zulassen der pflegerischen Maßnahmen.

Interaktion mit einer Bewohnerin II: »Man muss immer freundlich sein und trotzdem Grenzen setzen – das ist ein Meisterwerk manchmal«

PP 1: und da wir ja auch einige äh (.) schwere (.) Leute haben
G: ja
PP 1: wo man manchmal (.) nich mehr ein und aus weiß. (2) das war eben auch son (2) ((atmet ein))
G: mhm mhm
PP 1: ne wie die beiden die ich erwähnt ha:be
G: mhm
PP 1: ich sach ((schnalzt) oder (.) wo wir einmal (.) wir hatten auch mal ne Bewohnerin ne zum Beispiel die sacht ä:h (.) frag ich möchten se heute Tee trinken. ((lautes Einatmen)) (.) nein ich möchte keinen Tee.
G: hmm
PP 1: dreh ich mich um (.) ((lautes Einatmen)) Schwester ich hab immer noch? keinen Tee.
G: mhm
PP 1: un die die war immer sehr äh ne und die war blind. (.) und ich hab immer gefragt, und gefra:gt. Schwester ich möcht noch was trinken ich gebe ihnen noch was Wasser ((atmet ein)) Schwester ich sach ich komme jetzt zu Ihnen ich bin auch noch bei den andern. (.) ((lautes Einatmen)) geb ich der Wasser. ((lautes Einatmen)) Schwester ich möchte jetzt auf mein Zimmer. ich sach ich hab Ihnen gerade Wasser eingeschüttet. (.) ((lautes Einatmen)) die war dann auch son bisschen die konnte zwar nich sehen?
G: mhm
PP 1: aber die machte den Eindruck manche Sachen machte se extra.

G: mhm
PP 1: und das sind so Sachen wo wir mit klar kommen müssen dann
G: mhm mhm
PP 1: wir müssen manchmal einschätzen (.) was es is jetzt Demenz (.) und was is jetzt (.) was wissen die Leute noch weil die äh Tochter meinte (.) ((lautes Einatmen)) ja manchmal weiß ich gar nicht ob meine Mutter das wirklich meint
G: mhm
PP 1: oder ob sie das nicht wirklich meint. (.) ((lautes Einatmen)) und dann sach ich ich sach (.) es sin- es sind Situationen da meint die das vollkommen Ernst.
G: mhm
PP 1: also äh das das hat se ja schon provokativ (.) gemacht. (3) ((lautes Einatmen)) das sind eben auch noch so schwere Situationen bei uns un ich sach wenns nicht diagnostiziert ist zum Beispiel, derjenige hat ((Schlag)) Demenz (2) so. und äh (3) bei (.) der einen (.) bei der einen Person (.) kommt es schon so, langsam aber es ist eben noch keine Diagnose gestellt bei uns sind nich immer die Diagnosen da es is ja son
G: mhm mhm
PP 1: schleichender Prozess auch ja, ((lautes Einatmen)) wie verhälste dich jetzt
G: hmm
PP 1: du musst immer nett sein. aber du musst den Leuten auch äh (.) ((atmet ein)) du kannst nich immer äh sagen jaja jaja du musst auch sagen ne jetzt gehts mal nich, es sind auch andere Sachen es sind auch wichtigere Sachen die hat auch gerufen wir hatten nen Notfall,
G: mhm mhm
PP 1: aber sie musste jetzt zuerst
G: mhm
PP 1: und (.) wenn ich jetzt nich mein (.) mein Trinken bekomme, (.) ((atmet ein)) hja aber da liegt jetzt jemand aufm blu- Boden und blutet, ja das is mir doch egal.
G: mhm

PP 1: (2) und das sind Sachen die gehen nich
G: mhm
PP 1: ((Besteckklappern)) das sind eben so: (.) ((atmet ein)) vor allem sich dann auch so unter Kontrolle zu halten das ist dann ähm (.)
G: ja
PP 1: en Meisterwerk dann manchmal.

Formulierende Interpretation

PP1 beschreibt eine Pflegesituation mit einer Bewohnerin. Diese wird gefragt, ob sie Tee trinken möchte und verneint dies. Sobald PP1 sich umdreht, fragt die Bewohnerin, warum sie keinen Tee erhalten hat. Die Bewohnerin war blind. Sie sagt, sie möchte noch etwas trinken, und PP1 reicht ihr das Wasser. Daraufhin sagt die Bewohnerin, dass sie auf ihr Zimmer möchte. PP1 sagt, dass sie ihr gerade ein Glas Wasser eingegossen hat und noch Arbeit bei anderen Bewohnern erledigen muss. PP1 führt aus, dass sie den Eindruck habe, dass – obwohl die Bewohnerin blind ist – sie dennoch manche Sachen »extra« mache. Und dass dies Dinge sind, mit denen die Pflegenden klarkommen müssen. Dabei – so PP1 – muss auch eingeschätzt werden, ob eine Demenz vorliegt und was die Leute noch wissen (können). In Rücksprache mit den Angehörigen, d. h. der Tochter, wurde deutlich, dass der Bewohnerin manche Dinge nicht wirklich bewusst sind. Allerdings ist PP1 der Auffassung, dass in manchen Situationen die Bewohnerin offenbar provokativ reagiert. Der Umgang mit der Bewohnerin ist nach PP1 auch deswegen schwer, weil keine klare (Demenz-)Diagnose vorliegt. Dies sei ja auch ein »schleichender Prozess« und es stelle sich immer die Frage, wie man sich »richtig« verhält. In der Konsequenz versucht PP1 »immer nett« zu den Bewohnern zu sein und auf die jeweilige Situation einzugehen. Es gibt aber auch Grenzen dieser Zuwendung, denn manchmal sind andere Dinge, z. B. Notfälle, wichtiger. Wenn dann allerdings Bewohner auf ihren Bedürfnissen bestehen, z. B. etwas zu trinken zu bekommen, dann muss deutlich gemacht werden, dass dies »jetzt nicht geht«. PP1 beschreibt es als »Meisterwerk«, sich »unter Kontrolle zu halten«.

Reflektierende Interpretation

Die Bewohnerin versucht, die Aufmerksamkeit der Pflegeperson zu erhalten; das kann sie nur in dem sie auf (körperliche) Bedürfnisse hinweist. Aus der Sicht der Bewohnerin ist dies die einzig legitime Möglichkeit in Kontakt mit dem Personal zu treten. Dabei ist zweitrangig, ob das geäußerte Bedürfnis (z. B. Essen oder Trinken) tatsächlich vorliegt, entscheidend ist das Kontaktbedürfnis. Das jedoch bleibt PP1 mehr oder weniger unbewusst, denn sie versucht zu klären, ob ein bestimmtes Bedürfnis auch tatsächlich vorliegt. Auch die Angehörigen sind entsprechend verunsichert und können nicht immer genau sagen, ob die Person »im Ernst« bestimmte Dinge äußert. Zumindest liegt die Vermutung nahe, dass es den Protagonisten nur ansatzweise gelingt, ein tiefergehendes Verständnis für die Bewohnerin zu erlangen, die sich möglicherweise »nur« nach Zuwendung sehnt. Der Zugang zu einer solchen Erkenntnis ist jedoch nur bedingt möglich, da sie die Verantwortung der Pflegenden noch weiter betonen würde – bei nicht oder nur begrenzt vorhandenen Realisierungsmöglichkeiten. Die Ambivalenz zwischen Freundlichkeit, Grenzen setzen und Selbstkontrolle beschreibt PP1 als Meisterwerk. Ihre »Lösung« ist die (klinische) Prioritätenbildung (z. B. trinken – ja/nein) als professionelle Pflegeaufgabe. Wenn die Situation auf diese Weise verschoben bzw. »richtig« eingeordnet wird, dann kann dies möglicherweise einer Überforderung entgegenwirken. Für diese Interpretation spricht auch die Tatsache, dass PP1 im Interview an manchen Stellen laut, verärgert und »bestimmend« wirkt. Wenn sie in dieser Tonlage mit dem Bewohner kommuniziert, dann kann ggf. ein sich gegenseitig aufschaukelndes aggressives Verhalten provoziert werden.

4.2.3 Modus Operandi der Handlungspraxis

Im dritten und letzten Schritt erfolgt nun eine komprimierte Zusammenfassung der Merkmale für den Orientierungsrahmen im engeren Sinne, d. h. des Modus Operandi der Handlungspraxis (im Unterschied zum kommunikativen Wissen), der sich insgesamt aus noch weiteren ausgewählten Textpassagen des Interviews mit PP1 zusammengesetzt hat.

Merkmale für den Orientierungsrahmen im engeren Sinne, d. h. den Modus Operandi der Handlungspraxis (im Unterschied zum kommunikativen Wissen)

Für PP1 ist eine harmonische und transparente Zusammenarbeit im interdisziplinären Team sowie mit den Bewohnern und dessen Angehörigen wichtig. Der Zusammenhalt im Team stellt für PP1 die Basis für eine gute pflegerische Versorgung dar, insbesondere bei schwierigen Pflegesituationen. Sie sucht die Gemeinschaft, möchte eine versorgende Beziehung zu den ihr Anvertrauten und möchte dabei nicht auf sich allein gestellt sein. Sie geht davon aus, dass der Erfolg von Pflege auch von der Sympathie zwischen Pflegenden und Bewohnern oder vom Zufall, z. B. von der »Tagesform« oder dem »guten Draht«, abhängig ist.

Auch Abgrenzungen und Rollenübernahmen werden deutlich. PP1 positioniert sich, wenn sie auf Grundlage ihres Pflegeverständnisses anderer Meinung ist und setzt sich z. B. gegen den Fixierungsvorschlag eines Arztes durch. Gegenüber als aggressiv wahrgenommenen Bewohnern bringt sie zum Ausdruck, wenn sie sich von ihnen verletzt fühlt. Grundsätzlich versucht sie jedoch, ihr eigenes Empfinden oder persönliche Beschwerden eher in den Hintergrund zu stellen und möchte bei der Arbeit gegenüber den Bewohnern »immer gut gelaunt« sein. Insgesamt macht PP1 den Eindruck, dass sie stets um Freundlichkeit bemüht ist, sie möchte anderen helfen, sie glücklich und zufrieden machen.

Dabei ist es PP1 ein Anliegen, ihre Arbeit »richtig« zu machen. Gute Pflege bedeutet für sie, auf die Bedürfnisse der Bewohner einzugehen, auch wenn diese nicht der Norm entsprechen. Zugleich thematisiert PP1 diese Normabweichungen als Herausforderung. Maßnahmen, die die Bewohner klar ablehnen, dennoch durchzuführen (z. B. die Intimpflege nach der Ausscheidung), ist der Versuch abweichende Bewohnerinnen in ein eigenes Ordnungssystem einzufügen. Ihr pflegerisches Handeln orientiert sich an Norm- und Richtvorstellungen und ist gleichzeitig von Mitgefühl geprägt. Jedoch ist PP1 in manchen Situationen auch der Auffassung, dass Bewohner bei herausforderndem Verhalten »böse« oder bewusst »provokativ« reagieren. Die eigentliche Problematik (z. B. das Bedürfnis nach Anerkennung) wird dabei nicht erkannt und es scheint, dass ihr in manchen Situationen ein tiefergehendes Verständnis der Bewohner verwehrt bleibt. Daher scheint PP1 z. B. im Kontrast zu E1 – PP2, den Lösungsprozess abzukürzen, da sie ihr eigenes Auftreten gegenüber den Bewohnern teilweise nicht tiefergehend reflektiert.

Da ihre Problemlösungsstrategien oftmals keinen langfristigen Erfolg zeigen, führt dies zu Hilflosigkeit. Durch die Teilnahme an der Studie zeigt PP1 Neugier und wünscht sich Lösungsvorschläge. Vermutlich thematisiert sie insbesondere herausfordernde Situationen, um zu erfahren, wie sie mit einem solchen Verhalten umgehen kann. Ein intrinsisches Interesse an Fort- und Weiterbildungen zeigt PP1 nicht. Dass sie keine zusätzlichen Weiterbildungen wahrnimmt, begründet sie mit ihrer Familiensorgepflicht. Hier wird eine Abgrenzung deutlich, PP1 limitiert ihre Möglichkeiten, um sich dadurch einen Selbstschutz zu gewähren. Sie setzt ihre Prioritäten und bedenkt dabei verschiedene Aspekte, sodass sie Situationen gut mit sich selbst vereinbaren kann.

Erste Hinweise zur Typenbildung

Es ist nicht möglich, aufgrund eines Einzelfalls zur Typenbildung zu gelangen. Aber die Typenbildung setzt eine übergreifende Perspektive voraus, welche auf einer höheren Abstraktionsstufe als die Einzelfälle verortet werden muss. Hinweise aus der Biografie, der Sekundärsozialisation in Ausbildung und Beruf sowie der aktuellen Lebenslage müssen hier integriert werden. Deutlich wird dann, dass – nach Schulabschluss in der Realschule – zunächst eine Krankenpflegeausbildung absolviert wurde. Dieser Beruf konnte aufgrund einer Erkrankung und der vorherrschenden Rahmenbedingungen nicht dauerhaft ausgeübt werden, schließlich wurde ein Wechsel in die Langzeitpflege vollzogen. In der aktuellen Arbeitssituation lassen sich eine Bewohnerorientierung und der Fokus auf ein teamorientiertes, gemeinschaftsorientiertes und »familiär« konnotiertes Zusammenarbeiten rekonstruieren.

Literatur

Bohnsack R (2003) Rekonstruktive Sozialforschung: Eine Einführung in qualitative Methoden. Opladen & Toronto: Barbara Budrich.

Bohnsack R, Nentwig-Gesemann I, Nohl AM (2007) Einleitung: Die dokumentarische Methode und ihre Forschungspraxis. In: Bohnsack R, Nentwig-Gesemann I, Nohl AM (Hrsg.) Die dokumentarische Methode und ihre Forschungspraxis: Grundlagen qualitativer Sozialforschung. Wiesbaden: VS Verlag für Sozialwissenschaften. S. 9–27.

Bohnsack R (2017) Praxeologische Wissenssoziologie. Opladen &Toronto: Barbara Budrich.

Bohnsack R, Geimer A, Meuser M (Hrsg.) (2018) Hauptbegriffe Qualitativer Sozialforschung. Opladen & Toronto: Barbara Budrich.

Bourdieu P (1976) Entwurf einer Theorie der Praxis auf der ethnologischen Grundlage der kabylischen Gesellschaft. Frankfurt/M: Suhrkamp Verlag.

Bourdieu P (1987) Sozialer Sinn. Frankfurt/M: Suhrkamp Verlag.

Bourdieu P, Wacquant L (1996) Reflexive Anthropologie. Frankfurt/M: Suhrkamp Verlag.

Garfinkel H (2017/1967) Ethnomethodologie. In: Schüttpelz E, Warfield Rawls A; Thielmann T (Hrsg.) Studien zur Ethnomethodologie. Frankfurt: Campus Frankfurt/New York (Campus Bibliothek).

Helfferich C (2011) Die Qualität qualitativer Daten. Wiesbaden: VS Verlag für Sozialwissenschaften. Springer Fachmedien.

Holloway I, Galvin K (2017) Qualitative Research in Nursing and Healthcare. 4. Aufl. Chichester (West Sussex UK): Ames. Iowa: John Wiley & Sons.

Kleemann F, Krähnke U, Matuschek I (2013) Interpretative Sozialforschung: Eine Einführung in die Praxis des Interpretierens. Wiesbaden: Springer.

Krais B, Gebauer G (2014) Habitus. 6. Aufl. Bielefeld: transcript.

Mannheim K (1964) Beiträge zur Theorie der Weltanschauungsinterpretation. In: Ders. Wissenssoziologie. Neuwied. S. 91–154 [Ersterschienen: 1921–1922 in: Jahrbuch für Kunstgeschichte XV, 4].

Nohl AM (2017) Interview und Dokumentarische Methode: Anleitungen für die Forschungspraxis. Wiesbaden: Springer.

Nover SU (2020) Verstehen als Erkenntnisprinzip in der qualitativen Sozialforschung: Theorie – Methodologie – Methode. In: Nover SU (Hrsg.) Theoriegeleitete Forschungswege in der Pflegewissenschaft: Methodologie und Forschungspraxis bei Praxeologie, Hermeneutik und Ethnographie. Wiesbaden: Springer. S. 9–42.

Nover SU, Amekor LM (2021) Sprachloses Verstehen: Alternative Zugänge zum Verstehen im Forschungsprozess. Pflege & Gesellschaft 26(2), 101–117.

Warfield Rawls A (2017) Harold Garfinkels Studies in Ethnomethodology im Kontext der amerikanischen Soziologie. In: Schüttpelz E; Warfield Rawls A; Thielmann T (Hrsg.) Studien zur Ethnomethodologie. Frankfurt: Campus Frankfurt/New York (Campus Bibliothek), S. 7–17.

5 *Wie* es getan wird – Ergebnisse zum Modus Operandi der Pflegefachpersonen in der HALT-Studie

Lola Maria Amekor, Lisa Luft, Leonie Göcke, Sabine Nover & Hermann Brandenburg

Nachdem der methodische Zugang expliziert und an einem Beispiel konkret erläutert wurde, sollen in diesem ersten Ergebniskapitel die Einzelinterviews im Vordergrund stehen (im nachfolgenden Kapitel stellen wir dann die Typenbildung explizit vor; ▶ Kap. 6). Es folgen zunächst fünf Interviews mit Personen aus dem ersten Pflegeheim (E1)[1], dann sieben Interviews aus dem zweiten Pflegeheim (E2). Zu Beginn wird die Biografie kurz skizziert, dann erfolgt eine Zusammenfassung der zentralen Inhalte des Gesprächs mit der jeweiligen befragten Person. Abschließend haben wir den Modus Operandi in einer komprimierten Form auf den Punkt gebracht.

5.1 E1 – PP2

Biografie

Vor ihrer Pflegetätigkeit (Ausbildung zur Altenpflegerin und Weiterbildung in der Gerontopsychiatrie) war PP2 als ausgebildete Friseuse tätig, auch gegen den Wunsch des Vaters. Sie hat jedoch die Arbeitsmittel nicht vertragen und musste den Beruf nach einem Jahr wieder aufgeben. Schon immer wollte sie etwas mit Menschen zu tun haben, eine Büroarbeit kam nicht in Frage. Die Reaktion der Eltern war ambivalent, seit 18 Jahren hat sie keinen Kontakt mehr zur Familie. Sie erzählt, dass das Verhältnis zum Vater eigentlich gut war, die Stiefmutter habe sie aber ausgegrenzt. Von ihrem Ehemann wurde PP2 von Beginn an mit Blick auf die Pflegeausbildung unterstützt. Die Haltung von Familie und Bekannten gegenüber ihrem Pflegeberuf weist ein Spektrum auf – von »Arschabputzer« bis »Da zieh ich den Hut vor!«. PP2 hat durch die Weiterbildung profitiert, später die Leitung eines Wohnbereichs übernommen und kann vor diesem Erfahrungshintergrund die eigene Arbeit besser reflektieren. Beispiele sind der konkrete Umgang mit den Bewohnern, Angehörigen und mit dem Team (auch bei Konfliktsituationen). Sie plädiert dafür, dass eine »Gerontofachkraft« auch in anderen Bereichen, z. B. der Notfallaufnahme, eingesetzt werden sollte. Im Hinblick auf die Frage nach der »guten Pflege« legt PP2 dar, dass es darum gehe, die Wünsche des Bewohners zu akzeptieren. Als herausfordernd wird angeführt, überhaupt auf einem geschlossenen Wohnbereich zu arbeiten, u. a. mit Personalmangel oder alleine. Allerdings könne man – so PP2 – im geschlossenen Bereich, im Unterschied zum offenen Bereich, dem Bewohner eher gerecht werden.

---

1 Die erste interviewte Person (E1-PP1) wurde bereits ausführlich im Kapitel 4 vorgestellt und unser Vorgehen im Detail illustriert.

Zusammenfassung: Abends erst nach Hause, wenn es gelingt Menschen mit Demenz »etwas Gutes zu tun«

PP2 zeigt im Gespräch einige Beispiele auf, in denen Selbst- und Fremdbestimmung im Fokus stehen. Das betrifft zum einen die eigene Person, da sich PP2 im Hinblick auf ihre berufliche Wahl gegen den väterlichen Rat hat durchsetzen können. Zum anderen bezieht sich dies auch auf den Umgang mit Menschen mit Demenz, deren Bedürfnisse in den Vordergrund gerückt werden sollten. Die Pflege dieser Personengruppe ist mehr als »satt und sauber«/abfertigen (sie meint hier im Kern aber Betreuung, denn der Begriff der Pflege wird für medizinisch-technische Abläufe reserviert). PP2 sieht sich als »Ersatzmama«, als Seelentrösterin, gibt Ruhe, lässt sich ein, akzeptiert auch ein »Nein«.

Mehrfach erwähnt PP2 die Notwendigkeit eines Perspektivwechsels, wenn es um die Arbeit mit alten Menschen (speziell mit Demenzbetroffenen) geht. Wesentlich ist aus ihrer Sicht, dass man die Perspektive der Bewohner einnimmt und nicht versucht, eigene Wertmaßstäbe aufzuoktroyieren. Das wird an mehreren Beispielen illustriert, etwa bei der Kleidung. Obgleich sich eine Bewohnerin »falsch« angezogen hat, wäre es aus Sicht von PP2 ein Fehler gewesen, dies zu korrigieren, denn die Bewohnerin hat sich aus ihrer subjektiven Perspektive »richtig« angezogen. Das gelte es zu akzeptieren, sie habe selbst ein halbes Jahr gebraucht, um mal »fünf gerade sein zu lassen«.

Im Hinblick auf ihr Berufsleben wird deutlich, dass sich PP2 durchgekämpft und immer wieder weitergebildet hat. Sie hat dafür allerdings externe Anstöße und die Zusage familiärer Unterstützung gebraucht (vor allem des Ehemanns). Aufgrund ihrer entsprechenden Qualifikationen als Fachkraft für Gerontopsychiatrie habe sie »erst richtig gelernt, mit Demenzkranken umzugehen«. Dadurch seien ihr auch Fehler bewusst geworden.

PP2 akzentuiert den eigenen Lernprozess, vor allem im Kontext der gerontopsychiatrischen Qualifikation und zeigt anhand von einzelnen Beispielen auf, dass vor allem bei Menschen mit Demenz ein flexibler Umgang wichtig ist, bei dem die Biografie einbezogen wird. Eindrücklich ist die Geschichte mit einem Bewohner, der als »Chef« tätig war, auch das »Duzen« einzelner Bewohnerinnen. Hier sei es wichtig, auf die individuelle Situation zu reagieren und sich in die Situation sowie mögliche Bedürfnisse der Person unter Berücksichtigung der Biografie hineinzudenken.

PP2 sagt: »Mich hat ja keiner gezwungen, den Job zu machen«, und führt mehrfach aus, dass sie auf ihren Beruf stolz ist. Es ist ihr wichtig »mit erhobenem Kopf« nach der Arbeit nach Hause gehen zu können. Die Ausführungen werden durch biografische Entwicklungen (Berufsentscheidung zur Friseurin) sowie durch die Entscheidung, in den geschlossenen Wohnbereich zu gehen, gestützt.

Es wird außerdem deutlich, dass PP2 »gesehen« werden möchte. So hebt sie die Notwendigkeit einer Anerkennung von außen und den Stolz auf das Erreichte hervor – und fordert diese ein. PP2 würde sich wünschen, dass das Personal »gehört« wird – als Antwort auf die abschließende Frage nach den »Wünschen für den Berufsalltag«.

Ergänzend kritisiert PP2 eine überwiegend negative Berichterstattung über die Heimsituation in der Presse. Auf »Sensationsgeschichten« – so PP2 – »fährt die Welt ab«. Viel wichtiger wäre es, wenn über den Alltag berichtet würde und darüber »was wir wirklich für die Arbeit bringen«. PP2 betont, dass es auch Leute gebe, die Spaß an ihrer Arbeit haben. Es ist ihrer Meinung nach sehr wichtig, dies zu zeigen, obgleich sie davon überzeugt ist, dass »wahrscheinlich nichts passieren« würde. So zeigt sie einen Realismus in ihrer Einschätzung der Gesamtlage.

Modus Operandi

Weniger theoretisch als intuitiv präsentiert sich PP2 als engagierte und den Bewohnerinnen zugewandte Person. Sie hat sich durchgekämpft, verfügt über ein gesundes Selbstbewusstsein, ist stolz auf ihre Arbeit und das Erreichte. Dabei hat sie durchaus familiäre Konflikte durchlebt, ist nach eigenen Aussagen seit vielen Jahren von ihrer Ursprungsfamilie getrennt. Das hat sie jedoch akzeptiert. Insgesamt zeichnet sich die PP2 durch ein »Aufgreifen von Chancen« (Hans Thomae) aus, die ihr das Leben bietet. Zudem hat sie, konkret auf ihre Arbeit bezogen, eine hohe Anspruchshaltung und geht abends erst dann zufrieden nach Hause, wenn es ihr gelingt, Menschen mit Demenz »etwas Gutes zu tun«. Lernen und Qualifizierung sind ihr wichtig, um »Fehler« zu erkennen und zu korrigieren. PP2 akzentuiert einen deutlichen Unterschied zwischen der Pflege (eigentlich Betreuung) von Menschen mit Demenz und der allgemeinen Altenpflege.

5.2   E1 – PP3

Biografie

Nach einer Ausbildung zur Apothekenhelferin ging PP3 in ein Kloster der Zisterzienserinnen, welches sie nach 14 Jahren verlassen hat. Sie sei dort zwar zu einer »inneren Freiheit« gelangt, am Ende letztlich jedoch ausgetreten. Das habe den Schwestern nicht gefallen, der Kontakt wurde aber dennoch aufrechterhalten. Die Befragte hat eine Krankenpflegeausbildung abgeschlossen, worauf auch ihre Eltern sehr stolz gewesen seien. Nach einer Tätigkeit im Krankenhaus, der ambulanten Pflege und diversen Fortbildungen (u. a. Validation), wechselte sie dann ins Heim. Sie berichtet ausführlich über ein Projekt zur Esskultur bei Menschen mit Demenz und versucht darzulegen, worum es sich dabei theoretisch-fachlich genau gehandelt hat. Auf ihr Interesse an der Pflegearbeit angesprochen, berichtet PP3 über ein bereits früh bestehendes Interesse. Hierbei thematisiert sie ausführlich den Umgang mit als aggressiv erlebten Bewohnern. Auf Unterschiede zwischen den Wohnbereichen angesprochen, führt PP3 aus, dass ihr im offenen Bereich das »Kreative« und die Spontanität gefehlt haben. Sie berichtet in diesem Zusammenhang mehrfach von der Notwendigkeit interner Absprachen im Team und der Rückkoppelung mit dem behandelnden Hausarzt. Die Frage nach der guten Pflege wird mit dem Hinweis auf die Teamarbeit beantwortet. Nichts solle der PDL verschwiegen werden. Auch die Ärzte müssten informiert werden. Den möglichen Unterschied zwischen der Kranken- und der Altenpflege beantwortet PP3 mit Verweis auf die Bedeutung der langfristigen und persönlichen Beziehungen, die im schnelllebigen Krankenhausbetrieb nicht möglich sind. Das sei nicht »ihr Ding« gewesen. Angesprochen auf die Entwicklung der Einrichtung in den letzten Jahren wird ausgeführt, dass die Einrichtung »mehr häuslicher« geworden sei, weniger steril. Früher wäre man strenger gewesen, hätte eher fixiert, Sicherheit stand im Vordergrund. Heute würde stärker auf die Bewohner eingegangen und ihnen mehr Freiheit zugestanden. Ausführlicher geht PP3 auf Aspekte der Gartentherapie ein. Hier besteht auch ein Bezug zu ihrer eigenen häuslichen Umgebung.

Zusammenfassung: Von Weiterbildungen »wenig profitiert«

Grundsätzlich fällt auf, dass das Gespräch durch gewisse Widersprüche und Inkonsistenzen gekennzeichnet ist, mehrfach verliert PP3 den roten Faden und muss wieder auf die Fragen zurückgeführt werden. Eigentlich wollte sie nie Krankenschwester werden, absolviert aber dann doch eine Ausbildung in diesen Beruf. Auch ihre Fort- und Weiterbildungen hat sie – bis auf die Validation – nicht als zielführend erlebt. Bei der Frage nach der Esskultur (die jetzt von einer Betreuungsperson übernommen wird) werden erst nach und nach die relevanten Aspekte thematisiert. PP3 selbst berichtet über einen Blackout, ihr (herzhaftes) Lachen wirkt zwar auf Außenstehende sympathisch, an manchen Stellen aber unbegründet und deplatziert.

Krankenpflege war nicht »ihr Ding«. Die Entscheidung für die Altenpflege wird mit Kreativität und Bewohnerbezug begründet. Sicherheit und Langsamkeit sind Aspekte, die im Laufe der weiteren Erzählung erkennbar werden. Der schnelle Ablauf im Krankenhaus, der fehlende Bezug zu den Patienten, die Notwendigkeit der Flexibilität und Ad-Hoc-Entscheidungen – all dies wird von PP3 eher mit Skepsis, Zurückhaltung und Ablehnung charakterisiert.

Wichtig ist die Orientierung am Team und an Autoritäten, dazu zählen natürlich Ärztinnen und Vorgesetzte (z. B. die Pflegedienstleitungen). Diese sind bei entsprechenden Maßnahmen immer zu kontaktieren und über den Stand der Dinge zu informieren. Auch gegenüber einer in der Altenpflege häufig kritisch beurteilten medikalen Praxis verhält sich PP3 eher entspannt und verweist auf deren angebliche Notwendigkeit, wenn alle anderen Maßnahmen keinen Erfolg zeigen. Sie erscheint als eine Person, die tendenziell gehorsams- und anpassungsbereit agiert. Gegenüber der Notwendigkeit der Rücksprachen im Team ist sie ambivalent: In ihnen werden einerseits Unsicherheiten und Herausforderungen der alltäglichen Pflegearbeit reflektiert, aber anderseits werden Konflikte und Unsicherheiten im Umgang mit den Bewohnern ausgeglichen, die heute mal so und morgen so sind. Die Arbeit muss auf mehrere Schultern verteilt werden.

Die Validation, die von PP3 mehrfach hervorgehoben wird, gilt ihr als Ansatz einer technischen Machbarkeit in der Problembewältigung. Es geht dabei weniger um das (unbedingte) Ernstnehmen der Bewohner, vielmehr wird ein stufenweise gedachtes Interventionsprogramm offenkundig. Zu Beginn wird noch mit der »Wahrheit« gearbeitet und der Versuch unternommen, die betroffene Person mit der Wirklichkeit zu konfrontieren (Realitätsorientierungstraining), dann erfolgen Ablenkungen um die Bewohner »runterzuholen« und »weiterzukommen«. Wenn diese Maßnahmen erfolglos sind, schließt PP3 medikamentöse Zugänge nicht aus. Dabei handelt es sich um ein in der (Pflege)-Wissenschaft diskutiertes »Eskalationsmodell«, bei dem sich die Beziehungsaufnahme zu Bewohnern insgesamt kontingent auswirkt. Konsequenterweise ist die sog. »Gartentherapie« eine Perspektive für PP3, über die sie ausführlich berichtet.

Modus Operandi

PP3 zeigt sich als eine eher in sich gekehrte, gehorsams- und autoritätsorientierte Person. Sie hat – im Unterschied zu PP2 – nie gegen Elternhaus, Schule oder sonstige Instanzen rebelliert. Der Weg in die Altenpflege war auch eine Alternative zum hektischen, technischen und medizinorientierten Ablauf in der Klinik, der als herausfordernd bzw. überfordernd wahrgenommen wurde. Nach eigener Aussage hat PP3 von der Weiterbildung als gerontopsychiatrische Fachkraft inhaltlich wenig profitiert (eher Bestätigung ihres Wissens), die Grundbotschaft der Validation ist aber »angekommen«. Ein kritisches Verhältnis zu dieser Praxis wird allerdings nicht deutlich. Auch eine echte Bewohnerbindung ist nicht wirklich erkennbar, auch wenn PP2 (gerade durch ihre Affinitäten zur Esskultur und »Gartentherapie«) durchaus in der Lage ist, den Alltag der Bewohner im Heim adäquat mitgestalten zu können. Ähnlich wie PP2 macht PP3 einen deutlichen Unterschied zwischen Kranken- und Altenpflege.

5.3   E1 – PP4

Biografie

Auf die Frage, wie der berufliche Werdegang bis heute verlaufen ist, antwortet PP4, dass sie schon seit der Schulzeit interessiert war, in der Krankenpflege zu arbeiten. Von einem Lehrer wurde sie im Rahmen einer Disziplinierungsmaßnahme in die Pflege gebracht. Danach wäre PP4 gerne weiter in der Pflege geblieben, doch stattdessen sollte sie nach Anweisung ihrer Mutter eine Ausbildung zur Sekretärin absolvieren. Erst später hat sie ihren Weg wieder zurück in die Krankenpflege gefunden. Nach einer Kurzausbildung über sechs Monate zur Altenpflegehelferin arbeitete sie zunächst in Zeitverträgen und in Nachtschichten. Nachdem eine Weiterbeschäftigung im Nachtdienst nicht mehr möglich war, kündigte sie ihre Stelle und handelte mit dem Arbeitsamt die Finanzierung der Ausbildung zur Altenpflegerin aus. PP4 wechselte zunächst mehrfach Einrichtungen und berichtet, sich »mit dem System« angelegt zu haben. Die Einrichtung E1 sei die erste, in der sie lange arbeitet, hier dürfe sie sagen, was sie denkt und habe bei Kritik keine Sanktionen zu befürchten. Durch die Altenpflege sowie durch ihre Weiterbildungen zur Praxisanleiterin und Wohnbereichsleitung habe sie sehr viel gelernt, was sich auch positiv auf ihr Privatleben ausgewirkt hat. PP4 kann sich nun »diplomatischer« und »zurückhaltender« ausdrücken. PP4 berichtet auf Nachfrage, dass sie aufgrund von Mobbingerfahrung WBL geworden ist. Auf die Frage, wie die Familie auf den Berufswechsel reagiert hat, erzählt PP4, dass ihr Vater früh verstarb und sich seitdem die Beziehung zur Mutter nochmals verschlechtert habe. Hierzu bringt sie sehr umfangreich eine Situation ein, in der sie nach Jahren ihrer Mutter begegnete und anhand derer das schlechte Verhältnis nochmals eindrücklich dargelegt wird. Letzten Endes beschreibt PP4 jedoch nicht, wie ihre Familie zu dem Pflegeberuf steht. Ihr Verhältnis zu ihren Töchtern sei jedoch intakt und sie betont, stolz auf die Töchter zu sein. Die Beziehung zu dem Vater ihrer Töchter wird nicht thematisiert.

Zusammenfassung: Selbstbewusst sein, um sich mit den »hohen Köpfen anzulegen«

PP4 greift im Schwerpunkt ihren Werdegang, Führungsstil sowie Anleitungssituationen mit Auszubildenden auf und thematisiert konkrete Pflegesituationen von Menschen mit Demenz vergleichsweise wenig umfangreich. Sie betont, dass sie sich immer wieder mit dem System angelegt habe. Ihrer Ansicht nach »denk[e]« die Pflege in eine falsche Richtung, da Mitarbeiterinnen mehr Schutz und Unterstützung benötigen und ihre Ängste mitteilen können sollten. In diesem Zusammenhang berichtet sie von zwei als aggressiv wahrgenommenen Bewohnern, vor denen sie Angst habe, obwohl sie prinzipiell »keine ängstliche Person« sei. Sie erläutert jedoch nicht, wie sie konkret auf diese Situation reagiert. Stattdessen fordert PP4 das »System« auf, Grenzerfahrungen von Pflegenden zu hinterfragen, Unterstützung anzubieten und Rahmenbedingungen entsprechend anzupassen. Sie benennt ein Abhängigkeitsverhältnis zwischen Pflegenden und Bewohnern und schlussfolgert, dass es den Bewohnern nur gut gehen kann, wenn es auch den Pflegenden gut geht. PP4 macht deutlich, dass Pflegende nicht grenzenlos belastbar sind und fordert, für die Pflege mehr Wertschätzung ein.

Gleichzeitig bekräftigt sie ihre Begeisterung für den Pflegeberuf und berichtet von ihrer Tätigkeit als Praxisanleiterin, die ihr gut gefällt, da sie so ihre Wertvorstellungen weitergeben kann. Durch ihre Anleitung möchte sie ein ruhiges Arbeiten und (selbst)kritisches Denken anregen. Sie ist stolz, wenn sie ihre Kompetenzen an Auszubildende vermittelt und diese in den Pflegeprozess integriert. Ihre Aufgabe als Wohnbereichsleitung (WBL) hat PP4 zunächst als schwierig empfunden, da viel von ihr erwartet wurde. In ihren Ausführungen beschreibt PP4 eine Ambivalenz zwischen ihrer Rolle als richtungsweisende Leitungsposition sowie der Fürsorgepflicht gegenüber Mitarbeiterinnen. PP4 möchte auf ein gemeinsames Ziel hinarbeiten und alle mit in ihr »Boot« holen. Dafür führt sie viele Einzel- und Gruppengespräche, in denen die Mitarbeitenden ihre Anliegen offen darlegen können. Stärken und Schwächen der Mitarbeiterinnen sind ihr bekannt. PP4 zeigt Interventionsperspektiven und ist engagiert. Als Wohnbereichsleitung übernimmt sie nicht nur administrative Aufgaben, sondern hilft auch in der Pflege mit, nimmt eine Priorisierung von Aufgaben vor, bleibt sachlich und achtet darauf, niemanden zu überfordern.

Weiterhin spricht PP4 an, dass ihr besonders in stressigen Situationen der Umgang mit Personen, die ihr unsympathisch sind, schwerfällt. Doch sie versucht, sich selbst zu verbessern und sich ihre Abneigung nicht anmerken zu lassen. Insgesamt erscheint PP4 sehr reflektiert und kann ihre Einstellung offen kommunizieren, z. B. auch dann, wenn sie sich von ihren Mitarbeiterinnen ausgenutzt fühlt und enttäuscht ist. PP4 beschreibt, in diesem Fall Grenzen zu setzen und die Situation zu hinterfragen. Vertrauliche Gespräche sind ihr wichtig, da sie selbst schlechte Erfahrungen mit einem Vertrauensmissbrauch gemacht habe. Das Team bezeichnet sie als eine »Zwangsgemeinschaft«, die man sich nicht aussuchen kann. Insgesamt handelt PP4 mit dem Vorsatz, ein zufriedenes Team zu haben und ist bspw. darauf bedacht, monatliche Teamsitzungen schön zu gestalten, indem sie Pizza bestellt, ihr Team lobt und wichtige Themen bespricht.

PP4 beschreibt als gute Pflege, dass diese über körperliche Tätigkeiten hinausgeht. Im Zuge dessen spricht sie ebenfalls die Beobachtungsfähigkeit von Pflegenden an. Es sei wichtig, »das Ganze zu sehen« und nicht nur den Anspruch »satt und sauber« zu verfolgen, sondern auch Zufriedenheit und Wohlbefinden herzustellen. Man müsse den Bewohnern »Trost spenden« und ihnen gegenüber ehrlich sein, da gerade Menschen mit Demenz Unehrlichkeit spüren. PP4 erklärt, dass Menschen mit Demenz fühlen, was sie kognitiv nicht mehr verstehen. Das spricht für eine sensible Wahrnehmung seitens PP4.

Modus operandi

PP4 zeigt einen autoritären, aber zugleich fürsorglichen Charakter. Dabei hat sie einen hohen Selbstanspruch, zeigt hohe Einsatzbereitschaft und Hingabe zu ihrem Job. Zudem verfügt PP4 über Selbstbewusstsein, sich mit den »hohen Köpfen« anzulegen, ihre Kritik gegenüber »dem System« zu äußern und viel von ihrem Personal zu fordern und zu verlangen. PP4 selbst weiß um ihren strengen Charakter, möchte diesen aber primär dazu einsetzen, um ihre Mitarbeiterinnen zu unterstützen. Sie hört ihnen zu und geht auf ihr Mitteilungsbedürfnis ein, was sie sich selbst auch wünscht. Durch ihr Handeln möchte PP4 Vertrauen herstellen, um ihre Vorstellungen und Ziele umzusetzen. PP4 hat sich immer wieder weitergebildet, ist dadurch in ihrer Persönlichkeit gereift, hat gelernt, angemessen auf Konfliktsituationen zu reagieren und sich diplomatisch auszudrücken: Im Umgang mit Bewohnern, Mitarbeiterinnen und Auszubildenden ermittelt PP4 die jeweilige Bedarfslage und entscheidet sich für entsprechende Maßnahmen. PP4 wirkt sehr kompetent und weiß, wie sie ihre Kompetenzen für eine gute Versorgung einsetzen kann. Dabei orientiert sie sich an Regelwissen und Fallverstehen. Sie wirkt selbstbewusst und auch stolz auf das, was sie bisher erreicht hat. Wenn sie Veränderungen im Verhalten und Handeln anderer wahrnehmen kann, wertet sie dies als Erfolg und sieht darin eine Bestätigung für ihr eigenes Handeln.

5.4 E1 – PP5

Biografie

PP5 war zunächst in einem kaufmännischen Beruf tätig, in den sie nach der Geburt ihrer Kinder nicht mehr einsteigen konnte, da ihr Kompetenzen im Hinblick auf die zwischenzeitlich vorangeschrittene Digitalisierung fehlten. PP5 berichtet, zufällig über ihre Schwägerin in die Pflege gekommen und dort »hängen geblieben« zu sein. Zudem hebt sie hervor, sich mehrstufig qualifiziert zu haben, da ihr der Anspruch ihrer Tätigkeiten irgendwann nicht mehr ausreichte (»fühlte mich irgendwie eh zu noch was Höherem berufen«). PP5 thematisiert hierbei Schwierigkeiten, die sie als ehemalige Wohnbereichsleitung erlebt hat, bis sie sich letztlich entschieden hat, zurück in die »Riege« zu gehen.

Über ihre Familie erzählt PP5 wenig und erwähnt lediglich, dass ihre Eltern früh verstorben sind. Somit liegen nur wenige Informationen zu ihrer Primärsozialisation vor. Auch ihren Mann erwähnt PP5 nur kurz. Mit der Altenpflegeeinrichtung scheint PP5 nicht stark verbunden, da sie Bestrebungen äußert, die Einrichtungen deutschlandweit zu wechseln. Die Wohnbereichswechsel innerhalb der Einrichtung begründet sie damit, dass sie sich somit die Arbeit erleichtern und dem Stress entziehen wollte. Es wird deutlich, dass die unterstützende Kultur im Team sowie zwischen den Berufsgruppen für sie bedeutsam ist. Ihre Ausführungen deuten darauf hin, dass sie in ihrem pflegerischen Handeln die eigentlich präferierte Tätigkeit im kaufmännischen Bereich auslebt.

Zusammenfassung: Gute Pflege ist ein »reibungsloser Ablauf«, Zimmer »gepflegt zu hinterlassen« und ein »Einfügen in Strukturen«

Den Aussagen von PP5 zufolge scheint es ihr ein zentrales Anliegen zu sein, Ruhe zu haben und pünktlich Feierabend machen zu können. Die Frage nach den Entwicklungen im Heim beantwortet PP5, indem sie organisatorische Aspekte aufgreift, die Heimleitung aufgrund ihres wirtschaftlichen Denkens lobend hervorhebt und die Bedeutsamkeit einer guten berufsgruppenübergreifenden Zusammenarbeit verdeutlicht. PP5 thematisiert ebenfalls ihre Funktion als Praxisanleiterin und betont die Relevanz, die Pflegeplanung einzuhalten. Auch im weiteren Interviewverlauf wird keine starke Bewohnerbindung erkennbar, da PP5 primär herausfordernde Situationen mit Bewohnern thematisiert oder Beispiele aufgreift, in denen sie nicht im unmittelbaren Kontakt mit Bewohnern arbeitet.

PP5 stellt fest, dass Pflegende nach der Ausbildung noch nicht fertig sind, sondern ständig Lebenserfahrung sammeln und hebt im Zuge dessen hervor, immer wieder neue Situationen zu erleben und offen für Neues zu sein. In Bezug auf eine Situation, auf die sie stolz ist, merkt PP5 an, dass Pflegeabläufe für sie Routine darstellen und lediglich Sterbefälle etwas Besonderes seien. Sie beschreibt als eine positive pflegerische Situation, Kontakt zu Angehörigen aufgenommen zu haben, sodass sich diese von einer sterbenden Bewohnerin verabschieden konnten. Im Anschluss an diese Ausführungen wird PP5 aufgefordert, eine Situation mit einem direkten Kontakt zu Bewohnern aufzugreifen. PP5 merkt hierzu an, dass Demenz unangenehm sein kann und berichtet sehr umfangreich von einem Bewohner, der ihrer Einschätzung zufolge in die Altenpflegeeinrichtung abgeschoben wurde. Sie merkt in dieser Sequenz mehrfach an, dass sich der neu eingezogenen Bewohner an die Altenpflegeeinrichtung gewöhnen und sich dem Ablauf fügen muss.

PP5 beschreibt weiterhin, dass der Bewohner mit ihr diskutiert und sie ihn anregt, die Körperpflege selbstständig auszuführen. Im Anschluss an diese Ausführungen wird PP5 die Frage gestellt, was gute Pflege für sie auszeichnet. PP5 merkt hierzu zunächst an, dass sie als Schichtleitung tätig ist und für sie demzufolge eine gute Organisation, die Sicherstellung eines guten Ablaufs sowie die Zufriedenstellung der Mitarbeitenden bedeutsam sind. Sie betont in diesem Zusammenhang, dass es ihr jedoch nicht immer möglich ist, auch die Bewohner zufrieden zu stellen. PP5 fügt hierzu ergänzend hinzu, dass es ihr wichtig ist, für einen reibungslosen Ablauf zu sorgen. Sie legt ebenfalls Wert darauf, sich auf ihre Kolleginnen verlassen zu können, wenn sie sich bspw. aus der Pflege zurückzieht, um andere Aufgaben zu erledigen.

PP5 wird nun aufgefordert, eine konkrete pflegerische Situation zu beschreiben, woraufhin PP5 erläutert, dass es ihr wichtig ist, dass Bewohner gut gepflegt sind (»top aussehen«), wenn sie aus dem Zimmer geht und auch das Zimmer ordentlich hinterlassen wird (Kissen, Getränke etc.). Der Duft scheint für PP5 ebenfalls einen wichtigen Stellenwert einzunehmen (Deo, Cremes), da sie beschreibt, dass durch den Duft eine Abwechslung geboten werden kann, da die Bewohner kaum etwas haben. Für PP5 scheint es wichtig, dass andere Menschen einen guten Eindruck von ihrer Arbeit erhalten, wenn sie das Bewohnerzimmer betreten und nutzt den Begriff, »dass sie sich zu Tode waschen«. Anschließend wird PP5 aufgefordert, zu konkretisieren, was sie unter Betreuung versteht. PP5 erläutert daraufhin das Konzept der Bezugspflege und hebt die Relevanz hervor, die Pflegeplanung ordentlich zu schreiben. Sie merkt an, dass sie nicht auf einem geschützten Wohnbereich arbeiten könnte, da es ihr dort aufgrund der gerontopsychiatrischen Erkrankungen zu intensiv sei. PP5 stellt fest, dass diese Bewohner einen Grund haben, in die Altenpflegeeinrichtung eingezogen zu sein und bezeichnet diese als auffällig. Sie erzählt von einer Situation mit einer Angehörigen mit Behinderung, deren Vater zum Sterben in die Altenpflegeeinrichtung gekommen ist und erklärt, dass sie mit der Betreuung der Angehörigen überfordert gewesen und für eine solche Aufgabe nicht eingestellt worden ist. PP5 hebt in Bezug auf ihre Tätigkeit als einen positiven Aspekt hervor, dass sie die Bewohner und Angehörigen länger kennt und begleitet, schränkt ihre Aussage jedoch ein, indem sie sich auf Angehörige bezieht, die nett sind.

Modus operandi

PP5 nimmt im gesamten Interview primär auf organisatorische Aspekte wie die Erstellung und reibungslose Umsetzung von Planungen Bezug und hebt die (berufsgruppenübergreifende) Zusammenarbeit hervor. Diese Perspektive bzw. Relevanzsetzung könnte sowohl auf ihre Funktion als Schichtleitung sowie frühere Rolle als Wohnbereichsleitung als auch auf ihren ersten, kaufmännischen Ausbildungsberuf zurückzuführen sein, in den sie gerne zurück gegangen wäre. Zudem hebt sie mehrfach Aspekte guter Pflege hervor, die in der Logik der Pflegeplanung einem sichtbaren Ergebnis entsprechen (saubere Gläser, frische Bettwäsche etc.). PP5 gesteht in diesem Zusammenhang offen ein, für Aufgaben im Bereich der Betreuung nicht eingestellt zu sein und verlässt sich auf das Team, um ihre organisatorischen Aufgaben erledigen zu können und Informationen zu den Bewohnern zu sammeln. Pflegerische Situationen in einem direkten Kontakt zu Bewohnern greift sie auch nach mehrmaligen Nachfragen der Interviewerin nicht auf. Den Ausführungen von PP5 zufolge scheint sie selbst nicht gepflegt werden zu wollen. PP5 hebt im Interview mehrfach hervor, dass sie sich weiterentwickeln will, Lebenserfahrung sammelt, weiterhin offen für Neues ist, was jedoch im Kontrast zu ihrer Aussage steht, Ruhe sowie weniger Verantwortung und einen pünktlichen Feierabend anzustreben. PP5 erscheint im Interview den Bewohnern gegenüber sehr bestimmend, da sie mit diesen zu diskutieren und sich häufig durchzusetzen scheint. Zudem wird deutlich, dass sie sich durch deren Bedrohungen nicht einschüchtern lässt und die Erwartung vertritt, dass sich sowohl die Mitarbeitenden als auch die Bewohner in die Struktur der Altenpflegeeinrichtung einfügen. PP5 erscheint im Interview als selbstbewusste, den Bewohnern gegenüber durchsetzungsstarke Person, die sich auch von deren verbalen Bedrohungen nicht beeinflussen lässt. Sie scheint ihr pflegerisches Handeln in der Logik der Pflegeplanung auszurichten und wenig an den Bedürfnissen der Bewohner orientiert zu sein.

5.5   E1 – PP6

Biografie

PP6 berichtet von ihrer ersten, pflegefernen Ausbildung, die sie jedoch abgebrochen hat. Erst durch ihre anschließende Tätigkeit im gastronomischen Bereich ist sie zum pflegerischen Beruf gekommen und war zunächst als Pflegehelferin tätig. Obgleich sie den Einstieg als schwierig erlebt hat, beschreibt sie, dass ihr das »Herz aufging«. Sie erwähnt, dass sie derzeit eine Weiterbildung zur gerontopsychiatrischen Fachkraft abschließt und in der Wohnbereichsleitung tätig sein möchte, wobei ihr von der Einrichtungsleitung zurückgemeldet wurde, hierfür noch nicht »hart« genug zu sein. In ihren Ausführungen zeichnet sich eine Loyalität gegenüber der Altenpflegeeinrichtung ab. PP6 wird gebeten ihre Formulierung »das Herz war da« zu explizieren und sie beschreibt, die für sie unerträglichen pflegerischen Situationen aus der Vergangenheit, in der die Versorgung mit PEG-Sonden im Vordergrund stand. PP6 stellt es als herausfordernd dar, dass Bewohner vor ihrem Tod so lange in den Betten lagen und sie »Muttergefühle entwickelte (diese zu ihr rübergekommen sind)«.

PP6 führt ihre berufliche Wahl auf den früheren, engen Bezug zu ihrer Oma zurück und erzählt in einer Sequenz sehr ausführlich über Situationen aus ihrer Kindheit sowie die enge Bindung, die sie zu ihrer Oma hatte.

Zusammenfassung: Arbeit mit »Herz«, Bewohner glücklich machen, positive Umdeutung und Kommunikation als Schlüssel

Als zentrale Aspekte hebt PP6 hervor, dass sie den Bewohnern Qualität und Würde geben möchte und dass sie anstrebt, deren Wünsche zu erfüllen. Vor diesem Hintergrund scheinen Kleinigkeiten (bspw. Massagen) bedeutsam, auf die sie sich konzentriert und hierfür häufig ein Lächeln der Bewohner zurückbekommt. PP6 erläutert, dass sie die Arbeit im gerontopsychiatrischen Bereich bevorzugt und von KollegInnen rückgemeldet wurde, dass sie »ein gutes Händchen für schwierige Bewohner« hat bzw. diese auch ohne Medikamente »zahm kriegt«. Sie beschreibt ebenfalls, dass es Bewohner gab, die sich nur von ihr haben pflegerisch versorgen lassen und sie aufgrund dessen mit dem Wohnbereichswechsel gewartet hat, bis die Bewohner verstorben sind. Sie merkt ebenfalls an, dass Bewohner häufig in ihrer Urlaubsabwesenheit die Nahrungsaufnahme verweigerten.

Es wird deutlich, dass für PP6, nach eigener Aussage, anders als für ihre Kolleginnen, nicht das Geld, sondern der Aufbau einer Beziehung zu den Bewohnern vordergründig sei. Sie beschreibt außerdem, Bewohnerinnen dabei zu unterstützen, familiäre Probleme zu bearbeiten und dass für sie der Mensch im Mittelpunkt steht und ihr der Rest egal sei. PP6 bezeichnet die vergangene Zeit, in der mit Bewohnern Ausflüge unternommen wurden als »wunderschön« und hebt hervor, dass »alles drum rum gemacht wurde, nicht nur rein Pflege.«

In den darauffolgenden Sequenzen beschreibt PP6, dass sie anstrebt, ihre Pflegephilosophie auch ihren Kolleginnen zu vermitteln und ihnen nahe zu bringen, dass sie alles können, wenn sie es von Herzen wollen. Es wird allerdings deutlich, dass sie diese Ratschläge nicht annehmen. Auf die Frage hin, was PP6 als eine gute Bezugsperson auszeichnet, beschreibt sie, dass sie auf die Menschen eingeht, Reaktionen der Bewohner beobachtet und daraufhin Maßnahmen entwickelt, wie sie diese umwickeln kann. PP6 führt aus, dass sie jeden neuen Tag als Chance betrachtet.

Auf die Frage nach guter Pflege antwortet PP6 prompt und zählt Aspekte auf, die sie mit einer guten Pflege verbindet (»glückliche, zufriedene Menschen, die lächeln«) und beschreibt diese detailliert bspw. anhand der Gesichtsausdrücke der Bewohner. Hierbei thematisiert PP6 die Relevanz des regelmäßigen Duschens der Bewohner, welches sie mit einem Verwöhnen verbindet (bspw. mit Massagen). Obgleich PP6 betont, andere Schwerpunkte zu setzen, resümiert sie, Wert auf Ordnung zu legen. PP6 bringt als einen weiteren Schwerpunkt ein, dass der Kommunikation in Bezug auf die Akzeptanz der Pflege eine zentrale Bedeutung zukommt. Zur Frage nach der Besonderheit der Altenpflege hebt sie erneut hervor, zu Bewohner einen Bezug aufbauen zu wollen und dass es ihr wichtig ist, diese mit Kleinigkeiten glücklich zu machen.

PP6 greift zudem Maßnahmen der Sterbebegleitung auf und erklärt erneut, dass sie die früheren Zeiten wiederbeleben möchte und deutet im Zuge dessen Unstimmigkeiten im Pflegeteam an. In Bezug auf die Zusammenarbeit in der Altenpflegeeinrichtung beschreibt sie eine »Bindung« und ein »Geben und Nehmen« zwischen ihr sowie den Bewohnern, Ärztinnen und Angehörigen. PP6 wünscht sich erneut, die alten Zeiten »hochleben« zu lassen und erklärt mit der Studienteilnahme zeigen zu wollen, dass es auch andere Pflegekräfte gibt, die mit Herz und Seele arbeiten. Sie beschreibt, ihren Kolleginnen erfolglos vorzuschlagen, Stärken und Schwächen im Team gegenseitig auszugleichen. Zum Abschluss des Interviews hebt PP6 wiederholend hervor, dass sie sich eine Beziehung zwischen Pflegenden sowie Bewohnern wünscht, bringt die Begriffe »Familie oder Gemeinschaft« ein und bewertet eine gute Zusammenarbeit als relevant.

Modus operandi

Grundsätzlich orientiert sich PP6 an den Menschen und ihren Bedürfnissen. Ein erklärtes Ziel ist dabei das Wohlbefinden der Bewohner und das harmonische Miteinander in einem familiären Verständnis. Sie benutzt mehrfach den Familienbegriff sowie den Begriff einer Gemeinschaft. Dabei scheint sie ihr Handeln in der Funktion der Mutter zu verstehen, denn sie spricht davon, Muttergefühle zu haben. Dabei strebt sie eine sehr enge Verbindung zu den Bewohnern an, sieht sich selbst als Verbündete dieser, das auch als eine Art Abhängigkeitsverhältnis erscheint, da sich einige Bewohner nur von ihr pflegen lassen und sie auch eigene Bedürfnisse zugunsten des Wohlbefindens von Bewohnern zurückstellt (Wohnbereichswechsel erst nach Versterben der Bewohner). Diese enge Beziehung und ihre sehr gute Kenntnis der Bewohner sind für sie die Basis dafür, ihr Ziel, das Wohlbefinden dieser Personen, zu erreichen.

Dabei benennt sie die positive Versprachlichung der pflegerischen Maßnahmen sowie die Kommunikation mit Bewohnern als ein zentrales Instrument, welches sie einsetzt, um die Akzeptanz gegenüber der Pflege zu erhöhen, die pflegerischen Maßnahmen angenehm zu gestalten und Körperkontakt zu geben. Diese enge Bindung zu den Menschen und das Erzeugen von Wohlbefinden erlebt PP6 als eine Win-Win-Situation, von der sie eben auch profitiere. Ihr berufliches Handeln entspringt einem breiten pflegerischen Grundverständnis, das nicht nur die körpernahe pflegerische Versorgung umfasst, sondern auch andere Aktivitäten des täglichen Lebens, wie Beschäftigung und Bewegung. Dies vermisst sie in der aktuellen Situation als pflegeeigene Bereiche. Dieses pflegerische Grundverständnis scheint weder auf einem Regelwissen zu basieren noch in einem theoriebasiertem Pflegeverständnis begründet zu sein. Daraus ergeben sich auch Schwierigkeiten in der Explikation und somit im Abgleich mit den Kolleginnen und Kollegen. Dennoch scheint PP6 von ihrer Pflegephilosophie so überzeugt, dass sie anstrebt dieses nicht nur im Rahmen ihres eigenen pflegerischen Handelns umzusetzen, sondern diese auch in die Strukturen des Wohnbereichs implementieren zu wollen. Aufgrund ihres vermuteten geringen Einflusses auf Ihre Kolleginnen möchte sie die Strukturen der Organisation nutzen und strebt die Position der Wohnbereichsleitung an.

5.6 E2 – PP1

Biografie

PP1 ist in ihrem Heimatland mit mehreren Geschwistern aufgewachsen. Davon waren zwei ältere Schwestern als Krankenschwester tätig. Als Kind war sie von der äußeren Erscheinung der Krankenschwestern sehr fasziniert und verspürte schon damals den Wunsch, diesen Beruf zu erlernen. Sie machte zunächst das Abitur und studierte ein Semester Pädagogik. Durch die Beziehung mit ihrem Ehemann kam sie nach Deutschland. Ermutigt und gefördert durch diesen begann sie ihre berufliche Tätigkeit zunächst in der Hauswirtschaft eines Pflegeheims. Dort verspürte sie den Wunsch, helfen zu wollen. Eine erste Kontaktaufnahme mit der Krankenpflegeschule der Universitätsklinik in ihrer Stadt blieb zunächst erfolglos, da sie sechs Monate warten sollte. Über eine Bekannte eröffnete sich die Möglichkeit, eine Altenpflegeausbildung zu machen. Diese begann sie in einer Einrichtung, in der die Pflege aus ihrer Perspektive mangelhaft war. Mit Hilfe der Schulleitung wechselte sie dann in E2. Ihre Familie ist der Berufswahl positiv gegenüber eingestellt. Als ihr Vater im Sterben lag, konnte sie mit ihrem Wissen und durch die Unterstützung der Einrichtung einen großen Beitrag leisten. Sie möchte gerne ihre Kompetenz erweitern und die Weiterbildung zur gerontologischen Fachkraft abschließen, auch ein Studium schließt sie nicht aus.

Zusammenfassung: »Gut ist, wenn der Bewohner zufrieden ist und ich auch«

PP2 arbeitet als Fachkraft. Ihre Schwester, die schon in ihrem Heimatland als Krankenschwester gearbeitet hat, war ihr ein Vorbild. Ihre Erzählungen sind geprägt von zwei Richtungen. Einerseits benutzt sie sehr emotionale Beschreibungen und zeigt sich damit stark emotional betroffen von den Schicksalen, andererseits stellt sie die Handlungen eher pragmatisch dar. Sie scheint in ihrer pflegerischen Arbeit Ziele zu verfolgen, die sie nicht konkretisiert, die jedoch sowohl den Bewohner als auch sie selbst glücklich und zufrieden machen sollen. Es liegt vor dem Hintergrund ihrer Aussagen jedoch der Rückschluss nahe, dass die pflegerische Versorgung ihrem Ziel entspricht. Deutlich emotionaler ist ihre Begründung für das Ergreifen ihres Berufes. Sie hilft einfach gerne und zu sehen, dass Menschen etwas nicht können (z. B. das Essen alleine einnehmen), weckt offensichtlich einen starken Antrieb zu helfen.

Um das Ziel (wahrscheinlich die pflegerische Versorgung) zu erreichen, bewegt sie sich im vorgegebenen Rahmen der Normen und Werte des Feldes. Sie sucht und findet Wege, gemeinsam mit den Bewohnern das Ziel zu erreichen. Dazu nutzt sie das »Konzept« der Einrichtung, genauso wie elementare Grundlagen der Versorgung von Menschen mit Demenz. Sie beschäftigt sich mit der Biografie der Bewohner und lässt dieses Wissen in ihre Handlungen miteinfließen. Dies hilft ihr, Strategien zu entwickeln, einen Bewohner dazu zu bringen, sich zu waschen und umzuziehen. Die Strategieentwicklung hält PP1 flexibel und ist orientiert an dem Gelingen einzelner strategischer Schritte. Sie plant die Schritte im Voraus und stellt innerlich Vermutungen über die Reaktion der Bewohner an. Grundlage dieser gelingenden Strategieentwicklung ist ihr kompetenter Umgang mit den »Werkzeugen« der Versorgung von Menschen mit Demenz, das kognitive Verstehen des »Konzepts« der Einrichtung und schließlich ihre sehr ausgeprägte empathische Kompetenz. Dadurch kann sie strategische Schritte planen, durch ein gutes Einfühlungsvermögen Reaktionen voraussagen und, wenn nötig, gegensteuern. Ihr Umgang mit den Situationen gleicht einem Handeln Zug um Zug, das gespeist ist von den Elementen des Konzepts der Einrichtung (Biografiearbeit, Validation, sinnliche Anreize).

Dabei wählt sie bestimmte Redewendungen bewusst aus, dass sie dem Bewohner helfen möchte:

> »PP1: ich hab nur gesagt ((atmet ein)) ich möcht Ihne helfen dass Sie sich waschen ich werde dabei sein ((atmet ein)) weil der hat zu mir sofort gesah ((einatmend)) ah waschen (.) ich komm nich zurech ich hab gesat deswegen bin ich da (…) ich möcht Ihnen helfen Sie zu waschen ((atmet ein)) und ähm (.) ich unterstütze Sie dabei ((atmet ein)) dana könn Sie sich anziehen ((atmet ein)) dann wir (.) des (.) losgehen nach dem Frühstück (2)«

In diesem Sinne kann man PP1 eine Professionalität zusprechen, die geprägt ist von Regelwissen und Fallverstehen. In Situationen, in denen ihr Einfühlungsvermögen an Grenzen stößt, greift sie durchaus zu »Tricks«, um ihr Ziel zu erreichen. Der Ausdruck von Zufriedenheit auf Seiten der Bewohnerinnen ist für sie sozusagen die Maßeinheit ihr pflegerisches Handeln als gelungen zu bewerten. Auch Zeichen des Erkennens und der Sympathiebekundung gehören zu den »Bewertungsfaktoren«:

> »PP1 gehabt (2) damals (.) ((atmet ein)) n erstes Mal als ich gekomm bin der hat gesat Sie waren

da e- (.) Sie waren bei mir schon (.) dann fing es so an (2) ((atmet ein)) Sie waren bei mir schon is ja deswegen komm ((atmet ein)) ahja Sie hab ich gerne ja (.) das e- (.) s- sehn Sie es is so (…)«

Ihre überzeugende Sachlichkeit und Situationsorientiertheit im Schildern von Situationen wird an wenigen Stellen durch eine Emotionalität gebrochen. Zum einen wird dies deutlich, wenn die Befragte über ihren inneren Antrieb für den Beruf spricht. Sie sagt: »Ich habe einfach Lust, zu helfen«. Zum anderen wird eine emotionale Tönung erkennbar, wenn PP1 Herausforderungen thematisiert. Dabei schildert sie, dass sie vor allem dann eine starke emotionale Belastung erlebt, wenn sie keine Strategien entwickeln kann. Es erscheint auch so, dass der Umgang mit Aggressivität bei Bewohnern schwerer für sie zu bewältigen ist. Wenn Deeskalation nicht zum Ziel führt, scheint sich auch kein Raum für ein sukzessives Entwickeln von Strategien und Wegen aufzutun.

PP1 schätzt ihre empathischen Kompetenzen hoch ein, greift in der Bewertung ihrer Arbeit insgesamt jedoch auf Fremdeinschätzungen zurück (Schule: gute Noten; E2 Feedback der PDL).

Modus operandi

PP1 erscheint als handlungs- und interaktionsorientierte Pflegefachperson. Sie hat in ihrem Tun ein klares Ziel, das sie erreichen möchte, und entwickelt Strategien zur Erreichung des Zieles in einem Zug-um-Zug-Modus in der Interaktion mit der pflegeempfangenden Person. Grundlage für das Gelingen ist der Zugang zu den Personen, die Pflege erhalten. In der Situation ist sie vorausschauend und zeigt ein hohes Maß an empathischer Kompetenz. Sie ist in Bezug auf die Bewohner nicht bewertend, sondern arbeitet mit und an den Situationen im Hier und Jetzt. Ihr Fokus liegt dabei auf dem Wohlsein der Bewohner. Sie reflektiert und begründet ihr Handeln. Sie nutzt dabei einerseits Strategien, die sie aus der Situation entwickelt, gleichwohl jedoch auch manipulativ anmutende Strategien, in dem sie aus der Biografie der Bewohner abgeleitete Situationen konstruiert, die der realen Welt nicht entsprechen.

Neben dem vermuteten ganz praktischen Ziel »Pflegerische Versorgung« spricht sie auch von einem übergeordneten Ziel »Zufriedenheit von Bewohner und Pflegekraft«, also wenn sowohl sie selbst zufrieden ist als auch die Bewohner.

5.7 E2 – PP2

Biografie

PP2 ist ein Altenpfleger. Er hat nach seiner Ausbildung als Restaurantfachmann fünf Jahre lang in einer Führungsposition gearbeitet. Aufgrund von mangelnder Sinnhaftigkeit und durch die Ansprache eines Gastes nutzte er dessen Angebot, einmal in seinen ambulanten Pflegedienst zur Probe zu arbeiten. Das gefiel ihm so gut, dass er in relativ kurzer Zeit beschloss, mit finanzieller Unterstützung seiner Eltern, die Ausbildung zum Altenpfleger in diesem ambulanten Pflegedienst zu beginnen. Weil es ihn sehr stark belastete, dass die ihm anvertrauten alten Menschen abends bzw. in der Nacht alleine waren, wechselte er in den stationären Bereich. Aufgrund der schlechten Pflegequalität in der ersten Einrichtung, entschied er sich mit Hilfe der Schulleiterin für die Einrichtung, in der er aktuell tätig ist. Über seine Primärsozialisation spricht PP2 wenig bis gar nicht. Es ist allerdings herauszuhören, dass er eine stabile Verbindung zu seinen Eltern hat, denn diese haben ihn beim Wechsel in die Altenpflege und während der Ausbildung auch finanziell unterstützt, obwohl er schon über eine abgeschlossene Ausbildung als Restaurantfachmann verfügte. Er berichtet auch davon, dass er zusammen mit seiner Mutter seine Oma gepflegt habe. Offensichtlich scheint jedoch, dass sein erster Beruf als Restaurantfachmann ihm wohl auch Spaß bereitet hatte.

Zusammenfassung: »Und das gefällt mir gut, dass hier wirklich an den Bewohnern gearbeitet wird«

PP2 arbeitet als examinierter Altenpfleger auf dem Wohnbereich 2. Er ist dort zuständig für die kleinen Fallbesprechungen.

Durch einen Gast im Restaurant (seine vorherige Arbeitsstelle) wurde er auf die ambulante Pflege aufmerksam gemacht. Die anfänglichen Befürchtungen, dass er sich zu sehr ekeln würde, wichen einer Begeisterung über die Arbeit mit Menschen, bei denen er Dankbarkeit erlebe. Die Arbeit mit alten Menschen habe auch im Privaten seinen Blick und seine Haltung gegenüber alten Menschen verändert. Er selbst sagt, es habe sein Leben komplett verändert. Die pflegerische Tätigkeit erlebt er als sinnstiftender als die Arbeit im Restaurant. Dennoch hat er sich entschieden, aufgrund der Arbeitssituation die Stelle in der Einrichtung E2 zu verlassen und und eine andere Tätigkeit in einer anderen Pflegeeinrichtung zu übernehmen.

Die Arbeit in E2 bewertet PP2 als sehr positiv. Dabei unterstreicht er den aktiven und auch individuellen Aspekt der Versorgung: »Un das is halt was mir hier sehr sehr gut gefalln hat das wirklich (.) an dem Bewohnern (2) was heißt gearbeitet wird aber (...).«

Bewohner würden nicht passiv gelassen, sondern in ihrer Selbständigkeit gefördert und unterstützt. Es erscheint für PP2 als eine Ausprägung würdevoller Pflege, dass das Pflegeteam sich Strategien überlegt, wie Menschen mit Demenz dazu gebracht werden, pflegerische Versorgung zuzulassen, und auch Selbständigkeit der Bewohner erhalten bleibt. PP2 betont dabei die Arbeit im Team. Fallbesprechungen und gemeinsames Suchen nach Lösungen erscheinen ihm ein bedeutsamer Beitrag zu einer guten Versorgung der Bewohner. Teamarbeit auf der interprofessionellen Ebene ist für PP2 genauso bedeutsam wie die Bewältigung von schwierigen Situationen durch Fallbesprechungen, die er zum Teil auch selbst anleitet.

Als bedeutsame Situationen (Worauf sind Sie stolz, was ist eine Herausforderung?) schildert PP2 solche, in denen er das Potenzial der Bewohner erkannte und dadurch größere Aktivität und Teilhabe herbeiführen konnte.

Ziel seiner Arbeit ist neben dem Wohlbefinden auch die Erhaltung und Verbesserung der Lebensqualität die mit dem Wohlbefinden verknüpft zu sein scheint. Dabei spielt nach seiner Auffassung auch die Selbständigkeit eine große Rolle. Diese zu analysieren und zu fördern, scheint ihm besonders wichtig zu sein. An mehreren Stellen erwähnt er auch die Teamarbeit, die in diesem Kontext einen hohen Stellenwert zu haben scheint.

Die Erhaltung der Selbständigkeit benötige viel »Geduld, Kraft und Zeit«.

Zwar spricht PP2 vor allem von Situationen, die eine Aktivierung der Bewohner dominant erscheinen lassen, dennoch berichtet er auch von einer Situation, in der er einen Bewohner im Sterben begleitet hat, es gehöre einfach zur Altenpflege dazu, »dass man (.) den Mensch halt die (.) das letzte noch ermöglicht (2) ermöglichen kann oder ermöglichen sollte oder (.) die Tage einfach noch schönmachen sollte (.)«.

Oberstes Ziel ist für PP2 die Erhaltung der Selbständigkeit der Bewohner und darin wirkt er auch sehr engagiert. Ebenso darin, nach Auslösern für möglicherweise aggressives Verhalten zu suchen. Er versteht sich selbst als Gast in der privaten Sphäre der Bewohner und bezeichnet sich selbst als Beziehungsmenschen, wobei er das auf die verbale Kommunikation bezieht: »der Mensch, der gerne dann mit den Leuten redet (…) soziale Kontakte knüpft (…)«.

In Bezug auf die Pflege im Krankenhaus erwähnt er auch die Anonymität dort (»*und für misch is das dann kein Mensch mehr, sondern ne Nummer, un das kann isch halt gar nisch*«). Anhand dieser Äußerungen wird auch noch mal deutlich, dass er sich gerne für den Menschen mit seinen individuellen Bedürfnissen engagiert und sich dafür auch intensiv mit dem Menschen beschäftigen möchte. Seine größte Kritik und auch der Grund für den Wechsel in eine andere Einrichtung und in eine andere Tätigkeit, sind auf die Arbeitszeiten und Bezahlung zurückzuführen.

Modus operandi

Aus einer Perspektive des Aktiven agiert PP2 als Unterstützer, Förderer und Erhalter von körperlichen Fähigkeiten. Die Teilhabe an einem gemeinschaftlichen Leben ist der Motor seiner pflegerischen Handlungen. Dabei erzeugt er Verhalten weniger durch das Herstellen von Situationen (wie zum Beispiel bei PP1), sondern vielmehr durch Hypothesenbildung (»Die kann doch stehen«), Aufforderungen und Anleitung zu Fertigkeiten, die er vermutet. Die Bewegung, die er mit den Bewohnern vollzieht, wirkt eher linear als zirkulär, wie es bei PP1 der Fall ist. Dabei ist die intensive und engagierte Haltung spürbar, da er auch in schwierigen Situationen dran bleibt, Lösungen zu finden.

5.8   E2 – PP3

Biografie

PP3 berichtet, dass sie ein schwaches und labiles Kind gewesen sei und sich erst in der Pubertät entwickelt habe. Sie habe ihren Hauptschulabschluss gemacht und dann mit viel Mühe gerade so eben die mittlere Reife geschafft. Danach sei sie zunächst arbeitslos gewesen. Ihr Vater habe ihr empfohlen, ins Büro zu gehen, das sei ihr aber zu langweilig gewesen. In der nahe gelegenen Psychiatrie habe man Krankenpflegehelferinnen gesucht, dort habe sie dann angefangen und die zweijährige Ausbildung zur Krankenpflegehelferin gemacht und sei darin so richtig aufgeblüht. Danach habe sie dort noch zwei Jahre gearbeitet. Danach sei sie in E2 gewechselt, habe dort die Ausbildung zur Altenpflegerin gemacht und zwei Jahre als Fachkraft gearbeitet. Dann folgten Schwangerschaften und eine Zeit, in der sie als Aushilfe gearbeitet hat. Ermutigt und gefördert durch die PDL hat sie Stück für Stück mehr gearbeitet. Sie hat dann auch die Ausbildung zur gerontologischen Fachkraft abgeschlossen (die ihr sehr viel Freude bereitet hat und von der sie begeistert erzählt). Auch die Weiterbildung zur Praxisanleitung und die Anleitung von Schülerinnen bereiten ihr viel Freude und erscheinen ihr auch als wichtig. Aufgrund eines Mangels an Führungskräften übernahm sie dann auch die Leitungsaufgaben auf ihrem Wohnbereich.

Ihr Vater stand dem Beruf sehr kritisch gegenüber. Es sei ein »Drecksberuf«. Er selbst hat als Koch in einer Altenpflegeeinrichtung gearbeitet und war so erbost über die Berufswahl, dass er über ein halbes Jahr nicht mit ihr gesprochen habe. Sie habe sich dann aber mit 18 durchgesetzt und er habe es »kapiert«.

Der Rest der Familie kommt aus der Pflege: Ihre Mutter ist Krankenpflegehelferin, ihre Schwester Arzthelferin, auch ihre Töchter (Altenpflegerin; Krankenpflegehelferin) seien in der Pflege tätig. Sie berichtet, dass außer ihrem Vater von keinem Familienmitglied eine Reaktion gekommen bzw. es den anderen »Schnurz« gewesen sei.

Zusammenfassung: »…da bin ich so reingerutscht.«

Nach einem Start als schwache Schülerin gerät PP3 eher zufällig in die Pflege, »machste das ma bevor de gar nix machst« welche sie aber so packt, dass sie an die Ausbildung zur Pflegehelferin in der Psychiatrie und zweijähriger Berufstätigkeit eine Altenpflegeausbildung anschließt. Auffällig ist bei PP3, dass sie bis auf diese zweite Ausbildung alle weiteren Fortbildungen und Karriereschritte so beschreibt, dass sie von anderen dazu gedrängt wurde und den Vorschlägen ablehnend gegenüberstand. PP3 ist mit ihrer aktuellen Arbeitssituation unzufrieden, sieht sich im Vergleich zu anderen Leitungen im Nachteil, da sie kaum Freistellungen habe und ihre Mitarbeiterinnen wenig kompetent seien.

In ihrer Erzählung finden sich vielfache Widersprüche, etwa über die angesprochene mangelnde Kompetenz, der nur wenige Zeilen später ein überschwängliches Lob folgt: »Aus aber isch bin eigentlich ganz positiv (.) isch- (.) weil das (.) isch kann mich halt nich so runter ((Schlag)) ziehn ich weiß ((Auto)) die brauchen misch auch da oben (2) habn super Team (.) die machen alles für misch (.) die ((Schlag)) stehn hinter mir un deswegen (.) geht das auch (.) ja (3) gut«.

Die von der Einrichtungsleitung geforderte Zusatzausbildung zur Wohnbereichsleitung lehnt sie unter Verweis auf ihr Alter mit der Begründung ab, sie könne einfach nicht mehr und sei »nich so motiviert«, um dann wenig später zu sagen, »so n (.) Ausbildung würd mir schon Spaß machen«, nur die zusätzlichen Hausarbeiten und Prüfungen seien ihr zu viel. Sie fühlt sich permanent überlastet und sieht das Problem vor allem darin, dass sie in ihrem Wohnbereich die einzige Fachkraft sei, sich daher nicht so aus der Pflegearbeit herausziehen könne, wie es nötig sei.

Ihr Verhältnis zu Kolleginnen scheint ebenfalls zwiespältig. Einerseits finden sich immer wieder Passagen, in denen sie hervorhebt, dass sie Alltagsarbeit und Probleme besser bewältigt als andere, die sie oftmals hart kritisiert (»meine Fachkraft die kann halt wirklich gar nix«, »Mist gebaut«, »seine Machtposition ausgenutzt).

Sie legt einerseits großen Wert auf Routine, auf Bezugspflege und darauf, die zu Pflegenden zu kennen; sie fühlt sich wohl, wenn es wenig zusätzliche Aktivitäten und fordernde Bewohner gibt. Andererseits gefällt ihr die Abwechslung, hat auf allen drei Wohnbereichen gearbeitet und viele Fortbildungen gemacht. Sie berichtet weiterhin, eine Weiterbeschäftigung, bei der sie sich für zehn Jahre hätte verpflichten müssen, abgelehnt zu haben: »Un dann hab isch gesacht ne des (.) zehn Jahre ne @(das wär doch zu lang).«

Sie beschreibt sich als schwache Schülerin, wählt aber eine von einer Ordensschwester geleitete, als besonders streng geltende Schule für ihre Ausbildung: »Die wor sehr streng un das hat misch irgendwie ((Auto)) (.) gereizt«.

Typisch für ihre Art zu erzählen ist es, fast ausnahmslos alle geschilderten Situationen mit Kolleginnen und Mitarbeitenden wie auch den Bewohnern, ebenso die Stationen ihrer Berufstätigkeit negativ und klagend darzulegen. Kurz darauf wird aber vieles davon wieder zurückgenommen und als gut und positiv interpretiert. Ein weiteres Beispiel dafür sind PP3s Äußerungen zu den Mitarbeiterinnen auf ihrem Wohnbereich; mehrmals bezeichnet sie ihren Wechsel von der Ausbilderin und Kollegin zur Vorgesetzten als Problem, um dann die Erzählung zu schließen: »aber es (.) geht eigentlich (2) ((schluckend)) die hörn schon (.) auf misch«.

Das Konzept der Einrichtung empfindet sie als Belastung, setzt es auch nicht um (»des läuft einfach net«).

Modus operandi

PP3 orientiert sich an den vorgegebenen Abläufen. Diese erledigen zu können, gibt ihr Ruhe und Sicherheit. Individuelle Bedürfnisse von Bewohnern erlebt sie als ein Herausreißen aus Abläufen und Routinen, was sie als belastend erlebt. Ordnung, Strenge und Herausforderungen reizen sie. Sie erlebt Bestätigung in der Bewältigung von schwierigen Situationen, die andere nicht bewältigen können. In diesen schwierigen Situationen orientiert sie sich in ihrem beruflichen Handeln sehr stark an den betroffenen Personen, erzeugt vorsichtig eine Verbindung und holt die Menschen da ab, wo sie gerade stehen, um sie dahin zu führen, wo sie von den Abläufen her sein sollen.

5.9 E2 – PP4

Biografie

PP4 erzählt sehr wenig von ihrer Herkunftsfamilie; mit Bezug auf ihre Mutter, die Intensivkrankenschwester war, stellt sie heraus, dass sie das genau nie machen wollte. Aus den unabhängig vom Interview gemachten Aussagen zur Biografie erfährt man, dass der Vater Maschinenbautechniker ist oder war. Er wird nur an einer Stelle erwähnt, als PP4 auf Nachfrage berichtet, dass er den Berufswunsch, in die Pflege zu gehen, nicht begrüßt hat. PP4 macht keine genaue Angabe zu ihrem Schulabschluss, hat aber vermutlich die Mittlere Reife; die Aussage »kein Lust auf Abi« legt nahe, dass sie grundsätzlich die Möglichkeit gehabt hätte, was nur für Menschen mit Mittlerer Reife zutrifft. Nach einem Freiwilligen Sozialen Jahr im Altenheim arbeitet sie ein halbes Jahr lang als Pflegeassistentin und schließt eine Ausbildung zur Krankenschwester an.

Nach einer Weiterbildung zur Wohnbereichsleitung übernimmt sie diese Position. Aktuell macht sie eine Weiterbildung im Bereich der Palliativen Pflege, möchte noch die Weiterbildung zur Gerontopsychiatrischen Fachkraft anschließen. Sie hat zum Zeitpunkt der Erhebung seit drei Jahren in der Einrichtung gearbeitet, seit zwei Jahren als Wohnbereichsleitung. Zuvor war sie 13 Jahre in einer Einrichtung desselben Trägers in einer anderen Stadt.

Zusammenfassung: »Den Moment schön machen«

PP4 hat die Schule vor dem Abitur verlassen, wahrscheinlich mit Mittlerer Reife, und ein freiwilliges soziales Jahr gemacht. Die Wahl, das im Altenheim zu absolvieren, hat PP4 wegen der dort angebotenen Wohnmöglichkeit getroffen. Im Anschluss hat sie zunächst als Pflegeassistenz gearbeitet, dann eine Ausbildung zur Krankenschwester absolviert. Da sie keine Anstellung in einem Krankenhaus gefunden hat, ist sie wieder in die Altenpflege gegangen.

Bei der Betreibergesellschaft arbeitet sie seit 17 Jahren, davon 13 Jahre zunächst in einer anderen Stadt, wo sie auch eine Zeit lang als Wohnbereichsleitung gearbeitet und eine Weiterbildung als Wohnbereichsleitung gemacht hat, was sie nach dem Wechsel nicht mehr tun wollte. Sie war bis auf kurze Unterbrechungen fast ausschließlich in Demenzwohnbereichen tätig.

Auffällig bei PP4 ist die Darstellung ihres beruflichen Werdegangs als zufällig bzw. ungewollt. Wie es dann gekommen ist, wird aber immer als genau richtig dargestellt. Ein Beispiel dafür ist die Zeit nach dem Wechsel in ihre jetzige Stelle:

> »als ich hier angefangn hab war isch wirklisch ganz froh dass ich ma auf (.) aufn (.) gemischten Wohnbereich ge- äh (.) gelandet bin weil ich ähm (.) ((Schlag)) (2) nach so vielen Jahren reine Demenz (.) is auch mal (.) schön war (2) mit ((Klacken)) auchn Bewohnern ((Schlag)) zu (.) zu tun zu haben(…) mit dem man ((atmet ein)) auf (.) ganz normale ((Schlag)) Art und Weise kommunizieren kann (…) ((schmatzend)) ähm ((atmet ein)) und ((Auto)) weil ischs immer auch (.) als große Belastung empfinde (.) also (.) oder es is halt einfach auch ne Belastung«.

Typisch für die Erzählungen von PP4 ist die Widersprüchlichkeit der Aussagen, etwa wenn sie gleich zu Beginn sagt, dass sie aufgrund des Berufs der Mutter, »Krankenschwester […] Intensivschwester allerdings auch«, keinesfalls Krankenschwester werden wollte, dann die Ausbildung doch absolviert hat; nach der Ausbildung hat ihr auch die Krankenpflege besser gefallen, als die Altenpflege, sie konnte aber keine Stelle finden und »wo isch dann wieder in der @(Altenpflege war)@ 3 wars dann tatsächlich so dass ich äh ((atmet ein)) ((Schlag)) wieder meine (.) ((Schlag)) mein Herz dran gewonn hab«.

Das scheint das typische Muster zu sein: Es passiert ihr etwas, das sie eigentlich nicht will, es dann aber doch tut und das als die bessere Lösung annimmt. Fragt man nach dem Grund dafür, alle berufsbiografischen Schritte als prinzipiell so nicht gewollt oder zumindest nicht geplant darzustellen, eröffnen sich mehrere Interpretationsmöglichkeiten. Zum einen könnte es sich um den einfachsten Weg handeln, den sie grundsätzlich geht. Zum anderen könnte sie die Grundhaltung haben, immer anzunehmen, was da kommt. Sie könnte auch damit betonen, dass sie, anders als viele andere, nicht unbedingt aktiv Karriere machen will, aber immer von jeweiliger Leitungsseite ausgewählt wird. Dazu passt, dass sie es bei den geschilderten Aufstiegen so darstellt, dass sie von anderen dazu gedrängt wurde. Auffällig ist der geschilderte Einfluss anderer auf alle Schritte und Entscheidungen: Das Freiwillige Soziale Jahr macht sie auf Anregung einer Freundin, die Ausbildung zur Krankenschwester, weil andere ihr dazu raten: »Dann ham mir alle gesacht ne mach lieber die Ausbildung zur Krankenschwester ((Papier?)) biste flexibler und hast nachher (.) größere Auswahlmöglichkeiten«, die Übernahme der Wohnbereichsleitung auf Drängen der Vorgesetzten (»wäre verschenktes Potenzial«), die Weiterbildung zur Palliativfachkraft auf Wunsch der Vorgesetzten (»also mein eigener Wunsch wärs jetz nicht gewesen«).

In diese letzte Interpretationsrichtung passt auch, den eigenen Arbeitsbereich als negativ und schwierig zu beschreiben; dadurch wird hervorgehoben, dass sie die anstehenden Arbeiten trotzdem gut meistert. Der Schlüssel für ihre Motivation findet sich als sie aus ihrer Zeit im Krankenhaus berichtet. Dort habe sie erlebt, dass alte Menschen nicht gut versorgt wurden, weder wurde Ihnen das Essen angereicht, noch seien sie dort ausreichend gelagert worden. Ihr berufliches Engagement, das auch maßgeblich ihre Haltung prägt, zieht sie aus dem Wunsch, sich zu kümmern, zu verwöhnen, es den Menschen schön zu machen. Das geht tendenziell besser im Demenzbereich, auch sind die Menschen hier stärker auf Hilfe und Anregungen von außen angewiesen. Es funktioniert nicht im Krankenhaus, wo ganz andere Handlungsziele und -motivationen gefordert sind. Damit ließe sich auch die gleich zu Anfang geäußerte Ablehnung der Berufsperspektive Krankenhaus, insbesondere der Intensivpflege, erklären. Hierin spiegelt sich ihre professionelle Haltung als Helfende, Mit-Leidende, der es im Beruf vor allem darauf ankommt, mit »Herz« und aus dem Herzen heraus zu handeln.

Modus operandi

PP4 orientiert sich in ihrem Handeln vor allem am Mit-Leiden und aus ihrer intuitiven Einschätzung heraus (»mit Herz«). Vieles tut sie offenbar aus dieser Haltung heraus, reflektiert aber durchaus auch, z. B. wenn sie sich mit den unterschiedlichen Konzepten zur Versorgung von Menschen mit Demenz, nach denen in den unterschiedlichen Häusern gearbeitet wurde, oder ihrer Arbeitssituation auseinandersetzt. Ihre Bevorzugung des in E2 eingesetzten Konzeptes begründet sie genau in dieser Schwerpunktsetzung der Konzentration der Pflegenden auf die aktuelle Situation, das momentane Interaktionsangebot des Menschen mit Demenz. Das liegt ihrer Handlungsorientierung aus dem »Herz« näher als die geschilderten Assessments nach Böhm. Die möglichen »Freiräume«, die sie sieht, nutzt sie für die Ausgestaltung nach ihrer Prioritätensetzung. An zwei weiteren Themen zeigt sich diese Einstellung ebenfalls. Als besonders herausfordernd empfindet sie Situationen, in denen sie mit Einfühlsamkeit nicht weiter kommt, etwa bei sexuellen Übergriffen oder unklarem Weinen von Bewohnern. Solche Situationen belasten sie enorm:

»Ich das Gefühl hab ich weiß nich (.) ich weiß selber nich mehr was ich machen soll ich ich ich weiß nich mehr was…«

Die Kombination von Ratlosigkeit mit dem starken Zeitdruck, dem sie sich ausgesetzt sieht, führt dazu, dass sie das Nichthelfen-Können als Vergewaltigung ihrer selbst empfindet: »Hab das Gefühl ich muss mich ganz oft selbst ((Schlag)) vergewaltigen so dass isn hartes Wort (…) aber das sag ich (…) auch sehr bewusst ((atmet ein)) ähm weils schon so is«.

Hier zeigt sich nun das zentrale Thema von PP4 ganz deutlich: Es ist ihr besonderes Anliegen und ihr Antrieb, den Menschen den »Moment (.) schön zu machen oder halt zu erleichtern«. Das ist die Quelle ihres beruflichen Handelns, ihr zentrales Thema ist folgerichtig der Umgang mit den Bewohnern. In den Erzählungen spielen dabei Beziehungen zu bestimmten Personen keine besondere Rolle, ihr eigenes Erleben steht im Vordergrund.

5.10 E2 – PP5

Biografie

PP5 erzählt wenig über Familie oder über Ihre Biografie. Sie ist seit 2007 mit Beginn ihres FSJs in der Einrichtung. Sie beginnt Ihre biographische Erzählung damit, dass sie den Hauptschulabschluss gemacht habe. Weil sie keinen Platz gefunden habe, den Realschulabschluss nachzuholen, sei sie dann auf die Idee gekommen, ein freiwilliges soziales Jahr zu machen. Zunächst war sie offen für verschiedene soziale Bereiche wie Behindertenwerkstatt, Kindergarten und auch Altenheim. Mit einer Tierarztpraxis und einem Kindergarten habe sie schon während der Schulzeit Erfahrungen sammeln können.

Schon am ersten Tage ihres Praktikums in E2 habe sie gemerkt, dass ihr die Arbeit liegt. Sie habe sich während des Praktikums selbst beobachtet und gemerkt, dass sie sich immer mehr für den Beruf interessiere. Mit der PDL habe sie dann den weiteren Weg geplant. Diese habe ihr die Ausbildung zur Altenpflegehelferin empfohlen, in der sie dann das erste Jahr der Ausbildung absolvierte. Dann sei sie in das zweite Jahr der Altenpflegeausbildung eingestiegen, weil das Interesse weiter gestiegen war und sie noch mehr wissen wollte. Sie ist sehr zufrieden mit diesem Werdegang und würde es immer wieder so machen. Seitdem ist sie in der Einrichtung E2 geblieben und hat im Folgenden verschiedene Weiterbildungen, wie zum Beispiel die Weiterbildung Palliative

Care gemacht. Sie arbeitet gerne mit Sterbenden, obwohl sie ihre erste Begegnung mit einer verstorbenen Bewohnerin eher traumatisch wahrgenommen hatte. Sie hatte in ihrer Biografie keinerlei Berührung mit Tod und Sterben (zum Beispiel bei ihren Großeltern). Auch Menschen mit Demenz liegen ihr sehr am Herzen. Sie arbeitet auf dem Demenzbereich und auf dem Wohnbereich 1. Das große Spektrum an unterschiedlichen Herausforderungen an die Kommunikation mit Menschen gefällt ihr sehr gut.

Sie beschreibt sich selbst vor der Ausbildung als schüchtern und sei in ihrem FSJ in E2 aufgeblüht.

Grundsätzlich ist sie für weitere Weiterbildungen offen. Nun habe sie jedoch erst mal ein Kind bekommen und möchte ein paar Jahre so weitermachen, wie bisher, und ein paar Erfahrungen sammeln.

Zusammenfassung: Beobachten, Kommunikation und dem Herzen folgen

PP5 arbeitet auf dem Bereich für Menschen mit Demenz und auf dem Wohnbereich 1 als examinierte Altenpflegerin. Sie ist Mutter eines Sohnes, der ihren Ausführungen zufolge, noch im Kleinkindalter ist. Sie ist schon seit ihrem FSJ 2007 in E2 tätig und sehr begeistert vom Konzept der Einrichtung.

Sie betont, dass die Zusammenarbeit in der Einrichtung etwas ist, was sie als sehr angenehm empfindet und auch ein Grund, warum sie auch in der Einrichtung geblieben sei. Sie empfindet die Kommunikation innerhalb der Einrichtung sehr wertschätzend und kooperativ, was für sie besonders wichtig erscheint. Als eigene Stärke erlebt sie ihre Kommunikationskompetenz, welche sie an dem Feedback der Bewohner festmacht:

»Aber ich mach halts (.) einfach ((atmet ein)) nach mein (.) Herz was grade s- (.) äh (.) wies grade schlägt un dann (.) mach ich inentiuv ähm ((schnalzend)) (.) grade die Handlung was mir grade liegt (…) ((atmet ein)) wo ich denk oke das is der richtige Weg und ((atmet ein)) das bringen mir die Bewohner auf der eins zum Beispiel ganz oft (.) wieder zurück und sagen das dann auch sie können vielleicht nich grade so richtich mitteilen aber irgendn (.) in irgendeiner Form krigt man das dann wieda«.

Dabei arbeitet sie vor allem intuitiv, eher unreflektiert und unbegründet, folgt dabei ihrem »Herzen«.

Als Werkzeuge einer guten Pflege gibt sie an, dass für sie Beobachtung und Kommunikation besonders wichtig seien. Bei der Frage nach guter Pflege gibt sie an, dass Spaß und Kompetenz der Pflegefachperson einen hohen Stellenwert einnehmen. Integration in das Team, aktive Interaktionskompetenz, das Eingehen auf die Bedürfnisse der Bewohner und, das Anschieben von Aktionen der Bewohner sowie situativ angemessenes Reagieren seien wichtige Punkte bei einer guten Pflege:

»(.) bei mir sagt man ganz oft ich bin sehr freundlich ich ähm (.) geh auf die Bedürfnisse ein ((atmet ein)) gebe ((Schlag)) ne gute Rückmeldung weiß was (.) mein Handeln is un so weiter ((atmet ein)) und ich glaube wenn man ne innere Haltung hat (.) e- (.) die ein auch gut bestärkt in sein Tun (.) ((atmet ein)) ähm (.) wie meine Kommikation (.) wie ähm (.) ich kann gut mit den (.) äh Menschen umgehen ((atmet ein)) ich kann auch äh (.) mit verschiedenen Situationen gut umgehen (…)«

Dabei sind ihr Selbstreflexion über das eigene Handeln und eine innere Haltung grundsätzlich wichtig, die nicht genauer beschrieben ist. Im Umgang mit Menschen mit Demenz ist für sie bedeutsam, genau zu beobachten, die Situation zu erfassen, nicht impulsiv zu handeln und auslösende Faktoren zu finden.

Modus operandi

PP5 hat grundsätzlich das Wohlbefinden der Bewohner im Fokus ihres Handelns. Dabei legt sie den Schwerpunkt auf die Interaktion zwischen Ihr und den Bewohnern. Ereignisse, von denen sie spricht, haben weniger mit der konkreten pflegerischen Versorgung zu tun, sondern vor allem mit der Interaktion. Dabei stützt sie sich auf ihre Kommunikationskompetenz und orientiert sich an dem Feedback der Bewohner.

Ihr kommunikatives Handeln begründet sie nicht mit einem Regelwissen, sondern handelt nach dem eigenen Gefühl, das sie nicht reflektiert oder herleitet. Sie stellt das »Herz« ins Zentrum ihres professionellen Handelns. Aus den Erzählungen ist abzuleiten, dass grundsätzlich das »Herz« oder die Intuition Ausgangspunkt ihres Handelns ist, also ist ihr Wirken begründet in eigenen Impulsen und weniger bezogen auf ein Regelwissen oder Standards. Dabei ist der Kontakt zu Bewohnern ein zentraler Handlungsrahmen, den sie mit Kommunikation beschreibt. Insofern wirkt es so, dass PP5 weniger zukunfts-, zielorientiert oder planerisch arbeitet, als vielmehr aus der ihr aktuell erscheinenden Situation. Hier zeigt sich auch, dass gute Pflege aus Perspektive von PP5 sehr stark an die Person gebunden ist. Sie spricht von einer Haltung und auch von Stärken und Schwächen, die in einem guten Verhältnis zueinander stehen.

5.11 E2 – PP6

Biografie

PP6 hat nach dem Abitur Erziehungswissenschaften mit dem Schwerpunkt Erwachsenenbildung und Anteilen an Gerontologie studiert. Sie suchte einen Nebenjob, in dem sie viel »Action« haben wollte. Es war nicht ihr Wunsch, in einem Büro zu arbeiten. Ihre Mutter, gelernte Altenpflegerin, brachte den Beruf der Altenpflegerin ins Spiel, obwohl sie ihr davon abriet. PP6 probierte es aus und merkte, dass ihr die Arbeit besser gefiel als ihr aktuelles Studium. Dann habe sie nach einem anderen Studiengang gesucht, sei dann bei dem dualen Studienangebot gelandet. Den praktischen Teil der Ausbildung habe sie dann in E2 gemacht, weil E2 Kooperationspartner der Hochschule sei. Die praktische Ausbildung habe sie im Sommer abgeschlossen und das Studium werde sie im kommenden Februar abschließen. Im Studium habe sie den Schwerpunkt Management gewählt. Dieser Schwerpunkt ergab sich aus dem Angebot der Hochschule, damit sei sie aber jetzt zufrieden.

Die Mutter hatte Bedenken, dass PP6 in die Pflege geht, der Vater sagte: »Wenn das dein Ding ist, mach das auf jeden Fall«. Für beide war jedoch klar, dass sie auf jeden Fall studieren solle, da sie ja ein Abitur habe, was ihr auch wichtig war. Im Umfeld erlebte sie Unverständnis, dass sie mit einem Abitur in die Pflege gehe, »… als wäre Voraussetzung für die Pflege, dass man kein Abitur macht«. Innerhalb der Pflege an der Uni war dann die Frage: Was? Du hast Abitur und gehst in die Altenpflege? Sie würde oft gefragt, warum sie nicht in die Krankenpflege gegangen sei.

Zusammenfassung: Regelwissen und Fallverstehen (Spüren – Detektivarbeit)

PP6 arbeitet als examinierte Altenpflegerin auf dem Wohnbereich 1 und befindet sich derzeit in der Abschlussphase eines Bachelorstudiengangs. Sie hat sich entschieden, nach dem Examen in E2 zu bleiben, allerdings unter der Voraussetzung, auf dem Wohnbereich 1 eingesetzt zu werden. Perspektivisch rechnet sie damit die Position der SDL zu übernehmen, wenn diese Person in Rente geht. Sie hat eine klare Vorstellung von dem, was sie will, plant ihre Karriere und stellt Bedingungen. Sie positioniert sich mit einem deutlichen Verständnis der eigenen Kompetenzen und kann die Kompetenzen der anderen ebenso benennen. Die Art und Weise, wie sie Bedingungen stellt, wirkt selbstsicher und selbstbestimmt. Missstände kann sie ansprechen, ohne jammernd oder klagend zu wirken. Die Tatsache, dass die Kolleginnen die Belastung des Studiums nicht sehen und ihre Abwesenheit aufgrund des Studiums eher als Urlaub sehen, scheint sie als unangenehm zu empfinden und wirkt, während sie davon erzählt, genervt.

Die intensive Auseinandersetzung mit den Bewohnern, deren Bedürfnisse, Wünsche und Lebenswelt, ist ihr besonders wichtig. Das Konzept in E2 mit den Assessments »zwinge« sie dazu, sich intensiv mit den Bewohnern auseinanderzusetzen, was sie positiv bewertet. Die intensive Auseinandersetzung führt sie dazu, herauszufinden, was den Menschen gut tue. Im Rahmen einer guten Pflege sieht sie Bewohner und ihre Bedürfnisse im Vordergrund. Ihr ist es wichtig, dass Bewohner sich wohl fühlen. Eine qualitativ hochwertige Pflege führt sie im Modus von Regelwissen und Fallverstehen durch. Sie habe den Standard im Kopf und versuche diesen auf die Bedürfnisse der zu versorgenden Person abzuändern, so dass die Person individuell versorgt werde, aber dennoch der Standard so gut es ginge eingehalten werde, also sich an der Frage zu orientieren, wie kann sie den Standard abändern und gleichzeitig qualitativ gute Pflege durchführen.

Dabei ist das momentane Bedürfnis des Menschen genauso im Zentrum des Handelns wie die eigene Entspanntheit im Tun. Sie bezeichnet dies als »Aushandlungsprozess«. In der Altenpflege zu arbeiten stellt sie als eine bewusste Entscheidung dar. Dabei ist es ihr wichtig, die Bewohner lange zu kennen und sich intensiv mit deren Eigenheit, Wünschen und Irritationen auseinanderzusetzen. Ebenso, dass ein Vertrauensverhältnis zu den Bewohnern und deren Familien aufgebaut wird.

Dass das bedeutet, Bewohner bis zum Schluss zu begleiten, scheint ihr sehr wichtig zu sein. Sie kritisiert die Stellung der Pflege von alten Menschen innerhalb der Pflegeprofession, die sie als minderwertig erlebt.

Für die Pflege von Menschen mit Demenz sieht sie es als Besonderheit, den Spagat zwischen »in Gemeinschaft leben« und »Persönlichkeit entfalten« zu vollziehen. Aggressivität von Bewohnern erlebt sie hier als grenzwertig und auch als Herausforderung. Dabei soll hier betont sein, dass PP6 nicht die Aggression an sich als herausfordernd darstellt (wie es andere Pflegefachpersonen tun), sondern die Herausforderung stellt sich für sie in dem Austarieren von individuellen Bedürfnissen oder Eigenarten und dem, was in Gemeinschaft möglich ist. Gleichzeitig betont sie ebenso als Herausforderung, die Menschen mit Demenz so zu nehmen, wie sie sind.

Auf die Frage, auf welche Situation sie stolz sei, nennt sie die Situation, die z. B. PP1 als herausfordernd benannt hat. Wobei sie auch hier wieder eine professionelle Sachlichkeit an den Tag legt. Sie benennt die Schwierigkeiten, mit denen das Team zu tun hatte, resümiert jedoch auch, dass das Team die Situation gut gemeistert habe. Es erscheint, dass damit die Situation (auch emotional) abgeschlossen ist.

Modus operandi

PP6 erscheint als eine verhältnismäßig stark reflektierte Pflegefachperson. Sie schildert sachlich Situationen und scheint selten emotional stark involviert zu sein. Dennoch wirkt sie bezogen auf die Bewohner nicht kühl und distanziert. Auch erscheint ihre Perspektive auf das Team wertschätzend. Als Handlungsgrundlage erscheint »Regelwissen und Fallverstehen« als ein wichtiger Motor in ihrer pflegerischen Handlungspraxis. Dabei stehen nicht nur Zahlen, Daten, Fakten im Vordergrund, sondern auch Erahnen und Erspüren, was sie auch als Spurensuche und Detektivarbeit bezeichnet und ein hohes Maß an Empathie hierfür benötige. PP6 handelt begründet und reflektiert und akzeptiert die Möglichkeit des medizinischen Systems. Ist sie von etwas überzeugt, dann handelt sie auch danach. Fokus und Ziel ihres pflegerischen Handelns ist die Bedürfniserfüllung der einzelnen Bewohner im Rahmen der Möglichkeiten des Zusammenlebens mit anderen. Dabei hat sie eine klare und sachliche Integrationspolitik.

5.12 E2 – PP7

Biografie

PP7 ist überwiegend bei ihrer Großmutter aufgewachsen. Über ihre weitere Familie spricht sie nur auf Nachfrage. Zu ihrer leiblichen Mutter hatte sie nie ein enges Verhältnis, auch Vater und Stiefmutter spielen offenbar keine große Rolle in ihrem Leben. Von weiteren Beziehungen ist nicht die Rede. Im Fragebogen hat sie angegeben, ihre Mutter sei Schreinerin und Innenarchitektin, ist sich im Interview aber nicht mehr sicher, ob sie ihre leibliche oder ihre Stiefmutter gemeint hat. Den Beruf des Vaters gibt sie mit Bankkaufmann an. PP7 macht den Realschulabschluss; im Fragebogen gibt sie ein Freiwilliges Soziales Jahr an, von dem im Interview nicht die Rede ist. Sie beginnt dann eine Ausbildung in der Pflege, die sie nach einem Jahr abbricht; sie arbeitet als Fitnesstrainerin, macht eine Ausbildung als Sport- und Fitnesskauffrau, bevor sie dann sieben Jahre als Hilfskraft in der ambulanten Pflege arbeitet. Hier schließt PP7 die Ausbildung zur Altenpflegefachkraft an. Nach Abschluss, zwei Jahre bevor das Interview geführt wurde, beginnt sie in der untersuchten Einrichtung E2 zu arbeiten. Sie betont stark ihre Fähigkeit zu Kommunikation und den Respekt, den sie den Wünschen der Bewohner zolle. Die Basis dabei ist emotional begründet, auch bei ihrer Arbeit ist das ihre Richtlinie.

Zusammenfassung: »mit Herz und reinem Gewissen«

PP7 ist nicht zielgerichtet in die Altenpflege gegangen, sie bezeichnet es als »Art Unfall«. Sie beginnt eine Ausbildung, bricht nach einem Jahr ab, macht eine Ausbildung zur Sport- und Fitnesskauffrau und wechselt dann nach den zwei Jahren in die ambulante Pflege, weil ihr »irgendwas gefehlt« habe und es ein »Unterschied vom (.) vom Gehalt« sei. Dort arbeitet sie sieben Jahre als Pflegehilfskraft und beendet danach die Ausbildung zur Altenpflegefachkraft. Sie ist zum Zeitpunkt des Interviews seit zwei Jahren in der Einrichtung, davon eine Zeit lang im Wohnbereich für Menschen mit Demenz, jetzt in Wohnbereich 3.

Kommunikation ist ihr wichtig, nicht nach »Lehrbuch«, sondern individuell angepasst. Dazu passt auch ihre Einstellung zum Konzept des Hauses, das sie als »liest sich sehr gut ufn Papier (…) is net umsetzbar« klassifiziert, da es ihrer Meinung nach nicht individuell genug einsetzbar sei. Die eigentliche Begründung bleibt vage; PP7 führt an, dass die Kolleginnen dabei eine Rolle spielten, und sie selbst sich lieber mehr Zeit nähme, um den Bewohner eigenständiges Handeln zu ermöglichen. Inwiefern das mit dem Konzept nicht gut zu vereinbaren ist, bleibt unklar. Ihr Argument für das Konzept liegt darin, dass es ein Unterscheidungs- und Qualitätsmerkmal darstellt, »aber dennoch würd ich sage ahm (4) heben wir uns auch von der Einrichtung her ab mit ähm (.) anderer Einrichtungen muss m- (.) das hört sich jetz eingebildet an aber ich glaub woanderschter is gar net so jetz (.) m- (.) ja (.) der Standard irgendwie ((atmet ein)) ja«.

Die Auseinandersetzung von PP7 mit dem Konzept bleibt oberflächlich sowohl in der Rezeption als auch in der Anwendung, es fällt ihr schwer, ein konkretes Umsetzungsbeispiel zu benennen. Sie selbst agiert vor allem, indem sie auf emotionaler Ebene verstehen und umzusetzen versucht, was Wünsche der Bewohnerinnen sein könnten. Ein reflektiertes Konzept nutzt sie nicht, sie schließt nur aufgrund der Äußerungen anderer und des Erfolgs ihrer Handlungen »irgendwas muss ich ja richtisch mache«. In diesem Zusammenhang wirkt die Äußerung »es ist wichtig dass ma halt doch uf die einzelne Person eingeht weil immer hin wohnen die hier wir sind hier zu Besuch« (Z 179 f) nicht authentisch, sondern scheint ein Zitat vielleicht aus dem Konzept oder von der Leitung zu sein. Dafür spricht auch, dass noch eine andere interviewte Person dieser Einrichtung genau denselben Ausdruck verwendet (PP2. Sie findet keine andere Begründungsebene für ihr Handeln, da sie es kaum reflektiert – sie versteht, aber sie interpretiert nicht im Sinne Mannheims (Bohnsack et al., 2018, S. 312).

Zusammen mit den Äußerungen von PP7 zu anderen Themen führt das auf die Spur, welches Handeln typisch für sie ist: Sie beginnt eine Weiterbildung zum Thema Seelsorgeassistenz, unter der sie sich aber etwas ganz anderes vorgestellt hatte, und sie daher abbricht. Sie sieht in der Tatsache, überwiegend bei ihrer Großmutter aufgewachsen zu sein, die Ursache dafür, dass sie so gut mit alten Menschen umgehen könne. Sie betrachtet ihre kommunikativen Fähigkeiten als ihre besondere Kompetenz, wobei sie sich besonders auf sprachliche Formen stützt. Auch was die berufliche Planung angeht handelt sie spontan. Einen Plan für die Berufswahl hatte sie nicht, sie arbeitet sieben Jahre ohne Ausbildung in der ambulanten Pflege, sie macht Weiterbildungen nach aktuellem Interesse, ihre Zukunft sieht sie nicht an der aktuellen Position: »Aber so jetz mal ich sag ma so zwanzich Jahre noch hier rumrenne auf Station (.) ah n- ((Klacken)) (.) das will ich ((Klacken)) net aber was ich danach mache will ((Klacken)) ich weißes net«.

Bei der Pflege lehnt sie striktes Arbeiten nach Konzept oder Zeit ab, wenn es gegen die aktuellen Bedürfnisse und Wünsche der Bewohner verstößt. Kolleginnen, die so handeln, bringen sie an ihre Grenze. Diese Haltung ist ihr so wichtig, dass sie an später Stelle, nach ihren Wünschen für den Berufsalltag gefragt, antwortet »(.) dasses mehr gibt mit Herz ((Schlag)) (.) die mit Herz dabei sin und arbeiten (2) [...d.A.] ja (.) des (.) würd ich mir noch so wünsche für (2) die nächste Zeit«. Die Güte ihrer Arbeit macht sie an den Reaktionen von Kolleginnen, Vorgesetzten und den Bewohnern fest; ihre Authentizität, so zu sein wie sie ist, befähigt sie zu guter Pflege.

Modus operandi

PP7 handelt auf Basis von Alltagswissen, spontan, auf die aktuelle Situation bezogen, aus dem Gefühl heraus, nach empathischem Verstehen. Sie bezieht sich auf ihr sozialisatorisch erworbenes Wissen und führt das weiter. Die Richtschnur liefert dabei das Gespür, was zu ihr passt; anderes lehnt sie ab (»un das bin einfach net isch«). In dieser Hinsicht authentisch zu bleiben, ist ihr wichtig. Als Kern ihres Handelns lässt sich die Aussage »ich find es is wischtig dass ma halt mit Herz ((Schlag)) und mit reine Gewissen raus geht (.) ja (.) un mit Herz bei de Arbeit is so«. Damit ist zum einen das emotionale Verstehen gemeint, zum anderen mit sich selbst im Reinen zu sein. Zu dieser Haltung gehören für PP7 drei handlungsrelevante Kriterien: die Wünsche der Bewohner zu achten und Respekt ihnen gegenüber zu zeigen, sich ausreichend Zeit zu nehmen und den eigenen Standpunkt auch gegen Widerstand von Kolleginnen zu vertreten.

6 Routine oder Bedürfnis? Die Orientierungsrahmen der Praxis in der HALT-Studie

Sabine Nover, Lola Maria Amekor

6.1 Die Rekonstruktion des Habitus

Auf der Suche nach den Modi Operandi als der Struktur der *Handlungspraxis* (Bohnsack, 2013, S. 246) haben wir uns auf Situationen von (existenzieller) Verunsicherung und die Herstellung von (existenzieller) Sicherheit (ebenda, S. 247) konzentriert[1], wobei der Schwerpunkt auf letzterem liegt. Von Interesse ist für die Typenbildung die Lösung des Orientierungsrahmens von den je fallspezifischen Besonderheiten (Stützel, 2020, S. 51 f.), was eine weitere Abstraktionsstufe bedeutet. Für die sinn- wie für die soziogenetische Typenbildung ist die Eigenschaft der Mehrdimensionalität von zentraler Bedeutung: Mehrdimensional sind die jeweiligen Erfahrungsräume, mehrdimensional die Typiken, mehrdimensional ist ebenfalls das Individuum; es »repräsentiert unterschiedliche Erfahrungsräume und Typiken und dies nicht in additiver Weise, sondern in ihrer logischen Beziehung zueinander« (Bohnsack et al., 2018, S. 34).

Zunächst ausgehend von der Basistypik für die sinngenetische Interpretation, bei der die Erfahrungsdimensionen noch nicht rekonstruiert sind (Stützel, 2020, S. 51 f.), und bei der es um den minimalen Kontrast (Przyborski, 2014, S. 302 f.), um Ähnlichkeit bzw. um das geht, was die Fälle eint, haben wir nach Unterschieden innerhalb und zwischen den Typen gesucht. »Auf der Ebene des Typus geht es um interne Homogenität – minimale Kontraste – auf der Ebene der Typologie um externe Heterogenität, also um maximale Unterschiedlichkeit.« (Nentwig-Geseman, 2013, S. 316).

Unser »Zentrum des Erkenntnisinteresses« (Bohnsack et al., 2018, S. 25) und somit die Perspektive für die erste Basistypik wird durch die Frage danach, wie der Habitus die Pflegepraxis beeinflusst, beschrieben.

Alle Interviewten berichteten von alltagspraktischen Herausforderungen, die je nach Person und aktuellen Rahmenbedingungen stets unterschiedlich und immer wieder aufs Neue gelöst werden mussten. Das Tertium Comparationis, das den Vergleich strukturierende *Thema* (Bohnsack, 2013, S. 252), findet sich in der Diskrepanz zwischen eigenen Handlungszielen und Wünschen der Bewohnerinnen. Diese sehr spezifische Form von Handlungsproblemen konnten wir über alle Fälle hinweg identifizieren.

Indem wir die Lösung von Handlungsproblemen als zentrales Analysekriterium gewählt haben, gelang es auf der Basis der Professionstheorie von Ulrich Oevermann in Kombination mit der Dokumentarischen Methode, die unbewussten Handlungsstrukturen der Agierenden offen zu legen und zu typisieren. Wenn die Interviewten über besonders herausfordernde Situationen berichten, sind das in der Regel »Situationen und Entwicklungsphasen existentieller Verunsicherung« (ebenda, S. 247), die auf eine »innere, auf die von ihnen typischerweise zu lösenden Handlungsprobleme zu-

---

[1] Damit ist ein wichtiger Hinweis auf die beide Faktoren umfassende Prozessstruktur benannt, auf die Ralf Bohnsack hier rekurriert (vgl. auch Stützel 2020, S. 55).

rückzuführende handlungslogische Notwendigkeit« (Oevermann, 1996, S. 70 f., zitiert nach Rychner, 2006, S. 23) verweist.

Je nach individueller Schwerpunktsetzung, also den je eigenen Vorstellungen von »guter Pflege«, und dem Erfahrungsschatz der Befragten variieren die in die Interviews eingebrachten Themen stark. Da jedoch durch die Interviewerinnen in allen Interviews die gleichen Fragen eingebracht wurden, ist eine ähnliche inhaltliche Struktur der Interviews entstanden. Im Einzelnen sind das die Fragen nach dem Weg in den Beruf und dem beruflichen Werdegang, die Frage nach dem Weg in die und dem Weg in der Einrichtung, nach der Entwicklung der Einrichtung selbst, nach dem dort eingesetzten Pflegekonzept, nach herausfordernden Situationen in der Pflege, nach Situationen, die die Pflegenden stolz gemacht haben, danach, was der Pflegende unter guter Pflege versteht, danach, was für die Befragte das Besondere an der Altenpflege im Unterschied zu anderen Bereichen ist, welche Wünsche der Befragte für seine berufliche Zukunft hat, welche Fortbildungen die Befragte gemacht hat oder anstrebt, welche Reaktionen es aus dem Umfeld auf seine Berufswahl gab, warum die Befragte an der Studie teilgenommen hat.

In der Erarbeitung der sinngenetischen Typen haben wir das gemeinsam geteilte Orientierungsdilemma (Przyborski & Wohlrab-Saar, 2014, S. 296) und damit die Basistypik als das Agieren im »Spannungsfeld zwischen Wünschen der Bewohnerinnen und eigenem beruflichen Selbstverständnis« identifiziert. Hinsichtlich des Orientierungsrahmens mit den grundlegenden Orientierungen, verstanden als »Sinnmuster« (Przyborski & Wohlrab-Sahr, 2014, S. 295) haben wir die Unterscheidung in Sach- und Beziehungsorientierung vornehmen können. Um den Orientierungsrahmen ausarbeiten zu können, sind in den beiden ersten Schritten die über alle Fälle rekonstruierten übergreifenden Erfahrungsräume (Typiken[2]) (Khan-Zvorničanin, 2018) mit den jeweiligen Horizonten und Gegenhorizonten sowie den Enaktierungspotenzialen aufgespannt worden (vgl. u. a. Przyborski & Wohlrab-Saar, 2014, Bohnsack et al., 2018), um die in ihnen enthaltenen Typen rekonstruieren zu können. Wir haben acht Typiken mit insgesamt 24 sinngenetischen Typen über die Fälle hinweg herausarbeiten können.

Um dieses umfangreiche und komplexe Ergebnis möglichst übersichtlich darzustellen, soll es zunächst tabellarisch geordnet vorgestellt werden.

Tab. 6.1: Rekonstruktion des Habitus

Basistypik	Spannungsfeld zwischen Wünschen der Bewohnerinnen und eigenem beruflichen Selbstverständnis		
	Sachorientierung	Beziehungsorientierung	
Typik	Sinngenetische Typen (gesamt)		Horizont mit Gegenhorizont
1. Pflegehandlungen umsetzen	• S1 Übergeordnete pflegerische Ziele verfolgen	• B1 Gemeinsame Lösungen finden • B2 Am aktuellen Moment orientieren	• Reibungslose Abläufe <–> Zeitliche Bedürfnisse der BW

---

2 Zur Erinnerung: Die Typiken beschreiben den geteilten Erfahrungsraum, in dem die Handelnden ihre Handlungsstrategien entwickeln.

Tab. 6.1: Rekonstruktion des Habitus – Fortsetzung

Basistypik	Spannungsfeld zwischen Wünschen der Bewohnerinnen und eigenem beruflichen Selbstverständnis		
	Sachorientierung	Beziehungsorientierung	
Typik	Sinngenetische Typen (gesamt)		Horizont mit Gegenhorizont
	• S2 Regelbetrieb/Routinen aufrecht erhalten		• Logik der Pflegeplanung <–>Orientierung am aktuellen Moment
Enaktierungspotenzial	• Strategien zur Durchsetzung einsetzen, Überreden oder Überlisten	• individuell angepasste Umsetzung, gemeinsame Lösung finden	
Typik			
2. Orientierung an Bedürfnissen der BW	• S1 Grundbedürfnisse erfüllen	• B1 BW ein Zuhause geben • B2 Wohlfühlen erreichen	pflegerische Grundanforderungen <–>Emotionale Bedürfnisse/Wohlfühlen
Enaktierungspotenzial	• Überzeugen und Überlisten • Fokussierung auf Grundbedürfnisse	• Ganzheitliches Menschenbild umsetzen • Emotionale Bedürfnisse und Wünsche in den Vordergrund stellen	
3. Berufliches Selbstverständnis	• S1 Orientierung an äußeren Standards • S2 hermeneutisches Fallverstehen	• B1 Beziehungsgestaltung • B2 Nutzung von (Psycho-)Techniken	Durchsetzung bestimmter sachlicher Ziele und Notwendigkeiten (validierend oder medikal geprägt) <–>Innehalten, Selbstreflektivität und Flexibilität der Beziehungsqualität(en)
Enaktierungspotenzial	• Richtigkeitsorientierung im Sinne professioneller Standards der »Demenzpflege« (unkritisch, äußere Vorgabe) • Flexibler, selbstreflexiver und »entschleunigungsorientierter« Fokus auf Bewohnerbedürfnisse, der Standards kontextuell verortet (kritisch, Situations- und Kontextbezug vor Ort)	• Intuitive, offene, »ehrliche« und empathische Beziehungsgestaltung • Eher manipulative Nutzung von (Psycho-)Techniken zur Bewältigung von »herausforderndem Verhalten«	

Tab. 6.1: Rekonstruktion des Habitus – Fortsetzung

Basistypik	Spannungsfeld zwischen Wünschen der Bewohnerinnen und eigenem beruflichen Selbstverständnis		
	Sachorientierung	Beziehungsorientierung	
Typik	Sinngenetische Typen (gesamt)		Horizont mit Gegenhorizont
Typik			
4. eigener Gewinn, Motivationsquelle	• S1 Weiterentwicklung erreichen (bei sich selbst oder beim BW)	• B1 Wohlbefinden	1. Weiterentwicklung <–> (harmonische) Verbindung 2. Wohlbefinden der Bewohner <–> eigenes Wohlbefinden
Enaktierungspotenzial	• Persönliche Weiterentwicklung • Beim BW etwas erreichen (»Weiterentwicklung« beim BW)	• Eigenes Wohlbefinden • Wohlbefinden der Bewohnerinnen • Selbstbewusstsein/Respekt/Autorität aus der positiven/ertragreichen Beziehung zu Bewohnern ziehen • Das »Dazwischen«/die »Verbindung« wahrnehmen • Verbundenheit mit den Bewohnerinnen als positiv und ertragreich erleben • »Freude«/»Glück«/»Bestätigung« der Bewohner als bedeutsam erleben	
5. Emotionales Involviertsein	• S1 Distanz	• B1 Nähe	1. Distanzierung <–>enge Beziehung aufbauen 2. Vertrauen auf Fachlichkeit <–>Vertrauen auf eigenes Gefühl
Enaktierungspotenzial	• Distanz und Sachlichkeit schaffen • Eigene Bedürfnisse beachten • Sich auf Fachwissen stützen	• Beziehung und Emotionen als Richtschnur • Beziehung aufbauen • Emotionale Beteiligung • Sich auf eigene Emotionen stützen	
6. Teamarbeit	• S1 Aufgabenteilung und Strukturen	• B1 Involviertsein ins Team	1. Team als vorgegebene Struktur <–>Team als Beziehung

Tab. 6.1: Rekonstruktion des Habitus – Fortsetzung

Basistypik	Spannungsfeld zwischen Wünschen der Bewohnerinnen und eigenem beruflichen Selbstverständnis		
	Sachorientierung	Beziehungsorientierung	
Typik	Sinngenetische Typen (gesamt)		Horizont mit Gegenhorizont
			2. Fachliche Lösungen <–>gemeinsame Ziele
Enaktierungspotenzial	• Team bedeutet Aufgabenteilung und Zuweisung von Verantwortlichkeiten • Teamarbeit als Lösungsmechanismus • Team als Abgrenzungsmechanismus	• Emotionale Bedeutung des Teams • Team als wechselseitige Unterstützung • Team als Zwangsgemeinschaft und Konkurrenz • Gemeinsame Ziele gemeinsam umsetzen	
7. Techniken zur Problemlösung	• S1 Orientierung an eigenen Bedürfnissen • S2 Orientierung an Techniken der Selbsthilfe	• B1 Orientierung an individuellen Bedürfnissen und Wünschen der Bewohnerinnen • B2 Orientierung an individuellen Kommunikationsformen	• Orientierung an eigenen Bedürfnissen in akuten Problemsituationen (Distanz schaffen vs. Gegenwehr) <–> Orientierung an Bedürfnissen der Bewohner, um Probleme vorausschauend zu vermeiden
Enaktierungspotenzial	• Positives Umdeuten: »Herausforderungen als Chancen« sehen • Orientierung am Team	• positives Versprachlichen/Umdeuten »Duschen als Verwöhnen« • Probleme vorausschauend vermeiden	
8. Kommunikation	• S1 Kommunikation als Strategie	• B1 Kommunikation als vielschichtiges Mittel der Verständigung	• Kommunikation zur Umsetzung (eigener) Ziele <–>Kommunikation zur Gestaltung von Beziehung/Beziehungsaufbau
Enaktierungspotenzial	• Inhalts- und Sachebene der Kommunikation • strategische Nutzung Machtaspekte von Kommunikation nutzen	• Beziehungsaufbau durch Kommunikation • Empathie durch Kommunikation ausdrücken	

6.2 Erläuterungen der Orientierungsrahmen für jeden Typ[3]

6.2.1 »Pflegehandlungen umsetzen«

Im Erfahrungsraum »Pflegehandlungen umsetzen« finden sich einerseits die der Sachorientierung zugehörigen beiden Typen 1.S1 »Übergeordnete pflegerische Ziele verfolgen« und 1.S2 »Regelbetrieb/Routinen aufrechterhalten«, die sich vor allem hinsichtlich der Begründungen für ihr Handeln unterscheiden, weniger in der tatsächlichen Handlungspraxis. Beiden ist es wichtig, die pflegerische Grundversorgung umzusetzen, notfalls auch gegen den Willen der Bewohnerinnen. Während jedoch diejenigen, die übergeordnete pflegerische Ziele verfolgen, das in aller Regel aus einem professionellen, wenn auch sehr instrumentellen Pflegeverständnis heraus machen, hat es für diejenigen, die dem zweiten Typ zuzurechnen sind, mehr mit der Aufrechterhaltung einer einwandfreien Außenwirkung zu tun. Diesbezüglich spielen das äußere Erscheinungsbild oder messbare Ergebnisse der Arbeit in der Logik der Pflegeplanung eine zentrale Rolle dafür, dass die Pflegenden mit dem Resultat ihrer Arbeit zufrieden sind. Sie legen Wert auf ein sichtbares Ergebnis der Pflege(-planung) wie saubere Gläser, frische Tischdecken etc. Bei einigen scheint eine eigentlich »kaufmännische« Orientierung im Sinne messbarer Ergebnisse (E1 – PP5) durch.

Zum instrumentellen Verständnis gehört dagegen die Erwartung an die Bewohner, sich in bestehende Strukturen einzufügen, oder an sich selbst, die Organisation eines reibungslos laufenden Alltags sowie die planungsgemäße Umsetzung von Handlungszielen (E1– PP5) zu gewährleisten; übergeordnete pflegerische Ziele, wie etwa die Förderung der Selbstpflegekompetenz, dienen dabei als Orientierung.

Die Pflegenden schöpfen dabei aus dem Potenzial, das ihnen zur strategischen Durchsetzung ihrer Ziele zur Verfügung steht: Ablenken, »Einwickeln«, um die Akzeptanz für die Pflegehandlungen zu erhöhen, Überzeugen, notfalls auch eine medikamentöse Einstellung, oder eine auf individuelle Vorlieben angepasste Motivation von Bewohnerinnen zur Mitarbeit.

Den Typen, die andererseits der Beziehungsorientierung zuzuordnen sind, ist wiederum bei der Umsetzung von Pflegehandlungen wichtig, sich von eigenen oder von Einrichtungsseite vorgegebenen Vorgaben und Standards zu lösen; diejenigen, für die »Gemeinsame Lösungen finden« (Typ 1.B1) die Leitschnur ist, bauen dabei auf Kooperation und betonen den Charakter der Zusammenarbeit mit den Bewohnern. Hingegen machen die, die sich »Am aktuellen Moment orientieren« (Typ 1.B2), die aktuellen Wünsche und das Befinden der zu Pflegenden zum Handlungsmaßstab; Handlungsweisen sind hier, sich Zeit zu nehmen, sich an Befindlichkeit und Wünsche der Bewohner heranzutasten.

Die den beschriebenen vier Typen zuzuordnenden Personen richten sich dabei an den Orientierungspunkten oder Horizonten »Reibungslose Abläufe«, mit dem Gegenhorizont »Zeitliche Bedürfnisse der Bewohnerinnen« oder »Logik der Pflegeplanung« mit Gegenhorizont »Orientierung am aktuellen Moment« aus.

Für die Umsetzung schöpfen sie dabei aus dem Wunsch, sich zu kümmern, aus der Fähigkeit zu beobachten und zu kommuni-

---

[3] Zur Nummerierung: die erste Zahl gibt die Nummer der in der Tabelle vorgestellten Typik an, der folgende Buchstabe besagt, ob es sich um einen Sach- (S) oder Beziehungsorientierungstyp (B) handelt, die zweite Zahl ist die Ordnungsnummer des Typs. In der 1. Typik »Pflegehandlungen umsetzen« ergibt sich demnach für den Typ »Am aktuellen Moment orientieren« mit der Beziehungsorientierung die Kennzeichnung 1.B2.

zieren, »sich heranzutasten«, sich Zeit zu lassen, gemeinsam die individuell passende Handlung zu entwickeln.

Auffällig ist der unterschiedliche Umgang mit Zeit; während die einen sie als Maßstab für das Gelingen oder Misslingen sehen, liefern den anderen die zeitlichen Bedürfnisse der zu Pflegenden mit dem dadurch vorgegebenen Rhythmus die Richtschnur für die Umsetzung der Pflegehandlungen. Hier wird es zum Anliegen, »den Moment schön« zu machen (E2 PP4/5/6). Dem Wunsch, den äußeren Anschein möglichst perfekt zu halten, steht das Ziel gegenüber, »den Bewohner von innen glänzen« zu lassen (E2 – PP4); Strategien zur Durchsetzung eigener Ziele werden Verständigungsprozesse, die auf Verstehen und Spüren beruhen, entgegengesetzt.

6.2.2 »Orientierung an Bedürfnissen der BW«

Unter Sachorientierung haben wir den Typus 2.S1 »Grundbedürfnisse erfüllen« aus den Äußerungen der Personen E1 – PP2/3/5 sowie E2 – PP1/3/5 rekonstruieren können. Die hier vorliegende Setzung der Grundbedürfnisse als primäres pflegerisches Ziel wird mit unterschiedlichen Handlungsstrategien zu erreichen versucht. Dabei ist es das Anliegen der Befragten, möglichst im Einvernehmen mit den Bewohnerinnen zu agieren; dazu werden Techniken des Überredens oder auch der Täuschung eingesetzt, um die Bewohner dazu zu bewegen, etwas zu tun, etwas zu unterlassen oder eine Pflegehandlung zuzulassen. Einige geben sich mit einem »Mittelweg« (E2 – PP5) zufrieden, andere versuchen, eine individuelle, bedürfnisorientierte oder biografiebasierte Motivationsstrategie zu entwickeln (E1 – PP2).

Die Umsetzung gelingt unter Rekurs auf Strategien zur Überzeugung oder Überlistung der Bewohnerinnen und durch die Konzentration auf eben die von den Pflegenden als notwendig erachteten Grundbedürfnisse. Das Bestreben der diesem Typ zuzurechnenden Pflegenden geht dahin, die von ihnen gesetzten Ziele unbedingt zu erreichen.

Zu der Beziehungsorientierung gehören im Rahmen dieser 2.Typik die Typen 2.B1 »Bewohnern ein Zuhause geben« und 2.B2 »Wohlfühlen erreichen«. Fast alle Befragten haben hierzu Strategien und Ziele entwickelt (E1 – PP1/2/3/4/6; E2 – PP1/2/3/4/6/7). Zum ersten Typ gehört die Ermöglichung von Teilhabe, indem Konzepte individuell und flexibel an Bewohner angepasst werden; die Befragten betonen die Bedeutsamkeit von Ästhetik, Sinnesanregungen und einer angenehmen Atmosphäre (E2 – PP3), sie sprechen davon, durch eine entsprechende Gestaltung des Alltags den Bewohnerinnen ein Zuhause zu geben.

Befragte des zweiten Typs habe den Wunsch, Menschen glücklich zu machen, sie versuchen sie zu verwöhnen und körperliche Zuwendung zu geben, sie legen Wert auf eine »Menschzentrierung« (E1 – PP6) und zeigen eine Serviceorientierung. Über Berührungen und sich Zeit nehmen (E2, PP1 und 2) wolle sie ›Bezugspflege umsetzen‹ (PP3), dabei Mitsprache ermöglichen (PP7) und Wünsche, auch Schamgefühl achten (E2, PP6 und 7), um den zu Pflegenden »nichts überzustülpen« (E2, PP3). Als Maßstab für die Pflege gelten die Eigenheiten der Bewohner, sie sollen sich gut gepflegt fühlen (E2, PP3 und 7). Hier finden sich auch Pflegende, für die Krankenpflege »nicht ihr Ding« (E1, PP3) ist; sie schätzen Sicherheit, Tempo und Beständigkeit der Beziehungen in der Altenpflege im Unterschied zum hektischen Krankenhausalltag (E1, PP3; E2, PP3).

Die hier rekonstruierten Typen richten sich an den Horizonten/Gegenhorizonten »Pflegerische Grundanforderungen« versus »Emotionale Bedürfnisse« aus.

Für die Pflegenden dieses Typs liegt das Enaktierungspotenzial darin, ihr ganzheitliches Menschenbild umzusetzen und emotionale Bedürfnisse und Wünsche in den Vordergrund zu stellen, indem sie sich bemühen, individuelle Besonderheiten zu sehen und zu verstehen.

Die größten Unterschiede finden sich im Umgang mit vorgegebenen Pflegestandards: Während es den einen sehr wichtig ist, diese Standards einzuhalten und das nach außen demonstrieren zu können, gehen die anderen auf Wünsche ein, auch wenn sie der Routine widersprechen, und berücksichtigen Eigenheiten, auch wenn sie vom Standard abweichen.

6.2.3 »Berufliches Selbstverständnis«

Der Sachorientierung zuzuordnen sind die beiden Typen 3.S1 »Orientierung an äußeren Standards« und 3.S2 »Hermeneutisches Fallverstehen«. Beiden geht es darum, ihre Handlungspraxis an Vorgaben und Konzepten auszurichten, von denen sie überzeugt sind. Sie variieren vor allem hinsichtlich ihres Engagements und des Grades der Offenheit, mit dem sie diese Vorstellungen modifizieren wollen.

Vertreter des ersten Typs praktizieren häufig Unterordnung und zeigen eine hohe Gehorsams- und Anpassungsbereitschaft, indem sie die Vorgabe von Rollen und die Annahme verschiedener Aufgaben unreflektiert annehmen (E1 – PP1 und E2 – PP1/3). Analog zur Forderung an Bewohnerinnen, sich in bestehende Strukturen einzufügen (Typ 1.S2 »Regelbetrieb/Routinen aufrechterhalten«), besteht hier die Erwartung an die Pflegenden, sich entsprechend zu verhalten. Das Ziel liegt darin, alles den vermuteten Normalitätsvorstellungen gemäß »richtig« zu machen (E1 – PP1). Bei diesem Typ ist das Interesse an Fortbildungen gering und bleibt oberflächlich; willkommen sind »Tipps« (E2 – PP2/3), um besser mit z. B. herausforderndem Verhalten umgehen zu können.

Zum Typ des »hermeneutischen Fallverstehens« gehört eine bewegliche Persönlichkeit, die entscheidungs- und entschlussfreudig (E2 – PP2) mit den sich ihr stellenden Situationen umgehen und darauf flexibel reagieren kann, um sich nach den aktuellen Bedürfnissen bzw. Befindlichkeiten der zu Pflegenden zu richten (E2 – PP3/5). Hier besteht ein Interesse daran, Wissen zu erlangen, um schwierige Situationen verstehen und dann eine Lösung finden zu können; die Handlungspraxis wird als Lernprozess verstanden (E2 – PP1/2). Das Ziel ist es, mit »erhobenem Kopf« (E2 – PP2) bzw. »mit Herz und reinem Gewissen« (E2 – PP7) nach Hause gehen zu können; hier spielt auch in Weiterbildungen erlangtes Wissen eine Rolle (E1 – PP2). Um die Validation von angestrebten Lösungen und Machbarkeit von Problembewältigung sicherzustellen, werden auf das eigene Fachwissen sowie auf die Rücksprache mit Arzt und PDL zurückgegriffen, im letzten Schritt auch pharmakologische Interventionen (Eskalationsmodell) miteinbezogen (E1 – PP3). Ein selbstkritischer Umgang mit Fehlern bis hin zur »Selbstanzeige« (E1 – PP4) ist Teil dieser Reflexionen. Vertreterinnen dieses Typs zeigen eine hohe Einsatzbereitschaft und sind zielorientiert, sie verfügen über Durchsetzungsvermögen und setzen sich ggf. zur Wehr; sie stellen Forderungen an die Einrichtung, die Leitungen und Kollegen (E1 – PP4 und E2 – PP4/5). Zu ihrem beruflichen Selbstverständnis gehört die Fähigkeit, einen Perspektivwechsel im Hinblick auf die Bedürfnisse der Bewohner als notwendig anzusehen und umzusetzen (E1 – PP2), und über »emotionale Intelligenz« (E2 – PP3) zu verfügen.

Der Typ, der zur Beziehungsorientierung zu zählen ist, kann mit 3.B1 »Beziehungsgestaltung« am klarsten bezeichnet werden; hier ist den Pflegenden entweder an einer intuitiven, offenen, ehrlichen und empathischen Beziehungsgestaltung gelegen, oder sie greifen eher auf eine manipulative Nutzung von (Psycho-)Techniken zur Bewältigung von herausforderndem Verhalten zurück.

Zur ersten Variante zählen diejenigen, die von sich sagen, gut mit Menschen umgehen zu können und empathisch zu sein (E2 – PP1/

4); sie beschreiben sich als fürsorglich (E1 – PP4). Für sie sind Kommunikation, Beobachtung und »Herz«, verbunden mit intuitivem Handeln zentral (E1 – PP6 und E2 – PP5). Sie verstehen Pflege als Aushandlungsprozess (E2 – PP6), bei dem man auch mal »fünf grade sein lassen« (E1 – PP2) muss, und wollen keine Fließbandarbeit leisten (E2 – PP7). Von sich und ihren Kolleginnen erwarten sie Integrations-, Interaktions- und Motivationskompetenz sowie Teamfähigkeit. Sie gehen häufig davon aus, dass die Bewohnerinnen selbständig sein können und wollen die Selbstständigkeit ermöglichen, auch wenn es mehr Zeit braucht (E2 – PP2/3). Ihre Haltung drücken sie in dem Statement aus, dass die Bewohner in der Einrichtung daheim sind, die Mitarbeiter hingegen nur Gäste (E1 – PP2 und E2 – PP2/7).

Pflegende, die der zweiten Variante zuzurechnen sind, haben dagegen einen eher manipulativen Zugang, bei dem es weniger um das (unbedingte) Ernstnehmen des Bewohners geht; vielmehr wird ein stufenweise gedachtes Interventionsprogramm umgesetzt (E1 – PP3). Sie engagieren sich darin, Wege zu finden, Bewohnerinnen zu überzeugen (E2 – PP1), und diese Überzeugungsarbeit zugunsten einer bedürfnisorientierten Pflege zu leisten (E2 – PP2/5/7).

Der Horizont dieses Orientierungsrahmens wird durch den Willen zur Durchsetzung bestimmter sachlicher Ziele und Notwendigkeiten (validierend oder medikal geprägt), der Gegenhorizont durch Innehalten, Selbstreflexivität und Flexibilität der Beziehungsqualität(en) gebildet.

Ihr Enaktierungspotenzial beruht entweder auf einer Richtigkeitsorientierung im Sinne professioneller Standards der »Demenzpflege« oder auf der Fokussierung auf Bewohnerbedürfnisse, auf deren Basis die Standards flexibel, selbstreflexiv und entschleunigungsorientiert angewendet werden.

Der deutlichste Unterschied besteht in der Form des Umgangs mit Vorgaben, die entweder unreflektiert und/oder unkritisch, als von außen kommende Richtlinie übernommen werden, oder unter Berücksichtigung des Situations- und Kontextbezuges vor Ort kritisch bewertet und ggf. modifiziert werden. Gemeinsam ist ihnen die Selbsteinschätzung, »Problemlöser« zu sein (E2 – PP3).

6.2.4 »Eigener Gewinn, Motivationsquelle«

Die Antworten im Bereich dieser Typik sind erstaunlich breit gestreut; dennoch konnten wir sie zu zwei sehr unterschiedlichen Typen bündeln.

Unter dem Dach der Sachorientierung findet sich der Typ 4.S1 »Weitentwicklung erreichen«. Die interne Heterogenität besteht darin, ob dabei vor allem die Bewohnerinnen oder die Pflegefachpersonen selbst im Mittelpunkt stehen.

Bei der Beziehungsorientierung finden sich zwei etwas unterschiedliche Fokussierungen: Der Typ 4.B1 »Wohlbefinden« schöpft vor allem aus der Art der Arbeit Befriedigung, wobei dabei mal stärker die Interaktion, mal stärker die emotionale Verbundenheit in den Mittelpunkt gerückt wird. Erstere arbeiten gern mit Menschen im höheren Lebensalter, weil sie von ihnen lernen können und viel zurückbekommen (E2 – PP2/7), sich durch die Gespräche mit Bewohnerinnen persönlich weiterentwickeln (E1 – PP4), »Dankbarkeit in den Augen sehen« (E2 – PP2) oder »gebraucht werden« (E2 – PP3). Sie versuchen, aus der Arbeitszeit etwas Schönes zu machen: sie freuen sich über glücklich aussehende Bewohner (E1 – PP2/6) und ziehen Zufriedenheit daraus, dass ihnen der Job etwas zurückgibt. Diese Pflegenden beschreiben ihre Arbeit als »Geben und Nehmen«, als Win-Win-Situation (E1 – PP6). Sie sehen sich in einem wechselseitigen Abhängigkeitsverhältnis: Wenn es den Pflegenden gut geht, geht es auch den zu Pflegenden gut und umgekehrt (E1 – PP1/4). Sie sind zufrieden, wenn sie die Kooperation der Bewohnerinnen erreicht haben (E2 – PP1) und stolz, wenn sie besser als andere, Pflegende oder auch Angehörige, mit ihnen klarkommen (E1 – PP2/6 und E2 – PP3); auch die eigene Fähigkeit zu deeskalieren oder erfolgreich nach Gründen für aggressives Verhalten suchen zu können (E1 – PP3), erfüllt Pflegende mit Stolz. Sie ziehen Selbstbewusstsein, Respekt und Autorität aus einer positiven und ertragreichen Beziehung zu Bewohnern. Die Pflegenden betonen ihre persönliche Weiterentwicklung durch die Arbeit, z. B. gewonnene Erfahrungen durch die Interaktion mit verschiedenen Charakteren (E1 – PP4; E2 – PP7), und berichten davon, ihre Kreativität ausleben zu können (E1 – PP3). In diesem Zusammenhang spielt auch das berufliche Weiterkommen eine Rolle: Durch Weiterbildung zur Wohnbereichsleitung »einen Schliff« (E1 – PP4) zu erhalten oder durch das eigene Auftreten Respekt und Autorität entgegen gebracht zu bekommen, ist ein mehrfach genanntes, angestrebtes Ziel (E2 – PP3/4).

Bei der zweiten Ausprägung dieses Typs bildet die Verbundenheit die Motivationsquelle. Der Bezug zu den Bewohnern gilt ihnen als impliziter Vorteil (E1 – PP1). Sie freuen sich über einen gelungenen Beziehungsaufbau und die Nähe zu den zu Pflegenden (E2 – PP1/6). Es tut ihnen gut, wenn sich die Bewohner freuen, wenn sie zu ihnen kommen (E2 – PP3), und sie werden durch ein positives Feedback von ihnen ermutigt, ihr Selbstbewusstsein gestärkt (E2 – PP5). Bei Menschen, von denen das nicht sprachlich zu bekommen ist, haben sie die Technik entwickelt, sich selbst zu loben und das Feedback von der Mimik der Bewohnerinnen abzulesen (E1 – PP2 und E2 – PP2). Sie erleben das »Dazwischen« als Gewinn. Hier ist die Quelle des Selbstbewusstseins die als positiv und ertragreich erlebte Beziehung zu Bewohnern.

Ihre Umsetzungskraft und Bestärkung ihrer Motivation schöpfen die Pflegenden dieser Typen erstens aus Erfolgen hinsichtlich der eigenen Weiterentwicklung, also neue Fähigkeiten ausgebildet zu haben, oder daraus, bei Bewohnern »etwas erreicht«, also verschüttete Fähigkeiten wieder geweckt zu haben. Oder sie ziehen ihre Kraft aus der möglichst harmonischen und engen Bindung zu Bewohnerinnen.

Entsprechend liegen vor allem in den Quellen, aus denen Motivation, Selbstbewusstsein und Berufsstolz entspringen, die entscheidenden Unterschiede.

6.2.5 »Emotionales Involviertsein«

Auch wenn Emotionen fraglos in allen Erfahrungsräumen eine Rolle spielen, haben wir nach umfassender Analyse daraus einen eigenen, von den anderen Typiken deutlich abgrenzbaren Raum bilden können. Die rekonstruierten Typen lassen sich nämlich in 5.S1 »Distanz« (Sachorientierung) und 5.B1 »Nähe« (Beziehungsorientierung) unterscheiden.

»Distanz« ist gekennzeichnet durch unterschiedliche Abgrenzungsmechanismen, die eine interne Spannbreite haben: Einen Pol bildet die klare Trennung zwischen beruflicher Tätigkeit und Privatleben (E1 – PP2), sichtbar auch in dem Wunsch nach Ruhe und pünktlichem Feierabend (E1 – PP3; E2 – PP5). Auch die emotionale Abgrenzung bzw. Distanzierung (E1 – PP5) gehört dazu. Der andere Pol wird durch den Verweis auf sachliche, fachlich korrekte Handlungspraxis gebildet; das Zurücknehmen eigener Gefühle dient dann vor allem dem Schutz der Bewohnerinnen, um eine Übertragung negativer Gefühle zu vermeiden (E1 – PP4; E2 – PP1/2/4). Hier werden Regelwissen und Fallverstehen (E2 – PP6), sowie die Fähigkeit zu emotionaler Intelligenz und zur Empathie gezielt und reflektiert eingesetzt (E2 – PP3); dabei ist es den Pflegenden wichtig, distanziert, aber nicht kühl zu sein. Spüren beschreiben sie als wichtigen Bestandteil guter Pflege (E2 – PP6), sie versuchen, beim Gegenüber dadurch gute Gefühle zu erzeugen, dass sie von ihnen als richtig eingeschätzte Handlungen umsetzen und Veränderungen erreichen, etwa durch die gezielte Förderung von Selbstständigkeit (E2 – PP2). Dieser Typ lässt sich gut durch das Zusammenspiel von Distanz und Sachlichkeit charakterisieren.

Beim Typ »Nähe« werden entsprechend Emotionalität und zwischenmenschliche Aspekte betont (E1 – PP6), was sich im häufigen Gebrauch von Familienmetaphern im Zusammenhang mit Bewohnern oder dem Team manifestiert (E1 – PP1/2/3/6). Die Beschreibungen der eigenen Handlungspraxis enthalten Charakterisierungen wie »mit Herz bei der Arbeit zu sein« (E2 – PP7) oder »Handeln aus dem Herzen« (E2 – PP5) und gehen damit einher, dass sie wenig reflektiert und begründet wird. Auch negative Emotionen spielen hier eine Rolle. Pflegende berichten von ihrer Angst davor, den Ansprüchen der Bewohnerinnen nicht gerecht werden zu können (E2 – PP6). Emotional involviert sind einige der Interviewten, wenn sie mit für sie unerklärlichem und unbeeinflussbar erscheinendem herausforderndem Verhalten konfrontiert werden; dazu zählen vor allem jede Art von Aggression, auch sexuelle Übergriffe, aber auch andere starke Emotionen der Bewohner, etwa andauerndes Weinen. Ebenfalls genannt werden Überlastungserfahrungen durch zu viele oder zu unterschiedliche Anforderungen, die gleichzeitig an die Pflegenden gestellt werden. Die Pflegenden sind emotional beteiligt und reagieren darauf unterschiedlich: Entweder werden sie selbst ärgerlich und schimpfen beispielsweise zurück (E1E1 – PP1/5), oder sie versuchen, sich aus der Situation herauszuziehen. Vor allem dann wird die Arbeit als körperlich und seelisch sehr fordernd empfunden (E2 – PP7), die eigenen Gefühle als ratlos bis hin zu ohnmächtig beschrieben. Die Pflegenden wissen nicht mehr weiter oder müssen sich gar »selbst vergewaltigen« (E2 – PP4).

Hinsichtlich der Heterogenität finden sich zwei Horizonte: »Distanzierung«, mit dem Gegenhorizont »enge Beziehung aufbauen« und »Vertrauen auf Fachlichkeit« mit dem Gegenhorizont »Vertrauen auf eigenes Gefühl«. Die Orientierung erfolgt an den eigenen Bedürfnissen oder an der Differenz von Arbeit und Freizeit oder am Fachwissen.

Das Enaktierungspotenzial der Pflegepersonen, die dem Typ »Distanz« zugerechnet werden können, liegt in der Fähigkeit, Distanz und Sachlichkeit zu schaffen, die eigenen Bedürfnisse zu beachten und/oder sich auf Fachwissen stützen zu können. Der Typ »Nähe« nimmt die Qualität der Beziehungen und wahrgenommenen Emotionen als Richtschnur des Handelns; Potenzial liegt in dem Vermögen, Beziehungen aufbauen und pflegen zu können, Rückhalt gewinnen diese Pflegenden aus ihrer emotionalen Beteiligung, sie stützen sich auf die eigenen Emotionen.

Unterschiede lassen sich an Handlungspraktiken im Umgang mit herausforderndem Verhalten von Menschen mit Demenz deutlich machen: Zunächst differiert, ob und wenn ja wie tief die Pflegenden das Verhalten der Bewohnerinnen verstehen wollen. Bei den Handlungspraktiken reicht die Spannbreite dann von der Veranlassung medikamentöser Einstellung über Ablenkungsmanöver, die Wahl eines anderen Zeitpunktes oder Übergabe an eine andere Pflegende bis hin zur gezielten Biografiearbeit, um die Ursache des herausfordernden Verhaltens verstehen und Lösungen erarbeiten zu können. Das hat viel mit Fachwissen, aber auch mit Empathiefähigkeit und Wissen über die einzelnen Bewohner zu tun, somit mit der Befähigung und der Bereitschaft zur Fallarbeit.

6.2.6 »Teamarbeit«

Pflegarbeit ist immer Teamarbeit. Die Haltung der Beteiligten dazu ist fraglos auch von persönlichen Zu- und Abneigungen sowie der Zusammensetzung des Teams beeinflusst. Ein und dasselbe Charakteristikum wird einmal als förderlich, einmal als hinderlich bewertet, oder mal unter dem Aspekt der Struktur, mal unter dem der Beziehung gesehen. Das trifft z. B. für die Kompensationsfunktion im Hinblick auf Stärken und Schwächen der Mitglieder zu; beide Blickwinkel kommen in unserem Material vor.

Dennoch ergibt sich ein überindividuelles Muster, wenn man die uns zur Verfügung stehenden Interviews daraufhin analysiert. Wir konnten zwei Typen rekonstruieren, deren unterschiedliche Sichtweisen auf Teamarbeit zu differierenden Handlungsroutinen führen: den Typ 6.S1 »Aufgabenteilung und Strukturen« und den Typ 6.B1 »Involviertsein ins Team«. Beiden gemeinsam ist, dass sowohl eine positive wie auch eine negative Bewertung von Teams in ihnen zu finden sind.

Für den ersten Typ bedeutet das Team vor allem eine klare Aufgabenteilung und die Zuweisung von Verantwortlichkeiten. Hierarchien und die interne Zusammenarbeit und Kommunikation spielen dabei eine wichtige Rolle. Teamarbeit wird dann als Lösungsmechanismus und/oder Abgrenzungsmechanismus verstanden und genutzt. So ist es für viele gute Handlungspraxis, Lösungen im Team zu finden und umzusetzen (E2 – PP2/6). Bei der Aufgabenverteilung wird von zwei unterschiedlichen Handlungspraktiken berichtet. Vor allem bei freiwilliger Übernahme spielen Stärken und Schwächen der einzelnen Mitarbeiter, bei der Übernahme qua Amt eher strukturelle Verantwortlichkeiten eine entlastende Rolle. So wird davon berichtet, dass die anderen froh seien, wenn eine Pflegende unbeliebte Aufgaben übernimmt, für die sie besonders geeignet sei (E1 – PP6 und E2 – PP6). Die oben in diesem Zusammenhang angesprochene Kompensationsfunktion wird hier auf eine gute Konstellation des Teams zurückgeführt. Ein »gutes Team« ist also ein unter diesem Aspekt gut zusammengesetztes Team (E2 – PP5).

Um Strukturen geht es auch bei der als positiv bewerteten Zusammenarbeit, wenn Pflegende davon berichten, dass Teamarbeit ein wichtiger Faktor zur Problemlösung (E2 – PP2/6) sei. Die Bedeutung einer differenzierten und »tiefgründigen« internen, sowie die einer interdisziplinären Zusammenarbeit werden in diesem Zusammenhang ebenfalls hervorgehoben (E2 – PP2/6); als Voraussetzung dafür wird die Gleichwertigkeit von Pflegenden und anderer Berufsgruppen (E1 – PP2/4/5) betont.

Abgrenzung findet z. B. statt, wenn Pflegende Konkurrenz zwischen zwei Wohnbereichen (E1 – PP2) oder innerhalb eines Wohnbereichs (E1 – PP6) erleben; diese entsteht offenbar u. a. aufgrund differierender Pflegephilosophien und werden problematisch, wenn es darum geht, eigene Standpunkte gegenüber Kolleginnen durchsetzen (E2 – PP7).

Den zweiten Typ charakterisiert die emotionale Bedeutung, die das Team für ihn hat. Das kann positiv, im Sinne wechselseitiger Unterstützung, oder negativ, als enge, nicht selbst gewählte Gruppe und Konkurrenz empfunden werden. Einige erleben eine unterstützende Kultur (E1 – PP1/4), andere eine Zwangsgemeinschaft, mit der man sich arrangieren muss (E1 – PP4). Als gegenseitige Hilfe wird das Bestreben nach Ausgleich von Stärken und Schwächen im Team (E1 – PP6) oder die Möglichkeit, die eigenen Schwächen intern oder extern kompensieren zu können (E2 – PP5) gesehen. Steht die Beziehung im Fokus, ist daher ein »gutes Team«, verstanden als Prozess des Zusammenwachsens zu einem solchen, wichtig (E2 – PP5/6), mit der Entwicklung gemeinsamer Ziele und einer geteilten Philosophie (E1 – PP4) und dem Ergebnis, diese Ziele auch gemeinsam umzusetzen.

Auf der Beziehungsebene kann für Pflegende in Leitungspositionen Nähe zu den Mitarbeitern ein Problem werden (E2 – PP3), sie sehen sich in der schwierigen Situation, die Balance zwischen Fürsorge und Strenge halten zu müssen (E1 – PP4). Ebenfalls kritisch kann das Verhältnis werden, wenn Pflegende sich bzw. die eigene Leistung nicht angemessen wahrgenommen und wertgeschätzt sehen (E2 – PP6); genauso kommt es vor, das Pflegende mit ihren Kolleginnen unzufrieden sind, sie für unfähig und unselbstständig halten (E2 – PP3), oder sich mehr Kollegen mit »Herz«, also mit einer der eigenen Haltung ähnlichen Einstellung wünschen (E2 – PP7).

Grundsätzlich ist der Wunsch nach Teamarbeit groß, die gute Zusammenarbeit wird gar als zentraler Faktor für den eigenen Verbleib in der Einrichtung genannt (E2 – PP3/5).

Hinsichtlich des Eingebundenseins wird das Team entweder als vorgegebene Struktur (Horizont) oder als Beziehung (Gegenhorizont) gesehen. Handlungspraktisch bilden die Orientierungen »Fachliche Lösungen« bzw. »Gemeinsame Ziele« Horizont und Gegenhorizont.

Das Enaktierungspotenzial beruht bei beiden Typen auf dem Gefühl von Sicherheit, die entweder die Orientierung an der durch die Teamarbeit erfolgenden Aufgabenteilung und den vorgegebenen Strukturen bietet, oder dem emotionalen Rückhalt, der durch das Gefühl erzielt wird, Teil eines Teams zu sein. Beides hat eine starke Entlastungsfunktion.

Die Unterschiede liegen vor allem darin, ob Erarbeitung und Umsetzung gemeinsamer Ziele sowie die Zusammenarbeit oder die Konkurrenz im Zentrum stehen bzw. das Aufgehobensein und die Kompensation von Schwächen.

6.2.7 »Techniken zur Problemlösung«

Dieser Erfahrungsraum ließe sich auf den ersten Blick als Überschrift über alle Typiken setzen, da die Basistypik »Spannungsfeld zwischen Wünschen der Bewohnerinnen und eigenem beruflichen Selbstverständnis« ja auf Techniken der Problemlösung beruht. Dass es sich dennoch nicht um »die« Kerntypik handelt, wird deutlich, wenn man sich ansieht, was genau hier gemeint ist.

So spezifiziert konnten wir zweimal zwei Typen rekonstruieren: 7.S1 Orientierung an eigenen Bedürfnissen und 7.S2 Orientierung an Techniken der Selbsthilfe bei der Sachorientierung und 7.B1 Orientierung an individuellen Bedürfnissen und Wünschen der Bewohnerinnen und 7.B2 Orientierung an individuellen Kommunikationsformen.

Diejenigen, die sich an ihren eigenen Bedürfnissen orientieren, arbeiten mit Vermeidung oder Rückzug; sie versuchen, ihre eigenen Gefühle zu verstecken oder den Raum zu verlassen (E1 – PP1/4). Zum Teil wird das auch als Form der Deeskalation gesehen und genutzt. Eine andere Strategie ist hier die Gegenwehr; Pflegende, die diesen Weg wählen, versuchen sich durchzusetzen, Überzeugungsarbeit gegenüber Angehörigen und im Team zu leisten (E1 – PP1/4/6) oder stellen Forderungen an Kollegen oder die Einrichtung (E1 – PP4). Das kann durchaus auch negative Folgen für die Bewohnerinnen haben, wenn eine Ruhigstellung durch Fixierung, z. B. durch das Festhalten der Hände und die Gabe von Medikamenten erreicht werden soll (E1 – PP1/3).

Eine weitere Strategie, die der Sachorientierung zuzuordnen ist, lässt sich als Orientierung am Team und Suche nach Unterstützung beschreiben. Die Handlungspraxis besteht dann z. B. darin, sich in bestimmten Situationen z. T. schon vorausschauend Hilfe von Kolleginnen zu holen (E1 – PP1) oder die Kollegen zu dem Bewohner, mit dem man in Konflikt ist, zu schicken; als Möglichkeit wird auch angeführt, Sympathie vorzutäuschen (E1 – PP4). Der Übergang dieser Techniken zu solchen der Selbsthilfe ist fließend, das positive Umdeuten wäre hier noch zusätzlich zu nennen, beispielsweise in der Dynamik des Alltags eine Chance anstelle einer Unberechenbarkeit zu sehen (E1 – PP6).

Auf die Bedürfnisse der Bewohner fokussiert sind Techniken, die sich beim Typ B1 finden. Diese Pflegenden beschäftigen sich intensiv damit, was den zu pflegenden Menschen guttut, ebenso wie damit, was unbedingt vermieden werden sollte (E1 – PP6). Sie entwickeln individuelle Kommunikationsformen (E2 – PP7), die Zufriedenheit von Bewohnerinnen wie auch die von Pflegenden ist ihnen ein wichtiges Ziel. Sie nutzen pflegerische Werkzeuge, wie aktivierende Pflege, um die Selbständigkeit zu erhalten, zu fördern und wiederherzustellen (E2 – PP2), und um Kooperation und Compliance zu erreichen und arbeiten nah an den Bewohnern (E2 – PP1). Sie arbeiten mit Validation (E1 – PP3) und halten es für wichtig, respektvoll zu sein (E2 – PP7). Sie wollen die Teilhabe an Angeboten ermöglichen, damit die Bewohnerinnen Selbstbewusstsein empfinden – mit dem strategischen Nebeneffekt, dass abends durch Zufriedenheit und Müdigkeit die pflegerische Versorgung vereinfacht wird (E1 – PP3).

Negative Auswirkungen auf die Bewohner, die vor allem auf der Beziehungsebene verortet sind, können darin bestehen, dass die pflegende Person »zurückschimpft« oder sich wehrt (E1 – PP1/4), sich »verteidigt«, »Widerworte« gibt und sich gegen den Willen der Bewohnerin durchsetzt (E1 – PP5). Auch die Taktiken, Bewohner »einzuwickeln«, ihnen durch Komplimente zu schmeicheln, um sie williger zur Mitarbeit zu machen (E1 – PP1), oder in fremde Rollen zu schlüpfen (E2 – PP1), gehört unseres Erachtens nach in diese Rubrik.

Der Horizont wird hier durch die »Orientierung an eigenen Bedürfnissen in akuten Problemsituationen« mit dem Gegenhorizont »Orientierung an Bedürfnissen der Bewohnerinnen, um Probleme vorausschauend zu vermeiden« gebildet.

Ihre Motivation schöpfen Pflegende aus positivem, auch sprachlichem Umdeuten; dies verdeutlichen exemplarisch die Ausdrücke »Herausforderungen als Chancen sehen« oder »Duschen als Verwöhnen«. Andere Wege sind die vorausschauende Vermeidung von Problemen oder die Orientierung am Team. Bei der Beziehungsorientierung findet sich häufig das Bedürfnis zu helfen, sich zu kümmern; die Pflegenden sprechen davon, mitzuleiden und auf der Grundlage des »Herzens« und »aus dem Herzen« zu arbeiten (E1 – PP4/6 und E2 – PP4/6).

Die größten Unterschiede finden sich bei den Reaktionen auf herausfordernde, potenziell konfliktbehaftete Situationen durch die Strategien Vermeidung durch Entziehen oder Abwehr einerseits und durch die Strategie Aufnehmen der Störung und Suche nach den Ursachen durch aktives Eingehen auf die Bewohnerin andererseits.

6.2.8 »Kommunikation«

Ohne die Axiome von Watzlawick u. a. (2017) hier zur Basis machen zu wollen[4], ist Kommunikation in jeder Form ein wesentlicher Pfeiler der Pflegepraxis; die Art und Weise, in der sie von Pflegenden eingesetzt wird, ist entscheidend für das Gelingen der Pflegehandlung. Sie bietet die Möglichkeit zu Verständnis und Verständigung, sie ist ein zentrales Mittel, um Macht auszuüben (Reichertz, 2009). In ihr kommt die Haltung Pflegender besonders deutlich zum Ausdruck. Wir konnten anhand der geschilderten Kommunikationssituationen zwei Typen rekonstruieren, die auf unterschiedliche Kommunikationspraktiken zurückgreifen, um ihre Ziele zu erreichen. Der erste nutzt »Kommunikation als Strategie« (8.S1), der zweite »Kommunikation als vielschichtiges Mittel der Verständigung« (8.B1).

Beim ersten Typ wird die Kommunikationskompetenz als zentrale Kompetenz für Pflegende bezeichnet (E2 – PP5), ihre Bedeutung entsprechend des ihr zugeschriebenen Nutzens und ihrer Möglichkeiten hoch eingeschätzt. Ihr Nutzen wird z. B. darin gesehen, die Akzeptanz gegenüber der Pflege zu erhöhen, indem eine positive Versprachlichung

---

[4] s. z. B. die Kritik von Retter (2017)

der Maßnahmen erfolgt (E1 – PP6; E2 – PP1). Die Bewohner sollen auf diesem Weg zum Mittun überzeugt werden, wenn etwas zu tun oder zu dulden wichtig ist (E2 – PP7). Darin liegt die Bedeutung, die der Kommunikation zugemessen wird; die Anwendung erfolgt strategisch, wenn sie etwa für Instruktionen (»machen sie mal das«, E2 – PP2) genutzt wird oder um eigene Überzeugungen auch gegen Kolleginnen durchsetzen (E2 – PP7). Hier stehen die Sach- und Appellebene der Kommunikation[5] im Vordergrund.

Beim zweiten Typ wird Kommunikation nicht als Regelkommunikation verstanden und die Bedeutung von Empathie für die Güte der Kommunikation hervorgehoben. Daher steht die Bedeutung nonverbaler Kommunikation im Vordergrund; es wird für notwendig gehalten, die Besonderheiten in der Kommunikation bei Menschen mit Demenz verstehen zu lernen (E2 – PP7). Pflegende sprechen davon, Gefühle und Bedürfnisse in den Augen der Bewohnerinnen abzulesen (E1 – PP2/4/6). Es ist ihnen wichtig, keinen Zwang auszuüben (E2 – PP1/2/3/4), sondern durch Kommunikation Vertrauen aufzubauen. Techniken dabei sind, Bewohnern »in die Augen zu schauen« (E2 – PP3) und die Kommunikation nicht nach Lehrbuch, sondern individuell angepasst zu gestalten. So können Pflegende auf die einzelne Person eingehen (E2 – PP7), indem sie den Bewohnerinnen aktiv zuhören und sie ernst nehmen (E2 – PP3). Für diese Interviewten hat Pflege immer auch mit Spüren zu tun (E2 – PP6). Sie orientieren sich dementsprechend an allen Kommunikationsformen und -funktionen. Hier wird die Bedeutung von Kommunikation in ihrem Einsatz für den Beziehungsaufbau gesehen, als Mittel, das Gegenüber zu verstehen.

---

5 Unter Verweis auf das Kommunikationsquadrat von Schulz von Thun (1981): Sachinformation, Selbstkundgabe, Beziehungshinweis, Appell.

Zur Orientierung dienen hier der Horizont »Kommunikation zur Umsetzung (eigener) Ziele« mit dem Gegenhorizont »Kommunikation zur Gestaltung von Beziehung bzw. dem Beziehungsaufbau«.

Das Enaktierungspotenzial besteht darin, Kommunikation gezielt und strategisch einzusetzen und ihre Machtaspekte zu nutzen bzw. den Beziehungsaufbau durch Kommunikation zu gestalten und Empathie durch Kommunikation auszudrücken.

Die Unterschiede bestehen vor allem im Umgang mit den zu Pflegenden; hier drückt sich die differierende Haltung aus.

Schlussbemerkung

Die Dokumentarische Methode sieht als letzten Punkt die soziogenetische Typenbildung vor. Diesen Schritt sind wir nicht mehr gegangen, möchten aber kurz erläutern, worum es dabei geht. Die soziogenetische Typenbildung vollzieht sich »auf der mehrdimensionalen Ebene der einander überlagernden Erfahrungsräume der Erforschten« (Nentwig-Geseman, 2013, S. 317). Nach ihrer Rekonstruktion interessiert also nun die Struktur der oben genannten konjunktiven Erfahrungsräume; das können »beispielsweise sozialräumliche oder organisationsspezifische Strukturen und in sie eingelagerte Erlebnisse und Interaktionsprozesse, die zur Herausbildung bestimmter handlungsleitender Orientierungen und habitualisierter Handlungspraxis geführt haben« (Nentwig-Geseman, 2013, S. 317) sein. Die soziogenetische Typenbildung kann »auf zwei unterschiedlichen methodologischen Wegen erreicht« werden (Stützel, 2020, S. 56); nach der soziogenetischen Interpretation, die weiterhin nach Homologie sucht, erfolgt die mehrdimensionale Analyse durch Abgrenzung (ebenda).

Entscheidend ist es aber, die unterschiedlichen konjunktiven Erfahrungsräume innerhalb einer Person zu rekonstruieren, die Ebene des Individuums also zu verlassen – was ja bereits mit der sinngenetischen Typenbildung passiert ist (Bohnsack et al., 2018, S. 34). Methodologisch geht es dabei um die »methodische Kontrolle der Dimensionengebundenheit der Typenbildung« (ebenda, S. 32), womit auf den Zusammenhang zwischen der durch das Erkenntnisinteresse geleiteten Perspektive und den möglichen Erkenntnissen verwiesen wird, »unter dem Aspekt eines spezifischen Erfahrungsraums« (ebenda, S. 33). Hier geht es also um die Entstehungsgeschichte der rekonstuirerten Typen, wobei die Orientierungsrahmen auf ihren sozialen Zusammenhang hin analysiert werden (Nohl 2017:43 ff).

Literatur

Bohnsack R (2018) Soziogenetische Interpretation und soziogenetische Typenbildung. In: Bohnsack R, Hoffmann NF, Nentwig-Gesemann I (Hrsg.) Typenbildung und Dokumentarische Methode: Forschungspraxis und methodologische Grundlagen. Opaden: Barbara Budrich, S. 312–328.

Bohnsack R (2013) Typenbildung, Generalisierung und komparative Analyse: Grundprinzipien der dokumentarischen Methode. In: Bohnsack R, Nentwig-Gesemann I, Nohl A-M (Hrsg.) Die dokumentarische Methode und ihre Forschungspraxis. 3.Aufl., Wiesbaden: Springer VS, S. 241–270.

Khan-Zvorničanin M (2018) Professionelle Milieus und ihre Soziogenese. In: Bohnsack R, Hoffmann NF, Nentwig-Gesemann I (Hrsg.) Typenbildung und Dokumentarische Methode: Forschungspraxis und methodologische Grundlagen. Opaden: Barbara Budrich, S. 83–97.

Nentwig-Geseman I (2013) Die Typenbildung der dokumentarischen Methode. In: Bohnsack R, Hoffmann NF, Nentwig-Gesemann I (Hrsg.) Die dokumentarische Methode und ihre Forschungspraxis, 3. Aktualisierte Auflage. Wiesbaden: Springer VS, S. 295–323.

Nohl A (2017) Interview und Dokumentarische Methode. Anleitungen für die Forschungspraxis. 5., aktualisierte und erweiterte Auflage. Wiesbaden: Springer VS

Przyborski A & Wohlrab-Sahr M (2014) Qualitative Sozialforschung. 4. Erweiterte Aufl. München: Oldenbourg.

Reichertz J (2009) Kommunikationsmacht. Wiesbaden: VS-Verlag.

Retter H (2017) Über Kommunikation und Nichtkommunikation im Alltag: Anmerkungen zum »Mythos Watzlawick«. Zugriff am 17.01.2022 unter: https://www.researchgate.net/publication/316351045

Rychner M (2006) Grenzen der Marktlogik: Die unsichtbare Hand in der ärztlichen Praxis. Wiesbaden: VS-Verlag.

Schulz von Thun F (1981) Miteinander Reden. Band 1: Störungen und Klärungen. Reinbek: Rowohlt. https://www.schulz-von-thun.de/die-modelle/das-kommunikationsquadrat

Stützel K (2020) Kontraste in der Gemeinsamkeit: Zur Forschungspraxis und Mehrdimensionalität der dokumentarischen Typenbildung. In: Amling S, Geimer A, Rundel S, Thomsen S (Hrsg.) Jahrbuch Dokumentarische Methode 2-3/2020. Berlin: centrum für qualitative evaluations- und sozialforschung e. V. (ces), S. 49–68. https://doi.org/10.21241/ssoar.70898

Watzlawick P, Beavin J, Jackson DD (2017) Menschliche Kommunikation: Formen, Störungen, Paradoxien, 17.Aufl. Bern: Hogrefe.

7 Zum Zusammenhang zwischen Habitus und »Guter Pflege«: Die Ergebnisse der HALT-Studie im Kontext von Theorie und Praxis

Sabine Ursula Nover, Hermann Brandenburg, Lola Maria Amekor

»[…] wir sind der Meinung, daß es niemals Aufgabe einer Erfahrungswissenschaft sein kann, bindende Normen und Ideale zu ermitteln, um daraus für die Praxis Rezepte ableiten zu können« (Max Weber, 1904, S. 25)

Vorbemerkung

In vielfacher Weise beschäftigen sich die empirischen (Sozial-)Wissenschaften mit dem sozialen Wandel. Der Blick der Pflegewissenschaft richtet sich ebenfalls auf die Beschreibung und Analyse von Veränderungsprozessen, die interpretative (Pflege)Forschung interessiert sich für die Rekonstruktion von Sinnzusammenhängen (Hitzler, 2016) und die »Prinzipien der Herstellung sozialer Praxis« (Przyborski & Wohlrab-Sahr, 2005), hier insbesondere für die dabei wirkenden Strukturen (Bohnsack, 2014). Ein Anliegen kann dabei sein, zu einer erhofften Verbesserung beizutragen, zum Beispiel bei der Pflege und Betreuung von Menschen mit Demenz.

Dazu ist dann erst einmal die Rekonstruktion des Status quo vonnöten, um Ansatzpunkte möglicher Veränderungen zu finden. Wir blicken daher zunächst auf das andere Ende: Wir interessieren uns für das »Musterhafte, das Beständige, das Träge, das Persistierende, das Zeitfeste und das Selbstverständliche, das, was unbesehen gilt und den Raum des Sagbaren und Denkbaren einschließt (Nassehi, 2022, S. 35). Das Grunddilemma des Habitus in der Demenzpflege, seine unterschiedlichen Typen und Ausprägungen sowie seine Praxisformen ändern sich nicht von heute auf morgen. Wer aber nicht nur einen substanziellen Wandel beschwört, sondern ihn beabsichtigt, der ist auf die Kenntnis dieser »strukturierte[n] und strukturierenden Struktur« (Bourdieu, 1987, S. 279) angewiesen. Denn erst auf dieser Grundlage lassen sich Ansatzpunkte für eine Veränderung erkennen, wie wir in der abschließenden Diskussion zeigen werden.

7.1 Intention

Angesichts der Fülle von Ergebnissen, der Komplexität und der Brisanz des Themas werden wir die Diskussion auf die Frage nach der wechselseitigen Beeinflussung von theoretischen Annahmen und den darauf fußenden Konzepten und den rekonstruierten Habitus der Pflegepraxis zuspitzen. Uns treibt die Frage um, ob und wenn ja wie Einrichtungen der Altenpflege eine an den je individuellen Bedürfnissen der Bewohnerinnen ausgerichtete Pflege umsetzen und sich diese dann auch leisten können – im übertragenen wie im wörtlichen Sinn. Im Folgenden stellen wir also zentrale theoretische Konzepte den empirischen Befunden gegenüber (2) und fragen nach ihrer Relevanz für die Entwicklung der Habitus, und zwar in Relation zu der Relevanz der Rahmenbedingungen, in denen sich die

Pflegenden wiederfinden. Denn beides, Vorstellungen von guter Pflege und die beruflichen Kontexte, stehen über die Handlungspraxis in Wechselwirkung mit dem Habitus und haben Einfluss auf etwaige Veränderungen (3).

Damit haben wir uns bereits im Vorfeld positioniert und uns scheinbar in einen Widerspruch zu obigem Zitat von Max Weber begeben. Der löst sich jedoch auf, wenn wir unser Anliegen präzisieren: Wir können nicht empirisch ergründen, welche Normen und ethischen Vorgaben richtig sind, wir können aber empirisch begründete Empfehlungen aufzeigen, welche Wege beschritten werden sollten, wenn es politischer oder institutioneller oder persönlicher Wille ist, bestimmte Standards einzuhalten und Konzepte umzusetzen[1]. So wenig, wie Forschung darauf angelegt sein darf, »unmittelbar nützlich zu sein« (Rychner, 2006, S. 246), darf die Politik der Wissenschaft die Entscheidungsfindung überlassen; diese Diskussion ist gerade während der Corona-Pandemie zum Teil erbittert geführt worden, wobei der Regierung je nach Standpunkt vorgeworfen wurde, sich zu viel oder zu wenig an wissenschaftlichen Erkenntnissen auszurichten. Wenn die Grenzen verschwimmen, kommt es zum Autonomieverlust: »Werden die beiden Sphären unreflektiert miteinander vermischt, kommt es zu technokratischer »Implementierung« und damit zu einem Autonomieverlust beider Bereiche« (Oevermann, 1996 und 2000a, zitiert nach Rychner, 2006, S. 246).

An dieser Stelle soll nicht die alte (und neue) Debatte um den Werturteilsstreit aufgewärmt werden, hierzu ist von berufener Seite bereits Substanzielles formuliert worden (vgl. z. B. Schurz & Carrier 2013). Wesentliches Ergebnis war, dass Wissenschaft und Forschung immer schon durch Wertfragen konfundiert sind – auch in den Naturwissenschaften. Nicht zuletzt die sogenannten »Laborstudien« (z. B. Latour & Woolgar, 1979; Knorr-Cetina, 2016) haben zeigen können, dass wissenschaftliche Befunde am Ende durch einen (vorläufigen) Konsens des Expertenteams festgelegt werden. Mit der Einsicht in den Konstruktionscharakter wissenschaftlicher Befunde darf aber nicht das Kind mit dem Bade ausgeschüttet und generell das Wahrheitspostulat wissenschaftlicher Aussagen dekonstruiert werden (vgl. hierzu: Jaster & Lanius, 2019, vor allem aber: Blamberger et al., 2018 und Strohschneider, 2020). Glaubwürdigkeit von Wissenschaft beruht darauf, dass sie die Einhaltung anerkannter Kriterien nachweist und begründungspflichtig ist. Die Unterwerfung der Wissenschaft unter identitätspolitische Imperative führt am Ende dazu, dass die Glaubwürdigkeit entsprechender Aussagen, Befunde und Konsequenzen in einer breiten Öffentlichkeit erodiert (hierzu explizit: Kaldewey, 2018).

Im Sinne einer transformativen Forschung wollen wir uns aber insofern einmischen, als dass wir aus der Analyse der Situation in Langzeitpflegeeinrichtungen Schlussfolgerungen für die Handlungspraxis auf Mikro-, Meso- und Makroebene ziehen und sie zu Lösungsvorschlägen und Diskussionsimpulsen verdichten (4), um sie Pflegepraxis und Politik zur Verfügung zu stellen[2]. Die Entscheidung selbst wie auch ihre Umsetzung sind nicht Aufgabe der Wissenschaft, die eine »denkende Ordnung der empirischen Wirk-

---

1 »Da wir (innerhalb der jeweiligen Grenzen unseres Wissens) gültig festzustellen vermögen, welche Mittel zu einem vorgestellten Zwecke zu führen geeignet oder ungeeignet sind, so können wir auf diesem Wege die Chancen, mit bestimmten zur Verfügung stehenden Mitteln einen bestimmten Zweck überhaupt zu erreichen, abwägen und mithin indirekt die Zwecksetzung selbst, auf Grund der jeweiligen historischen Situation, als praktisch sinnvoll oder aber als nach Lage der gegebenen Verhältnisse sinnlos kritisieren« (Weber 1904, S. 25).

2 Ein anderes Ziel verfolgen die Ansätze zur Praxisentwicklung, wie sie beispielsweise von Schilder & Boggartz (2022) entwickelt werden.

lichkeit« (Weber, 1904, S. 26) herstellen soll. Dazu legt sie u. a. die den Zielen und Entscheidungen zugrunde liegenden Werte offen. Das haben wir in diesem Projekt mit der Rekonstruktion der Habitus versucht.

Dieser Habitus ist wandlungsfähig, was einen Ansatz für Veränderungen liefert. Wie Sighard Neckel definiert, ist das Konzept des Habitus, wie Bourdieu es analytisch geschärft hat, »ein Ensemble der durch soziale Erfahrungen erworbenen Dispositionen, die Akteure an Herkunft und Lebenslauf binden und ihnen gleichermaßen als kreative Organisationsprinzipien nicht vollständig determinierbarer Handlungspotentiale dienen« (Neckel, 2002, S. 30). Somit ist der Habitus »zu neuen Spielzügen fähig [...d. A.], weil er flexibel sich sozialen Kontexten anpassen könne« (Bourdieu zitiert nach Winter, 2021, S. 383 f.). Den Zusammenhang zwischen beruflicher Sozialisation und Habitusentwicklung sehen auch Ulrich Oevermann (2001)[3] und Jörg Strübing (1992)[4]; einen empirischen Nachweis hat ebenfalls Constanze Eylmann (2015) erbracht, indem sie die Vermittlungsfunktion des Habitus zwischen Handlungspraxis der Altenpflege und ökonomischen Rahmenbedingungen rekonstruiert hat.

Basierend auf Bourdieus Unterscheidung nach praktischem und wissenschaftlichem Wissen sieht Rainer Winter die Funktion von Forschung dabei darin, dass »andere ein Wissen erwerben können, dass [sic] sie ohne die Forschung nicht gehabt hätten« (Lame zitiert nach Winter, 2021, S. 383 f.). Dabei ermöglicht gerade die Unterscheidung zwischen praktischem und wissenschaftlichem Wissen die Annahme von Gleichwertigkeit. Wie etwa die Klientin nicht grundsätzlich unwissender ist als die Psychotherapeutin, sondern nur bestimmte Aspekte nicht ohne weiteres sehen kann, gilt auch für die in ihrer jeweiligen Wirklichkeit stehenden Menschen, dass sie unterschiedliche blinde Flecke haben. Hier kann wissenschaftliche Erkenntnis durchaus hilfreich sein, ohne damit eine Form der Überlegenheit anzunehmen und zum Ausdruck zu bringen[5].

Das Problem guter Pflege dreht sich um die Frage, was zu tun jemand für das Richtige hält; »gute Pflege« ist eine normative Setzung, die, wie wir gezeigt haben, sehr individuell geschieht und starken zeitlich und kulturell variierenden Überzeugungen unterliegt. Die von uns befragten Pflegenden richten sich nach unterschiedlichen Annahmen aus und haben folglich auch unterschiedliche Lösungen gefunden. Um diese Gretchenfrage der (Alten-)Pflege aus der Abhängigkeit von individuellen Kompetenzen möglichst weit zu lösen und Beliebigkeit und fehlende Berechenbarkeit zurückzudrängen, haben wir als zentrale Schlussfolgerung aus den empirischen Erkenntnissen gezogen, dass die Selbstreflexion über diese Problematik der Kern von Aus- wie auch Weiterbildung sein muss.

Die Begründung für diese Forderung liefert uns die Beantwortung der Frage, wo sich die Theorie in der Empirie wiederfindet.

---

3 »Habitusformationen [...] operieren [...] unbewusst, ›schweigend‹ und [...] erzeugen [...] ein vergleichsweise scharf geschnittenes Urteil der Angemessenheit, ohne daß dessen Gründe vom so urteilenden Subjekt auf Befragen expliziert werden könnten.« (Oevermann 2001, S. 46)
4 Der Habitus verweist auf vergangene Strukturen, die »das ›Instrumentarium‹ für aktuelles und zukünftiges Handeln bereitstellen« (Strübing 1992, S. 21) und ist »das je konkrete Erzeugungsprinzip, aus dem [...] die Arbeitsstile stets aufs neue generiert werden« (ebenda).

5 Zur Diskussion über kritische Wissenschaft s. beispielhaft Ploder (2011) oder Winter & Niederer (2015).

7.2 Theorie

Wie für alle Praxis gilt auch für die der Wissenschaft: Keine Praxis ohne Theorie, weswegen wir die empirisch gewonnen Erkenntnisse zunächst in Bezug zu den im Kapitel 2 dieses Bandes (▶ Kap. 2) entfalteten Theorien bringen werden. Die Schlussfolgerungen aus diesem sehr fruchtbaren Abgleich mögen denjenigen, die Entscheidungen in der alltäglichen oder rahmenbildenden Handlungspraxis der Altenpflege haben, zur Justierung ihrer Vorstellungen »guter Pflege« mit der erlebten Realität dienen.

Die zentrale Wende in der Sicht auf Menschen mit Demenz ist die von Tom Kitwood (2019) ausgerufene »Personzentrierung«, die lange Zeit als Ultima Ratio gegolten hat. Die Grundidee scheint sich, zumindest in den Köpfen der Pflegefachpersonen, durchgesetzt zu haben: Menschen mit Demenz haben das Recht, als Person angesehen und behandelt zu werden, mit den zugehörigen Konsequenzen. Offenbar ist sie konzeptuell in der Altenpflege, vielleicht gar in der Gesellschaft angekommen. Einrichtungen arbeiten nach darauf aufbauenden Konzepten und Mitarbeitende bewegen sich sprachlich im Vokabular dieser Konzepte. Das ist in den vorliegenden Interviews zu lesen, findet sich aber nicht immer auch in der in ihnen berichteten Handlungspraxis wieder. Das lässt darauf schließen, dass Pflegefachpersonen durchaus mit den Begrifflichkeiten einer personenzentrierten Pflege von Menschen mit Demenz umzugehen gelernt haben. Dennoch entstehen durch die Handlungspraktiken, die in den Interviews berichtet werden, Fragen oder Irritationen. Was aber ebenfalls in der Analyse augenfällig geworden ist, ist die über diesen Ansatz hinausgehende leibliche Komponente, die bei einigen der rekonstruierten Typen eine bedeutende Rolle spielt. Hier, so unser zweites zentrales Ergebnis, gelingt die beziehungsgeleitete, bedürfnisgerechte, individuelle Pflege besonders passgenau, ist die beidseitige Zufriedenheit am größten.

Wir möchten im Folgenden das Spannungsfeld von Habitus und Rahmenbedingungen zeichnen, in dem sich die Pflegenden bewegen, und die bestehenden Wechselwirkungen herausarbeiten.

Mit den von uns rekonstruierten Typiken haben es, gelesen als alltägliche Anforderung, alle Interviewten zu tun: Pflegehandlungen müssen umgesetzt werden, die Orientierung an den Bedürfnissen der Bewohner ist zu leisten, alle haben ein mehr oder weniger explizites berufliches Selbstverständnis; sie ziehen Gewinn aus ihrer Arbeit und haben eine Motivationsquelle, aus der sie schöpfen; sie sind immer auch emotional involviert und arbeiten in Teams, was wiederum zu unterschiedlichen Techniken der Problemlösung führt. Dabei spielen alle Formen der Kommunikation mit Kolleginnen, Vorgesetzten, Bewohnerinnen, Angehörigen und Personen anderer Professionen eine zentrale Rolle, die sehr unterschiedlich gestaltet und genutzt wird.

Wir werden dieses komplexe Geflecht in einem Dreieck aus Theoriebasis, empirischen Erkenntnissen und gesellschaftlichen Rahmenbedingungen weben.

Die theoretische Brille, die wir uns für diese Analyse aufsetzen, besteht aus Aspekten des Konzeptes der Personzentrierung, wie sie in den Arbeiten von Tom Kitwood entwickelt wurde, dem Konzept der Beziehungsgestaltung (relationship centred care, vgl. hierzu auch Nolan et al., 2006), entfaltet im Expertenstandard des DNQP, und der Leibphänomenologie Maurice Merleau-Pontys (2010) in der Weiterentwicklung von Thomas Fuchs (2000). Sie bilden eine der möglichen Linsen, ohne die man den Blick auf das Material nicht scharf stellen kann. Für alle drei Komponenten ist die Kommunikation der entscheidende

Faktor, daher werden wir sie auch für diese Diskussion ins Zentrum stellen und danach fragen, wie die jeweiligen Typen kommunizieren und was das hinsichtlich ihrer Haltung zu Personzentrierung, Beziehungsgestaltung und leiblicher Kommunikation bedeutet. In einer zweiten Prüfung werden wir im Anschluss danach fragen, welchen Einfluss die Rahmenbedingungen pflegerischen Handelns bei den jeweiligen Typen auf die Handlungspraxis ausüben, wie sie mit den oft hinderlichen und einschränkenden Umständen umgehen, und welche Auswirkungen das auf ihren Habitus hat.

Grundsätzlich können wir konstatieren, dass die weiter oben (▶ Kap. 2.3) beschriebene kulturelle Dehumanisierung der kommunikativen Rehumanisierung von Menschen mit Demenz auch im Pflegealltag weitgehend gewichen ist.

Menschen mit Demenz verlieren nicht ihr soziales Wesen, ihre Sozialität[6]; anders als in der Medizin ist das in der Pflegewissenschaft weitgehend Konsens. Alle rekonstruierten Typen behandeln die Bewohnerinnen als soziale Wesen; eine »Entpersonalisierung« im engeren Sinne findet offenbar nicht statt, aber zu finden sind Praktiken der strategischen Kommunikation wie Täuschen oder ihr Einsatz als Machtmittel. Für den Machtbegriff als Analysekategorie sei wieder Max Weber als Basis zitiert: »Macht bedeutet jede Chance, innerhalb einer sozialen Beziehung den eigenen Willen auch gegen Widerstreben durchzusetzen, gleichviel worauf diese Chance beruht« (Weber, 1922, § 16). Eine Rolle bei der theoretischen Weiterentwicklung des Begriffes sozialer Macht spielen die von Pierre Bourdieu benannten Kapitalsorten[7] (Bourdieu, 1983), die durch ihre Verfügbarkeit Macht verleihen – und an denen es den Bewohnerinnen von Pflegeeinrichtungen fraglos mangelt – und Mechanismen der symbolischen Macht (Möbius & Wetterer, 2011), die nicht zuletzt durch Sprache wirksam werden (Bourdieu, 2005). Sie sind auf der Ebene der Institution wirksam, deren Anweisungen die Pflegenden ausführen, und finden sich im Habitus; über diesen zweiten Weg beeinflussen sie ebenfalls die Beziehung zwischen Pflegenden und zu Pflegenden; letztere haben nur wenige Möglichkeiten, selbst Macht auszuüben und erkennen in der Regel die der Pflegenden an. Hinsichtlich der Ausgestaltung beziehen wir uns auf Techniken der Macht, wie sie Michel Foucault herausgestellt hat (Foucault, 1976), zu denen etwa Manipulationen zu zählen sind.

Andere Typen nehmen die Bewohner und die von ihnen zum Ausdruck gebrachten Bedürfnisse nicht ernst, behandeln sie wie Kinder. Da, wie oben gezeigt, der Erhalt ihres Selbst bei Menschen mit Demenz stark davon abhängt, wie ihr Gegenüber sie spiegelt, hängt an diesem, zunächst unbedeutend scheinenden kommunikativen Unterschied viel. Auch wenn es weniger oder keine Widerstände gibt, wenn Menschen »unter Vorspiegelung falscher Tatsachen« zur Kooperation gebracht werden, geben die tatsächlichen Impulse von Täuschung und Machtausübung doch andere Signale an die Betroffenen. Inwieweit diese aufgefangen und in das eigene Selbstbewusstsein eingebaut werden, ist offen. Nachweislich und gut belegt hat die Art und Weise, wie Menschen kommunikativ einbezogen, wie mit oder über sie gesprochen, welche spürbare Haltung ihnen gegenüber eingenommen wird, Auswirkungen auf ihre sozialen Selbstaspekte, ihre sozialen Personaspekte und die soziale Reputation (Sabat & Harré, 1992; Romero & Wenz, 2018, vgl. ▶ Kap. 2.3.3). Es ist daher davon auszugehen, dass sich die hier vorgestellten empirischen Beispiele asymmetrischer Kommunikation entsprechend negativ auf die Menschen auswirken. Dieses Pro-

---

6 Im Hinblick auf Menschen mit Frontotemporaler Demenz vgl. die Arbeit von Dinand et al. (2015).
7 Die Kapitaltheorie Bourdieus umfasst ökonomisches Kapital, kulturelles Kapital, soziales Kapital und symbolisches Kapital (Bourdieu, 1983).

blem ist durchaus zweischneidig: Da das soziale Selbst abhängig von der Bereitschaft oder Fähigkeit anderer ist, an der Konstruktion eines bestimmten Selbst mitzuwirken, und die Heil- und Wirksamkeit der Biografiearbeit für Menschen mit Demenz in der Literatur unstrittig ist, kann durchaus auch ein positiver Effekt unterstellt werden, wenn es dabei gelingt, die Person in ihrem eigenen Selbstbild zu bestärken. Beispiele dafür sind etwa die Ansprache der früheren Berufsrolle einer Person (wenn etwa eine Pflegeperson einen Bewohner, der sich nicht waschen und anziehen will, damit zur Kooperation bringt, dass sie ihm sagt, er müsse sich für eine zu haltende Predigt fertig machen). Das konstatierte unbedingte Angewiesensein auf die Ansprache durch andere, um in soziale Interaktion eingebunden bleiben zu können (Fazio et al., 2017, vgl. ▶ Kap. 2.3.3 dieses Buches), beschreibt einen deutlich umfassenderen Faktor, korrespondiert aber damit. Ausschlaggebend ist dabei die hinter der Handlung liegende Haltung, die als Absicht spürbar wird: Die von uns rekonstruierte Spannbreite reicht von empathisch geleiteter psychosozialer Unterstützung bis zur Durchsetzung einer von der Pflegeperson als wichtig angesehenen Pflegehandlung gegen den Willen des Bewohners.

Hinweise dazu, was von den Theorien sich im beschriebenen Umgang mit den Bewohnerinnen wiederfindet, zeigen sich bei den im vorherigen Kapitel rekonstruierten Enaktierungspotenzialen und den Horizonten, in denen die Motivation und das überzeugungsgeleitete Handeln des jeweiligen Typus sichtbar werden. Die Enaktierungspotenziale geben Rückhalt und stehen als Reserve zur Verfügung; die Pflegenden leiten daraus Sinn und Ziele ihrer Alltagshandlungen ab.

Seitdem konstatiert wurde, dass »Communication is possible« (Goldsmith, 1996, S. 47), gehört diese Realität zur verbalen und handlungspraktischen Grundausstattung in der Pflege, hinter die niemand zurückkann. Offensichtlich gibt es Grenzen verbaler Kommunikation, nicht nur bei Menschen mit fortschreitender Demenz; bei diesen fallen aber auch die Chancen der nonverbalen Kommunikation besonders ins Auge. Dazu ist es zunächst nötig, »Gebärden und Gesten als gleichberechtigte Formen der Verständigung« (Friesacher, 2008, S. 301) anzusehen. Als entscheidend wichtige weitere Komponente kommt die leibliche Kommunikation ins Spiel, die ein Zusammenspiel aus Wahrnehmungs- und Reflexionskompetenz[8], Empathie, Fertigkeiten und Haltung erfordert und deren Gelingen in der Verantwortung der »kognitiv kompetenten sozialen Umwelt« (Baranzke & Güther ▶ Kap. 2.3.4) von Menschen mit Demenz liegt. Diese (die soziale Umwelt) kann bewusst und mit Absicht auf die leibliche Eben der Kommunikation wechseln. Denn die Leiblichkeit, die Ebene der Empfindungen (vgl. Merleau-Ponty, 2010), ist gerade bedeutsam, wenn wir Kommunikation mit Menschen mit Demenz dauerhaft ermöglichen wollen. In der Begegnung mit Menschen mit Demenz besteht die Gefahr der Entstehung einer Differenz, wenn beruflich Pflegende auf einer kognitiven Ebene der Kommunikation bleiben und Worten Bedeutungen und Definitionen beimessen, die von Menschen mit Demenz nicht geteilt werden, zum Beispiel weil ihnen die kognitive Ebene nicht zur Verfügung steht. Udo Baer zitiert dazu den Ehepartner einer Frau mit Demenz: »Die Art, wie wir miteinander kommunizieren, erinnert an Sonar. Jeder sendet dem Anderen Schallimpulse zu und wartet auf ein Echo.« (Baer, 2007, S. 136). Während also der Mensch mit Demenz vielleicht mithilfe eines »Sonars« kommuniziert, verläuft der primäre Weg von Menschen ohne Demenz häufig

---

8 »Reflexion in diesem Sinne ist eine Theoretisierung und ein Abstandnehmen von der unmittelbaren Situation. Der wesentliche Unterschied zwischen der wissenschaftlichen und der alltagspraktischen Reflexion besteht im Grad der Systematik und dem Abstand zur Praxis« (Friesacher, 2008, S. 237).

über Kognition. Diese Differenz in der Kommunikation erzeugt Distanz – auch zwischen beruflich Pflegenden und zu Versorgenden. Die kognitive Ebene ist für Menschen mit fortgeschrittener Demenz nicht verfügbar, wohl aber die leibliche. Merleau-Ponty folgend kann der Leib »… nicht auf der kognitiven Ebene analysiert werden […]. Er kann nur erlebt werden.« schlussfolgert Sabine Weidert (Weidert 2007, S. 38). Vielleicht kann ein Mensch mit Demenz nicht der Instruktion: »Bitte beruhigen Sie sich!« folgen, aber er kann sich in einer entspannten Begegnung beruhigen. Janelle Taylor schreibt in ihrem Artikel »on recognition« die Art und Weise der Kommunikation mit Ihrer an Demenz erkrankten Mutter. Sie berichtet davon, wie ihre Mutter sie mit »Hello stranger!« begrüßt hat. Auf der Wortbedeutungsebene hat die Aussage eine bestimmte Bedeutung, nämlich Fremdheit und Nicht-Erkennen; Janelle Taylor erlebte jedoch wenig Fremdheit, als Ihre an Demenz erkrankte Mutter sie mit diesen Worten begrüßte (vgl. Taylor 2010).

Im Sinne der Sprachdeutungsschwierigkeiten ist also die Ebene der Leiblichkeit bedeutsam im Umgang mit Menschen mit Demenz, denn leiblich stellen wir uns zur Welt und wir sind mit der Welt leiblich verbunden, der Leib ist »zwischen Subjekt und Objekt eine dritte Seinsweise« (Merleau-Ponty, 2010, S. 405) oder wie Fuchs es nennt: »[…] der Verdichtungsort des Befindens« (Fuchs, 2000, S. 216).

Merleau-Ponty nimmt in seinen Überlegungen in »Phänomenologie der Wahrnehmung« seinen Ausgangspunkt in den Empfindungen, als vorreflexives Erleben. »Unter Empfindung kann zunächst die Weise meiner Affizierung, die Erfahrung eines Zustandes meiner selbst verstanden werden.« (Merleau-Ponty, 2010, S. 21). Dieses vorreflexive Erleben kann mithilfe von (Selbst-)Reflexion zugänglich werden (vgl. Fuchs, 2000).

Nicht zuletzt Zeit und Geduld spielen hier zentrale Rollen. Hier sei vor allem an die Studie von Beatrix Döttlinger erinnert, die nachweisen konnte, dass Menschen mit fortgeschrittener Demenz nach wie vor in der Lage sind, gestische Kommunikation zu verstehen (Döttlinger, 2018). Das Puzzleteil, das zur Vervollständigung des Bildes, das sich die Pflegewissenschaft aktuell von Demenz macht, notwendig und das fehlende Glied in der bisherigen Logik ist, ist die Erkenntnis, dass der Körper die Quelle des Selbst ist (z. B. Merleau-Ponty, 1974; Fuchs, 2018; Hülsken-Giesler, 2016). Ohne die leibphänomenologische Perspektive blieben die Versuche, Subjekten ihr Recht auf Teilhabe am sozialen Geschehen und ihre Würde als Individuen zu erhalten, Makulatur (Kontos, 2005).

Im Alltag bedeutet das unter anderem auch, den Menschen mit Demenz führen zu lassen, mit der Haltung »schwebender Aufmerksamkeit« (Döttlinger, 2018, S. 154) zu lauschen und zu spüren, was die angemessene Reaktion, was das passende Angebot, was die gewünschte Handlung im aktuellen Moment sein kann.

Was zunächst wie ein mit dem Berufsalltag von Pflegenden in der Altenhilfe unvereinbares Ideal klingt, finden wir in unserem Sample bei mehreren Typen. Wenn es darum geht, Pflegehandlungen umzusetzen, gehört der Typ 1.B2 »Am aktuellen Moment orientieren« dazu, der sein Enaktierungspotenzial aus individuell angepassten Lösungen schöpft und Wert darauf legt, »den Moment schön zu machen«. Im Erfahrungsraum der Umsetzung von Bedürfnissen der Bewohner findet sich der Typ 2.B2, dessen Ziel das Wohlfühlen der Bewohnerinnen ist und sich dabei auf ein ganzheitliches Menschenbild stützt. Wer sein berufliches Selbstverständnis aus der Beziehungsgestaltung zieht (3.B1), bemüht sich um eine intuitive, offene, »ehrliche« und empathische Beziehungsgestaltung. Auch wenn es um den eigenen Gewinn geht, finden sich sinngenetische Typen, bei denen die oben beschriebene Form der Kommunikation zu finden ist, und zwar überraschenderweise bei beiden Untergruppen: Sowohl beim Typ 4.S1 »Weiterentwicklung erreichen«, als auch beim Typ 4.B1 »Wohlbefinden« sehen wir Kommunikationsformen, die eingesetzt werden, um die Weiterentwicklung der Bewohnerin zu erreichen, oder das »Dazwischen«, die Verbindung, wahrzunehmen. Dabei wird die Verbundenheit mit den Bewohnerinnen als positiv und ertragreich erlebt; Freude, Glück und Bestätigung durch die Bewohner werden als bedeutsame Motivationsquelle erfahren. All das sind Formen, bei denen die leibliche Kommunikation im Zentrum steht, und die ein Sich-Einlassen auf den anderen Menschen benötigen. Auf der Ebene der leiblichen Kommunikation ist das Wahrnehmen eben auch das Wahrnehmen des »Dazwischens« und das gelingt, wenn beruflich Pflegende sich leiblich einlassen. Das Einlassen und Mitschwingen auf der leiblichen Ebene gibt Einblick in das, was Dazwischen ist. »In zwischenmenschlichen Interaktionen korrespondieren demnach die offenen Leiber in wechselseitigen Bezügen und bilden dabei eine Sphäre des Zwischen.« (Hülsken-Giesler, 2008, S. 87 f). Diese Sphäre ist »[…] ein zentrales zwischenmenschliches Werkzeug in der Pflegeinteraktion. Die Fokussierung auf die Zwischenleiblichkeit fördert das Verständnis des Verstehens.« (Nover & Amekor, 2021, S. 189).

Bei der Frage, wie die Pflegenden emotional involviert sind, spielt beim Typ 5.B1 »Nähe« die Beteiligung beider Kommunikationspartner hinein; Beziehungen und Emotionen dienen als Richtschnur des Handelns, mit dem Ziel, Beziehungen aufzubauen; die eigene emotionale Beteiligung wird angenommen und als Potenzial zu diesem Aufbau wie auch als Erkenntnisquelle genutzt. Diese Nähe, die erlebt wird, ist auch eine spezifisch leibliche Nähe, denn wenn Menschen sich auf Menschen einlassen, sich tatsächlich berühren lassen, erfahren sie mehr als das, was gesagt wird, und finden einen Zugang zur Welt des Anderen, insbesondere zur Welt des Menschen mit fortgeschrittener Demenz. Fuchs spricht davon, dass »im Ausdrucksverstehen das scheinbar völlig verborgene Seelenleben des Anderen zu erfassen [sei]« (Fuchs, 2000, S. 248) und definiert so die zwischenleibliche Kommunikation (vgl. ebd.).

Auch, wer sich zur Problemlösung an individuellen Bedürfnissen und Wünschen der Bewohnerinnen (7.B1) und/oder an individuellen Kommunikationsformen (7.B2) orientiert, zeigt damit die Umsetzung der in der Theorie entwickelten Konzepte. Gleiches gilt für diejenigen, die Kommunikation als vielschichtiges Mittel der Verständigung einsetzen (8.B1), wobei sie sowohl Beziehungsaufbau durch Kommunikation vorantreiben als auch bewusst ihre Empathie durch Kommunikation auszudrücken suchen. Diese Praktiken verweisen auf ein leibbasiertes, emotional involviertes wechselseitiges Aufeinander-Eingehen.

An dieser Stelle ist eine Unterscheidung wichtig: Nicht alle beschriebenen kommunikativen Handlungen und Enaktierungspotenziale werden bewusst eingesetzt, nicht alle Interviewten berufen sich auf theoretische Konzepte. Da, wo die im Haus eingesetzten Konzepte mit der eigenen Haltung übereinstimmen, finden sich – nicht verwunderlich – die größten Effekte; aber auch Pflegende, die aus »dem Herzen heraus« agieren, berichten von Spüren und emotionaler Nähe, durch die sie Verständnis für die Wünsche von Bewohnern erlangen und deren Umsetzung zu ihrem Anliegen machen. Der Unterschied liegt vor allem im Vorhandensein der Möglichkeit, diese Art des Verstehens herbeizuführen, sowie in dem zur Verfügung stehenden Potenzial und den Optionen für die eigene Handlungspraxis. Wer in der Lage ist, nach Auslösern zu suchen, wer sich mit Biografiearbeit auskennt, wer Konzepte kognitiv durchdrungen und internalisiert hat, dem steht ein breit angelegtes Repertoire von Alternativen zu Verfügung, die die Pflegende im Ideal variabel kombinieren und flexibel modifizieren kann.

Noch einmal betont werden muss in diesem Zusammenhang, dass die Kompetenzen aus erlernten Konzepten und theoretischem Verstehen der jeweiligen Situation und dem emotionalen, leiblichen Erfassen nicht zwangsweise verbunden sind, nicht in jedem Fall beides vorzufinden ist. Daher sind innerhalb der Typen, die wir dem umfassenden Kommunikationsbegriff zugeordnet haben, durchaus auch Untertypen zu finden, die ohne diese kommunikativen Kompetenzen und Praktiken auskommen müssen. Damit wird erneut die Komplexität der Wechselwirkung von Haltung und Kommunikation deutlich: Die von Carl Rogers für Psychotherapeutinnen geforderten Befähigungen zu Kongruenz (im Sinne eines gefestigten, authentischen Selbst), Akzeptanz und Empathie (Rogers 1973) spiegeln sich auch hier wider. Auch eine gelingende Pflegebeziehung ist auf diese drei Aspekte angewiesen, weswegen das, was Rogers für die psychotherapeutische Gesprächsführung entwickelte, auch seit vielen Jahren im pflegerischen Kontext eine große Bedeutung entfaltet hat. Dass die Beziehungsgestaltung als ein zentraler Aspekt pflegerischen Handelns auch eine therapeutische Wirkung haben könnte, vergrößert ihren Wert weiter. Das Gewicht der Beziehungsgestaltung gerade im Kontext der Behandlung von Menschen mit Demenz zeigt sich auch darin, dass es bisher nur einen einzigen Expertenstandard zur Pflege von Menschen mit Demenz gibt, der allerdings die Beziehungsgestaltung in den Mittelpunkt rückt[9].

In der Pflegeprofession ist Beziehung und Beziehungsgestaltung durchaus zentral. Zahlreiche Pflegetheoretikerinnen fokussierten die Ebene der Interaktion im Kontext von Pflege. Schon Hildegard Peplau und Joyce Travelbee betonen den therapeutischen Effekt der pflegerischen Beziehung (vgl. Büker & Lademann, 2019). Folgt man der Darstellung der vier Wissensquellen der US-amerikanischen Pflegetheoretikerinnen Peggy Chinn und Maeona Kramer, so wird die Person der Pflegenden als Teil eines therapeutischen Settings mit einer therapeutischen Wirkung zum unumstößlichen Teil pflegerischen Handelns (vgl. Chinn & Kramer, 2008). Möglicherweise wird auch hier die Profession der Pflegenden in der Wirkweise ihres Handelns gesellschaftlich noch weitgehend unterschätzt.

Auch gegen soziale Ungleichheit zu wirken, ist ein wichtiger Aspekt pflegerischer Beziehungsarbeit. Die Chancen zu sozialer Teilhabe sind ungleich verteilt, was keineswegs nur an etwaigen geistigen und körperlichen Einschränkungen liegt; soziale Ungleichheit in dieser Hinsicht liegt zunächst unabhängig davon vor. So »bestimmt sich die soziale Zugehörigkeit Einzelner und sozialer Gruppen sowohl über ein subjektives Zugehörigkeitsgefühl als auch über die Form der praktischen Teilhabe« (Behrmann et al., 2018, S. 13). Sie ist bei den Bewohnerinnen nur zu gewährleisten, wenn ihr subjektives Wohlfühlen sowohl in der Einrichtung wie auch in der Gruppe, wie auch mit den Pflegenden gegeben ist, und die Bewohner aktiv in die Alltagsgestaltung eingebunden werden. Hier Teilhabechancen zu verbessern, ist eng verbunden mit Vorstellungen guter Pflege.

Chinn und Kramer zeigen auf, wie die vier Wissensquellen (empirisch, ethisch, ästhetisch und personbezogen) zu einem emanzipatorischen Wissen führen. Ihr Konzept fußt auf der Erkenntnis, dass die Person der Pflegenden in einem kontinuierlichen Prozess der Auseinandersetzung mit sich selbst, den eigenen Konflikten und den durch die Pflegepraxis ausgelösten Konflikten ist. Dabei steht der therapeutische Einsatz des Selbst, also der eigenen Person, in der Pflegepraxis im Zentrum der Pflege als eine Heilkunst (vgl. Chinn & Kramer 2008). Selbstkenntnis ist demnach die Grundlage dafür, das eigene Selbst therapeutisch in der Pflegesituation einzusetzen (ebd.)

Im Alltag besteht aus vielerlei Gründen heraus die Gefahr, die Personzentrierung auf die Anwendung von Techniken zu reduzieren (Morton 2002) – hier finden wir die Kommu-

---

9   Expertenstandard »Beziehungsgestaltung in der Pflege von Menschen mit Demenz«, vgl. www.dnqp.de.

nikationsformen, die auf »Überlisten« setzen, die mechanistisch bestimmte biographische Knöpfe drücken und eine definierte Reaktion erwarten. Sowohl die Typen 1.S1 »Übergeordnete pflegerische Ziele verfolgen« und 1.S2 »Regelbetrieb/Routinen aufrechterhalten« wie auch 2.S1 »Grundbedürfnisse erfüllen« und 8.S1 »Kommunikation als Strategie« setzen diese Techniken ein, zum Teil mit gutem, zum Teil mit schlechtem Gewissen.

Das Gegengift ist das einfühlend-leibliche Da-Sein, in der Situation mitfühlen und spüren, was mein Gegenüber fühlt. Die personzentrierte Kommunikation im Sinne Kitwoods finden wir vor allem bei 4.B1 »Wohlbefinden« und bei 8.B1 »Kommunikation als vielschichtiges Mittel der Verständigung«.

Dieses Bemühen, buchstäblich mit Leib und Verstand, führt ohne den Einsatz von Strategien, Techniken und ohne die notwendige Reflexion, kurzum: nicht professionell eingesetzt, fraglos zur Überforderung und zum Verbrennen der Pflegenden. Aber wenn es Pflegenden gelingt, solche Begegnungen mit tiefem Verständnis und einem umfassenden sich Einlassen auf den anderen immer einmal wieder herbeizuführen, führt das zur Bestätigung des anderen Selbst mit all den positiven Effekten, die damit in Zusammenhang stehen. Von der wechselseitig größten Zufriedenheit berichten Typen, die sowohl auf ihr Gegenüber wie auch auf sich selbst hören und umzusetzen versuchen, was ihnen guttut (1.B1 »Gemeinsame Lösungen finden« und 1.B2 »Am aktuellen Moment orientieren«). Diejenigen, die dazu die Technik der Validierung einsetzen, tun das oftmals, ohne den nächsten notwendigen Schritt des Lösens der Probleme zu gehen; damit gelingt es in den von den Interviewten beschriebenen Situationen, die konfliktäre Situation zu lösen, allerdings ohne nachhaltigen Effekt.

Auch hier stellt sich uns nach einem ersten, scheinbar klaren Eindruck wieder die Frage, ob nicht auch diejenigen, die jemandem etwas vorspielen, ihr/sein aktuelles Problem lösen. So berichtete eine Pflegende davon, wie es ihr mit einem Scherz gelungen ist, die Enttäuschung einer Bewohnerin darüber, dass ein Kollege ihr wiederholt nicht den versprochenen Fisch zum Essen mitgebracht hat, vergessen gemacht zu haben; dem weiter oben erwähnten Pastor war vermutlich, in seiner Berufsrolle angesprochen, das Gefühl mangelnder Anerkennung genommen, und zwar bei den genannten Beispielen ohne zugrunde gelegtes theoretisches Konzept.

Dennoch funktioniert dieses anspruchsvolle Eingehen auf sein Gegenüber sicherer, wenn es als reflektierter Prozess vollzogen wird. Auch im Sinne der Professionalität kann ein solch reflektiertes Verhalten erwartet werden. Professionell zu pflegen bedeutet nicht zuletzt, dass es nicht zufällig geschieht, weil es gerade so passt, sondern weil die Pflegeperson einen Plan hat, diesen umsetzt und auch begründen kann. Damit würden die Beziehungs- und Begegnungsgestaltung weniger vom Zufall und den Eigenschaften der Pflegenden abhängig sein, wie von Baranzke & Güther (▶ Kap. 2) dargelegt:

»Wenn Pflegekräfte die psychologischen Beratungstechniken des reflektierenden Zuhörens, der Exploration, der Wärme und des Akzeptierens anwenden und in der Tradition von Rogers die Gefühle des Klienten ›reflektieren‹, dann können sie sich in die versteckten Bedeutungen und Emotionen einfühlen, die sich hinter verwirrten verbalen und verhaltensmäßigen Ausdrücken verbergen.« (Goudie & Stokes, 1989, S. 37, zitiert nach Morton, 2002, S. 107).

Im Vergleich zu psychologischen Beratungskonzepten geht das Konzept der Leiblichkeit noch einen Schritt weiter, nämlich in den Bereich des Atmosphärischen. »Begegnung heißt daher auch, sich dieser atmosphärischen Wirkung im Umkreis des Anderen auszusetzen, sich von ihr durchdringen zu lassen.« (Fuchs, 2000, S. 215). Durch das Sich-durchdringen-Lassen, das Erspüren, leibliche Wahrnehmen der Atmosphäre des zu versorgenden Menschen wird das Unaussprechliche erfahrbar, wird Nicht-Ausdrückbares lesbar und werden nicht denkbare Lösungen möglich.

Dies geschieht eben nicht durch kognitive, analytische Denkbewegungen, sondern durch die Reflexion der eigenen Empfindungen. Dies geschieht in einer pendelnden Hin- und Her-Bewegung zwischen leiblichem Erleben und darüber Nachdenken. Fuchs spricht in diesem Kontext von »Oszillieren« (vgl. Fuchs, 2000). Das angewandte Konzept der Leiblichkeit stellt einen solchen Reflexionsmoment als hilfreich für beide, Pflegende und Bewohner, dar. So sind Pflegende nicht verloren im »Kräftefeld« (Fuchs, 2000, S. 236) der Atmosphäre, der sie sich ausgesetzt haben, sondern können erkennen, dass die »[…] eigene leibliche Betroffenheit mit dem atmosphärischen Ausstrahlen von etwas oder jemanden zu tun hat. So wird das Erleben reflektierbar und setzt dem reinen Ausgesetzt-Sein eine Handlungsmöglichkeit entgegen« (Weidert, 2007, S. 96).

Wir finden bei den rekonstruierten Typen Techniken der Validation (so werden Bewohnerinnen, die immer wieder mit demselben Wunsch, nach Hause zu gehen, kommen, unterschiedliche Angebote gemacht: vom Erzählen der »Wahrheit« (E1–PP1) bis zu unterschiedlichen Ablenkungsversuchen), der Herstellung eines sicheren Raums (etwa indem einer Bewohnerin, die große Schwierigkeiten mit dem Gewaschenwerden hatte, durch schrittweises Vorgehen, bei dem sie möglichst viel Kleidung anbehalten konnte, ein Minimum an Intimsphäre belassen wurde) und des Erleichterns von Interaktion (z. B. indem auf Eigenheiten bei der Ansprache eingegangen wurde, entweder durch Ausprobieren oder durch Aufgreifen von Hinweisen aus der Biografie), wie sie Kitwood vorgesehen hat (Kitwood, 2019). In diesem Punkt bestätigt auch unsere Untersuchung, was Kitwood hervorgehoben hat, dass nämlich die Pflege von Menschen mit Demenz »jemanden, der offen, flexibel, kreativ, mitfühlend und reaktionsbereit ist und sich innerlich wohlfühlt« (Kitwood, 2019, S. 211) erfordere.

Es sei noch einmal betont, dass die Pflege von Menschen mit Demenz ganz andere Aufgaben und Ziele hat als die Psychotherapie. Theoretikerinnen haben dennoch mit gutem Grund die Parallelen und möglichen Überschneidungen bei einsetzbaren Techniken herausgearbeitet. Eine zweite Parallele ergibt sich aus der Notwendigkeit, die in der Pflege ablaufenden Prozesse als Interaktion zu begreifen. Nur wenn es Pflegenden gelingt, ihre Rolle und ihre Handlungspraxis einschließlich bewusst eingesetzter Techniken zu reflektieren und ggf. auch bei sich selbst gegenzusteuern, kann diese Beziehung dauerhaft funktionieren und je nach Verlauf der Demenz auch immer wieder neu aufgebaut werden. Benötigt wird also eine durchgängige Achtsamkeit in der Begegnung. Routinen, Erfüllungszwänge und normative Vorgaben, die erfüllt werden müssen, erschweren oder verhindern gar den achtsamen Umgang und die schwebende Aufmerksamkeit (Döttlinger, 2018).

Hier schließt sich der Kreis zur Habitusanalyse: Die Typen, denen es am deutlichsten gelingt, tragfähige Beziehungen aufzubauen und ihre Interaktionen und Handlungspraktiken immer wieder neu auszutarieren, zeichnen sich dadurch aus, dass sie professionell und wissensbasiert begründet über ein breites Spektrum an kommunikativen Fähigkeiten und große Empathie verfügen.

Wenn man unsere Ergebnisse mit denen anderer Habitus-Studien vergleicht, ergeben sich interessante Parallelen – und Unterschiede.

Judith Bauer (2022) fasst in ihrer Dissertation verschiedene dazu herangezogene Habitusstudien in der Altenpflege wie folgt zusammen: Im Hinblick auf die Arbeit von Constanze Eylmann (2015) betont sie die primärsozialisatorische Prägung (vor allem in Gemeinschaftlichkeit und Familienorientierung). Das führt auch zu der großen Bedeutung, die später den Arbeitsteams zugemessen wird und gilt insbesondere für die deutsche Situation. Denn bei einem Vergleich von studierten Pflegekräften zwischen Deutschland und Australien kommt Flaiz (2018) zu dem Befund, dass der Orientierungsrahmen der deutschen Pflegekräfte wesentlich durch ihre Primärsozialisation geprägt ist, die somit für den Habitus entscheidend sei. Hingegen scheint bei den australischen Pflegekräften die spätere, berufliche Sozialisation im akademischen Umfeld zur Habitusbildung beizutragen. Dieser Befund ist deswegen zu betonen, weil im Unterschied zu Australien die Akademisierungsquote in der deutschen Pflege nur bei wenigen Prozent liegt, konkret auf die Altenpflege bezogen ist der Anteil vernachlässigbar.

Meggi Khan-Zvorničanin (2016), deren Ergebnisse unter dem Stichwort von der »Klugheit der Praxis« aufgegriffen werden, hat rekonstruiert, nach welchen verborgenen Regeln die Praxis funktioniert und wie die Akteurinnen in der Praxis tatsächlich handeln. Im Unterschied zu Elymann (2015) wird die Primärsozialisation eher randständig behandelt, stattdessen durch eine umfassende Analyse der Versorgungspraxis bei Menschen mit Migrationshintergrund die berufliche Sozialisation in verschiedenen Settings – von der ambulanten Versorgung über die stationäre Pflege bis zur Offenen Altenhilfe – dargelegt.

Wenn wir über organisationsbezogene Einflüsse nachdenken, dann ist der Hinweis auf die Studie von Sonja Kubisch (2008) zwingend. Sie hat untersucht, ob sich habituelle Muster beim Umgang mit sozialer Differenz in Einrichtungen der freien Wohlfahrtspflege zeigen. Ihre These war, dass die Organisation einen konjunktiven Erfahrungsraum ausbildet, in dem die Mitglieder in ihrem Handeln kollektive Orientierungen vertreten (Kubisch, 2008, S. 93). Ihr Fokus war allerdings nicht unbedingt die (Alten-)Pflege, befragt wurden Mitarbeiter verschiedenster Qualifikationen, beispielsweise in der Sozialpädagogik aber auch in der Verwaltung. Wichtig war für sie weniger der professionelle Hintergrund, eher die Unterscheidung zwischen der Mitarbeiter- und der Leitungsebene (Kubisch, 2008,

S. 117 f.). Im Kern ging es ihr um die Organisationsdynamik in der stationären Langzeitpflege, weniger um die habituelle Konfiguration der Altenpflege. Wichtig für uns ist aber ihr Ergebnis im Hinblick zwei konjunktive Erfahrungsräume in den Organisationen – zum einen die »Leistungsorientierung« und zum anderen die »Außenorientierung«. Der Hinweis auf die Organisationskultur (und der damit verbundenen einrichtungsspezifischen konjunktiven Erfahrungsräume) bleiben natürlich nicht ohne Einfluss auf die Pflegenden vor Ort. Weniger für den Habitus der Pflegenden direkt, aber als Hintergrund und Erfordernis für handlungsleitende Orientierungen, sollte dieser Aspekt – neben primärer und beruflicher Sozialisation – nicht ignoriert werden.

Insgesamt fasst Bauer (2022, S. 235) die Gründe, warum Menschen in die Altenpflege gehen, wie folgt zusammen: »Die Motive der Berufswahl bestehen bei den Befragten meist darin, dass dieser Beruf bereits in der Familie ausgeübt wird, etwas Sinnvolles getan werden sollte oder mangelnde Alternativen gegeben sind«. Eben diese Gründe finden sich auch bei den von uns in der HALT-Studie befragten Personen. Hinsichtlich einer positiven Konnotation der Teamarbeit ist unser Sample allerdings nicht homogen; auch die Betonung von Selbstlosigkeit als für die Berufsausübung zentral findet sich nicht durchgängig. Die von Eylmann konstatierte Orientierung am Team zuungunsten einer Ausrichtung und Umsetzung der in der Ausbildung erlernten Konzepte konnten wir hier nicht finden; unter Umständen liegt das daran, dass zwei Einrichtungen ausgewählt wurden, die die Umsetzung wissenschaftlich fundierter Konzepte forcieren. Dieser Linie folgen die Befragten zwar nicht immer, sie schafft aber ein Klima, in dem wissenschaftliche Erkenntnis zur Organisationskultur gehört; dem offen zu widersprechen, ist sicher schwierig.

7.3 Haltung

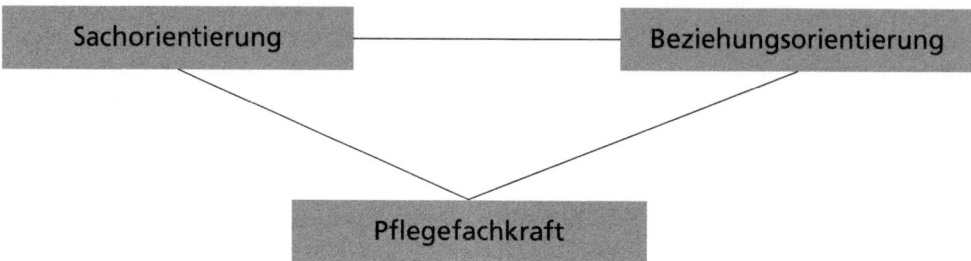

Abb. 7.1: Haltung (eigene Darstellung)

Unsere Ergebnisse zeigen das Spannungsverhältnis zwischen einer Sachorientierung und einer Beziehungsorientierung. Wie es der einzelnen Pflegefachperson gelingt, Bedürfnisse und Routinen zu verbinden bzw. auszubalancieren, hängt davon ab, wie sie sich selbst in ihrem beruflichen Verständnis zwischen diesen Polen positioniert. Diese Positionierung, die immer auch Ausdruck der jeweiligen normativen Ausrichtung ist, bringt die Pflegefachperson mehr oder weniger unter Druck, was wiederum Auswirkungen auf die Begegnung mit Menschen mit Demenz haben kann. Dieser Druck ist vielfältig: Es kann sich um inneren, moralischen Druck handeln, der immer dann entsteht, wenn eigene normative Vorstellungen aufgrund äußerer Bedingungen nicht umgesetzt werden können – eine Situation, die so typisch für die Pflege ist, dass Karin Kersting bereits 1999 vom »Coolout« gesprochen hat, einem Schutzmechanismus, mit dem Pflegende sich innerlich distanzieren und zunehmend desensibilisieren, um dieser Zwangslage zu entkommen und im Berufsalltag bestehen zu können. Druck entsteht selbstverständlich ebenso durch Forderungen anderer; je nach beruflicher Position gibt es mehr oder weniger Möglichkeiten, sich dem zu widersetzen; beide Formen verstärken sich wechselseitig. Wir wollen uns abschließend den Umgang der von uns rekonstruierten Typen mit den vorfindbaren Rahmenbedingungen ansehen. Wie flexibel jemand mit den, in der Regel einschränkenden, Umweltbedingungen umgeht, umgehen kann, hängt nicht zuletzt vom jeweiligen beruflichen Habitus ab. Wir haben bei den beiden untersuchten Einrichtungen, die intern je gleiche Rahmenbedingungen bieten, extern für beide das gleiche gesellschaftliche Klima und die rechtlichen Vorgaben zu beachten haben, die schon vorgestellte breite Palette mit Praktiken und Routinen gefunden. Was noch fehlt, ist den Zusammenhang zwischen beidem herzustellen.

Hier sei noch einmal auf die gute Nachricht verwiesen, dass die Haltung einer personzentrierten Pflege im Sinne einer grundsätzlichen Einsicht zur Bedürfnisorientierung in der Versorgung von Menschen mit Demenz angekommen ist. Konzepte als rahmendes Moment geben grundsätzlich theoretische Haltungen vor. Die Ausgestaltung und Umsetzung gelingen immer in Abhängigkeit vom jeweiligen Habitus der Person. Während von Baranske & Güther (▶ Kap. 2) verschiedene Konzepte, Ideen und Denkrichtungen bezogen auf gute Pflege von Menschen mit Demenz aufgezeigt werden, zeigt sich in den Ergebnissen unserer Studie sehr deutlich, dass Pflegefachpersonen in ihrer alltäglichen beruflichen Wirklichkeit das Spannungsverhältnis zwischen Sachorientierung und Beziehungsorientierung immer wieder auszugleichen versuchen. Das ist eine leibliche und emotionale Kraftanstrengung, die mit den Wirkweisen zweier Faktoren einhergeht, die den pflegerischen Habitus maßgeblich bestimmen und auch verändern können: das Othering und der moralische Stress. Beide sind gut untersuchte Phänomene, auf die wir auch in unserer Untersuchung getroffen sind.

Das medizinisch geprägte, in der Pflege noch häufig anzutreffende, Menschenbild »ist bestimmend für Vorstellungen von Krankheit, Pflegebedürftigkeit und für die Beziehung zwischen Hilfebedürftigen und professionell Sorgenden« (Friesacher, 2008, S. 324 f.), die diesem Verständnis folgend durch eine »professionelle Distanz« (Brückner, zitiert nach Schniering, 2019, S. 156) bestimmt sein soll. Dem entspricht das tätigkeitsorientierte und körperzentrierte Verständnis der eigenen Profession, wie wir es im Zusammenhang mit einigen sachorientierten Typen rekonstruiert haben (1.S1 »Übergeordnete pflegerische Ziele verfolgen«, 1.S2 »Regelbetrieb/Routinen aufrecht erhalten«, 2.S1 »Grundbedürfnisse erfüllen«, 3.S1 »Orientierung an äußeren Standards«). Das Gegenbild wird durch die Beziehungsorientierung, die überwiegend leibbasiert agiert und entsprechende Handlungspraktiken ausgebildet hat (2.B1 »BW ein Zuhause geben«, 2.B2 »Wohlfühlen erreichen«, 3.B1 »Beziehungsgestaltung«, 5.B1 »Nähe«, 7.B2 »Orientierung an individuellen Kommunikationsformen«). Die historische Entwicklung und noch immer häufig die individuelle Motivation zielen aber auf die beziehungs- und emotionsgenerierenden Aspekte (Schniering, 2019, S. 156).

Bei allen Typen finden sich Praktiken zum Umgang mit eigenen und fremden Emotionen, die nicht bestritten, aber je nach Typus sehr unterschiedlich zugelassen werden. Ein Teil derjenigen, die mit diesen Emotionen arbeiten, folgt dann nicht dem beschriebenen Menschenbild und der herrschenden Vorstellung von Professionalität; bei den anderen werden auftretende Gefühle in professioneller Distanz analysiert, reflektiert und kanalisiert bzw. unterbunden. Befördert wird ein solcher Umgang durch ein tätigkeitsorientiertes Verständnis der eigenen Profession und die Konzentration auf Verrichtung (ebenda).

Konflikte entstehen somit fast zwangsläufig auf mehreren Ebenen: intrapersonell, weil die Bewältigung von emotionalen und stark fordernden Situationen oftmals »nicht Teil des Professionsverständnisses ist, sondern dem individuellen Gutdünken und Können obliegt« (Brückner, zitiert nach Schniering, 2019, S. 157), interpersonell, da in der Erwartungshaltung der zu Pflegenden »die emotionale Sorge also klarer Bestandteil der Leistungen beruflich Sorgender« (ebenda, S. 156) ist.

Othering

Für die Haltung konstitutiv ist es, wie ich mein Gegenüber sehe. In diesem Zusammenhang wird häufig der Begriff des »othering« verwendet. »Die Differenz betont die Distanz zum Fremden, da er in seiner Fremdheit scheinbar bedeutungslos für die eigene Wirklichkeit geworden ist« (Reuter, 2002, S. 10). Das genau gilt für die Konstruktion des »Anderen« in der Pflege nicht: Sie/er wird zum zentralen Faktor für die Organisation des eigenen Berufsalltags, wohingegen die Wirkung der Konstruktion des Fremden auch bei den rekonstruierten Typen sichtbar wird; »Fremdes löst Unruhe aus, bedroht die Identität und durchbricht die Tradition« (ebenda). Hier reagieren die Typen (5.S1 »Distanz«, 6.S1 »Aufgabenteilung und Strukturen«, 8.S1 »Kommunikation als Strategie«) mit Distanzierung, Sachlichkeit, Betonung des Einhaltens von Regeln und Routinen.

»In gewisser Weise war der Fremde unordentlich, da er sich auf den ersten Blick der vorherrschenden Ordnung widersetzte.« (Reuter, 2002, S. 11). Mit herausforderndem Verhalten (z. B. Bartholomeyczik et al., 2006) konstruieren Menschen mit Demenz zunächst Fremdheit, wobei sie die entsprechenden, vor allem emotionalen Reaktionen beim Gegenüber auslösen. Unterschiedlich ist dann, wie die Typen damit umgehen: Bezogen auf das emotionale Involviert-Sein antworten einige darauf, indem sie Distanz und Sachlichkeit schaffen, ihre eigenen Bedürfnisse beachten und auf Fachwissen vertrauen; den Gegenpart bilden diejenigen, die Beziehung und Emotionen als Richtschnur nehmen, Beziehung aufbauen, ihre eigene emotionale Beteiligung zulassen, auf eigene Emotionen vertrauen.

Jedoch ist es wenig hilfreich, alle Prozesse der Wahrnehmung eines Gegenübers als othering zu bezeichnen. Da, wo dieses Erkennen des Gegenübers als einer anderen Person mit Aspekten von Macht, Wertigkeit, Normen verbunden wird, kommt es in der Regel zu ausgrenzungsrelevanten Praktiken, wie wir sie bei Typen gesehen haben, die bei der Umsetzung von Pflegehandlungen reibungslose Abläufe und die Logik der Pflegeplanung den zeitlichen Bedürfnissen der Bewohnerinnen und der Orientierung am aktuellen Moment überordnen.

Aber was bewirkt nun die Praxis des »othering«? Wie Michael Coors und Gerald Neitzke zeigen, ist »othering« (nicht nur) im Zusammenhang des Gesundheitswesens »moralisch negativ konnotiert« (Coors & Neitzke, 2018, S. 163); sie beschreiben es als einen gleichzeitig unvermeidbaren und ethisch problematischen Prozess. Rekurrierend auf die Arbeiten von Mary Canales kann »othering«, wenn der Begriff weit gefasst wird, sowohl in- wie exkludierende Praktiken einschließen; der für den im üblichen Sprachgebrauch konstituierende Aspekt der Machtasymmetrie wird so allerdings relativiert. Wir konstruieren alltagspraktisch permanent Differenzen, über die wir uns definieren.

»Radikale Fremdheit bedeutet dabei im Sinne von Waldenfels (2012), dass das Fremde »weder aus Eigenem hergeleitet noch ins Allgemeine übersetzt werden kann«, (Waldenfels, 2012, zitiert nach Coors & Neitzke, 2018, S. 195). Mit Waldenfels argumentieren sie weiter, dass die Bestimmung des Selbst nur in Abgrenzung zum Anderen möglich ist. Das beschreibt eine klassische (leib)phänomenologische Position, die aber auch in der Psychoanalyse zu finden ist. So ist etwa die erste Erfahrung eines Neugeborenen »[…] die leibliche Verschmolzenheit, die Erfahrung nicht des eigenen Körpers, sondern des »Körpers-in-Verbindung-mit-anderen«« (Küchenhoff, 2018, S. 85), oftmals praktisch erfahren durch das Trinken an der Brust« (Nover, 2022, S. 55). Der Unterschied zwischen inkludierenden oder neutralen Praktiken und den exkludierenden liegt darin, ob zum Gegenüber ein Bezug oder eine diskriminierende Ausgrenzung hergestellt wird.

Auch durch othering gebildete Vorurteile können zu Fehldeutungen z. B. zugrundeliegender Handlungsmotive führen, Coors und Neitzke (2018) führen das auf kommunikative Defizite zurück. »Othering des jeweils Anderen kommt in kommunikativen Interaktionen immer dann vor, wenn bei einem der Gesprächspartner die Bereitschaft dazu fehlt, sich in seinem eigenen Verständnis der Äußerung des Anderen von diesem korrigieren zu lassen, so dass das jeweils eigene Verständnis der Äußerung des Anderen absolut gesetzt wird« (ebenda, 197). Praktiken des unbedingten Umsetzens der eigenen Pläne stützen das, Praktiken der Wahrnehmung des Momentes wirken dem entgegen. Wir finden Beispiele des stereotypischen Verallgemeinerns, wenn Pflegende über »die« sprechen, wie wir auch Beispiele des genauen Zuhörens und immer neuen Interpretierens haben (1. B2 »Am aktuellen Moment orientieren«, 3.S2 »hermeneutisches Fallverstehen«, 3.B1 »Beziehungsgestaltung«, 4.B1 »Wohlbefinden«, 5.B1 »Nähe«, 7.B2 »Orientierung an individuellen Kommunikationsformen«, 8.B1 »Kommunikation als vielschichtiges Mittel der Verständigung«). Wenn wir aber die anderen nur in Abgrenzung zu uns selbst erkennen, ist damit eine Asymmetrie quasi unüberwindbar, wenn mit dieser Abgrenzung eine Wertung verbunden ist. Wahrnehmungen des anderen als

Person sind dabei weniger anfällig für Abwertungen als Wahrnehmungen des anderen als Teil einer anderen Gruppe. Sobald wir anfangen, unser Gegenüber einer Gruppe zuzuordnen, ist die Gefahr sehr groß, dass damit (Ab-)Wertungen verbunden sind (Coors & Neitzke, 2018, S. 202). Gleichzeitig gibt es viele unterschiedliche Möglichkeiten der Grenzziehung und somit auch der Perspektiven. Welche davon in der jeweiligen Situation als maßgeblich angesehen wird, unterliegt einem Aushandlungsprozess der Interagierenden. »In diesen Prozess der kommunikativen Aushandlung treten die beteiligten Personen aber bereits von vornherein asymmetrisch ein« (Coors & Neitzke, 2018, S. 199), da in einer Pflegesituation die Abhängigkeit ungleich verteilt ist. »Othering hat darum vor allem den Effekt, bereits asymmetrische Beziehungen in ihrer Asymmetrie zu verfestigen oder zu intensivieren« (ebenda). Die Autoren gehen davon aus, dass diese Prozesse vor allem in der Gesundheitsversorgung häufig vorkommen, da hier Formen asymmetrischer Kommunikation (Reichertz, 2009) typisch sind.

Wird Othering in diesem Sinne praktiziert, verschärft sich die ohnehin bestehende Ungleichheit zwischen Bewohnerinnen und Pflegenden weiter. Wir legen hier den umfassenden Begriff von Ungleichheit zugrunde, den Reinhard Kreckel bereits vor 30 Jahren so definiert hat: »wer von sozialer Ungleichheit spricht, spricht stets von gesellschaftlich verankerten Formen der Begünstigung und Bevorrechtigung einiger, der Benachteiligung und Diskriminierung anderer« (Kreckel 1992, S. 15). Das gilt ebenso für die Mesoebene der Langzeitpflegeeinrichtung wie für die Mikroebene der in ihr vorfindbaren sozialen Beziehungen und der dort herrschenden Praxis im Umgang mit Normen(vielfalt) und ihrer Durchsetzung bzw. ihrem Unterbinden. Es betrifft vor allem den weiter oben erwähnten Aspekt der Macht im Weberschen Sinne.

»Welcher Aspekt der je eigenen kulturellen Identität in einer konkreten Situation im Vordergrund steht (z. B. die Identität als Mann, als Arzt, als Ägypter, als Moslem), wird darum dem jeweiligen sozialen Kontext entsprechend zwischen den beteiligten Personen ausgehandelt« (Coors & Neitzke, 2018, S. 193). Übersetzt auf die Altenpflege bedeutet das in unserem Kontext, dass diejenigen, die in der Lage sind, die gerade aktuell bedeutsame Facette der Identität für die laufende Interaktion zu erkennen und anzusprechen, ihr Gegenüber »auf dem richtigen Fuß erwischen«. Für die Typen bedeutet es auch, entgegen zunächst in unserer Interpretationsgruppe herrschenden Vorbehalten gegenüber dem »Täuschen« der Bewohner, dass das durchaus eine ethisch richtige Strategie zum An- und Ernstnehmen sein kann. Hier könnten sich Handlungspraxis und theoretisches Konzept treffen, wenn die jeweilige Situation als Validierung im Sinne Naomi Feils (2010) verstanden werden kann. Das ist sicher nicht in jeder beschriebenen Situation der Fall, wie aber auch nicht im Gegenteil alles in dieser Hinsicht Beobachtete als Täuschung zur Durchsetzung eigener Ziele gewertet werden kann. Das entscheidende Kriterium ist, inwieweit die Pflegenden ihr Gegenüber als »participants in the reflexive production of meaning« (Rawls & David zitiert nach Coors & Neitzke, 2018, S. 198) wahrnehmen und behandeln. Kann das bejaht werden, wird Ungleichheit gemildert, bei Verneinung Macht ausgespielt. Aufgehoben wird dieser Effekt in Prozessen der Zwischenleiblichkeit, des Spürens, des leibbasierten Verstehens. Der leibphänomenologische Ansatz als fehlendes Puzzlestück schließt hier eine Leerstelle. Dies ist auch in unseren Daten zu finden, wenn Pflegende von »Detektivarbeit« und »spüren« sprechen. So wird die »Arbeit an der Person« nach Kitwood eine »Arbeit mit der Person in Resonanz«, wenn die Personenzentrierte Pflege um die leibphänomenologische Ebene ergänzt wird.

Um die geschilderte Asymmetrie und damit verbundene Othering-Effekte abzumildern, schlagen Coors und Neitzke unter anderem die Strategie des inkludierenden Othering vor, das auf einer reflektierenden Perspektivenübernahme beruht; dazu sind die Selbstreflexion unter Anerkennung der eigenen Subjektivität, die Perspektivübernahme und das Verstehen notwendig[10]. Auch wenn das im zitierten Artikel keine Rolle spielt, halten wir diese Strategien für geeignet, gleichzeitig auch zur Verringerung des moralischen Stresses beitragen zu können.

Moralischer Stress

Während Othering stärker auf inneren Prozessen beruht, hängt der moralische Stress stärker von den herrschenden Rahmenbedingungen der Einrichtung ab.

Er kann »Gefühle von Frustration, Verzweiflung, Erschöpfung und Schuld« (Holsten, 2017, S. 43) auslösen. Wir sehen in unserem Sample zwei weitere, bereits bei Berta Schrems (2017, S. 13) beschriebene Effekte von moralischem Stress: Resignation und Fluchttendenzen einerseits, eine Schärfung des Bewusstseins für ethische Fragen andererseits. Das Phänomen des moralischen Stresses ist eine wohl bekannte, häufig untersuchte und beschriebene Herausforderung pflegerischer Arbeit. Berta Schrems konstatiert dennoch, dass trotz über 35-jähriger Beschäftigung der Forschung mit dem Thema bislang der »Nachweis der Wirkungen möglicher Lösungen zu seiner Vermeidung und Milderung [... d. A.] noch zu wünschen übrig« lasse (Schrems 2017, S. 11). Die Verbindung von Stress, genauer Disstress als Bezeichnung der negativ konnotierten Form, und moralischem Dilemma setzt die Betroffenen durch den entstehenden Gewissenskonflikt enorm unter Druck. Moralischer Stress entsteht aber schon früher, Auslöser können auch eine individuelle Unsicherheit oder andere Formen von Konflikten, z. B. mit Kollegen oder Patientinnen sein (ebenda, S. 13 f)[11].

Wir gehen davon aus, dass sich moralischer Stress berufsspezifisch zeigt, die Dilemmata in der Pflege also andere sind als etwa bei der Polizei oder in der Politik. Das liegt nicht zuletzt an der Entwicklung des Pflegeberufes. »Die beiden Gesichter der Pflege: Profession und Berufung, sind für die Krankenpflege bis heute konstitutiv« (Nover, 2021, S. 4). Daher, so auch die Meinung von Eva Senghaas-Knobloch, wird Pflege »mit der Aura einer besonderen Berufung und Lebensform« verknüpft (zitiert nach Nover, 2021, S. 4), mit dem Effekt, dass Fürsorge, verstanden als »Beziehungen des Sorgens füreinander« (Nussbaum, 2010, S. 185), zugleich Haltung und Aufgabe, Moral und Berufspraxis umschreibt.

Die zentralen Faktoren für das Aufkommen und die Bewältigung von moralischem Stress sind das in der Einrichtung herrschende ethische Klima (Schrems, 2017) und die zur Verfügung stehenden Ressourcen (Holsten, 2017). Schrems nennt darüber hinaus noch u. a. hierarchisches Machtgefälle, geringe Beteiligung an Entscheidungen, Zusammenarbeit mit der Medizin, Mangel an Wissen, Durchsetzungsvermögen oder Macht, Selbstzweifel, fehlende Autonomie, unzureichende Kommunikation, Duldung fragwürdigen Verhaltens (Schrems, 2017, S. 18 ff). Viele dieser Aspekte haben wir in den Interviews, wie beschrieben, gefunden. Hier zeigt sich auch die Bedeutung einer gelungenen Umsetzung von Pflegekonzepten, die ethische Aspekte betonen: Maßnahmen zur Verringerung des Disstresses müssen die Organisation miteinbeziehen und daher sowohl an der individuellen wie auch an der strukturellen Ebene ansetzen (Schrems, 2017, S. 23).

---

10 Techniken, wie sie auch in der Methodologie qualitativer Forschung verlangt werden.

11 Eine Differenzierung nach Art und Schweregrad findet sich bei Schrems (2017, S. 15 ff.)

Die »Klugheit der Praxis«

Die pflegerische Arbeit bewegt sich in einem Spannungsfeld – wir haben dies als Gegensatz von Sach- und Beziehungsorientierung gekennzeichnet. Khan-Zvorniĉanin (2016) charakterisiert die Basistypik als Dilemma zwischen einem verstehenden, sozialen Handeln (mit dem persönlichen Sich-Einlassen auf das Gegenüber) und dem verrichtend-instrumentellen Versorgungshandeln, dem eine Logik der »Kategorisierung, Objektivierung und (Stereo-)Typisierung des Gegenübers inhärent ist« (ebenda, S. 131). Vor dem Hintergrund dieser Situation rekonstruiert sie drei Handlungstypen (bezogen auf eine kultursensible Altenpflege):

Typus A ist am Primat der instrumentellen Expertise orientiert, es geht im Kern ums »richtige Arbeiten« (ebenda, S. 243), sozial verstehendem Handeln kommt nur eine geringe Bedeutung zu. Hier spielt die fachlich-wissenschaftliche Perspektive eine wichtige Rolle. Entweder fügt sich der zu Pflegende in diesen Normalitätshorizont ein, dann kann das instrumentelle Handeln reibungsfrei umgesetzt werden. Oder das ist nicht der Fall, dann ist das instrumentelle Handeln erschwert. Die Abweichung von der Patientenrolle wird – analog der Medizin – als professionelle Zumutung empfunden und kann ggf. soweit führen, dass das berufliche Handeln im Migrationskontext (das war der Fokus der o. g. Studie) vermieden wird. Und konsequenterweise werden dann jene Pflegebedürftigen als »gut integriert« (ebenda, S. 242) wahrgenommen, welche die Expertenmacht der Pflegenden anerkennen.

Typus B bezieht grundsätzlich die Normalitätshorizonte anderer mit ein und versucht das erwähnte Spannungsverhältnis dadurch zu bewältigen, dass eine »Balance zwischen der Anerkennung der individuellen Autonomie einer hilfebedürftigen Person und dem Prinzip der Versorgung« (ebenda, S. 244) hergestellt wird. Es geht um eine dienstleistungsorientierte Haltung, bei der die Pflege eine vermittelnde Position zwischen den Anliegen der Person – hier in der Regel des pflegebedürftigen alten Menschen – und den Logiken des Versorgungssystems zu realisieren versucht. Allerdings können die Unzulänglichkeiten eines nur »kommunikativen Beziehungsmodus« (Bohnsack) nicht abgestellt, letztlich nur durch kompensierende Praktiken beantwortet werden. Dazu gehört nach Ansicht der Autorin vor allem der Austausch von Situationsdeutung im Team wie auch die »Auslagerung« von Beziehungs-, Interaktions- und Verstehensarbeit an Angehörige sowie Kooperationspartner (im Heim wären dies z. B. die Alltagsbegleiterinnen).

Ein »besonderes professionelles Können« (Khan-Zvorniĉanin, 2016, S. 244) wird erst dem Typus C bescheinigt. Er ist auf einen Ausgleich der Relation zwischen verstehenden und instrumentellen Handlungslogiken ausgerichtet – geht sozusagen in der Personenzentrierung noch einen Schritt weiter. Es ist deutlich, dass die Typen B und C eher skeptisch gegenüber dem Typus A eingestellt sind, was übrigens (auch) zur Erklärung einer z. T. grundlegenden Wissenschaftsablehnung breiter Teile der Altenpflegepraxis beachtet werden sollte. Vom habituellen Versorgungsstil ist es der Typus C, der im professionellen Zugang konjunktiv (Bohnsack) ausgerichtet ist. Die Konsequenz: »Hieraus entsteht im professionellen Kontext eine als authentisch und kongruent erlebte Situation der Verbundenheit mit dem Gegenüber jenseits rollenförmigen Handelns und jenseits der Vagheit »kommunikativer« Annäherung« (Khan-Zvorniĉanin, 2016, S. 245).

Und was ist nun die »Klugheit der Praxis«? Sie meint im Kern, dass eine Diskrepanz zwischen dem Fachdiskurs und der real beobachtbaren Logik der professionellen Versorgungspraxis erkennbar wird. Fachlich wird über kulturelle Differenz, die interkulturelle Öffnung etc. gestritten, handlungspraktische Bedeutung kommt diesen Debatten allerdings für die konkrete Pflegearbeit vor Ort nicht zu. Denn die muss sich mit dem Leitproblem der Versorgungspraxis tagtäglich auseinandersetzen – und hier geht es eben um die oben thematisierten divergierenden Handlungslogiken. Diese müssen situativ immer wieder neu ausgehandelt, verbunden oder kontrastiert werden. »Dabei kann insofern von einer »Klugheit der Praxis« gesprochen werden, als jenseits der propagierten Konzepte und Leitbilder des Fachdiskurses ein kontextuell jeweils funktionelles, implizites Wissen bzw. Können im Umgang mit sozialer Heterogenität in den Versorgungsmilieus geteilt wird« (ebenda, S. 284). Und je größer die Spielräume sind, desto eher lässt sich ein verstehender Zugang umsetzen, das zeigen die Typen B und C. Friesacher fasst den zentralen Aspekt so zusammen: »Diese Logik der Praxis basiert auf lebensweltlicher Erfahrung und verknüpft Wissen und Können im Expertenhandeln« (Friesacher, 2008, S. 237).

Das eigentliche Problem besteht unserer Auffassung darin, und diesbezüglich schließen wir unmittelbar an die Ausführungen von Khan-Zvorinićanin (2016, S. 282 ff.) an, dass sowohl Pflegewissenschaft und Pflegepolitik das zentrale Dilemma der Pflegepraxis ignorieren und die professionelle Autonomie, Fantasie und Klugheit vor Ort durch einen immer weiter vorangetriebenen Kosten- und Wettbewerbsdruck, bürokratische Anforderungen und Inszenierungen erodieren. Der Hintergrund ist ein ökonomisiertes Pflegesystem, welches letztlich eine professionelle Pflegepraxis (im hier dargelegten Sinne) immer weiter unterminiert und blind ist für die Ursachenanalyse in einem strukturellen Sinne. Das führt uns zum letzten Teil unserer Ausführungen.

7.4 Impulse

Auf der Basis dieser Erkenntnisse lassen sich handlungspraktische Implikationen diskutieren.

Die Möglichkeiten, die Pflegenden zur Verfügung stehen, um unter dem herrschendem Makro- und dem jeweiligen Mikroklima ihrer Einrichtung ihre Vorstellungen von guter Pflege umzusetzen, sind begrenzt – so weit, so bekannt.

Die von uns Befragten haben aber von Praktiken berichtet, die sowohl Bewohnerinnen wie auch Pflegenden Verbesserungen bringen. Wie wir in der Analyse zeigen konnten, sind einige dieser Praktiken durchaus verallgemeinerbar. Der beschriebene wechselseitige Einfluss von Handlungspraxis und Habitus sowie die Wandlungsfähigkeit des Habitus bieten die Ansatzpunkte und das Potenzial für Veränderungen. Dass diese Veränderungen mit zunehmender beruflicher Sozialisation und habitualisierten Routinen, nicht zuletzt auch durch die enge Verbindung von Habitus und individuellen normativen Setzungen, schwierig und langwierig sind, bleibt dabei der Hemmschuh. Unsere Vorschläge zielen daher einerseits auf die Ausbildung und andererseits auf Zeiten von Umbrüchen, etwa durch geänderte Rahmenbedingungen, ab.

Nach Ulrich Oevermann muss die professionelle Praxis Lösungen für drei Handlungsprobleme finden: für die »Aufrechterhaltung und Gewährleistung einer kollektiven Praxis von Recht und Gerechtigkeit im Sinne eines die jeweilige Vergemeinschaftung konstituierenden Entwurfs« (Oevermann zitiert nach Rychner 2006, S. 23), für die »Aufrechterhaltung und Gewährleistung von leiblicher und psychosozialer Integrität des einzelnen im Sinne eines geltenden Entwurfs der Würde des Menschen« (ebenda, S. 24) und für »die methodisch explizite Überprüfung von Geltungsfragen und -ansprüchen unter der regulativen Idee der Wahrheit« (ebenda).

Die Ergebnisse der HALT-Studie haben gezeigt, dass Pflegende vielfältige Spannungsfelder auf unterschiedlichen Beziehungsebenen zu bewältigen haben. Wir sehen zwei Punkte, an denen angesetzt werden kann, wenn eine Veränderung erreicht werden soll – ob das ein erstrebenswertes Ziel ist, bleibt eine normative Setzung.

Erstens konnten wir zeigen, dass über die Art der Zuwendung und somit der Pflege ganz zentral die Haltung der Pflegenden entscheidet. Die Möglichkeiten hier anzusetzen sind vielfältig. Dazu zählen Schulungen vor allem zur Selbstreflexion, zur multiprofessionellen Zusammenarbeit, zu allen Formen der Kommunikation, zur Wahrnehmung und zum Ernstnehmen von Stimmungen und Gefühlen, sowohl denen der Bewohnerinnen wie auch der eigenen. Letzteres ist vielleicht noch schwieriger, aber gut trainierbar. Wie gezeigt spüren und spiegeln nicht zuletzt Menschen mit demenziellen Erkrankungen die Stimmungen ihres Gegenübers. Die Bedeutung von emotionalen Aspekten, Einfühlungsvermögen und Empathie kann ebenfalls gefestigt werden, um dem oben beschriebenen »medizinischen« Menschenbild etwas entgegenzusetzen und die Logik der Pflege stark zu machen. Auch turnusmäßig angebotene Schulungen, die das eigene Standing in dieser Hinsicht fördern und zu Kreativität und Einfallsreichtum ermutigen, sind fraglos hilfreich.

Es ist *zweitens* offensichtlich geworden, wie sehr das, was wir unter den intrapersonellen Konflikten verschiedener Habitus rekonstruieren konnten, in der Umsetzung strukturelle Veränderungen im System der Langzeitpflege erfordert. So taucht etwa die hier skizzierte Dimension von Sorge, charakterisierbar als »eine grundlegende Praxis der Zuwendung und Achtsamkeit« (Friesacher, 2008, S. 301) im ökonomischen Kalkül nicht auf; es existiert dafür keine Berechnungsgrundlage, was inzwischen überall sicht- und spürbar ist, auch in unseren Interviews. Jedoch wäre gerade dies eine anspruchsvolle, aber mit vielen Typen vereinbare Lösung. Will man dem entgegensteuern, gehört auch dazu, dass institutionell Raum und Zeit für Reflexionen gegeben wird: regelmäßiger Austausch im Team, Förderung von Gelegenheiten zum Dialog, ethische und auf individuelle Förderung der Bewohner bezogene Fallbesprechungen sind hier zu nennen. Über die Förderung von Bewohnerinnen im Team zu sprechen, kann vor Fehleinschätzungen und Überforderung der Bewohner schützen, darf aber nicht zur Verhinderungsstrategie genutzt werden. Hier sind regelhafte Supervisionen das Mittel der Wahl. Es steht zu hoffen, dass diese Form der Unterstützung durch die Verankerung der Reflexion in der Generalistischen Ausbildung mittelfristig alltäglich wird.

Und *drittens* ist es dringend notwendig, den Fokus der (pflege-)wissenschaftlichen Forschung stärker auf grundlegende und nachhaltig bedeutsame Aspekte der Pflegearbeit zu legen. Wir schließen uns hier der Forderung von Matthias Dammert et al. (2016) an, welche die stärkere Hinwendung zu einem »Studies of Work«-Ansatz (vgl. z. B. Bergmann, 2005) thematisiert haben. Statt idealisierte und normativ imprägnierte Versionen einer guten Pflegearbeit immer wieder neu zu bemühen (die dann an der »schlechten« Realität systematisch scheitern), wäre es wichtiger, eine Tiefenbohrung im Hinblick auf die »reale(n) Arbeitsabläufe in ihrem Detailreichtum vorzunehmen« (Dammert et al., 2016, S. 84). Damit stellt sich auch die Frage, warum der Mainstream der pflegewissenschaftlichen Forschung immer stärker in Richtung evidenzbasierter Interventionen ausgerichtet wird, statt den Fokus auf eine nüchterne Analyse der vorhandenen Arbeitswirklichkeit zu richten. Hilfreich ist es in diesem Zusammenhang an eine Tradition anzuknüpfen, die mit dem Begriff der »Aktionsforschung« von Kurt Lewin bereits in den 1940er Jahren vorgestellt wurde (vgl. z. B. Hart & Bond, 2001; Stringer & Aragon, 2020; Williamson et al., 2011). Aktuell verbindet sich dieser Zugang auch mit partizipativen Forschungsansätzen, die auch bereits auf den Gesundheitsbereich übertragen wurden (vgl. z. B.

Hartung et al., 2020; für eine Übersicht aktueller Pflegeforschung s. auch Nover & Panke-Kochinke 2021). Allerdings sind die beiden genannten Perspektiven in der deutschen Pflegewissenschaft und Pflegeforschung häufig nur rudimentär angekommen. Die Erkenntnisse für die Praxis, die daraus resultieren – so unsere Vermutung – dürften mit Konzepten der Nachhaltigkeit und der Transformation allerdings in einem weit höherem Maße assoziiert sein als jede Positiverzählung, die letztlich an ihrer Umsetzung scheitern muss. Letztlich geht es um Praxisent*wicklung*, auch durch den Einsatz von akademisch qualifizierten Pflegepersonen (vgl. hierzu: Schilder & Boggatz, 2022).

Literatur

Baer, U (2010) Innenwelten der Demenz: Eine leibphänomenologische Untersuchung des Erlebens demenzkranker Menschen und der Entwurf einer Begleitung, die ihr Erleben würdigt; [das SMEI-Konzept], 2. Aufl. Neukirchen-Vluyn: Semnos (Fachbücher Therapie kreativ, 5).

Bartholomeyczik S, Halek M, Sowinski C, Besselmann K et al. (2006): Rahmenempfehlungen zum Umgang mit herausforderndem Verhalten bei Menschen mit Demenz in der stationären Altenhilfe. Berlin: BMG.

Bauer J (2022) Qualitative Sekundäranalyse anhand der Dokumentarischen Methode am Beispiel des Forschungsprojektes »Gutes Altern in Rheinland-Pfalz (GALINDA)«: Organisationskultur und Quartiersöffnung in der stationären Langzeitpflege. Inauguraldissertation Vincenz Pallotti University Vallendar.

Behrmann L, Eckert F, Gefken A (2018) Prozesse sozialer Ungleichheit aus mikrosoziologischer Perspektive: eine Metaanalyse qualitativer Studien. In: Behrmann L, Eckert F, Gefken A, Berger PA (Hrsg.) Doing Inequality: Prozesse sozialer Ungleichheit im Blick qualitativer Sozialforschung. Wiesbaden: Springer, S. 1–34.

Blamberger G et al. (2018) (Hrsg.) Vom Umgang mit Fakten: Antworten aus Natur-, Sozial- und Geisteswissenschaften. Paderborn: Wilhelm Fink.

Bergmann JR (2005) Studies of Work. In: Rauner F (Hrsg.) Handbuch der Berufsbildungsforschung. Bielefeld: Bertelsmann Verlag, S. 2–9.

Bohnsack R (2014) Rekonstruktive Sozialforschung. Opladen & Toronto: Barbara Budrich.

Bourdieu P (2005) Was heißt sprechen? Zur Ökonomie des sprachlichen Tausches. 2. Aufl. Wien: Braumüller.

Bourdieu P (1987) Die feinen Unterschiede: Kritik der gesellschaftlichen Urteilskraft. Berlin: Suhrkamp.

Bourdieu P (1983) Ökonomisches Kapital, kulturelles Kapital, soziales Kapital. In: Kreckel R (Hg.) Soziale Ungleichheiten (Soziale Welt Sonderband 2), Göttingen: Verlag Otto Schwartz, S. 183–198.

Büker C, Lademann J (2019) Beziehungsgestaltung in der Pflege (Bachelor Pflegestudium 2) (German Edition). Stuttgart: Kohlhammer.

Chinn PL, Kramer MK (2015) Knowledge Development in Nursing: Theory and Process, 9. Auflg. Amsterdam: Elsevier Health Sciences.

Coors M, Neitzke G (2018) »Othering«: Die Konstruktion des Anderen im Gesundheitswesen. Ethische Strategien zum Umgang mit interkulturellen Konflikten. Ethik Med (2018) 30, 191–204. https://doi.org/10.1007/s00481-018-0489-5

Dammert M, Keller C, Beer T, Bleses H (2016) Person-Sein zwischen Anspruch und Wirklichkeit: Eine Untersuchung zur Anwendung der integrativen Validation und der Basalen Stimulation in der Begleitung von Personen mit Demenz. Weinheim/Basel: Juventa.

Dinand C, Nover SU, Holle D, Zischka M & Halek M (2015) What is known about the subjective needs of people with behavioural variant frontotemporal dementia? A scoping review. Zugriff am 22.09.2022 unter: https://www.researchgate.net/publication/274398762

Döttlinger B (2018) Gestisch-kommunikatives Handeln als Bindeglied zwischen Sprache und Handeln bei Menschen mit Demenz: Beziehungs- und Interaktionsgestaltung. Weinheim & Basel: Beltz Juventa.

Eylmann C (2015) Es reicht ein Lächeln als Dankeschön: Habitus in der Altenpflege. Osnabrück: Universitätsverlag.

Fazio S, Mitchell DB (2009) Persistence of self in individuals with Alzheimer's disease. Dementia 8, 39–59.

Flaiz B (2018) Die professionelle Identität von Pflegefachpersonen: Vergleichsstudie zwischen Australien und Deutschland. Frankfurt am Main: Mabuse Verlag.

Foucault M (1978) Überwachen und Strafen: Die Geburt des Gefängnisses. Frankfurt: Suhrkamp.

Friesacher, H (2008) Theorie und Praxis pflegerischen Handelns. Osnabrück: Universitätsverlag

Fuchs, T (2000) Leib, Raum, Person. Entwurf einer phänomenologischen Anthropologie. Teilw. zugl.: München, Univ., Diss., 1999. Stuttgart: Klett-Cotta. Zugriff am 22.09.2022 unter: http://d-nb.info/958867836/04

Fuchs T (2018) Leiblichkeit und personale Identität in der Demenz. Deutsche Zeitschrift für Philosophie 66(1), 48–61. https://doi.org/10.1515/dzph-2018-0005

Goldsmith M (1996) Hearing the voice of people with dementia: Opportunities and Obstacles. London: Jessica Kingsley Publishers.

Hart E & Bond M (2001) Aktionsforschung: Handbuch für Pflege-, Gesundheits- und Sozialberufe. Bern: Huber.

Hartung JK, Wihofszky P, Wright MT (2020) Partizipative Forschung. Ein Forschungsansatz für Gesundheit und seine Methoden. Wiesbaden: Springer.

Hitzler, R. (2016) Zentrale Merkmale und periphere Irritationen interpretativer Sozialforschung. Zeitschrift für Qualitative Forschung, 17(1-2), 171–184. https://nbn-resolving.org/urn:nbn:de:0168-ssoar-51076-0

Holsten CC (2017) Moralischer Stress in der Pflege. Pflegezeitschrift 70(1), 42–48.

Hülsken-Giesler M (2008) Der Zugang zum Anderen: zur theoretischen Rekonstruktion von Professionalisierungsstrategien pflegerischen Handelns im Spannungsfeld von Mimesis und Maschinenlogik. Göttingen: V & R Unipress, Universitätsverlag Osnabrück.

Hülsken-Giesler M (2016) Körper und Leib als Ausgangspunkt eines mimetisch begründeten Pflegehandelns. In: Uschok A (Hg.) Körperbild und Körperbildstörungen: Handbuch für Pflege- und Gesundheitsberufe. Bern: Hogrefe, S. 55–67.

Kaldewey D (2018) Political Correctness, Identity Politics, Campus Wars: Transformation oder Erosion der normativen Struktur der Wissenschaft. In: Blamberger, G et al. (2018) (Hrsg.) Vom Umgang mit Fakten. Antworten aus Natur-, Sozial- und Geisteswissenschaften. Paderborn: Wilhelm Fink, S. 33–46.

Kersting K (1999) Coolout im Pflegealltag. Pflege & Gesellschaft 4(2), 53–60.

Khan-Zvorničanin M (2016) Kultursensible Altenhilfe? Neue Perspektiven auf Programmatik und Praxis gesundheitlicher Versorgung im Alter. Bielefeld: transcript Verlag.

Kreckel R (1992) Politische Soziologie der sozialen Ungleichheit. Frankfurt a.M./New York: Campus.

Jaster R, Lanius D (2019) Die Wahrheit schafft sich ab: Wie Fake News Politik machen. Stuttgart: Reclam.

Kitwood T (2019) Demenz: Der person-zentrierte Ansatz im Umgang mit verwirrten Menschen, 8. ergänzte Aufl. Bern: Hogrefe.

Knorr-Cetina (2016) Die Fabrikation der Erkenntnis: Zur Anthropologie der Wissenschaft. Frankfurt: Suhrkamp.

Kontos PC (2005) Embodied selfhood in Alzheimer's disease. Dementia 4(4), 553–570.

Kubisch S (2008) Habituelle Konstruktion sozialer Differenz: Eine rekonstruktive Studie am Beispiel von Organisationen der freien Wohlfahrtspflege. Wiesbaden: VS-Verlag.

Latour B, Woolgar S (1979) Labatory Life. The Social Construction of Scientific Facts. Beverly Hills: Sage.

Merleau-Ponty M, Böhm R (2010) Phänomenologie der Wahrnehmung 6. Aufl., photomechan. Nachdr. der Ausg. 1966; Reprint 2010. Berlin: de Gruyter (Phänomenologisch-psychologische Forschungen de Gruyter-Studienbuch, 7).

Morton I (2002) Die Würde wahren: Personzentrierte Ansätze in der Betreuung von Menschen mit Demenz. Stuttgart: Klett-Cotta.

Nassehi A (2022) Das blinde Korn: Die dunkle Seite des Vertrauens und was das mit der NATO zu tun hat. Kursbuch 210 (Juni), 28–42.

Neckel S (2002) Die Mechanismen Symbolischer Macht. In: Bittlingmeyer UH, Eickelpasch R, Kastner J, Rademacher C (Hrsg.) Theorie als Kampf? Zur politischen Soziologie Pierre Bourdieus. Opladen: Leske + Budrich.

Nentwig-Gesemann I (2013) Die Typenbildung der dokumentarischen Methode. In: Bohnsack R, Nentwig-Gesemann I, Nohl AM (Hrsg.) Die dokumentarische Methode und ihre Forschungspraxis. 3. aktualisierte Aufl. Wiesbaden: Springer VS, S. 295–323.

Nolan M, Brown J, Davies S, Nolan J & Keady J (2006) The senses framework: Improving care for older people through a relationship-centred approach. Getting Research into Practice (GRIP), Series No. 2, University of Sheffield.

Nover SU (2022) Die soziale Bedeutung von Schmerz. In: Gnass I, Sirsch E (Hrsg.) Die Komplexität von Schmerz. Göttingen: Hogrefe, 51–58.

Nover SU (2021) Pflege und Gender: Ist Pflege weiblich? Pflegenetz 12, 4–10.

Nover SU, Amekor LM (2021) Sprachloses Verstehen: Alternative Zugänge zum Verstehen im

Forschungsprozess. Pflege und Gesellschaft (2), 101–117.

Nover SU & Panke-Kochinke B (2021) Qualitative Pflegeforschung. Eigensinn, Morphologie und Gegenstandsangemessenheit. Baden-Baden: Nomos

Oevermann U (2001) Die Struktur sozialer Deutungsmuster: Versuch einer Aktualisierung. Sozialer Sinn 2(1), 35–81.

Ploder A (2011) The Power of Performance: methodologische Neuorientierungen in den Sozialwissenschaften. Lechleitner G & Liebl C (Hrsg.) Jahrbuch des Phonogrammarchivs der Österreichischen Akademie der Wissenschaften. Göttingen: Cuvillier Verl., S. 139–169. http://nbn-resolving.de/urn:nbn:de:0168-ssoar-262504

Przyborski A, Wohlrab-Sahr M (2014) Qualitative Sozialforschung: Ein Arbeitsbuch, 4., erw. Aufl. München: Oldenbourg.

Reichertz J (2009) Kommunikationsmacht: Was ist Kommunikation und was vermag sie? Und weshalb vermag sie das? Wiesbaden: VS-Verlag.

Reuter J (2002) Ordnungen des Anderen: zum Problem des Eigenen in der Soziologie des Fremden. Bielefeld: Transcript.

Rogers CR (1973) Klient-bezogene Psychotherapie. München: Kindler.

Romero B, Wenz M (2018) Therapeutische Empfehlungen für Menschen mit Demenz: Selbsterhaltungstherapie (SET) im Krankenhaus. Stuttgart: Kohlhammer.

Rychner M (2006) Grenzen der Marktlogik: Die unsichtbare Hand in der ärztlichen Praxis. Wiesbaden: VS-Verlag.

Rosenthal G (2014) Interpretative Sozialforschung. Weinheim/Basel: Beltz.

Sabat SR, Harré R (1992) The Construction and Deconstruction of Self in Alzheimer's Disease. Aging and Society 12, 443–461.

Schilder M & Boggatz T (2022) Praxisentwicklung und Akademisierung in der Pflege: Perspektiven für Forschung und Praxis. Stuttgart: Kohlhammer.

Schniering, S (2019) »Sorget nicht« in helfenden Berufen? – Über die emotionale Beteiligung beruflich Sorgender. In: Henkel A, Karle I, Lindemann G & Werner M (Hrsg.) Sorget nicht: Kritik der Sorge. Dimensionen der Sorge. Baden-Baden: Nomos, S. 155–162.

Schrems B (2017) Moralischer Stress im Gesundheitswesen: Theoretische Grundlagen und empirische Erkenntnisse im Überblick. In: Eisele C (Hrsg.) Moralischer Stress in der Pflege: Auseinandersetzung mit ethischen Dilemmasituationen. Facultas: Wien, S. 11–27.

Schurz G & Carrier M (2013) (Hrsg.) Neue Ansätze zum Werturteilsstreit. Frankfurt: Suhrkamp.

Stringer ET & Aragón AO (2020) Action Research. Los Angeles: Sage.

Strohschneider P (2020) Zumutungen: Wissenschaft in Zeiten von Populismus, Moralisierung und Szentokratie. Hamburg: kursbuch.edition.

Strübing J (1992) Arbeitsstil und Habitus: Zur Bedeutung kultureller Phänomene in der Programmierarbeit. (Werkstattberichte des Wiss. Zentrums für Berufs- und Hochschulforschung Nr. 34) Kassel: Universität-Gesamthochschule.

Taylor J (2010) On recognition, caring, and dementia. In: Mol A, Moser I, Pols J (Hrsg.) (2010) Care in Practice On Tinkering in Clinics, Homes and Farms. Bielefeld: transcript.

Weber M (1904) Die »Objektivität« sozialwissenschaftlicher und sozialpolitischer Erkenntnis. Archiv für Sozialwissenschaft und Sozialpolitik 19(1), 22–87. https://nbn-resolving.org/urn:nbn:de:0168-ssoar-50770-8

Weidert, S (2007) Leiblichkeit in der Pflege von Menschen mit Demenz: zum Umgang mit anspruchsvollen Pflegesituationen im Klinikalltag. Frankfurt am Main: Mabuse-Verl.

Williamson GA, Bellmann L, Webster J (2011) Action Research in Nursing and Healthcare. London: Sage.

Winter R & Niederer E (2015) Ethnographie, Kino und Interpretation: die performative Wende der Sozialwissenschaften. Bielefeld: transcript.

Winter R (2021) Der Kampf gegen die Ungleichheit. Die politische Dimension qualitativer Forschung. In: Dietrich M, Leser I, Mruck K, Ruppel P, Schwentesius A & Vock R (Hrsg.) Begegnen, Bewegen und Synergien stiften: Transdisziplinäre Beiträge zu Kulturen, Performanzen und Methoden. Wiesbaden: Springer VS, S. 379–394.

8 Kritik der pflegerischen Vernunft oder wohin führt uns die Absurdität des Systems? Ein abschließender Dialog zur HALT-Studie

Lola Maria Amekor, Leonie Göcke, Sabine Nover, Lisa Luft, Volker Fenchel, Alfons Maurer, Frank Schulz-Nieswandt & Hermann Brandenburg

Wie enden? Wir haben uns gedacht, dass ein fachlicher Austausch zu den Ergebnissen der HALT-Studie (und darüber hinaus) abschließend sinnvoll ist.[1] Dabei sollten auch die Barrieren und Hemmnisse für eine gute Pflege alter Menschen in den Heimen thematisiert werden. Ebenfalls haben wir – auf der Grundlage einer kritischen Ist-Analyse – Optionen für Innovation und Weiterentwicklung in der stationären Langzeitpflege (auch im Hinblick auf die Pflege von Menschen mit Demenz) auf die Agenda genommen.

Involviert in diese Diskussion waren folgende Personen: Lola Maria Amekor und Leonie Göcke haben die Moderation übernommen und mit Fachkompetenz und Souveränität das Gespräch geleitet.[2] Beide verfügen sowohl über eine Ausbildung als Gesundheits- und Krankenpflegerin als auch über den akademischen Abschluss Master of Science in der Pflegewissenschaft. Als fachliche Perspektiven wurden drei Erfahrungshorizonte stark gemacht. Den entscheidenden Blick der Praxis brachte Alfons Maurer ein. Er ist Psychologe und Theologe, war über 20 Jahre im Vorstand der Paul-Wilhelm v. Keppler-Stiftung tätig. Er überblickt von den Beteiligten am besten, wie die Pflegenden vor Ort »ticken«. Auch im Hinblick auf die organisatorische Ebene sind von ihm vertiefte Einblicke zu erwarten. Volker Fenchel, Sozialwissenschaftler, Gerontologe und lange in der Weiterbildung für Pflegefachkräfte und Leitungspersonen tätig, kennt die Herausforderungen in der stationären Langzeitpflege sehr genau. Er hat auch Erfahrungen als Trainer von »My Home Life Deutschland«, einer Initiative, die ursprünglich aus Großbritannien stammt. Im Zentrum steht ein stärker theoriebasiertes Pflegehandeln, wie im Verlauf des Gesprächs noch deutlich wird. Seitens der Wissenschaft, sowohl was die Sozial- und Pflegepolitik als auch was die Gerontologische Pflege betrifft, waren Frank Schulz-Nieswandt und Hermann Brandenburg als Experten beteiligt. Beide Personen sind in den letzten Jahrzehnten immer wieder mit kritischen Hinweisen zur Situation im Pflegesektor, speziell der Heimsituation, an die (Fach-)Öffentlichkeit getreten.

---

1 Ursprünglich war eine Face-to-face Begegnung vorgesehen. Die Corona-Pandemie hat aber nur ein digitales Format zugelassen, das am 10.01.2022 realisiert wurde.
2 Die Überleitungen haben wir rausgelassen, auch die jeweiligen Wortzuteilungen.

Teil I: Kurze Zusammenfassung der HALT-Studie

Nach Begrüßung und Vorstellung der Teilnehmer wurden zu Beginn Design, methodisches Vorgehen und ausgewählte Ergebnisse des HALT-Projekts kurz vorgestellt. Die Forschungsfrage lautete: Welche primären (soz. Herkunft, Elternhaus) und sekundären (Ausbildung, Beruf) Sozialisationsfaktoren erschweren oder begünstigen eine (gute) Pflege von Menschen mit Demenz? Ziel der Studie war die Rekonstruktion der Praxis vor Ort. Konkret: Wie wird die Pflege von Menschen mit Demenz durch Fachkräfte »hergestellt«? Interessant war nicht, was vordergründig erzählt wird (auch unter dem Stichwort einer »guten Pflege«), sondern was habituelle Grundlage des tatsächlichen Denkens und Verhaltens ist. Aus diesem Grunde haben wir uns in dieser Veröffentlichung auf Interviews konzentriert.[3] Im Zentrum stand damit ein qualitatives, fallvergleichendes und praxeologisch (an Mannheim und Bourdieu) ausgerichtetes Programm, orientiert an der Dokumentarischen Methode von Ralf Bohnsack. Uns interessierte weniger das sog. »kommunikative Wissen«, d. h. der Common Sense. Wir waren interessiert am »konjunktiven Wissen«, d. h. der Logik der Pflegepraxis selbst. Oder – um es in den Worten von Bohnsack zu formulieren – am »modus operandi«. Es ging also um die Rekonstruktion der »Wirklichkeit« der Pflegeinteraktionen, *nicht* um eine normative Bestimmung von guter Pflege (das sollte in dem nun folgenden Gespräch nachgeholt werden). Vor allem zwei empirische Befunde waren für uns maßgebend. Zum einen wurde wiederholt gezeigt, dass trotz vieler Bemühungen und großem Engagement so etwas wie eine »personenzentrierte« Pflege nachhaltig kaum oder gar nicht etabliert werden konnte. Und zum anderen gab es aus der Literatur immer wieder Hinweise, dass weniger ein beziehungsorientierter Pflegestil im Alltag umgesetzt wird, viel eher ein medikaler und funktionaler Programmcode die Bühne der Interaktionen bestimmt. Wir wollten herausfinden, ob und inwieweit beide Hinweise belastbar sind. Die Basistypik, die wir gefunden haben, bezog sich auf ein grundsätzliches Spannungsverhältnis zwischen den Ansprüchen der Pflegeperson an eine gute Pflege und Versorgung einerseits und dem, was im Alltag tatsächlich leistbar ist, andererseits. Im Ergebnis konnten wir acht Typiken und 24 Typen herausarbeiten, die jeweils in zwei Hauptbereiche, einen sachorientierten und einen beziehungsorientieren Typ, zu differenzieren waren. Bei der Sachorientierung stand die Befolgung übergeordneter Ziele versus die Aufrechterhaltung des Regelbetriebs im Vordergrund. Und bei der Beziehungsorientierung ging es zum einen um die Frage, ob und in welcher Art und Weise dauerhaft gemeinsame Lösungen gefunden werden und zum anderen, ob man sich stärker auf den aktuellen Moment zu konzentrieren hatte. Aus unseren Befunden wurde deutlich, dass wir ein großes Spektrum an unterschiedlichen Handlungsorientierungen und habituellen Konfigurationen empirisch vorfinden. Ebenfalls scheint uns der von manchen Beobachtern diagnostizierte »medikale« Pflegestil zumindest nicht vorherrschend, vielleicht eher ein funktionales Pflegeverständnis. Allerdings – und mit dieser These sind wir dann in die Diskussion eingestiegen – ist das, was sich als (gute) Pflege rekonstruieren lässt, weniger systematisch beobachtbar, eher zufällig und günstiges Konstrukt habitueller Konfigurationen (bestimmt durch Wissen, Einstellungen und Orientierungsrahmen).

---

3 Das Datenmaterial der HALT-Studie umfasst auch Beobachtungen und Gruppendiskussionen.

Teil II: Ablauf der Diskussion

Drei Themenfelder standen im Zentrum. Erstens ging es um die Auseinandersetzung mit einem zentralen Ergebnis der HALT-Studie, der Typenbildung. Zweitens ging es um die Frage, was eigentlich gute Pflege ist – und zwar auf der personalen, organisatorischen, institutionellen und gesellschaftspolitischen Ebene. Und drittens interessierte uns die pflegepolitische Konsequenz. Was bedeuten die Ergebnisse der HALT-Studie eigentlich für eine Neuaufstellung der stationären Langzeitpflege, der Pflegelandschaften insgesamt?

Nach dem Einblick in die HALT-Studie leitete folgende provokative These die Diskussion ein:

Nach unserer Auffassung lässt sich eine gute Pflege im Moment weniger als systematisches Ergebnis der Pflegearbeit, sondern eher als zufälliges Produkt günstiger habitueller Konfigurationen (Wissen, Einstellung, Orientierungsrahmen) deuten.

Lola Maria Amekor: Was mich im Rahmen der Vorbereitung sehr beschäftigt hat, das ist das Wort Zufälligkeit. Wenn man zu dem Ergebnis kommt, dass gute Pflege eher ein Zufallsprodukt ist – ist das nicht schockierend? Herr Fenchel, Sie sind im Bildungsbereich tätig. Wie denken Sie darüber?

Volker Fenchel: Wenn ich nicht schon so lange in der beruflichen Weiterbildung tätig wäre, würde es mich vielleicht noch schockieren. Aber meine Erfahrung zeigt mir einfach, dass die Möglichkeiten, die wir in der Aus-, Fort- und Weiterbildung haben, begrenzt sind. An unseren Seminaren und berufsbegleitenden Weiterbildungen nehmen Personen aus der Praxis teil, von der gerontopsychiatrischen Fachkraft über die Wohnbereichsleitung bis hin zur Einrichtungsleitung. Und ich versuche mal, diese Vielfalt von Einflussfaktoren festzuhalten. Das beginnt bei den Pflegekräften, deren Arbeit tatsächlich von vielen situativen Einflüssen bestimmt wird. Da würde ich bestätigen, dass es eher ein Zufall ist, was in einer konkreten Pflegesituation geschieht. Die Pflegeperson kann nur ansatzweise selbst bestimmen, wie sie sich konkret in verschiedenen Situationen verhält. Das hängt zum Beispiel auch vom Verhalten und der Befindlichkeit der Bewohnerin ab. Dazu kommt aber auch die organisationale Umwelt: Wie ist die Wohnbereichsleitung[4] eingestellt, wie die Pflegedienstleitung? Wie funktioniert es im Team, wie ist das Klima? Welche Erwartungen hat der Träger? Wie werden die externen Vorgaben interpretiert, z. B. die des Medizinischen Dienstes oder der Heimaufsichten? Das ist ein Kraftfeld und Spannungsverhältnis, das da erkennbar wird. So darf man bestimmt sagen: Die Pflege ist in der Tat ein situatives Handeln, das haben Fritz Böhle, Michael Brater und Anna Maurus in einem wichtigen Aufsatz bereits vor 25 Jahren beschrieben.[5] Und in diesem situativen Geschehen kommt es immer wieder zu einer Gemengelage verschiedener Einflüsse. Ich sehe aber dennoch, dass es eine Tendenz gibt, die sich in den letzten Jahren immer stärker durchgesetzt hat. Ich würde dies das *Funktionale* nennen, hier steht eine Sachorientierung im Vordergrund. Es geht mehr um etwas, was man festhalten und dokumentieren kann und als Nachweis führen muss. Und das spielt eine große Rolle bei der Arbeit und führt zu dem Dilemma, mit dem die Pflegekraft immer wieder konfrontiert wird: »Wem werde ich in der aktuellen Situation wie gerecht? Soll der Bewohner, für den ich die Pflege erbringe, im Vordergrund stehen? Oder sind eher die Er-

---

4 WBL.
5 Vgl. Böhle F, Brater M & Maurus A (1997) Pflegearbeit als situatives Handeln. Ein realistisches Konzept zur Sicherung von Qualität und Effizienz der Altenpflege. Pflege, 10(1), S. 18–22.

wartungen entscheidend, die von Kollegen oder Führungskräften bzw. von außen kommen, um Abweichungen und Unsicherheiten zu vermeiden?« Das ist das »täglich Brot«, mit dem die Pflegeperson zurechtkommen muss.

Lola Maria Amekor: Wenn ich auf Ihre Grafik[6] von den Einflussfaktoren schaue, kommt bei mir sehr stark das Gefühl auf, dass eigentlich die Pflegefachkraft-Bewohner-Beziehung im Zentrum des Geschehens steht. Ist nicht eine bestimmte Kompetenz erforderlich, um diese ganzen Einflüsse zu managen?

Volker Fenchel: Ja, das ist so. Die Erfahrungskompetenz spielt neben dem fachlichen Wissen eine wichtige Rolle. Also die Sicherheit, die mit zunehmender Praxis erworben wird. Mitarbeiterinnen, die über eine langjährige Erfahrung verfügen, besitzen natürlich mehr Sicherheit. Ich sehe auch, dass in den Einrichtungen, in denen die Einrichtungs- und Pflegedienstleitungen bereits länger in Seniorenheimen tätig sind und zugleich ein geeignetes Führungsverständnis haben, den Pflegepersonen oft mehr Freiheiten zugestanden werden. Im Unterschied etwa zu unerfahren Führungskräften, die zunächst eventuell eher ein Interesse daran haben, Risiken zu minimieren. Die Erfahrung, verbunden mit einem Fundament an theoretischem Wissen und einer gewissen Intuition, spielt hier eine ganz wesentliche Rolle.

Alfons Maurer: Ich kann mich dem Gedanken von Herrn Fenchel nur anschließen. Vielleicht mit einer Differenz, die ich gleich noch ausführen möchte. Mein Zugang zur HALT-Studie ist vor allem die Organisationsperspektive, auch aufgrund meiner beruflichen Erfahrung. Bezogen auf die Ergebnisse der HALT-Studie habe ich eine ganze Reihe von vergleichbaren Beobachtungen gemacht. Ein Befund ist der, dass die Halbwertszeit von bestimmten Weiterbildungen oder fachlichen Qualifikationen in der praktischen Umsetzung relativ niedrig ist. Das kann ich nur bestätigen. Wenn nicht bestimmte Voraussetzungen dazukommen, dann fallen diese erworbenen Kenntnisse zwar nicht bei der Person, aber in der Praxis weg. Diese Kenntnisse sind dann einfach nicht mehr sichtbar. Voraussetzungen, die für eine Anwendung der Kenntnisse in der Praxis günstig sind, sind z. B. das Verhalten des Teams bzw. die Teamerwartung.

Eine weitere günstige Voraussetzung liegt darin, ob diese Praxis auch im pflegeorganisatorischen Ablauf verankert ist. Die Frage ist, ob für diese Praxis auch ein Interesse und eine Erwartung in der Institution des Trägers gegeben sind. Es geht darum, ob das Thema in der Kommunikation präsent ist. Aber selbst wenn günstige Voraussetzungen vorhanden sind, die solche Praxisumsetzungen stabilisieren, kommt es doch in bestimmten Fällen dazu – v. a., wenn der Arbeitsdruck sehr hoch ist, wenn Kolleginnen und Kollegen krank sind oder ausfallen – dass solche Dinge, die man dem »Kürbereich« zuordnet, nicht angewendet werden.

Im Blick auf die Praxis in den Pflegeeinrichtungen kann ich auch die Erkenntnisse bestätigen, welche die HALT-Studie mit Blick auf die Typik und die Typen gemacht hat. Ich kann jetzt natürlich nicht sagen, dass es genau *diese* Typiken oder diese Typen sind, aber ich kann sehr wohl sagen, dass wir feststellen und festgestellt haben, dass es einfach *unterschiedliche* Mitarbeitende gibt; da haben wir uns auch immer wieder gefragt: »Woher kommt das?« Und da hat die HALT-Studie einen ganz erheblichen Mehrwert geschaffen, dass wir die Hintergründe besser verstehen. So, dass wir solche Unterschiedlichkeiten besser verstehen und einordnen können. Und zwar im Hinblick darauf, warum sich Haltung, Arbeitseinsatz und professionelles Verständnis z. T. so stark unterscheiden.

---

6 Grafik von Volker Fenchel, auf der die unterschiedlichen Einflussfaktoren auf die Interaktionsarbeit festgehalten wurden: Bewohnerinteresse, Wünsche der Angehörigen, Erwartungen des Teams, Anforderungen des MDK, Anweisungen der Führungspersonen, Erkenntnisse der Fachwissenschaften usw. (▶ Abb. 8.2).

Ein weiteres, was ich aus der Sicht der Organisationsebene, aus Sicht der Praxis, sehr bestätigen möchte ist das, was gerade als Basistypik vorgetragen wurde. Das ist ein sehr beeindruckendes Ergebnis der HALT-Studie. Denn unsere Mitarbeitenden erleben tatsächlich ein Spannungsverhältnis, wenn sie in eine Pflegesituation gehen. Genauso beschreiben Mitarbeitende ihre Situation und auch den Prozess der Lösungssuche. Beispielsweise hat die Pflegekraft noch vor Augen, was die Angehörige gestern gesagt hat: »Meine Mutter möchte aber immer nur diesen Tee trinken oder jene Zeitung lesen usw.« Und gleichzeitig sind da die Erwartungen des Medizinischen Dienstes der Pflegekassen[7], die Erwartungen der Wohnbereichsleitung, die Erwartungen des Teams usw. Das spielt alles eine Rolle, so dass viele Pflegekräfte sagen: »Ich habe wenig Zeit, und ich muss schauen, wie ich dieses Bündel an Erwartungen bewältige, dass ich für mich rekonstruiere, wie ich mit diesen Anforderungen umgehe. Ich bin in einem Spannungsverhältnis, und ich bin auf der Lösungssuche.« Das scheint mir sehr, sehr präzise die Situation der Mitarbeitenden der stationären Langzeitpflege zu beschreiben; das gilt natürlich auch im Bereich der Pflege von Personen mit Demenz.

Und die These, dass die Pflegearbeit weniger als ein systematisches Ergebnis, sondern eher als ein zufälliges Produkt habitueller Konfigurationen beschrieben wird, trifft die Sache ganz gut. Allerdings wäre das, was hier zufällig genannt wird, für mich eher ein Hinweis, dass noch vieles unaufgeklärt ist, was in diese Pflegesituation hineinspielen könnte. Das Stichwort »zufällig« weist vermutlich darauf hin, dass wir manches noch gar nicht wissen. Wir haben jetzt in der HALT-Studie insbesondere den persönlichen Zugang angeschaut, das ist auch gut und richtig. Aber mir kommt es auch so vor, als ob sich eine Pflegesituation gerade in der Betrachtung von außen als recht widersprüchlich beschreiben lässt. Denn die konkrete Pflegesituation ist zum einen deutlich *überdeterminiert, weil* es ein Zuviel an Erwartungen, fachlichen Regeln, institutionellen Regeln, gesetzlichen Regelungen gibt, zu denen sich Pflegekräfte verhalten müssen. Und auf der anderen Seite ist die Pflegesituation *unterdeterminiert*, weil nämlich die Mitarbeitenden in der Pflege, gerade bei bzw. in diesem Prozess der Lösungssuche, keine Präferenzregeln haben. Sie müssen sich »gefühlt« aus der Fülle von Erwartungen und Regeln, die im Angebot sind, für irgendetwas entscheiden. Und dies mag uns zufällig vorkommen. Das hat sicher mit persönlichen, mit habituellen Präferenzen zu tun. Das hat aber auch damit zu tun, *wie* der Mitarbeitende die Situation wahrnimmt und auf den institutionellen Kontext projiziert. Und das gipfelt darin, dass viele Mitarbeitende, gerade die langjährigen und sehr erfahrenen Pflegenden, sagen: »Wissen Sie, ich habe die Arbeit angetreten, weil ich den Menschen etwas Gutes tun möchte«. Das klingt vielleicht pathetisch, ist aber auch wirklich so gemeint. »Und heute bin ich immer gleichzeitig dabei zu überlegen, wie ich meine Arbeit so mache, dass ich mich möglichst wenig rechtfertigen muss.« Man versucht schon von vornherein einen Konsens mit irgendwelchen übergeordneten Erwartungen zu realisieren. Der Aufmerksamkeitsfokus verschiebt sich weg von der konkreten Pflegebeziehung auf formale Regelungen, die aus den Kontexten kommen. Und das macht diese Spannung aus. Meine These wäre also, dass wir vielleicht noch nicht alle Komponenten oder Erwartungen, die in diese Pflegesituation hineinspielen, aufgeklärt oder deren Stellenwert bestimmt haben.

Lola Maria Amekor: Im Spannungsverhältnis steht die Pflegekraft, die sagt: »Ich bin eigentlich für den Menschen angetreten, den ich da versorge. Aber am Ende schaue ich, wie

---

7 Medizinischer Dienst des Spitzenverbandes Bund der Krankenkassen e.V. (MDS) (2019) (Hrsg.) Fachinformation: Die neuen Qualitätsprüfungen in der vollstationären Pflege. Essen.

ich am besten durchkomme, ohne mich rechtfertigen zu müssen.«. Das heißt, wir versuchen gute Pflege festzuhalten und zu standardisieren, die Punkteverteilung erfolgt dann über den MDK. Und wir versuchen, das zu greifen. Aber da bleibt etwas, das scheinbar *nicht* greifbar ist. Jetzt frage ich mich, und da wende ich mich an Sie, Herr Schulz-Nieswandt als Vertreter einer sozialpolitischen Perspektive. Der MDK kann auch als eine Institution der Gesellschaft verstanden werden, die für Sicherheit sorgen muss und darauf schaut, dass keine Fehler geschehen. Die Einrichtung erhält eine Note, da kann sich die Gesellschaft sozusagen drauf verlassen. Wie schätzen Sie das ein? Auch in Bezug auf die These, die jetzt gerade aufgestellt wurde?«

Frank Schulz-Nieswandt: Gerne kann ich etwas zu Regulierungsregimen wie dem MDK sagen, aber ich würde ganz gerne einmal systematisch anfangen. Und zwar möchte ich dies tun in Hinblick auf diesen Zufallsbegriff, der etwas Richtiges meint, aber nicht unproblematisch ist. Der Begriff des Zufalls ist in der Ontologie breit diskutiert worden. Und er bedeutet eigentlich, dass es Ereignisse gibt, die *keine* Kausalität haben. Und genau das ist ja hier *nicht* gemeint. Denn diese Teile innerhalb dieser Heterogenität von Typik und Typen sind ja Konstellationen von Faktoren. Die kann man in einem Kausalitätsmodell mit notwendigen Voraussetzungen und hinreichenden Bedingungen darstellen. Und das heißt, dass es eigentlich um eine *Konstellation von Einflussfaktoren* geht, die man verstehen und erklären kann – sowohl statistisch, etwa über Faktorenanalysen, wie auch qualitativ bzw. hermeneutisch. Aber hier ist ja etwas anderes gemeint. Der Zufallsbegriff ist also in der Tat sehr schwierig, denn phänomenologisch ist Zufall ein Erlebnisgeschehen, welches dem Subjekt *zufällt*. Und zwar ohne, dass das Subjekt selbst dieses Ereignis erwirkt hat. Dass ist das, was man *Schicksal* nennt. Aber das ist nur der phänomenologisch fassbare Erlebniszusammenhang, der den Menschen überrascht. Dass das Ereignis stattfindet, hat immer eine Ursache. Denn es gibt keine Ereignisse ohne Ursache. Dass ist ontologisch gar nicht möglich. Aus Nichts kann nichts entstehen.

Und wir müssen dabei immer bedenken, dass sich die Wirklichkeit sehr unterschiedlich darstellt. So hat es z. B. wenig Sinn, nur Durchschnittswerte statistisch miteinander zu vergleichen und zu sagen: »Es gibt keinen Unterschied!« Wichtiger ist, dass wir uns die verschiedenen Varianten und Subtypen als versteckte Heterogenität genauer anschauen.

Und im Hinblick auf den Heimsektor muss man – bei aller Differenziertheit und Unterschiedlichkeit der Heime und des Personals in Einzelfällen – am Ende doch sagen: »Die Kritik der Langzeitpflegesettings als Institutionalisierung des Wohnens ist berechtigt. Und im Trend wird dort *keine* gute Pflege praktiziert. Wobei die Frage ist: »Was ist denn eigentlich gute Pflege?« Es sei darauf hingewiesen, dass es bei der guten Pflege nicht nur eine Orientierung an der klinischen Welt der Akutmedizin geben darf. Das ist aber eine negative Abgrenzung, wir brauchen jedoch aber auch eine positive Abgrenzung. Für mich geht es um ein *rehabilitationswissenschaftliches Verständnis von sozialer Interaktion*. Denn wenn man davon ausgeht, dass der Mensch – und hier geht es ja um die Pflege von Menschen mit Demenz – immer eine Strukturschichtung von Geist, Seele und Körper ist, dann ist einerseits praxeologisch, andererseits im Lichte der philosophischen Anthropologie, Rechtsphilosophie und Ethik eine gute Pflege in der Kultur der sozialen Praktiken von Interaktionsarbeit zu sehen. Sie muss in der Lage sein, die Person in ihrer Ganzheit abzuholen. Und das ist im Kern eine *aktualgenetische Kompetenz*. Es geht darum, den Menschen immer wieder zu aktivieren, ihn zu empowern, Hilfe zur Selbsthilfe anzubieten, Förderung der Interaktion des pflegebedürftigen Menschen mit seiner Umwelt im Sinne der Befähigung zu steigern. Und das hat eine geistige, seelische und körperliche Dimension. Etwas bösartig formuliert: Wenn man das daran misst, dann würden viele der Pflegenden im Examen durchfallen. Denn es müssen hier offensichtlich bestimmte notwendige Voraussetzungen und hinreichende Bedingungen zusammenkommen. Und das ist ganz überwiegend nicht der Fall.

Ich möchte einen letzten Satz anfügen – Stichwort notwendige Voraussetzungen und hinreichende Bedingungen: Viele Studien argumentieren mit Budgetrestriktionen: »Wir sind unterfinanziert, wir haben zu wenig Personal, wir haben zu wenig Zeit«. Ja, das sind die *notwendigen Voraussetzungen*, es sind aber keine *hinreichenden Bedingungen*. Wir können mehr Geld ins System geben, aber wir machen immer noch die gleiche, falsche, schlechte Arbeit. *Hinreichende Bedingungen* beziehen sich auf einen anderen Habitus. Der Habitus ist ja nur die individuelle Seite, das innere Drehbuch, wo sich aber ein Äußeres eingeschrieben hat. Es geht also um die Philosophie, die sich als Programmcode der Institutionen einschreibt als Habitus. Und das ist der Punkt: Solange Pflege als satt, sicher, sauber und still kodiert wird, und nicht rehabilitationswissenschaftlich ausgerichtet ist, d. h. lebendige Lebendigkeit produziert, solange reicht es nicht, über mehr Geld nachzudenken. Damit verändert man nicht die Praxeologie oder auch die Poetologie der Geschichten, die dort im Alltag des Geschehens wirksam sind, also das, was die Menschen tun.

Und dann muss man schlicht auch sagen, dass wahrscheinlich der größte Teil der Altenpflege *nicht* hinreichend qualifiziert ist. Mit Sicherheit auch *nicht* hinreichend bezahlt. Darüber bräuchten die Pflegenden ein *ganz anderes akademisches Profil*, in dem es mehr Psychologie, mehr anthropologisches Verständnis, mehr Gebärdensprache, mehr Fähigkeiten, mit Mimik und Gestik umzugehen, mehr Selbstregulierung u. v. a. m. gibt. Denn wenn Belastungssituationen im Vordergrund stehen, dann bräuchte es eigentlich – ich übertreibe natürlich an dieser Stelle – so hochqualifizierte Leute, dass sie schon wieder in einen anderen Konflikt kommen. Denn wenn sie alle so hochqualifiziert sind, dann gehen sie in andere Bereiche, u. a. in die Forschung, bleiben aber nicht in der Arbeit am Menschen.

Insgesamt würde ich schlussfolgern, dass das Feld im Großen und Ganzen nicht gut aufgestellt ist im Hinblick auf das, was wir anthropologisch und ethisch von guter Pflege erwarten. Nach wie vor dominiert ein Mindeststandard von trocken, satt, sauber, still und sicher – vor allem die Angst, etwas falsch zu machen. Kurz noch ein Wort zu den Regulierungsregimen: Wir brauchen Regulierung, aber wir haben die falschen Regulierungen. Wir haben einen Dokumentationsfetischismus, aber wir haben damit nur eine Strukturqualitätskontrolle. Wir bräuchten lebensqualitätsorientierte Regulierungen. Und das beste Qualitätsmanagement ist tagtägliche Supervision und Coaching von Konflikten und nicht allein der Blick z. B. auf Hygienestandards.

Volker Fenchel: Da möchte ich gleich anschließen. Zunächst mein Dank an Herrn Schulz-Nieswandt für diese differenzierte Analyse des Zufälligkeitsbegriffs. Denn ich habe selbst ein leichtes Unbehagen verspürt, als ich eingangs gesagt habe: »Es ist *zufällig, was in der Pflege geschieht*«. Und vielleicht können wir auch besser mit dem Begriff des »situationsabhängigen Ergebnisses der Pflege« zurechtkommen. Und in diese Situationen fließen verschiedene Faktoren ein. Ich fühle mich da an die legendäre Studie von Anselm Strauss et al. aus den 1960er Jahren erinnert mit dem Titel: »The Hospital and its Negotiated Order«.[8] Dort wurde festgestellt, dass die Organisationsstrukturen im Krankenhaus

---

8   Strauss AL, Schatzmann L, Ehrlich D, Bucher R & Sabshin M (1964) The Hospital and Its Negotiated Order. In: Freidson E (Ed.) The Hospital In Modern Society (pp. 147–169). New York: Free Press.

nicht starr, sondern vielmehr Ergebnis von Aushandlungsprozessen sind. Dabei geht es um drei Ebenen: die handelnden Akteure, der Verhandlungskontext im Sinne der Organisation und der strukturelle Kontext in Form von institutionellen Einflüssen. Und dies lässt sich natürlich auch auf die Arbeit im Pflegeheim übertragen, denn hier haben wir es mit vergleichbaren Gegebenheiten zu tun. Dazu passt vielleicht eine kleine Geschichte, die ich neulich in einem Weiterbildungskurs erlebt habe. Eine Kursteilnehmerin berichtete, dass Sie im Nachtdienst am späten Abend von einer neu eingezogenen Bewohnerin gebeten wurde, ihr doch bitte zwei weichgekochte Eier[9] zu bringen. Sie liebe die so, und könne dann auch besser schlafen. Und die Teilnehmerin entschied sich dann, ihr diesen Wunsch zu erfüllen. Was mich dann aber erstaunt hat, war die Reaktion der anderen Kursteilnehmer, die mehrheitlich der Meinung waren, dass dies doch gegen die Hygienevorschriften verstoße, u. a. wegen der bestehenden Salmonellengefahr. Dass die Kursteilnehmerin sich aber dennoch dazu entschlossen hat, den Wunsch der Bewohnerin zu erfüllen, ist meiner Meinung nach ein gutes Beispiel für den Verhandlungsansatz, wie ihn Strauss beschrieben hat. Die Bewohnerin hat ihren Wunsch in die Verhandlungssituation eingebracht, und die Pflegekraft hat diesem mehr Gewicht gegeben als den Verfahrensvorschriften. Und ohne jetzt auf die juristischen Gefahren und die Frage, ob das Verhalten »richtig« oder »falsch« war, einzugehen, es bildet doch die Realität ab. Und, Herr Schulz-Nieswandt, was Sie gerade beschrieben haben hinsichtlich der Überreglementierungen für die Heime, die ja auch Herr Maurer schon erwähnt hat, ist das nicht zugleich ein gutes Beispiel, um zu verstehen, was wir mit guter Pflege meinen? Geht es im Grunde nicht um Selbstverständlichkeiten des Lebens, die aber im Heim so kaum noch ermöglicht werden können. Das hat aus meiner Sicht gelegentlich schon etwas Absurdes.

Lola Maria Amekor: Das ist ein sehr schönes Beispiel dafür, in welchem Spannungsverhältnis letztendlich Pflegende stehen. Es gilt nicht nur: »Ich tue etwas, was gegen die Regel ist«, sondern es ist ja strenggenommen eine strafbare Handlung. Also, das heißt, ich kann gar nicht wirklich die Bedürfnisse der Menschen beachten bzw. nur in so einem gesetzlichen Rahmen, der es mir dann auch noch erlaubt.

Hermann Brandenburg: Ich will einmal versuchen, das bisher Gesagte zusammenzufassen. Im ersten Teil haben wir uns – kursorisch – mit den Befunden der HALT-Studie befasst. Im zweiten Teil sollte es darum gehen: »Was verstehen wir eigentlich unter guter Pflege? Und wovon ist die eigentlich abhängig?«

Zunächst ist festzustellen, dass wir den Begriff des Zufalls in der Tat streichen sollten; die Idee dahinter sollten wir aber weiter berücksichtigen. Vielleicht kann man die Praxis so beschreiben, dass sie situationsabhängig ist und durch Aushandlungen bestimmt wird. Und diesbezüglich spielen unterschiedlichste Dinge mit rein.

Und wovon diese Praxis nun tatsächlich bestimmt wird, dazu ist auch schon einiges gesagt worden. Volker Fenchel hat auf die personale Ebene hingewiesen, Alfons Maurer auf das Team vor Ort, auch den Träger, verwiesen. Und Frank Schulz-Nieswandt hat die Regulierungsregime und ihre Zwänge thematisiert. Vor allem der Gegensatz von privat und öffentlich ist noch einmal meines Erachtens gut auf den Punkt gebracht worden, auch die damit verbundene Absurdität mancher Hygiene- und Vorsichtsregeln.

Und der dritte Punkt ist, dass wir implizit auch schon Perspektiven diskutiert haben. Das Stichwort lautet hier: Rehabilitationswis-

---

9 Bei Interesse: https://www.wz.de/nrw/moenchengladbach/endlich-das-perfekte-weiche-ei-im-altenheim_aid-31385817; https://www.chefsculinar.de/weichgekochte-eier-550.htm, letzter Abruf: 30.03.2022.

senschaftliche, nicht mehr überwiegend medikal ausgerichtete Pflege. Die Idee, wo es hingehen soll, haben wir damit schon im Blick und auch die Fragen, an welchen Schrauben möglicherweise gedreht werden muss. Am Ende geht es sehr stark um Kulturfragen: »Wie sehen wir eigentlich die Langzeitpflege? Welches Bild haben wir von den Heimen? Und dann wird uns bewusst, dass unsere Gesellschaft gar nicht so unglücklich damit ist, dass sie Institutionen geschaffen hat, in denen das Thema Alter, Tod und Sterben professionell bearbeitet wird. Und die Ressourcen, die wir dafür ermöglichen, sind minimal, da ist ja auch bereits drauf hingewiesen worden. Das reicht in keiner Weise aus, und damit meine ich nicht allein die finanziellen oder personellen Ressourcen.

Lola Maria Amekor: Somit haben wir die eine Seite: Da gibt es etwas, was nicht greifbar und absicherbar ist, was aber für eine gute Pflege unverzichtbar ist. Herr Schultz-Nieswandt, Sie haben von dem »Lebendigen« gesprochen, auch die damit verbundene Haltung betont. Welche Bedingungen sind denn erforderlich, um diese Vision zu entwickeln? Wie wäre denn der beste Fall? Und wovon ist der abhängig? Frage in die Runde: Können wir *Bedingungen* schaffen, dass es ein gutes Ende nimmt?

Frank Schulz-Nieswandt: Man kann sich vielleicht nochmals über diese Unterscheidung von »notwendigen Voraussetzungen« und »hinreichenden Bedingungen« annähern. Natürlich hat alles seinen Preis. Das bedeutet, dass wir letztendlich auch eine entsprechende Ausfinanzierung brauchen. Der ganze Sektor ist unterfinanziert. Und zwar auch deswegen, weil man mit dem Geld nicht zielorientierte, lebensqualitätsorientierte Arbeit verwirklichen kann. Wichtig ist, dass es primär um *Wohnen* geht, nur sekundär um die medizinische und pflegerische Versorgung. Alles was an Pflege und Medizin stattfindet, das sind ja nur Module »drumherum«, also um das Wohnen herum organisiert. Deswegen war der Hinweis von privater oder öffentlicher Sphäre wichtig. Man müsste wirklich Eingangsverträge machen, wo tatsächlich der Punkt mit drin ist: »Ich stimme hiermit zu, dass ich weichgekochte Eier bekomme«. Ja, wenn das dann so sein soll, dann ist diese komplizierteste Art, eben die Vertragsbildung mit Bewohnern, notwendig. Dann ist man haftungsrechtlich raus. Ich meine, das herrschende Regime ist ja panoptisch, das ist ›kafkaesk‹ (und Kafka hat ja nicht zufällig in der Sozialverwaltung gearbeitet, er wusste, worüber er sprach). So ein Recht ist von einer autokratischen Tiefengrammatik geprägt. Das ist gegen die personale Würde. Denn es gehört zur Würde, dass der Bewohner ein weichgekochtes Ei erhalten kann. Denn er ist der vulnerable Souverän, der bestimmen soll, wofür das Geld ausgegeben wird. Ja, natürlich kann man darüber verhandeln. Und, auch dies gehört zur Dialogizität des Lebens, es gibt manchmal auch Präferenzen, die der professionellen Einschätzung nach nicht wirklich sinnvoll und nachvollziehbar sind.

Aber ich denke, wenn wir von der Normalisierung des Alltags herkommen, dann brauchen wir einen anderen Code. Im öffentlichen Bereich geht es um die *kollektive Angstbewältigung*. Daraus entstehen neurotische Verstiegenheiten unseres Rechts: Sicherheit, Sicherheit, Sicherheit. Aber zur Freiheit gehört ein gewisses *Risiko*. Ich meine nicht die neoliberale Deregulierung. Denn dann kontrolliert niemand mehr, ob es Fixierung gibt oder nicht. Also, Geld ist eine notwendige Voraussetzung. Aber auch andere Architekturen und pädagogische Atmosphären sind notwendig. Ich sage damit nicht, dass eine Wohngemeinschaft für alle Menschen etwa das Optimum ist. Wir wissen psychodynamisch mittlerweile genug, dass manche Menschen ein ausgeprägtes Nähe-Bedürfnis haben: Da sind Wohngemeinschaften sinnvoll. Umgekehrt gibt es aber Menschen, die ein ausgeprägtes Distanz-Bedürfnis haben: Diesen Menschen sollte man eher ein Betreutes Wohnen mit möglichst hohen Freiheitsgraden, was Gemeinschaftsaktivitäten angeht, anbieten. Alle nach ihren Bedürfnissen und nach ihren Strickmustern – aber diese Lebensqualität haben wir als soziale Wirklichkeit eben *nicht*.

Das Kuratorium Deutsche Altershilfe (KDA)[10] hat sehr deutlich darauf hingewiesen, dass wir eine Differenzierung der Wohnformen brauchen. Und zwar deswegen, um mehr Wahlfreiheiten zu ermöglichen. Deswegen muss man sich die Settings genau anschauen. Beispielsweise »Stambulant«.[11] Wenn man da genau hinschaut – Aktualgenese findet da auch nicht überwiegend oder gar immer statt. Und auch in der Tagespflege, etwa als Zentrum einer Rehaeinrichtung, ist für ein aktivierendes Programm im Rahmen der Tagesstrukturierung meist keine Zeit. Aber diese Zeit müssen wir ermöglichen. Notwendige Voraussetzungen dafür sind die Personaldichte und die Finanzierung, auch von neuen Wohnsettings. Auch weitere Dinge sind wichtig: Quartiersöffnung, Sozialraumorientierung, technische Ausstattung mit Laptops und Computern, Gartenanlagen, Tierhaltung etc. – all dies muss alles finanziert werden.

Und jetzt kommen wir zu den »hinreichenden Bedingungen«. Die kann ich nur theoretisch benennen, denn ich bin nicht jemand, der im pädagogischen Feld unterwegs ist und entsprechend forscht. Aber es sind mit Sicherheit Habitus, Haltung, Qualifikationen, die wir hier in den Blick nehmen müssen. Aber das dürfen wir nicht ausschließlich individualisiert betrachten. Deswegen habe ich eben betont, dass der Habitus – so sagte es ja auch Bourdieu – als *Inkorporierung* entsteht. Da schreibt sich etwas ein, d. h., dass eine Inskription der Kultur in das Subjekt erfolgt. Und die Mesoebene, die Kultur einer Organisation, die Atmosphäre, ist ebenfalls wichtig. Und die ist geprägt vom Führungsstil. Es heißt: »Der Fisch fängt immer am Kopf an zu stinken«. Dahinter steckt die Trägerphilosophie und natürlich der ganze Markt usw. Das heißt, wir müssen auf den verschiedenen Ebenen denken. Wir brauchen eine andere Gesetzgebung, ein anderes Qualitätsmanagement, andere Regulierungsregime, eine bessere Ausfinanzierung, am Ende wahrscheinlich auch mehr Gemeinwohlökonomie, denn der Wettbewerbsdruck ist für den Dritten Sektor zu stark geworden. Wir dürfen aber nicht zurück zum Selbstkostendeckungsprinzip. Das hatten wir früher in den Krankenhäusern und Pflegeheimen. Aber damit war immer die Gefahr der Verschwendung verbunden, nach dem Motto: »Das kriegen wir alles refinanziert.« Verschwendung war immer unethisch. Wir brauchen damit einen *Kulturwandel*. Bei Bohnsack steht in der Logik der Sozialforschung das »Wie« im Vordergrund. Wie gehe ich mit den Menschen um? Und das führt wieder zur KDA-Debatte, die das so formuliert hat: »Keine Strukturreform, die nur eine Finanzierungsreform ist!« Es muss eine Wohnreform sein, es muss eine Organisationskulturreform sein, und das geht natürlich nur als langfristiger Lernprozess. Da denke ich ganz systemisch, nicht systemtheoretisch. Da muss man Menschen mit auf die Reise nehmen, abholen, und zwar von der Politik bis zur Altenpflege. Also von unten, einen echten sozialen Lernprozess initiieren. Und das ist eine Zumutbarkeit, denn dann ist nämlich alles nicht mehr funktional, sondern man muss permanent an sich selbst arbeiten. Dann muss man verhandeln, da muss man aushandeln, da muss man Konflikte aushalten, da muss man Konflikte bewältigen. Das ist eine andere Art zu leben.

Alfons Maurer: Daran würde ich gerne anschließen und der Frage nachgehen, was es denn braucht, dass gute Pflege in dem Sinne,

---

10 Mittlerweile ist diese Institution 60 Jahre alt. Sie galt als führende Stichwortgeberin in Fragen des Alterns und der Altenhilfe.
11 Der Begriff »Stambulant« steht für eine Verbindung von ambulanter und stationärer Pflege unter enger Einbindung von Angehörigen. Die BeneWit-Gruppe von Herrn Pfister hat diesen Ansatz in Baden-Württemberg in verschiedenen Einrichtungen realisiert.

wie sie nun jetzt mehrfach schon angedeutet wurde, als Aktualgenese praktiziert werden kann. Zum einen betrifft das die Unterscheidung zwischen notwendig und hinreichend. In diesem Zusammenhang sei auf eine Studie verwiesen, die ebenfalls an der Universität Vallendar in der Pflegewissenschaftlichen Fakultät durchgeführt wurde. Es geht um »PiBaWü«.[12] In dieser Studie haben Auszubildende bei einer großen Anzahl von Mitarbeitenden in der Altenpflege im Sinne eines Shadowing[13] nachgeschaut, was denn Pflegekräfte tun. Ich würde die Ergebnisse mal so zusammenfassen, dass erstens für eine gute Pflege offensichtlich ein bestimmtes Ausmaß an Personen unbedingt erforderlich ist, d. h. eine ausreichende Personalmenge und auch ein bestimmtes Maß an Qualifikationen. Aber dies ist eine notwendige, sicher keine hinreichende Voraussetzung. Und eine Erhöhung der Personalmenge *allein*, etwa in dem mehr Geld ins System gegeben wird, führt nicht automatisch zu einer höheren oder besseren Qualität. Aber »PiBaWü« hat auch deutlich gemacht, dass der Begriff der (Pflege-)Qualität ein Konstrukt ist, das aus einer Kombination von empirischen Einsichten und normativen Festlegungen besteht. Die empirischen Einsichten sind letztlich – mindestens evidenzbasierte – Wenn-dann-Beziehungen. Das bedeutet, wenn ich eine bestimmte Handlung vornehme, dann folgt daraus ein bestimmtes Ergebnis. Und wenn ich etwas anderes tue, dann beobachten wir andere Effekte. Nach der »PiBaWü«-Studie kann das Konstrukt Pflegequalität nur bis zu einem gewissen Anteil durch Empirie er- und aufgeklärt werden; dies bedeutet, dass zur Bestimmung von Pflegequalität immer auch *normative Aspekte* herangezogen und benötigt werden. Das heißt, es bleibt uns gar nicht erspart, dass wir auch ein bestimmtes Bild von Pflege brauchen. Wir können die gute Pflege eben nicht nur über Empirie bestimmen, sondern auch über Vorstellungen, die wir im Hinblick auf eine gute Pflege oder ein gutes Leben haben. Eine weitere Erkenntnis aus »PiBaWü« war, dass über ausreichend Personal hinaus, das eingesetzt werden kann, weitere Bedingungen für gute Pflege erfüllt sein sollten: Zum einen ein normativer Anspruch der einzelnen Pflegepersonen, gute Pflege realisieren zu wollen; zum anderen aber auch, dass es einen normativen Anspruch der Einrichtung, der Organisation und des Trägers braucht. Und das Interessante ist, wenn ich die Überlegungen von Herrn Fenchel mit aufgreife, dass es ja in Pflegesituationen ums Verhandeln geht. Aber dieses Verhandeln geschieht meines Erachtens bisher fast ausschließlich innerhalb einer Person. Also dieses »Verhandeln«, d. h. der Umgang mit den konkurrierenden Ansprüchen bis hin zu diesen überordnenden Regulierungsmechanismen, die wir ja in der Pflege haben, muss gewissermaßen auch außerhalb von Personen erfolgen; es gehört in die Organisation, in die Einrichtungen, in die Teams, dort ist der Ausgleich der Ansprüche zu thematisieren und zu verhandeln. Und dann wird sichtbar, dass wir ein Coaching viel mehr brauchen als die regelmäßigen Besuche des MDKs, wenn es genau darum geht, wie die Pflegepersonen mit diesen übergeordneten Erwartungen im konkreten Einzelfall umgehen. Das scheint mir ein wesentlicher Beitrag, wo wir sinnstiftend in die Zukunft gehen können.

Und wenn ich darauf schaue, was wir brauchen, dann ist mein Ansatzpunkt die Frage: Wie können wir Bedingungen schaffen, dass eine gelingende Pflegebeziehung stattfindet? Gelingende Pflegebeziehung heißt, es ist eine asymmetrische Beziehung, in der eine Pflegeperson auf eine Person trifft, die eine Dienstleistung erwartet. Die beiden be-

---

12 Brühl A & Planer K (2019) PiBaWü. Zur Interaktion von Pflegebedürftigkeit, Pflegebedarf und Personalbedarf. Freiburg: Lambertus.
13 Shadowing bezeichnet eine qualitative sozialwissenschaftliche Methodik, bei der – quasi wie ein Schatten – Beobachterinnen und Beobachter die Untersuchungsperson begleiten und dokumentieren, was sie tut – oder eben nicht.

gegnen sich und zwar – trotz aller Ritualisierung – in dem Sinne, dass sie in jedem einzelnen Fall idealiter wieder neu auf die Lösungssuche gehen. Was jetzt gefragt ist, und was umgesetzt werden soll, sind nicht nur Automatismen, sondern die Anwendung von fachlichen Regeln auf die ganz konkrete Situation. Und die Lösung wird immer individuell und situationsbezogen sein. Von Gelingen kann man dann sprechen, wenn eigentlich beide mit der Lösung zufrieden sind und sich auf gewisse Art und Weise auch als wirksam, als selbstwirksam erfahren. Es drängt sich die Frage auf: Wie kann eine solche Art von Pflegebeziehung ermöglicht, stabilisiert und erleichtert werden? Wie kann sie auch gestützt werden, im Zusammenhang mit den konkurrierenden und konterkarierenden Einflüssen, die bestehen? Ich glaube, es braucht einfach – das ist bei der HALT-Studie benannt worden – es braucht *intrinsische Momente*. Und dazu braucht es organisatorische und übergeordnete Rahmenbedingen (bis hin zu entsprechend gesetzlichen Regeln). Ich würde es so zusammenfassen, dass sowohl fachliche Kompetenz wie auch institutionelle Regeln unabdingbar sind. Es geht nicht nur darum, dass Pflege intuitiv gestaltet wird, sondern sie muss auskunftsfähig und begründbar sein. Insgesamt sind damit Anreizsysteme notwendig, die sicherstellen, dass der Fokus auf die Gestaltung von Pflegebeziehung gerichtet wird, und nicht auf die Erfüllung irgendwelcher z. T. absurder Regeln im Bereich der Hygiene oder anderswo. Last but not least, es braucht auch *Schutzräume in den Pflegebeziehungen*. Herr Fenchel hat vorhin ausgeführt, dass erfahrene Leitungskräfte ihren Mitarbeitenden viel mehr Freiraum lassen als die unerfahrenen. Die haben das schon verstanden.

Ich will nicht verkennen, dass es für die Pflegetätigkeit sehr inspirierende und hilfreiche Theorien gibt, aus denen sich sehr stärkende und konstruktive Impulse für eine Aktualgenese herleiten lassen. Das kann ich hier nur andeuten, welche großen Ressourcen sich in manchen ethischen und beziehungsfokussierten Theorien finden lassen, die man für die Pflegearbeit in organisatorischer Sicht nutzbar machen kann. Ganz aktuell möchte ich auf Hartmut Rosa mit seiner Resonanztheorie verweisen, das kann ich an dieser Stelle nicht ausführen. Wir haben uns auch immer sehr von Martin Buber inspirieren lassen, mit seinem Verständnis von Begegnung. Insbesondere von der Vorstellung, dass in einer wirklichen Begegnung letztendlich, zwischen »Ich und Du« immer etwas Drittes entsteht. Das ist der Punkt, es ist nicht der Vollzug eines Algorithmus, sondern es entsteht dort etwas Neues. Natürlich hat uns Erich Fromm immer sehr inspiriert mit seinem Verständnis von lebendiger Beziehung und Biophilie. Und in den letzten zehn Jahren haben wir natürlich auch sehr von care-ethischen Ansätzen profitiert. Und die sagen eindeutig, dass gerade in asymmetrischen Beziehungen die Wirksamkeit und Qualität eines Ergebnisses eben von der Pflegebeziehung abhängig ist, genauer gesagt, im höchsten Maße von der Qualität des Kontaktes der beteiligten Personen. Das sind viele Impulse, die in der Keppler-Stiftung immer wieder neu für die konkrete Praxis eingebracht wurden. Allerdings, ich muss das nochmal sagen, ist dies auf der Folie einer übermächtigen Regulierungsautomatik zu sehen, die auch für hochmotivierte, hochprofessionelle, hochethische Pflegepersonen nicht ganz einfach zur Seite zu schieben ist. Ein bestehender Schutzraum für das Gestalten von Pflegebeziehung kann dann auch bedeuten, dass eine gelingende Pflegebeziehung so wichtig sein kann, sich in bestimmten Fällen auch mal über Hygieneregeln oder MDK-Regeln oder ähnliches hinweg zu setzen. Da ist viel Selbstbewusstsein bei den Beteiligten gefragt und eine Institution, die das *wirklich* will.

Volker Fenchel: Herr Maurer hat betont, dass die Aushandlungen weitgehend *innerhalb* der Pflegeperson selbst stattfinden. Das würde ich etwas anders sehen. Denn ich glaube, dass die Bewohner – und da beziehe ich Menschen mit Demenz ausdrücklich mit ein – situativ doch auch eine Verhandlungsmacht mitbringen. Und auch das Team, das schon erwähnt wurde, sehe ich als relevant an; zumindest hinsichtlich dessen, was ich so in den Diskussionen in meinen Weiterbildungen erlebe. Ergänzen möchte ich an dieser Stelle, wenn wir schon von Bourdieu und dem Habitus sprechen, den Begriff der *Disposition*. Den halte ich für hilfreich, denn er betrifft die Neigung, sich in den unterschiedlichen Situationen doch eher für die eine als für die andere Variante zu entscheiden. Und in diesem Zusammenhang ist der Begriff der *Defensivpflege*[14] bedeutsam. Bezogen auf diese Einflüsse von außen hat Herr Schulz-Nieswandt schon von der Sicherheit als übermächtiger Entscheidungsgröße gesprochen. Das wird ja schon gar nicht mehr hinterfragt. Ich habe ja zuvor schon eingestanden, wie bescheiden mittlerweile mein Anspruch ist, in Bezug auf das, was Pflegekräfte von ihren Weiterbildungen in der Praxis umsetzen können. Nicht, dass wir da keine sinnvollen und hilfreichen Dinge vermitteln, sondern dass die Wirkmächtigkeit der Defensivpflege, also in erster Linie zu vermeiden, dass es zu Risiken kommt, dass man dann in den Schlagzeilen auftaucht, weil ein Bewohner verloren geht und so weiter, dass dies gar nicht mehr kritisch hinterfragt wird. Die Disposition verweist doch dann darauf, dass wir bestimmte kritische Situationen einfach hinnehmen und gar nicht mehr hinterfragen.

Und hier sehe ich zwei große Probleme, die ich noch mit einbringen möchte. Zunächst glaube ich, dass – um richtige Entscheidungen zu treffen – der Altenpflege eine *gemeinsam geteilte Zielvorstellung* fehlt. Es ist vielfach unklar, worum es denn *eigentlich* in einer Einrichtung geht bzw. gehen soll. Und da es

dieses Ziel nicht gibt, orientiert man sich am Leistungskatalog der Pflegeversicherung. Das ist dann eine Verrichtungslogik, die es fast unmöglich macht, zu einer guten Pflege zu kommen. Das wird deshalb auch in den Verhandlungssituationen schon gar nicht mehr bewusst thematisiert, sondern führt praktisch dazu, dass ich mehr oder weniger unbewusst zu bestimmten Entscheidungen komme, die dann gar nicht mehr in die Verhandlungssituationen mit einfließen.

Frank Schulz-Nieswandt: Der Hinweis auf Disposition ist in der Tat sehr wichtig. Der ist zwar *inbegriffen* in der Definition von Habitus, weil es ja ein inkorporiertes System von Dispositionen ist, die dann immer wieder zu typischen Verhaltensmustern führen. Diese Insistenz auf Disposition ist wichtig, denn man muss Bourdieu mit dem Makroblick von Foucault verknüpfen. Und der spricht von *Dispositiven*. Und Sicherheit ist mittlerweile dispositiv geworden, das heißt eine kollektiv geteilte Disposition. Aber beim Habitus reden wir primär nur über das Individuum. Dispositiv meint aber, dass eine ganze Gruppe in diesem Punkt, wie in einem Drehbuch, einer Bühneninszenierung, gleich tickt. Das ist diese Übermacht des Dispositivs »Sicherheit«. Und ich fand soeben diesen Begriff der »defensiven Pflege« gut. Ich glaube in der Tat, das hängt an den Regulierungsregimen, denn die defensive Pflege kommt ja aus einem Angstempfinden und ist eine Strategie der Risikominimierung. Und das kommt von außen, hat wieder etwas mit Erwartungen zu tun. Hier ist es der sanktionierende Erwartungsdruck des Rechtsregimes. Ich kenne den Fall einer neuartigen Wohnanlage, da wurde wörtlich gesagt: »Wir haben das nur durchbekommen, weil wir permanent zivilgesellschaftlichen Ungehorsam praktiziert haben.« Also im Grunde, wenn Sie ethisch jetzt den Habitus diskutieren, müssten wir auch wieder diese Überdeterminierung von Erwartungen thematisieren, am Ende eigentlich vom Pflegepersonal täglich einen rechtsstaatlichen Ungehorsam im Namen der Würde der Bewoh-

---

14 Bockenheimer-Lucius G, Dansou R, Sauer T (2012) *Ethikkomitee im Altenpflegeheim. Theoretische Grundlagen und praktische Konzeption.* Frankfurt/New York: Campus.

nerinnen erwarten. Und die Situation ist ambivalent. Denn dieser Ungehorsam wäre eigentlich rechtsstaatlich konform, weil man sich auf den Würdeparagraphen in Art. 1 des Grundgesetzes beruft. Denken wir an das weich gekochte Ei, was eben angesprochen wurde. Eigentlich ist man damit *im* Rechtsstaat. Das betrifft auch Art. 2: Da geht es um die freie Entfaltung der Persönlichkeit. Aber auf der anderen Seite ist man natürlich *nicht* rechtsstaatskonform, wenn man mit den Gesetzen des öffentlichen Gesundheitswesens nicht übereinstimmt, z. B. beim Hygienemanagement. Das ist übrigens kein Verfassungsrecht, sondern schlichtes positives Recht der Länder.

Aber dieser *Ungehorsam* ist verbunden mit einer großen Belastung in der konkreten Handlungssituation. Einige Studien zeigen, dass das der Grund ist, warum zum Teil aus dem Pflegeberuf ausgestiegen wird. Nicht nur, weil man Rückenschmerzen hat oder das Vereinbarkeitsmanagement zwischen Familie und Beruf nicht funktioniert. Einige Menschen steigen aus, weil sie merken: »Ich müsste eigentlich ungehorsam sein, ich kann es aber nicht. Und ich kann nicht die Arbeit machen, für die ich ausgebildet worden bin.« Und das ist dieser Punkt mit der Übermacht der repressiven und regressiven Dispositionen: Sicherheit dominiert alles. Und es entsteht eine defensive Pflege, die nicht aktualgenetisch ausgerichtet ist. Und einige Menschen merken, dass sie es ethisch nicht mehr vertreten können, dass sie einen Job machen, der nicht gut ist. Dass sind aber nur Beispiele. Wir haben natürlich eine versteckte Heterogenität. Wir haben einerseits eine Fachpflege, die richtig gut ist von ihrer Qualifikation, sonst hätten sie dieses ethische Dilemma nicht. Wir haben aber auch anderseits viele, die sagen: »Wieso, Sicherheit ist doch gut, der darf doch nicht fallen, der darf sich nicht infizieren.«. Also eine fixierte Blickverengung. Diese Unterschiedlichkeit ist natürlich eine Verteilungsfunktion von Persönlichkeitseigenschaften.

Lola Maria Amekor: Würden Sie denn sagen, Herr Schulz-Nieswandt, in der Ausbildung von Pflegefachkräften müsste es die »Ungehorsamkeits-Kompetenz-Bildung« geben?

Frank Schulz-Nieswandt: Ja, aber dann kommt die Abmahnung, die Kündigung oder die Strafanzeige gegen die Schule. Ja, aber wir müssen verfassungskonform ausbilden. Noch ein wichtiger Punkt. Sie haben mich ja eben eingeführt als Vertreter einer werteorientierten Wissenschaft. Ja gut, ich habe die Narrenfreiheit, weil ich durch das Recht der Freiheit von Lehre und Forschung gedeckt bin. Ich kann jederzeit alles thematisieren, etwa in Vorlesungen zum sozialraumorientierten Altern im kommunalen Raum. Da sage ich: »Wir brauchen Ungehorsam gegen die Logik des Sektors. Und das ist verfassungskonform, weil es um die Würdeorientierung geht.« Ich bilde nicht arbeitsplatzspezifisch aus. Aber in dem Moment, wo Sie das tun, tragen Sie nochmal eine andere Verantwortung. Es geht am Ende um eine staatsbürgerliche Tugend des Ungehorsams. Zwar ist die durchschnittliche Verweildauer in der Altenpflege etwa zehn Jahre. Aber die Leute brauchen keine zwei Jahre, dann merken sie das Dilemma zwischen dem, was man müsste und dem, was man darf.

Hermann Brandenburg: Ich stimme dem zu, was gesagt worden ist. Und besonders nachdenklich macht mich der Hinweis von Volker Fenchel, dass wir uns bereits an vieles gewöhnt haben und vieles nicht mehr hinterfragen. Auch die Geschichte mit dem Ei, Frank Schulz-Nieswandt hat das Notwendige dazu gesagt. Und Alfons Maurer sieht das ganz ähnlich, da können wir eigentlich einen Haken hinter machen. Ich will nochmal versuchen, die Dinge auf den Punkt zu bringen. Es geht einmal um die Frage, was gute Pflege ist, und wo wir da ansetzen sollten. Mit dem rehabilitationswissenschaftlichen Fokus haben wir eine gute Orientierung, auch das Stichwort der Aktualgenese hilft hier weiter. Es geht eigentlich darum, die *Potenziale der*

Person zu aktualisieren – ein ganz klassischer Ansatz. Und welche *theoretische Perspektive* brauchen wir dafür? Als eine Grundlage ist die Arbeit von Mike Nolan wichtig, die von ihm entwickelten »Six Senses«, Volker Fenchel hat sich damit umfassend beschäftigt. Es geht u. a. um Zugehörigkeit, Selbstwirksamkeit, Kontinuität, auch Sicherheit. Und wenn wir darauf aufbauend die klinischen medizinisch-pflegewissenschaftlichen Erkenntnisse nutzen – von der Mobilitätsförderung über die Dekubitusvermeidung bis hin zu den Medikamentenregimen – dann sollten eigentlich die Fragen ins Zentrum gerückt werden: Macht mein Leben in dem Pflegeheim eigentlich noch einen Unterschied? Werde ich noch gebraucht? Welche Aktivitäten sind für ein sinnvolles Leben für mich wichtig?

Und der zweite Punkt – wo setzen wir an? Frank Schulz-Nieswandt hat bereits eine ganze Reihe von wichtigen Punkten genannt, von den Regulierungsregimen bis hin zum Kulturwandel. Es gibt drei zentrale Aspekte, an denen wir ansetzen müssen. Das sind erstens *Regulierungsregime*. Da muss es eine politische Diskussion geben, das haben wir zu weit getrieben, das muss sehr offen und klar benannt werden. Zweitens müssen wir über die *Veränderung in der Qualifizierung* nachdenken, die ist sehr klinisch fokussiert und wird immer stärker, auch durch pflegewissenschaftliche Befunde, in diese Richtung gedrängt. Da brauchen wir mehr sozialpädagogische Kompetenzen, Beziehungsorientierung, Persönlichkeitsbildung, Kritikfähigkeit und den Mut zum Ungehorsam. Wenn man so will: Erziehung, und nicht nur Anleitung, Instruktion. Und die dritte Ebene, da würde ich Alfons Maurer sehr Recht geben, ist eine *Organisationsentwicklung*. Wir brauchen auch so etwas wie eine Offensive für Innovationen in den Heimen, d. h. eine konzertierte Aktion der Träger, und nicht irgendein kleines Projekt. Ein Moratorium wäre wichtig. Und dass wir uns Zeit nehmen – nach Corona – die Altenpflege, vor allem auch die stationäre Situation, neu aufzustellen. Sonst wird immer nur an einzelnen kleinen Punkten herumgedoktert, wir kommen aber eigentlich nicht wirklich weiter und gewöhnen uns sukzessive an Missstände. Die Alten unter uns opponieren dann noch, aber der Unterschied zwischen dem was richtig und falsch ist, verschwindet langsam.

Alfons Maurer: Als Erkenntnis würde ich gerne festhalten, dass wir uns in der Analyse relativ einig sind. Eine konkrete Pflegesituation ist heute von einem großen und breitgefächerten Bündel an Erwartungen geprägt. Sie ist – in meiner Sprache würde ich sagen – überdeterminiert, was Erwartungen angeht, auch konkurrierende Erwartungen. Und sie ist unterdeterminiert dahingehend, dass nicht ausreichend Präferenzregeln bestehen, wie denn diese Situation für die einzelne Pflegekraft gut gelöst werden kann. Insofern ist es nicht nur eine Frage der Person, es sind ja nicht nur intrapersonale Dilemma-Situationen oder Situationen, die die einzelne Person vorfindet. Sondern wir sollten uns darüber bewusst sein, dass das ein *organisatorischer Konflikt* ist. Denn wenn ich sage, das ist eine intrapersonale Klärungsangelegenheit, dann ist schon klar, dass die Personen in ihren jeweiligen Pflegesituationen darum wissen, wie das Team darüber denkt oder das auch mit dem Team besprechen, mit den Angehörigen und so weiter. Wir müssen heute davon ausgehen, dass konkurrierende Erwartungen in diese Intimität der Pflegebeziehung mit hineinspielen. Und eben auch in einer Situation im Bewohnerzimmer stattfinden, wo sich Pflegeperson und Demenzbetroffene begegnen. Das ist ein Konflikt in der Organisation und nicht nur für die Person. Deswegen sollten wir auch nicht immer nur über Bildung nachdenken, die durchaus begrenzt ist. Wir brauchen auf der institutionellen und organisatorischen Ebene Lösungsansätze.

Und einen sehe ich darin, diese Dilemma-Situationen in die *Organisationskommunika-*

tion mit hereinzunehmen. Das kann nicht nur zufällig Gegenstand im Team sein. Die Übergabezeiten sind inzwischen auf 10–15 Minuten reduziert worden. Soweit ich das sehe, gilt das für alle Heime, die ich kenne. Da sind wieder Fallbesprechungen einzuführen; diese fanden früher deutlich länger und intensiver statt. Doch diese gibt es fast gar nicht mehr. Die Pflegekräfte besprechen sich im Dienstzimmer oder nebenher, es gibt keinen systematischen Ort mehr dafür. In dem Moment, in dem wir das Instrument »ethischer Fallbesprechungen« in Einrichtungen eingeführt haben, haben wir festgestellt, dass es dabei schon auch darum ging, für bestimmte Situationen oder Bewohner gute Lösungen zu schaffen, das war auch ein Effekt. Aber interessanterweise stellte sich ein weiterer Effekt ein, dass die Pflegekräfte plötzlich Zeit hatten, ihre Sichtweisen und Erwartungsrekonstruktionen miteinander in die Kommunikation zu bringen. Und dies erhöhte die Zufriedenheit bei allen Beteiligten. Also das ist doch ein Hinweis dafür, dass wir auch organisatorisch sagen müssen: »Genau dieses Thema muss besprechbar sein, in der Arbeitszeit, in der Organisation.« Und es muss auch *gewollt* sein, und darum ist eben nicht nur eine Frage der Personen, was ist gute Pflege, das muss ein Thema für die Organisation sein.

Zu guter Letzt ist es eben auch ein Thema für die *Gesellschaft*. Denn solange wir der Auffassung sind, dass vom Aspekt der Sicherheit alles geregelt werden muss, was zu dieser immensen Verrichtungslogik führt, werden wir es eben auch nicht schaffen, auf der gesetzlichen Ebene die notwendigen Schutzräume zu schaffen, die wir heute für gelingende Pflegesituationen brauchen.

Ein weiterer Gedanke ist mir noch bei der Lektüre der Ergebnisse der HALT-Studie gekommen. Der Fokus lag bei HALT auf der stationären Langzeitpflege und dort nochmal auf Personen mit Demenz. Jetzt könnte man sagen, dass der stationäre Bereich am meisten unter dieser hohen funktionalen Verrichtungslogik leidet. Aber wie sieht es denn in anderen Pflegesettings aus, in der Laien- und Familienpflege? Ist dort das, was wir als Aktualgenese bezeichnet haben, tatsächlich wahrnehmbar? Wie sieht es aus mit der semiprofessionellen häuslichen Pflege, wo Personen aus anderen Ländern – meist aus Osteuropa – die Pflege übernehmen? Manchmal sind die Personen etwas fortgebildet, manchmal weniger. Oder wie sieht es generell in der professionellen häuslichen Pflege aus? Vielleicht lässt sich aus dem Vergleich der stationären Langzeitpflege und der häuslichen Pflege die eine oder andere Hypothese generieren.

Volker Fenchel: Ich sehe genauso wie Herr Maurer, dass die Organisation ein ganz wesentlicher Faktor in dem Ganzen ist, möchte das aber noch etwas differenzieren. Hermann Brandenburg hat bereits auf Mike Nolan[15] verwiesen. Der spricht von sogenannten »enriched environments«, also von bereichernden Umwelten der Pflege. Ich berate ja auch Pflegeeinrichtungen und begleite sie bei Veränderungsprozessen und meine Erfahrung ist, dass der Spielraum der Organisation bzw. des einzelnen Seniorenheims zum Teil sehr eng ist, zum Beispiel wegen trägerinterner Vorgaben. Natürlich aber auch wegen der Kontrollen durch den Medizinischen Dienst – wobei ich übrigens bezeichnend finde, dass eine Instanz dieses Namens Pflegeeinrichtungen kontrolliert. Und da bleibt dann oft wenig von *enriched environments* übrig. Man erkennt doch hier, dass eine Organisation kein keimfreier Raum ist, sondern unterschiedlichen externen Interessen unterworfen ist. Ich arbeite in einem Bildungsinstitut der bayeri-

---

15 Mike Nolan hatte die erste Professur für Gerontologische Pflege in Großbritannien, hat Beiträge zu Person-Centred Care (PCC) und zum Senses Framework (s. o.) geliefert. Er hat auch eine Reihe von wichtigen Studien zur Heimsituation vorgelegt, ist in die »My Home Life« Initiative involviert (https://www.myhomelife.org.uk/).

schen Arbeiterwohlfahrt, wir haben aber Teilnehmer aus Einrichtungen aller Trägerschaften: der freien Wohlfahrtspflege, der Kommunen und privater Betreiber. Und da sehe ich dann, dass alle unter einem ähnlichen Druck stehen, der ja eben als Folge der erwähnten Kontrollregime letztlich zu dieser beschriebenen Defensivpflege führt. Was wir praktisch bräuchten, wäre Abrüstung auf dieser Regulierungsseite und ein anderes Denken. Beate Radzey[16] beispielsweise hat in einem anderen Zusammenhang von einem *Möglichkeitsraum* gesprochen, der Wahl- und Entscheidungsalternativen offeriert. Dabei geht es letztlich um Vertrauen. Dass das, was wir in den Heimen machen, nicht von sich aus bereits problematisch ist, sondern Freiheitsräume bietet, die wir gestalten und entwickeln können. Wir müssen ein Stück weit aus der Zwangsjacke raus, in der wir uns zurzeit befinden.

Frank Schulz-Nieswandt: Ich wollte ganz kurz auf beide Aspekte eingehen. Es ist wichtig, dass Herr Maurer den Institutionalisierungsbegriff noch einmal nachgefragt hat, und zwar in Bezug auf verschiedene Wohnsettings. Das ist eine Frage auch zukünftiger empirischer Forschung. Aber es gibt zwei Aspekte aus der neueren Literatur, die interessant sind. Zum einen haben wir gelernt, dass wir unter Institutionalisierung nicht nur und vereinfachend Architektur verstehen. Das war lange Zeit so. Anstalten weisen eben eine bestimmte Architektur auf: Lange Gänge und Türen, die nach links und rechts gehen. Damit gehört Architektur auch zu den notwendigen Voraussetzungen einer anderen Kultur. Für die Institutionalisierung ist aber die *Art und Weise der Interaktion*, also Demütigung, Kränkung, Bevormundung, entscheidend. Das sind alles Praktiken, die können als

---

16 Radzey B (2014) *Lebenswelt Pflegeheim. Eine nutzerorientierte Bewertung von Pflegeheimbauten für Menschen mit Demenz.* Frankfurt am Main: Mabuse

soziale Praktiken einer Institutionalisierung analysiert werden. Und das kann überall in allen Wohnsettings stattfinden.

Wir hatten vor vielen Jahren mal eine Demenzwohngemeinschaft in Duisburg analysiert. Und da kamen beide Aspekte zum Vorschein. Also sehr positiv war es, denn die Mitarbeit der Angehörigen war so stark ausgeprägt, dass die Fachkräfte sehr stark entlastet worden sind und Zeit für Biografiearbeit, Musiktherapie und Spaziergänge hatten. Da war das Setting sehr aktivierend. Aber man hat sich eben auch von einer Fachkraft getrennt, weil nach mehreren Konfliktgesprächen nicht erreicht werden konnte, dass diese Person angemessen mit Menschen mit Demenz umging. Demütigung, Kränkung und Bevormundung können natürlich auch zu Hause stattfinden, überall. Da muss man aufpassen. Denn wenn es stimmt, dass gute Pflege eine Kulturfrage ist, dann gilt das für alle Settings. Aber es kann sein, dass bestimmte Settings eher förderlich sind als andere, also eine andere Architektur mitbringen. Und wir wissen, Architektur strukturiert, vom Raumerleben, auch Interaktionen. Manche Architekturen ermöglichen andere Formen von Interaktion als andere. Insofern sollte man umgekehrt jetzt nicht wieder »das Kind mit dem Bade ausschütten«. Aber Raum determiniert nicht Verhalten: Es sind *Möglichkeitsräume*.

Da sind wir jetzt nochmal bei den Möglichkeitsräumen: Ich beschäftige mich ja sehr kritisch mit den neoliberalen Deregulierungen. Aber in diesem Sektor müssen wir weg davon, dass der Staat nur Wächterstaat ist. Ich habe die Regulierungsbehörden in Rheinland-Pfalz evaluiert. Die Konsequenz: Wir müssen zu einem kooperativen Staat kommen, so nannte man das früher vor 20 Jahren in der Politikwissenschaft. Das ist ein Staat, der verhandelt und Dialoge führt. Natürlich, er ist immer auch Wächterstaat. Und wenn etwas passiert, dann ist die Staatsanwaltschaft da. Aber es muss den Einrichtungen auch die Möglichkeit gegeben werden zu experimentieren, also andere und neue Wege zu gehen.

Wir müssen Spielräume schaffen, dialogische Verfahren institutionalisieren. Es geht um Behörden, die dialogfähig sind, also sozusagen durch den dialogischen Personalismus von Martin Buber systemisch geschult. Das wäre ja mal ein Traum, achtsam und die *Innovationsbereitschaft von Einrichtungen* unterstützend. Aber natürlich muss man immer genau hinschauen. Es gibt nicht so wenig schwarze Schafe. Die nutzen die fehlende Regulierung dann auch als Qualitätsdumping aus. Aber so ist es eben: Auch Politik braucht Mut zu innovativen Lernspielräumen. Und diesen Mut haben wir überwiegend nicht in der Politik, weil auch hier Sicherheit, Sicherheit, Sicherheit gilt und immer Einheitslösung, Einheitslösung, Einheitslösung.

Lola Maria Amekor: Herr Schulz-Nieswandt, Sie sprachen eben von einer kollektiven Angstbewältigung. Also das würde ja bedeuten, dass wir in unserem staatlichen Setting geprägt sind von Furcht. Und das macht die Regulierung und die Überprüfung so stark. Wie könnte denn eine Alternative gelingen?

Frank Schulz-Nieswandt: Also zunächst mal zur Befundlage. Der Sozialstaat stammt ja zum Teil auch aus absolutistischer Tradition. Und psychoanalytisch ist der Staat immer »Vater Staat«. Und diese Vorstellung, dass das Leben sicher sein muss, obwohl es ständig kontingent ist, dass man keine Fehler machen darf, diese Ängste beherrschen sehr stark unser Leben. Angst ist evolutionär, aber eigentlich sinnvoll. Denn es ist eine Vorsorgestrategie. Aber Angst darf nicht als neurotische Angststörung dominant werden. Denn ich habe manchmal das Gefühl, dass in jedem Sektor sozusagen ein unbewusstes Haftungsrecht dominiert, eine Angststörung, die uns daran hindert, offen innovative Lösungen anzugehen. Und das bezieht sich nicht nur auf die Fachkraft oder den Träger bzw. die Einrichtungsleitung; es ist auch die Politik, die Angst hat, Fehler zu machen.

Wir sehen ja diesen Perfektionismus von Vorstellungen beim Corona-Management, obwohl das Problem natürlich hoch komplex ist. So dass ich mich manchmal frage: »Sag' mal, wie perfekt soll denn das Corona-Management ablaufen?« Diese Attribuierungen von Perfektionismus seitens des Gesetzgebers führen dazu, dass der Gesetzgeber, weil er wiedergewählt werden will – und das ist billige ökonomische Theorie der Politik – nicht bereit ist, dass wäre dann ja unpopulistisch, auch einmal offener zu werden, freier zu werden, das ist alles verkrampft. Die Politik ist natürlich extrem unter Druck. Die Angst vor der öffentlichen Kritik, die dürfen auch nichts mehr machen, ohne dass sie gleich ... Also die Moralisierung der Politik, ich meine jetzt nicht die sinnvolle Moralisierung, dass man sagt, hier orientiert euch mal an den Verfassungsgeboten der Inklusion, aber diese billige Moralisierung der Politik im massenmedialen Zeitalter führt dazu, dass Politik auch möglichst versucht, wie hat das Herr Maurer gesagt, Algorithmen durchzuziehen, also das ist ein generelles Problem.

Und es ist nicht nur die Politik, die nur begrenzt kompetent ist. Das ist so eine allgemeine Angstkultur. Manchmal habe ich auch das Gefühl, dass wir Deutschland, vielleicht stärker als andere Länder, z. B. Dänemark oder die Niederlande, durch das 20. Jahrhundert geprägt sind. Da tragen wir eine andere Schuld als andere. Und das mag ein Grund sein, warum wir so auf Sicherheit setzen, auf Schutz. Denn wir haben ja schon so viele Menschen im 20. Jahrhundert nicht nur verletzt. Ich glaube, dass wir in Deutschland in manchen Bereichen sogar übermoralisiert sind. Es fehlt die Gelassenheit, es fehlt die Fähigkeit, Fehler zu machen und vergeben zu können. Es kommt dann eine Hasskultur auf, und dann heißt es: »Kündigt ihn, köpft ihn, stellt ihn an die Wand, stellt ihn an den Pranger ...« Und jetzt meine ich nicht Nazis, sondern schlichtes, alltägliches Fehlverhalten. Wir sind sehr verklemmt, glaube ich. Gelassen sind wir nicht in manchen Diskursen. Die Geschichte mit dem weich gekochten Ei ist ja nur Beispiel. Im privaten Bereich gibt es ggf.

Konflikte, weil man es nicht auf die Reihe kriegt, sich zu einigen. Aber in Pflegeheimen führt man keinen Diskurs darüber.

Hermann Brandenburg: Ich würde gerne noch einmal zu den Ermöglichungsräumen zurückkommen. Wo muss da der Ansatzpunkt sein? Die Qualifizierung allein reicht natürlich nicht aus, der Blick auf die Organisation, Alfons Maurer hat das erwähnt, ist fundamental. Da gibt es dann eine Leitung die sagt: »Okay, wir machen jetzt eine halbstündige Fallbesprechung.« Und die andere überlässt das den täglichen Routinen, dann geht das unter. Und auch die Regulierungsregime, das was von außen kommt, ist wichtig, Stichwort »(Neo-)Institutionalismus«.[17] Wir wissen, dass sich Einrichtungen nach den externen Erwartungen richten und sich sukzessive immer stärker angleichen. Und ein weiterer Punkt, den wir heute noch nicht diskutiert haben, das ist die Frage der Entwicklung der Trägerlandschaft. Nahezu die Hälfte der Heime ist mittlerweile in privater Hand. Die Ketten haben den Markt betreten, und da geht es um Profitinteressen. Und wir wissen, dass Freiheitsspielräume dann auch missbraucht werden. Vielleicht können wir am Ende unseres Buches ein Memorandum formulieren, wo wir uns hin entwickeln müssen, wo die Perspektive liegt. Meine Frage ist, wo sind die Ansatzpunkte?

Volker Fenchel: Herr Schulz-Nieswandt hat von Gelassenheit gesprochen und genau die brauchen wir. Eine Kursteilnehmerin hat – vor Ausbruch der Pandemie – ein Praktikum in einem Schweizer Pflegeheim absolviert. Dabei hat sie der dortigen Einrichtungsleitung den zu der Zeit gerade erschienenen Expertenstandard »Beziehungsgestaltung in der Pflege von Menschen mit Demenz« vorgestellt. Die Reaktion war wohl eine Mischung aus Erstaunen und Verwunderung darüber, ob und wie es gelinge, eine Haltung quasi per Verfahrensanweisung zu erzeugen.

Alfons Mauer: Das ist ja eine Differenz, die wir auch im Pflegeversicherungsgesetz finden. Die Präambel liest sich wunderbar. Und dann löst es sich rasch auf. Das ist in der Tat eine grundsätzliche Problematik, die wir im Bereich der Pflege im besonderen Maße haben. Es gibt gute Ideen, gute Ansätze, der von Ihnen genannte Expertenstandard ist ja das beste Beispiel. Aber die Art und Weise wie der um- und eingesetzt wird, führt zum Scheitern. Denn alles unterliegt dieser großen Verrichtungsautomatik. Und man versucht in der Tat, Haltungen zu erzeugen, obwohl die gesamten Abläufe nochmal in einem ganz anderen Algorithmus stattfinden.

Die Frage, wie man mit dieser Überregulierung klarkommen kann, die ist – so meine ich – wirklich die ganz große Herausforderung. Ich glaube auch, dass wir diese Anpassung gegenüber der Überregulierung nicht nur durch Angst erklären sollten. Auch wenn wir das nicht nur personal, sondern auch kulturell definiert haben, ist mir das zu kurz. Denn diese Überregulierung gibt es ja inzwischen in vielen anderen Bereichen auch. Vor allem sind die gleichen Mechanismen wirksam. Leute kommen mit hoher intrinsischer Motivation und resignieren dann ein Stück weit. Das Fatale ist, dass die Menschen nicht nur aus Angst so handeln, sondern es ist eigentlich ein nahegelegtes, sachgemäßes Handeln. Denn wer die von ihm verlangten Regeln und Anforderungen erfüllt, dem können wir ja nicht sagen, dass er eigentlich was falsch macht. Sondern er vollzieht ja letztendlich eigentlich eine gewünschte politisch und gesetzlich exekutive Automatik. Und das ist wirklich fatal.

Zu den Ansatzpunkten, Frau Amekor, möchte ich mal mit einer gewissen Zuversicht sagen, dass wir in der Tat einen sehr intensiven

---

17 Senge K & Hellmann KU (2006) *Einführung in den Neo-Institutionalismus. Mit einem Beitrag von Richard Scott.* Wiesbaden: VS Verlag für Sozialwissenschaften; Walgenbach, P. & Meyer, R. (2008). *Neoinstitutionalistische Organisationstheorie.* Stuttgart: Kohlhammer.

Diskurs zum Thema »Was ist gute Pflege?« brauchen. Gute Pflege ist natürlich schon hoch affin zu dem, was eigentlich gutes Leben ausmacht. Diese Frage ist immer wieder neu auf der Gesellschaftsebene, auf der Verfassungsebene, auf der organisatorischen Ebene zu stellen und vermutlich auch neu zu beantworten.

Ich habe ja schon auf die interessante Kombination von empirischen Erkenntnissen und normativen Vorstellungen hingewiesen. Denn nur durch die Erzeugung positiver Bilder wird uns überhaupt eine Veränderung auf der gesellschaftlichen Ebene möglich sein. Im Moment überwiegt offensichtlich, zumindest von der Politik so umgesetzt, der Konsens gesellschaftlicher Vorstellungen, der eben, wie eben wirklich wunderbar von Herrn Schulz-Nieswandt ja beschrieben, zu diesen Auswirkungen führt, die wir im Bereich der Pflege haben. Also ein Ansatzpunkt könnte sein, lasst uns diesen Diskurs auf wirklich allen Ebenen etablieren, beteiligen wir uns an diesem Diskurs und bringen wir uns hierzu ein.

Der nächste Punkt, auf den wir heute auch mehrfach zu sprechen gekommen sind, ist der, wie dieses Bild von Pflege, in denen sich auch Menschen selber in einer verwirklichenden Art und Weise einbringen können, realisiert werden kann und gelingt, sei es als Pflegekraft oder als Person mit Demenz, da braucht es Konkretisierungen für die einzelnen Pflegesettings. Das meine ich, da brauchen wir Experimente, da brauchen wir Ideen, da brauchen wir einfach auch Möglichkeitsräume, Erprobungsräume, wir müssen oder wir können an der Stelle eben auch mal Dinge einführen, die bisher auch wenig praktiziert wurden.

Die Auseinandersetzung und das Umgehen mit eben diesen konkurrierenden Erwartungen ist zu fordern und zu praktizieren: Fallbesprechungen auf allen Ebenen, die stärkere Verwendung von Supervision und von Coaching. Ein aktualgenetisches Verständnis von Pflege ist in der Organisation zu verankern, das ist in der Pflegeorganisation abzubilden und das gehört in das tägliche Gespräch zwischen Leitung und Wohnbereichsleitung und zwischen Wohnbereichsleitung und Pflegekräfte. Denn was nicht in der Kommunikation ist, das existiert in einer Organisation nicht. Ansonsten werden fachliche oder exekutive Regeln vollzogen. Also der Aufbau einer, ich sage mal anderen Welt, der geschieht nicht von alleine, der geschieht nur wenn er sich institutionell, organisatorisch, aber letztendlich natürlich auch politisch abbilden und herleiten lässt.

Frank Schulz-Nieswandt: Ich möchte noch einmal Begriffe herausstellen. Ab wann ist denn an einem bestimmten Verhalten eigentlich etwas falsch? Man kann sich an den positiven Rechtsrahmen halten, und dann macht man ja eigentlich alles richtig. Das erinnert mich sehr an die »Radbruch-Formel«,[18] dass positives Recht eben auch Unrecht sein kann, es gibt immer positives Recht. Und wenn man natürlich von der Würde her argumentiert, dann ist das richtige Verhalten, dass sich an das Regulationsrecht hält, eben falsch. Da komme ich noch einmal zu dem Ungehorsam, denn eigentlich zwingt das System zum zivilen Ungehorsam. Das entspricht auch einer neueren Einsicht, etwa im Hinblick auf die Problematik der Normalisierung. Was heißt das eigentlich? Was ist das Normale eigentlich? Bei Behinderung, bei Demenz, beim Arbeitsmarkt etc.? Ist der Zugang zum Arbeitsmarkt »normal«, wenn wir die Leute ins kapitalistische Haifischbecken werfen? Das Normale ist doch dann eigentlich verrückt. Das bedeutet, dass wir aufpassen müssen, wenn wir sagen, wir normalisieren. Ja, woraufhin normalisieren? Was

---

18 Diese besagt, dass ein Richter, der sich in einem Konflikt zwischen dem niedergeschriebenen, »gesetzten«, positiven Gesetzen und einem Gerechtigkeitsgedanken befindet, sich grundsätzlich an das gesetzte Recht halten soll.

ist das richtige Leben und was ist das falsche Leben?

Deswegen will ich zum Abschluss nochmals sagen, dass wir Konzepte guter Pflege brauchen. Das ist noch nicht gut durchbuchstabiert. Wir müssen eine Positivliste aufstellen. An welchen Indikatoren können wir festmachen, dass etwas eine gute Pflege ist? Dann haben wir einen Maßstab, uns zu entscheiden, ob ein Verhalten falsch ist oder richtig ist. Das sind binäre Konstruktionen, richtig/falsch, gut/böse, etc. Das ist normativ sehr aufgeladen. Aber es muss auch moralisch korrekt sein, es muss rechtlich korrekt sein, es muss vom Menschenbild her korrekt sein. Wir brauchen diese positive und hoffnungsvolle Perspektive.

Volker Fenchel: Niklas Luhmann hat von »brauchbarer Illegalität«[19] gesprochen und meint damit, dass jede Organisation auf die Abweichung von Regeln durch die Angestellten sogar angewiesen ist. Und ich denke, das ist gerade das, was wir ja auch zuvor schon besprochen haben. Was zu den Typen der HALT-Studie herausgekommen ist, entspricht ziemlich genau dem, was in den Bereich des Brauchbaren fällt, aber in den Bereich des »Illegalen« abgedrängt wird – was aber vielleicht ganz im Sinne der Bewohner wäre. Das Spannungsfeld zwischen reibungslosem Funktionieren und der tatsächlichen Orientierung an den Bedürfnissen der Bewohner haben wir aufgezeigt. In der Konsequenz müssen wir uns doch dann stärker auf die Menschen einlassen.

Lola Maria Amekor: Man könnte also sagen, dass wir mehr Mut brauchen, um neue Wege zu gehen. Mut auch, Risiken einzugehen. Und wir brauchen dazu Menschen, die bereit sind, das zu tun, also auf allen Ebenen. Da ist einmal die Pflegefachkraft vor Ort, die mutig auch mal eben das weiche Ei besorgt, bis hin zu Führungskräften, die eben nicht gleich eine Abmahnung schreiben wegen des weichen Eis, sondern es vielleicht auch mal wohlwollend als zivilen Ungehorsam würdigen. Und wir brauchen Einrichtungen, die auch bestimmte Ziele formulieren: Wo wollen wir eigentlich hin und was versteht unsere Einrichtung eigentlich unter einer guten Pflege, und das über die verschiedenen Ebenen? Das ist die Frage, was es an Ermöglichung braucht.

Hermann Brandenburg: Das ist ja schon fast das Schlusswort gewesen, was Sie gerade formuliert haben. Ich glaube, dass wir in der Tat mit einer positiven Vorstellung, mit einer Vision enden sollten. In den amerikanischen Debatten ist das auch an den klinischen Faktoren diskutiert worden, in Deutschland sehen wir das häufig sehr reduziert. Wenn man zum Beispiel an die Sturzproblematik denkt, dann gehen wir häufig davon aus, dass wir in jedem Fall Stürze immer verhindern müssen. Nun, wenn man Stürze komplett verhindern würde, dann muss man die BW im Bett fixieren. Und es leuchtet unmittelbar ein, dass das keine gute Pflege ist. Von daher kommt die Frage: Wie viele Stürze dürfen es denn sein? Das ist eine fachliche Diskussion, an die sich die Amerikaner herangetraut haben. Es geht dabei um rote Linien im Hinblick auf einzelne Indikatoren, *auch das Zusammenspiel*. Und dann müssen wir unseren Horizont erweitern und die theoretische Zielperspektive insgesamt in den Blick nehmen. Wie sieht die Vision aus, welche die fachliche Ebene, die Beziehungsgestaltung, die Organisationen und die Politik mitberücksichtigt?

Lola Maria Amekor: Ja, vielen Dank. Die Zeit ist um, wir sollten den Rahmen nicht zu stark überziehen. Ich danke allen, dass sie sich die Zeit genommen haben, mit uns diesen – ja wie soll ich sagen – Wandel um die verschiedenen Perspektiven auf das Thema einzugehen. Die verschiedenen Perspektiven waren weiterführend, ich freue mich auf ein Wiedersehen.

Leonie Göcke: Auch von meiner Seite vielen Dank für die spannende Diskussion und

---

19 Luhmann N (1964) *Funktionen und Folgen formaler Organisation.* Berlin: Duncker & Humblot.

für die vielen Ansichten, die Sie heute diskutiert haben. Ich habe die ganze Zeit gedacht, dass das Fragen sind, welche die Kolleginnen und Kollegen aus der Pflegepraxis wirklich interessieren und die sie sich bewusst oder zumindest unbewusst selbst stellen. Hier wurden sehr viele Perspektiven und Ansätze angesprochen, worin sich viele Pflegende vermutlich auch bestätigt sehen. Und ich glaube, es ist wichtig, dass diese Diskussion und Gedankenanstöße auch bei den Pflegenden ankommen und dass Pflegende aus der Praxis so auch den Mehrwert an Pflegewissenschaft erkennen können.

Denn die Wissenschaft stellt Fragen, die auch die soziale Wirklichkeit unmittelbar betreffen. Daraus können Erkenntnisse resultieren, wie es die HALT-Studie sowie die heutige Diskussion zeigen, die für alle Ebenen, der personalen, organisationalen, institutionellen und gesellschaftspolitischen, relevant sind und woraus vor allem langfristig Pflegepraxis und Gesellschaft, also sowohl die Pflegenden als auch die Bewohner, Patienten und Angehörigen, profitieren sollen. Deswegen ist es meiner Ansicht nach sehr wertvoll, dass wir heute dieses Gespräch geführt haben und so viele Aspekte angesprochen wurden. Es hat mich sehr gefreut, heute dabei zu sein, vielen Dank an alle Beteiligten.

Nachsatz: Unter der Überschrift »Den Stecker umpolen: Die institutionelle Neuausrichtung der positiven Antriebsenergie« heißt es in einem jüngst erschienen Buch.[20]

»Damit die Transformation hin zu einer adaptiv stabilisierten Postwachstumsgesellschaft gelingen kann, reicht es allerdings nicht aus, die Quellen der negativen Antriebsenergie versiegen zu lassen. Gesellschaftlicher Wandel bleibt unwahrscheinlich, wenn nicht unmöglich, solange sich nicht auch etwas auf der Seite der positiven kulturellen Antriebsquellen, welche die Begehrensenergie erzeugen, tut. Diese richtet sich gegenwärtig einseitig auf die Ausweitung der Verfügungshorizonte, sie ist auf das (Wirtschafts-)Wachstum und die Vermehrung (von Optionen und Möglichkeiten) fixiert und schreibt damit auch die Kriterien entsprechend einseitig fest, an denen sich Wohlstand, Wohlergehen und Lebensqualität bemessen. Vonnöten sind daher eine alternative Vision und ein alternativer Maßstab für die Bewertung von Qualität und Leistung und insgesamt für die Gestaltung der institutionellen Realitäten in Wirtschaft und Pflege, Pflege und Bildung, Sport und Kultur usw.

Ein solcher Maßstab erfordert die *begriffliche Entkopplung* von Lebensqualität und Wachstum, und meine These lautet, dass diese Entkopplung mit dem Konzept der Resonanz, das ich im folgenden letzten Baustein skizzieren werde, institutionell wirksam werden kann. Auf seiner Grundlage würden beispielsweise Pflegeeinrichtungen, Bildungsinstitutionen und landwirtschaftliche Betriebe nicht mehr daran gemessen und bewertet werden (auch im Hinblick auf ihre Finanzierung), inwieweit sie einen maximalen Output an Verfügungsmacht bei einem minimalen Input an Energie beziehungsweise ökonomischen Ressourcen liefern, sondern daran, inwieweit sie *Resonanzachsen* zwischen Pflegenden und Gepflegten, zwischen Schülern und den schulisch vermittelten disziplinären Weltausschnitten, zwischen Mensch und Natur zu etablieren und zu erhalten erlauben« (S. 239).

---

20 Reckwitz A. & Rosa H (2021) *Spätmoderne in der Krise. Was leistet die Gesellschaftstheorie?* Frankfurt am Main: Suhrkamp.

Teil II: Ablauf der Diskussion

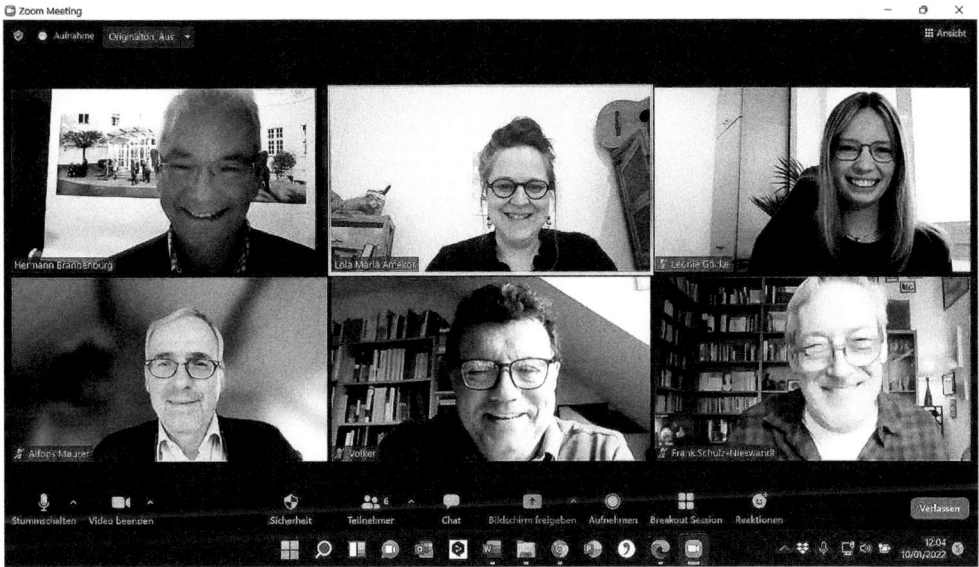

Abb. 8.1: Online-Meeting (eigene Aufnahme)

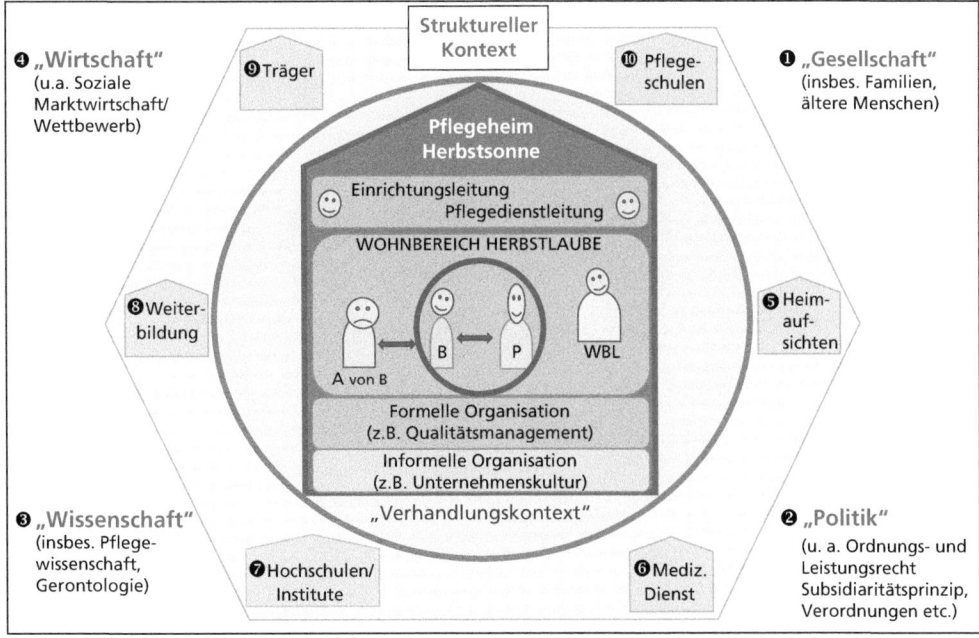

Abb. 8.2: »Gut gemeinte Pflege« – Einflussfaktoren auf die Pflege im Heim (Volker Fenchel)

Anhang

Anlage 1: Interviewfragen Mitarbeiter

Interviewpartner: PP

Datum:

Interviewdauer:

Interviewerin:

1) **Einleitung**

Der Interviewpartner wird vor dem Gespräch über Folgendes informiert:

- Ziel des Projekts und Ziel der Befragung: »wie eine personenzentrierte Pflege praktiziert wird und welche Bedingungen zum **Gelingen einer guten Pflegebeziehung insbesondere mit Menschen mit Demenz** beitragen« (s. Informationsschreiben);
- dass das Gespräch aufgezeichnet, abgeschrieben (transkribiert) und **pseudonymisiert (der wahre Namen verändert)** wird, dass **keine Rückschlüsse** mehr auf die Interviewperson möglich sind;
- dass der Interviewpartner **so ausführlich, wie er/sie möchte, erzählen** und sich dabei Zeit lassen kann (das Interview wird **ca. 1 Stunde** dauern). Die Interviewerinnen werden zunächst einmal nur zuhören und später Fragen stellen.

Abschlussfrage: Sind Sie mit der Teilnahme einverstanden?

2) **Start (narrativ) mit offener Frage**

Wir möchten heute mit Ihnen noch einmal ganz in Ruhe sprechen, da uns interessiert, wie sich Ihr beruflicher Weg vom Anfang bis heute entwickelt hat. **Wenn Sie daran zurück denken, wie war das? Wie kamen Sie zu Ihrer Ausbildung, wie ging es weiter und wie kamen Sie letztendlich zu Ihrer heutigen Tätigkeit?** Bitte erzählen Sie uns so ausführlich wie möglich und gerne alles was Ihnen dazu einfällt. Sie können sich ruhig Zeit nehmen. Wir werden Ihnen jetzt erst einmal zuhören und Notizen machen, um später bei Bedarf Nachfragen zu stellen.[1]

---

1 In Anlehnung an: Flick, U. (2006) Qualitative Forschung. 4. Auflage. Rowohlts Taschenbuch Verlag GmbH: Reinbek bei Hamburg. S. 117 und Küsters, I. (2006) Narrative Interviews. Grundlagen und Anwendungen. 1. Auflage. VS Verlag für Sozialwissenschaften: Wiesbaden. S. 44-45.

3) Bei fehlenden Erkenntnissen immanente Nachfragen mittels Leitfaden stellen

Leitfrage	Stichpunkte für weitere Nachfragen
Wie sind Sie zu Ihrer ersten Ausbildung gekommen?	
Wie sind Sie zum Pflegeberuf gekommen?	
Wie sind Sie in diese Einrichtung gekommen?	
Wie sind Sie auf diesen Wohnbereich gekommen?	
Warum haben Sie diese Fortbildung(en) gemacht?	
Wie haben denn Ihre Eltern darauf reagiert, als Sie den Pflegeberuf gewählt haben?	
Sie sind ja schon viele Jahre in dieser Einrichtung. Wie hat sich die Einrichtung Ihrem Eindruck nach entwickelt?	

4) Exmanente Nachfragen

Leitfrage	Stichpunkte für weitere Nachfragen
Bitte erzählen Sie uns eine Pflegesituation, auf die Sie besonders stolz sind, und eine Situation, die im Gegensatz dazu für Sie besonders herausfordernd war.	
Was ist für Sie gute Pflege? Wodurch zeichnet sie sich aus?	
Was ist das Besondere für Sie an der Alten-/Demenzpflege im Unterschied z. B. zur Kinderpflege oder zur Krankenpflege?	

5) Abschlussfragen

Leitfrage	Stichpunkte für weitere Nachfragen
Was würden Sie sich für Ihren Berufsalltag wünschen?	
Warum haben Sie an der Studie teilgenommen?	
Möchten Sie uns noch irgendetwas erzählen, was Ihnen wichtig ist?	

Anlage 2: Informationen für Mitarbeiterinnen und Mitarbeiter über die DFG-Forschungsstudie »Habitus in der stationären Langzeitpflege bei Menschen mit Demenz« (HALT)

Durchgeführt am Lehrstuhl für Gerontologische Pflege Philosophisch-Theologische Hochschule Vallendar[1].

Sehr geehrte Damen und Herren!

Ihre Pflegeeinrichtung hat sich bereit erklärt, an dem Forschungsprojekt »**Habitus in der stationären Langzeitpflege bei Menschen mit Demenz**« (HALT) mit uns, einer Forschungsgruppe am Lehrstuhl für Gerontologische Pflege an der Philosophisch-Theologischen Hochschule Vallendar (PTHV) zusammenzuarbeiten (http://www.pthv.de/pflegewissenschaft/forschung-projekte/). Es sollen die pflegeberuflichen und die gesellschaftlichen bzw. kulturellen Einflüsse untersucht werden, die sich auf die Beziehungen zwischen den Pflegepersonen und den auf Pflege angewiesenen älteren Menschen auswirken. Die Forschung wird drei Jahre lang (November 2016 bis Oktober 2019) von der Deutschen Forschungsgemeinschaft (DFG) gefördert. Die Deutsche Forschungsgemeinschaft ist die Selbstverwaltungsorganisation der Wissenschaft in Deutschland (http://www.dfg.de/dfg_profil/aufgaben/index.html). Die Förderung erfolgt aus Steuermitteln.

Nachfolgend möchten wir die Mitglieder unseres Forschungsteams sowie die flankierenden Beratungsgremien konkret vorstellen.

Das Forschungsteam

Das Forschungsprojekt HALT wird von **Herrn Professor Dr. Hermann Brandenburg** geleitet, der über langjährige Praxis- und Forschungserfahrungen im Bereich der Pflege älterer Menschen, speziell von Menschen mit Demenz, verfügt. Er hat die Professur für Gerontologische Pflege an der PTHV seit ihrer Gründung im Jahr 2007 inne (http://www.pthv.de/pflegewissenschaft/lehrstuehle-fachbereiche/). Es ist die erste und bislang einzige Professur an einer deutschen Universität, die sich mit der Pflege älterer Menschen, speziell von Menschen mit Demenz beschäftigt. Das Wissenschaftsgebiet ist auf das Handlungsfeld der Altenpflege und die Untersuchung fachlicher und kultureller Einflüsse auf die Gestaltung von Pflegebeziehungen im Kontext stationärer Langzeitpflege ausgerichtet. Ziel ist es, die bestehende Praxis der Pflege von Menschen mit Demenz mit Hilfe von empirischer Forschung zu unterstützen und die Altenpflege als Fachberuf und im Hinblick auf ihre Organisation weiterzuentwickeln.

Des Weiteren gehören zu unserem Team die Projektmitarbeiterinnen, **Frau Dipl. Heilpäd. Helen Güther** und **Frau Dipl.-Pflegewirtin Lisa Luft.** Beide sind Gesundheits- und Krankenpflegerinnen mit Erfahrungen in der praktischen Pflege von Menschen mit Demenz und werden am Lehrstuhl für Gerontologische Pflege an der PTHV promoviert.

Sie werden die Datenerhebung (insbes. die Beobachtungen) durchführen.

Frau Dr. Heike Baranzke, Ethikerin, ist die Koordinatorin des Forschungsprojekts HALT. Sie ist Lehrbeauftragte für Theologische Ethik an der Universität Wuppertal, verfügt über vielfältige inter-disziplinäre Erfahrungen in Lehre und Forschung mit einem

---

[1] Heute: Vinzenz Pallotti University

Schwerpunkt zu den Themen der Menschenwürde und zu haltungsethischen Fragen in Grenzsituationen des Lebens.

Gremien

Darüber hinaus unterstützten ausgewiesene Expertinnen und Experten verschiedener Disziplinen als **Mentoren** das Projekt in wissenschaftlichen Methodenfragen. Ebenfalls ist ein **Projektbeirat**, bestehend aus Vertreterinnen und Vertretern von Wissenschaft, Politik, Praxis und Menschen mit Demenz beteiligt.

Fragestellung und Forschungsziel

In dem Forschungsprojekt soll untersucht werden, wie eine personzentrierte Pflege praktiziert wird und welche Bedingungen zum Gelingen einer guten Pflegebeziehung insbesondere zu Menschen mit Demenz beitragen können. Ziel des Forschungsprojektes HALT ist es herauszufinden, welche berufssozialisierenden Faktoren und organisatorischen Bedingungen eine optimale Pflegebeziehung zu Menschen mit Demenz im Bereich der stationären Altenpflege fördern oder erschweren. Dazu sucht das Forschungsprojekt Wissen über *allgemeine und regelhafte Muster von Zusammenhängen* zu erlangen. Personenbezogene Daten können verallgemeinerbare Erkenntnisse liefern. Grundsätzlich gehen wir in der Studie aber qualitativ vor. Das bedeutet, dass wir in einem hermeneutisch rekonstruktiven Verfahren eine offene Datenerhebung durchführen mit dem Ziel, typische Interaktionsmuster zu suchen. Als Forscher sind wir *nicht* daran interessiert, Informationen über die an der Untersuchung konkret teilnehmenden Personen und Einrichtungen an sich vorzustellen, sondern vielmehr mit Hilfe dieser nach überindividuellen Regelhaftigkeiten und Gesetzmäßigkeiten zu suchen, um generalisierbare Aussagen treffen zu können. Daher dienen die personen- und organisationsgebundenen Daten aus Beobachtung, Interviewformen, Kurzfragebogen und Pflegeakten ausschließlich dazu, verallgemeinerbare Erkenntnisse über die generellen Faktoren zu gewinnen, die zu einer gelingenden Pflegeinteraktion beitragen.

Inwiefern ist meine Person in das Forschungsprojekt involviert? Wie ist das Vorgehen der Studie geplant?

Im Zentrum der Forschung steht die qualitative Beobachtung der alltäglichen Pflegepraxis. Dazu werden die Mitarbeiterinnen des Forschungsprojektes Frau Helen Güther und Frau Lisa Luft in dem Pflegeheim ca. sechs Wochen in einem Zeitraum von etwa vier Monaten (April bis Juli 2017) tageweise anwesend sein, um den Pflegealltag und Pflegeinteraktionen mit Ihnen als Pflegeperson zu beobachten.

Wir möchten Sie daher darum bitten, Sie bei der Arbeit mit den Heimbewohnerinnen und Heimbewohnern beobachten zu dürfen. Es werden dabei keine Kameras eingesetzt. Die beiden Projektmitarbeiterinnen Frau Luft und Frau Güther werden beobachtend bei der Pflegearbeit anwesend sein und währenddessen oder danach Notizen machen. Vor jeder Beobachtungseinheit einer Pflegeinteraktion werden wir Sie und die an der Studie teilnehmenden Bewohnerinnen und Bewohner zusätzlich fragen, ob Sie mit der Beobachtung einverstanden sind. Sollten Sie für sich oder die Bewohnerin, den Bewohner eine Situation als unpassend einschätzen und eine Beobachtung ablehnen, wird die Beobachtungssequenz abgebrochen.

Ergänzend zu den Beobachtungen möchten wir Sie zu gelegentlichen Gesprächen (Interviews) bitten, in denen Sie uns über Ihre Erfahrungen in der Pflege aber auch über biographische Erlebnisse erzählen können. Diese Gespräche (Interviews) werden mit einem Tonbandgerät aufgezeichnet, abgeschrieben und auswertet. Zuletzt erbitten wir die Zustimmung dazu, einige Daten wie Alter, Geschlecht, Qualifikationen und Berufsdauer und -umfang in einem Kurzfragebogen erfassen zu dürfen, um diese Hintergrundinformationen in der wissenschaftlichen Auswertung berücksichtigen zu können.

Ergänzend dazu möchten wir auch gerne mit allen, an der Studie beteiligten Pflegepersonen (eines Wohnbereiches) eine oder bei Bedarf mehrerer Gruppendiskussionen durchführen.

Verwendung der Daten

Anliegen und geplantes Vorgehen unserer Studie wurden im Vorfeld durch die Ethikkommission der *Deutschen Gesellschaft für Pflegewissenschaft* (DGP) in Bezug auf die ethische Verantwortbarkeit geprüft und zustimmend begutachtet. Damit das Projekt der Pflegeforschung dienen kann, müssen die Ergebnisse auch wissenschaftlich in der nationalen und internationalen Fachliteratur publiziert und kommuniziert werden.

Da wir durch die Beobachtung des Pflegealltags, die Gespräche (Interviews und Gruppendiskussionen) und die Akteneinsicht Informationen (Daten) über individuelle Personen gewinnen, verpflichtet uns der Gesetzgeber dazu, diese personenbezogenen Daten nach den Richtlinien der DFG (Information zu den rechtlichen Aspekten bei der Handreichung von Sprachkorpora bei der DFG) und den Datenschutzgesetzen des Bundes und des Landes Rheinland-Pfalz so zu verschlüsseln (pseudonymisieren), dass weder die Person noch die Pflegeeinrichtung wiedererkannt werden können. Auch wenn wir die Ergebnisse aus dem Forschungsprojekt in wissenschaftlichen Zeitschriften veröffentlichen, dürfen **keine Rückschlüsse auf Einrichtungen und Personen möglich** sein. Damit werden die Grundrechte auf den Schutz der Persönlichkeit und auf informationelle Selbstbestimmung geschützt. Insofern dürfen auch keinerlei personenbezogene Daten (z. B. Name, Geburtsdatum, Adresse oder sonstige Angaben) sowie Originaldaten (z. B. O-Töne Interview) an Dritte (z. B. Rentenversicherungsträger, Krankenkassen) und auch nicht innerhalb Ihrer Pflegeeinrichtung weitergegeben oder veröffentlicht werden. Die Daten werden in anonymisierter bzw. pseudonymisierter Form in Forschung, Publikationen, wissenschaftlichen Vorträgen und der pflegewissenschaftlichen Lehre verwendet.

Die Daten werden gemäß den datenschutzrechtlichen Bestimmungen für Dritte unzugänglich mindestens zehn Jahre gespeichert und verwahrt. Wissenschaftlichen Fachzeitschriften muss u. U. für die Publikation von Fachartikeln im Rahmen der wissenschaftlichen Qualitätsprüfung eine Einsicht in die verschlüsselten Daten im Vorfeld gewährt werden. Für weitere wissenschaftliche Forschung am Lehrstuhl für Gerontologische Pflege (z. B. für Promotionsarbeiten) kann unter Wahrung der Verschwiegenheitspflicht die Verwendung der unverschlüsselten Originaldaten gewährt werden. Durch die Folgeforschung verlängert sich der Aufbewahrungszeitraum der Daten über den gesetzlich festgelegten Zehnjahreszeitraum hinaus.

Freiwilligkeit der Teilnahme und Widerrufsrecht

Die Teilnahme an dem Forschungsprojekt ist vollkommen freiwillig. Die Entscheidung zur Studienteilnahme setzt die Grundrechte auf (informationelle) Selbstbestimmung der individuellen Personen nicht außer Kraft. Daher muss gewährleistet sein, dass Sie sich freiwillig zur Teilnahme an der Studie entscheiden können. Das bedeutet auch, dass keiner Studienteilnehmerin und keinem Studienteilnehmer aus ihrer/seiner vollständigen oder teilweisen Teilnahmebereitschaft oder -verweigerung ein Vor- oder Nachteil entstehen darf.

Die Freiwilligkeit erstreckt sich auf die grundsätzliche Bereitschaft zur Studienteilnahme. Darüber hinaus ist es möglich bei gegebenem Einverständnis zur Teilnahme, von bestimmten Teilen des Datenerhebungsprozesses zurückzutreten. Der Widerruf einzelner Daten und ihrer Weiterverwertung bzw. das Verlangen ihrer Vernichtung ist innerhalb einer vertragsrechtlich üblichen Frist von 14 Tagen möglich. Um auch hier eine Unabhängigkeit der widerrufenden Person zu gewährleisten, besteht die Möglichkeit, uns telefonisch wie per Email direkt zu kontaktieren, um uns zunächst mündlich und dann schriftlich den Widerruf mitzuteilen (Kontakt siehe unten).

Wir bitten aber auch alle HALT-Studienteilnehmer/innen um eine möglichst kontinuierliche Teilnahme aufgrund einer wohlüberlegten Entscheidung, da eine zu große Fluktuation die Qualität unserer Datenerhebung erheblich beeinträchtigen würde und eine Ersetzung des Datenverlustes mit einem zusätzlichen, u. U. nicht mehr leistbaren Zeitaufwand verbunden wäre. Das würde das Forschungsprojekt als Ganzes gefährden.

Unser Dank für Ihre Teilnahmebereitschaft

Uns ist bewusst, dass unsere Anwesenheit in Ihrer Pflegeeinrichtung für Sie zusätzliche Belastungen mit sich bringt, obgleich sich unsere Forscherinnen mit größtmöglicher Rücksichtnahme in Ihrer Anwesenheit bewegen und sich um ein einvernehmliches Handeln mit Ihnen bemühen werden. Als Anerkennung für Ihrer aller Mühen bieten wir Ihren und Ihrer Einrichtung zu einem Ihnen genehmen Zeitpunkt Fortbildung, Supervision und Organisationsberatung an und zahlen Ihrer Einrichtung eine Aufwandsentschädigung in Höhe von 1000,- Euro. Der inhaltliche Fokus richtet sich nach Ihrem Bedarf und wird gemeinsam vor Ort mit unserem Forschungsteam abgestimmt. Ferner können wir Sie am Ende der Projektlaufzeit über die Projektergebnisse unterrichten.

Unterzeichnung der Einverständniserklärung

Wenn Sie der Teilnahme an der Studie zustimmen, bitten wir Sie, die beiliegende Einverständniserklärung zu unterschreiben und uns diese im frankierten Rückumschlag **bis zum 15. März 2017** zurückzuschicken. Eine Kopie dieser Einverständniserklärung verbleibt bei Ihnen.

Bereits an dieser Stelle danken wir Ihnen sehr für Ihr Vertrauen und Ihre Einwilligung zur Teilnahme an der Erforschung verbesserter Pflegebedingungen und freuen uns auf eine spannende und gute Zusammenarbeit!

Projektleitung HALT	**Kontaktadresse für die Studienteilnahme Fragen und Widerruf**
Prof. Dr. Hermann Brandenburg Lehrstuhl für Gerontologische Pflege Pflegewissenschaftliche Fakultät	Frau Dr. Heike Baranzke Frau Helen Güther Studienkoordination Pflegewissenschaftliche Fakultät Philosophisch-Theologische Hochschule Vallendar Pallottistr. 3 56179 Vallendar E-Mail: hbaranzke@pthv.de Tel.: 0261-6402-412 (Mo/Di/Mi 11:00-12:30 u. 14:00-17:00 Uhr)

Ihre Ansprechpartnerin in der Institution: Einrichtungsleitung

Verzeichnis der Autorinnen und Autoren

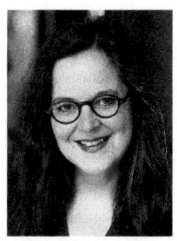

Lola Maria Amekor ist Krankenschwester, Dipl. Kunsttherapeutin/-pädagogin, Kommunikationstrainerin und Coach, Pflegewissenschaftlerin MSc.,. Sie arbeitet freiberuflich als Dozentin und Coach im Gesundheitsbereich und als Lehrbeauftragte an verschiedenen Hochschulen deutschlandweit, seit März 2022 ist sie wissenschaftliche Mitarbeiterin im Forschungsprojekt ParAScholaBi an der Uni Kiel (https://www.pflegepaedagogik.uni-kiel.de/de/projekt-parascholabi). Kontakt: lola@amekor.de
Ausgewählte Veröffentlichungen:

Nover, S. & Amekor, L. (2021). Sprachloses Verstehen. Alternative Zugänge zum Verstehen im Forschungsprozess. Pflege & Gesellschaft, 26(2), 101–117.
Amekor, L. & Nover S. (2020). Zwischenleiblichkeit als Forschungskonzept. Pflege und Gesellschaft, 25(2), 188–189.
Amekor, L. & Nover, S. (2019). »Dazwischen« – Das Phänomen der Zwischenleiblichkeit aus der Perspektive beruflich Pflegender. Zugriff am 15.09.2022 unter: https://www.researchgate.net/publication/337441406_Das_Phanomen_der_Zwischenleiblichkeit_aus_der_Perspektive_beruflich_Pflegender_DAZWISCHEN
Hoch, H. & Amekor, L. (2013). »Wenn du den Raum betrittst, geht die Sonne auf« – Wertschätzende Kommunikation für den Alltag. Zugriff am 15.09.2022 unter: www.wenn-du-den-raum-betrittst.de

Arbeitsschwerpunkte: Leibphänomenologische Forschung; kommunikative Ereignisse in der pflegerischen Versorgung; gute Pflege bei Menschen mit Demenz (durch das HALT-Projekt); Didaktik der Forschungsmethodenlehre; ästhetisches Wissen des pflegerischen Handelns
Kontaktadresse: Eppendorfer Landstr. 100, 20249 Hamburg.

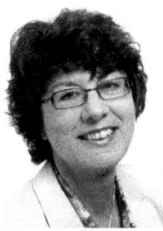

Dr. theol. Heike Baranzke ist theologische Ethikerin. 2002 wurde sie im Fach Moraltheologie an der Katholisch-Theologischen Fakultät der Universität Bonn promoviert und war als wissenschaftliche Mitarbeiterin am »Interfakultären Zentrum für Ethik in den Wissenschaften« in Tübingen sowie in verschiedenen interdisziplinären Forschungsprojekten (BMBF, DFG) u. a. an der PTHV tätig. Gegenwärtig ist Frau Baranzke Lehrbeauftragte für Theologische Ethik an der Bergischen Universität Wuppertal. Kontakt: baranzke@uni-wuppertal.de
Ausgewählte Veröffentlichungen:

Baranzke, H. & Güther, H. (2022). *Beschämbarkeit – Zur pflegeethischen Relevanz einer brisanten Vulnerabilität.* In: Riedel, A., Lehmeyer, S. (Hrsg.) Ethik im Gesundheitswesen (S. 1–23). Berlin, Heidelberg: Springer Reference. https://doi.org/10.1007/978-3-662-58685-3_39-2
Baranzke, H. (2022). *Person-zentrierte Pflege als relationale Selbstbestimmungsrechtsassistenz bei Menschen mit Demenz. Ethische Sondierungen in einem komplexen Spannungsfeld unter besonderer Berücksichtigung der stationären Langzeitpflege.* In: Riedel, A., Lehmeyer, S. (Hrsg.) Ethik im Gesundheitswesen (S. 1–21). Berlin, Heidelberg: Springer Reference. https://doi.org/10.1007/978-3-662-58685-3_64-2
Baranzke, H. & Brandenburg, H. (2017). *Editorial: Personzentrierte Langzeitpflege – Herausforderun-*

gen und Perspektiven. Zeitschrift für medizinische Ethik 63(1), 3–14.

Arbeitsschwerpunkte: Person-zentrierte Pflege von Menschen mit Demenz; Pflegeethik; Ethik der Menschenwürde in der humanen und außerhumanen Bioethik; Ideengeschichte und Begriffskritik zur Autonomie, Menschenwürde, »Würde der Kreatur«, »sanctity of life«/Heiligkeit des Lebens, »Ehrfurcht vor dem Leben«

Kontaktadresse: Bergische Universität Wuppertal, Fak. 1 – Katholische Theologie, Gaußstraße 20, 42119 Wuppertal.

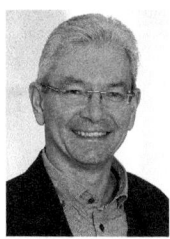

Univ.-Prof. Dr. Hermann Brandenburg ist Altenpfleger, Sozial- und Pflegewissenschaftler sowie Gerontologe. Er hat den Lehrstuhl für Gerontologische Pflege an der Pflegewissenschaftlichen Fakultät der Vinzenz Pallotti University in Vallendar (vormals Philosophisch-Theologische Hochschule Vallendar) inne und ist Prodekan der Fakultät. Kontakt: hbrandenburg@pthv.de

Ausgewählte Veröffentlichungen:

Boggatz, T., Brandenburg, H., Schnabel, M. (2022). Demenz – Ein kritischer Blick auf Deutungen, Pflegekonzepte und Versorgungssettings. Stuttgart: Kohlhammer.

Kürsten, H., Kautz, H., Brandenburg, H. (Hrsg.) (2022). Kurzlehrbuch Gerontologie: Fachwissen für Pflege und Sozialberufe. Bern: Hogrefe.

Brandenburg, H., Loersch, L., Bauer, J., Ohnesorge, B., Grebe, C. (Hrsg.) (2021). Organisationskultur und Quartiersöffnung. Neue Perspektiven für die stationäre Langzeitpflege. Heidelberg: Springer.

Arbeitsschwerpunkte: Fragen der gerontologischen Pflege, u. a. Pflege bei Menschen mit Demenz, Organisationskultur und Quartiersöffnung der stationären Langzeitpflege.

Kontaktadresse: Vincenz Pallotti University Vallendar, Pallottistr. 3, D – 56179 Vallendar.

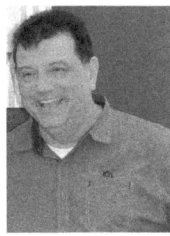

Volker Fenchel ist Sozialwissenschaftler und Gerontologe. Er arbeitet als Referent in der Abteilung der Fort-, Weiterbildung und Beratung der Hans-Weinberger-Akademie der AWO e. V. in Augsburg; außerdem ist er Trainer für »My Home Life Deutschland« in München. Kontakt: V.Fenchel@hwa-online.de

Ausgewählte Veröffentlichungen:

Brandenburg, H., Fenchel, V., Ketzer, R., Borutta, M. (2022). Langzeitpflege-Settings für die Pflege von Menschen mit Demenz. In: Boggatz, T., Brandenburg, H., Schnabel, M. (Hrsg.) Demenz – Ein kritischer Blick auf Deutungen, Pflegekonzepte und Versorgungssettings. Stuttgart: Kohlhammer (S. 115–155)

Brandenburg, H., Fenchel, V. (2023). Pflege im Alter. In: Schroeter, K. R., Vogel, C., Künemund, H. (Hrsg.) Handbuch Soziologie des Alterns. Wiesbaden: Springer (im Druck) (https://doi.org/10.1007/978-3-658-09630-4_39-1)

Fenchel, V. (2021). Sozialwissenschaftliche Theorieansätze und ihre Bedeutung für die Pflege. In: Brandenburg, H., Dorschner, S. (Hrsg.). Pflegewissenschaft 1: Lehr- und Arbeitsbuch zur Einführung in wissenschaftliches Denken und Theorien in der Pflege (S. 191–229). 4., überarbeitete und erweiterte Aufl. Bern: Hogrefe.

Arbeitsschwerpunkte: Leitung berufsbegleitender Weiterbildungen für Pflege- und Führungskräfte; Organisationsentwicklung und Projektbegleitung in Einrichtungen der Pflege für ältere Menschen

Kontaktadresse: Hans-Weinberger-Akademie der AWO e. V., Bozener Straße 1, Geb. 41, 86165 Augsburg.

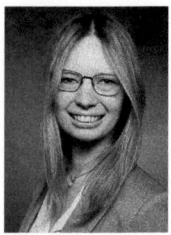

Leonie Mareen Göcke ist Gesundheits- und Krankenpflegerin sowie Pflegewissenschaftlerin, M. Sc. Zurzeit ist sie als wissenschaftliche Mitarbeiterin und Koordinierungsfachkraft für die Zentrale Koordinierungsstelle berufliche Pflegeausbildung in Rheinland-Pfalz tätig. Als Träger der zentralen Koordinierungsstelle fungiert die Dienstleistung, Innovation, Pflegeforschung GmbH (DIP). Kontakt: l.goecke@dip-gmbh.org

Ausgewählte Veröffentlichungen:

Göcke, L. (2022). Einstellung beruflich Pflegender zum Hochschulstudium in der Pflege – ein Scoping Review. Masterarbeit an der Pflegewissenschaftlichen Fakultät der PTHV.

Göcke, L. (2017). Transfer von pflegewissenschaftlichen Erkenntnissen in die Pflegepraxis – eine empirisch-qualitative deskriptive Forschungsarbeit. Zur Erlangung des Bachelor of Science in Pflege. Praxishochschule: Rheine (Gutachter: Prof. Dr. Jörg große-Schlarmann; Dr. Bettina Shamsul).

Arbeitsschwerpunkte: Verhältnis von Theorie und Praxis, gute Pflege bei Menschen mit Demenz (durch das HALT-Projekt); Akademisierung, generalistische Pflegeausbildung

Kontaktadresse: Dienstleistung, Innovation, Pflegeforschung GmbH (DIP), Hülchrather Straße 15, 50670 Köln.

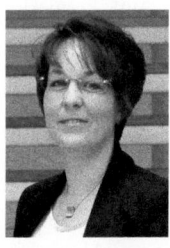

Dr. Helen Güther ist Gesundheits- und Krankenpflegerin, Heilpädagogin und Pflegewissenschaftlerin. Sie war 2012 bis 2018 am Lehrstuhl für Gerontologische Pflege an der PTHV engagiert und wurde 2017 zu Anerkennungskonflikten an der Schnittstelle von formeller und informeller Gerontologischer Pflege promoviert. Derzeit arbeitet sie am Department für Humanmedizin an der Universität Witten/Herdecke. Kontakt: Helen.Guether@uni-wh.de

Ausgewählte Veröffentlichungen:

Güther, H., Baranzke, H., Höhmann, U. (2021). Herausforderndes Verhalten bei Personen mit Demenz. Handlungsempfehlungen für die hausärztliche Versorgung im Pflegeheim. MMW Fortschr Med. 2021, 163(S3), 52–60. DOI 10.1007/s15006-021-0285-x

Güther, H. (Hrsg.) (2018). Anerkennungskonflikte in der Gerontologischen Pflege: Grundlagen für ein partnerschaftliches Verhältnis. Wiesbaden: Springer.

Brandenburg, H., Güther, H. (Hrsg.) (2015). Lehrbuch Gerontologische Pflege. Bern: Hogrefe.

Arbeitsschwerpunkte: Gute Pflege bei Menschen mit Demenz; Angehörigenpflege; qualitative-rekonstruktive Sozialforschung

Kontaktadresse: Universität Witten Herdecke, Stockumer Str. 12, 58453 Witten.

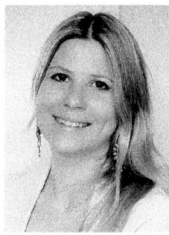

Dr. Lisa Luft ist Gesundheits- und Krankenpflegerin, M.Sc. Public Health und Diplom-Pflegewirtin. Sie wurde 2022 an der PTHV mit einer Arbeit zu metaphorischen Konzepten von Altenpflegenden im Bereich der Pflegewissenschaft promoviert, arbeitet gegenwärtig als wissenschaftliche Mitarbeiterin sowie Lehrbeauftragte an der Frankfurt University of Applied Sciences. Kontakt: l.luft@fb4.fra-uas.de

Ausgewählte Veröffentlichungen:

Luft, L. (2022). Von »fleißigen Arbeitsbienen«, »Seelentrösterinnen«, »Ersatz-Mamas« und »Revoluzzer/-innen«. Metaphorische Konzepte, zentrale Motive und Implikationen für das pflegerische Handeln im Setting der Altenpflege. Vallendarer Schriften der Pflegewissenschaft Band 11. Wiesbaden: Springer Fachmedien.

Schulze, U.; Luft, L.; Kraus, K. (2021). Die »leisen Töne« beachten. Umgang mit Depression in Altenpflegeeinrichtungen. Dr. med. Mabuse 254, S. 52–54.

Isfort, M.; Luft, L.; Kraus, K. (2022): Die Rolle der Pflege. Außen- und Innanansichten zum Beruf. In: Die Schwester Der Pfleger 61(11), S. 48–53.

Luft, L.; Isfort, M.; Müller, K.; Kraus, K. (2022): »Arbeite gut und rede darüber!« Weitreichende Wirkung von Kompetenzkommunikation. ProAlter 4, S. 46–48.

Arbeitsschwerpunkte: Gerontologische Pflege; Bildungsübergänge; Akademisierung; Gesundheitsförderung und Prävention

Kontaktadresse: Hessisches Institut für Pflegeforschung (HessIP), Nibelungenplatz 3, 60318 Frankfurt, lisa.luft@hessip.de

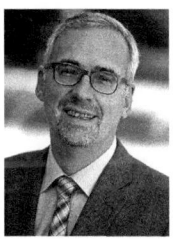

Dr. (theol.) Alfons Maurer ist promovierter Theologe und Diplompsychologe. Zurzeit ist er ehrenamtlicher Vorstand der Veronika-Stiftung, einer Förderstiftung in der Diözese Rottenburg-Stuttgart, die sich schwerpunktmäßig bei innovativen Projekten und Maßnahmen für kranke Kinder, pflegebedürftige Ältere und Sterbende engagiert sowie den Aufbau solidarischer Gemeinschaften fördert. Er war über 20 Jahre lang Vorstand der Paul Wilhelm-Keppler-Stiftung in Sindelfingen, einer Altenhilfeträgerin in Baden-Württemberg. Kontakt: alfons.maurer@drs.de

Ausgewählte Veröffentlichungen:

Maurer, A. (2020). *Werte in der Altenpflege: »Wir sind Eintagsfliegen«*. In: Müller, S., Hollinger, S., Baldt, B. (Hrsg.) *Werte im Beruf. Ethik und Praxis im Gespräch* (S. 147–159). Münster: Aschendorff.

Maurer, A. (2018). *Das Resonanzkonzept und die Altenhilfe. Zum Einsatz digitaler Technik in der Pflege*. In: Wils, J. P. (Hrsg.) *Resonanz. Im interdisziplinären Gespräch mit Hartmut Rosa* (S. 165–178). Baden-Baden: Nomos.

Maurer, A. (2018). Einsatz von digitaler Technik in der Pflege – Unterstützung oder Entfremdung? In: Fromm Forum 22 (S. 35–51).

Maurer, A. (2015). *Dominanz von Markt, Wettbewerb, Kostenoptimierung: Ökonomisierung*. In: Brandenburg, H., Güther, H. (Hrsg.) *Gerontologische Pflege* (S. 179–193). Bern: Hogrefe.

Arbeitsschwerpunkte: Grundsatzfragen; Ethik und Strategieentwicklung in der Altenhilfe; Unternehmensorganisation und -entwicklung; strategisches und operatives Controlling sowie Qualitätskonzepte

Kontaktadresse: Veronika-Stiftung, Eugen-Bolz-Platz 1; 72108 Rottenburg.

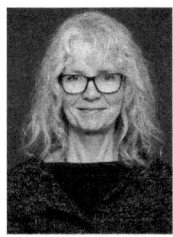

Univ.-JProf. Dr. Sabine Ursula Nover hat den Lehrstuhl für Methodologie und qualitative Methoden der Pflege- und Gesundheitsforschung an der Pflegewissenschaftlichen Fakultät der Vinzenz Pallotti University in Vallendar inne. Frau Nover war vorher Wissenschaftliche Mitarbeiterin am Deutschen Zentrum für Neurodegenerative Erkrankungen (DZNE) und Dozentin an den Universitäten Witten/Herdecke und TU Dortmund, sowie der HSPV NRW (früher FHöV); sie hat vor allem zu vulnerablen Personengruppen (u. a. Menschen mit Demenz) und Methodeneinsatz geforscht. Kontakt: snover@pthv.de

Ausgewählte Veröffentlichungen:

Nover, S. (2022). *Mia oder Paro? Zum Einsatz von Hunden und Robotern in der Therapie von Menschen mit Demenz*. In: Proft, I., Heereman, F. von, Nover, S. (Hrsg.) Freiburg: Herder (in Druck).

Nover, S. (2022). *Die soziale Bedeutung von Schmerz*. In: Gnass, I. & Sirsch, E. (Hrsg.) *Die Komplexität von Schmerz*. Göttingen: Hogrefe (in Druck).

Nover, S. & Panke-Kochinke, B. (2021). *Qualitative Pflegeforschung. Eigensinn, Morphologie und Gegenstandsangemessenheit*. Baden-Baden: Nomos.

Nover, S. (2020). *Verstehen als Erkenntnisprinzip in der qualitativen Sozialforschung. Theorie – Methodologie – Methode*. In: Nover, S. (Hrsg.) *Theoriegeleitete Forschungswege in der Pflegewissenschaft. Methodologie und Forschungspraxis bei Praxeologie, Hermeneutik und Ethnographie* (S. 9–42). Wiesbaden: Springer.

Arbeitsschwerpunkte: Frau Nover arbeitet an der Methodenentwicklung in der Pflegeforschung, hat einen Schwerpunkt in interpreta-

tiven Forschungsmethoden für pflegewissenschaftliche Fragestellungen. Sie arbeitet seit Jahren mit Betroffenen, ist in an partizipativen (Pflege-)Forschungsprojekten maßgeblich beteiligt.
Kontaktadresse: Vincentz Pallotti University Vallendar, Pallottistr. 3, D – 56179 Vallendar.

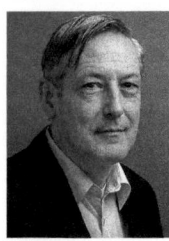

Univ.-Prof. Dr. Frank Schulz-Nieswandt ist Professor für Sozialpolitik und Methoden der qualitativen Sozialforschung am Institut für Soziologie und Sozialpsychologie (ISS) der Universität zu Köln. Er ist dort ebenfalls geschäftsführender Direktor des Seminars für Genossenschaften, auch erster Prodekan der Wirtschafts- und Sozialwissenschaftlichen Fakultät. Kontakt: schulz-nieswandt@wiso.uni-koeln.de
Ausgewählte Veröffentlichungen:

Schulz-Nieswandt, F. (2022). Gemeinwohl in einer Gesellschaft des privatbesitzrechtlichen Individualismus. Baden-Baden: Nomos (i. V.).
Schulz-Nieswandt, F. (2022). Der heilige Bund der Freiheit: Frankfurt – Athen – Jerusalem: eine Reise. Baden-Baden: Alber in Nomos (i. D.).
Chardey, B., Möbius, M., Schulz-Nieswandt, F. (2022). Zur Kritik der innovativen Vernunft. Der Mensch als Konjunktiv. Baden-Baden: Nomos (i. V.).
Schulz-Nieswandt, F., Köstler, U., Mann, K. (2021). Kommunale Pflegepolitik. Eine Vision. Stuttgart: Kohlhammer.
Schulz-Nieswandt, F., Köstler, U., Mann, K. (2021). Lehren aus der Corona-Krise: Modernisierung des Wächterstaates im SGB XI. Sozialraumbildung als Menschenrecht statt »sauber, satt, sicher, still«. Baden-Baden: Nomos.
Schulz-Nieswandt, F., Köstler, U., Mann, K. (2021a). Sozialpolitik und ihre Wissenschaft. Berlin: LIT.
Schulz-Nieswandt, F. & Micken, S. (2021). Die Gabe. Kulturgrammatischer Baustein und generative Form der genossenschaftsartigen Sozialgebilde. Berlin: LIT.

Arbeitsschwerpunkte: Interdisziplinäre Alternsforschung im Schnittbereich zu Themen der Integrierten Medizin, der sozialraumorientierten Pflegestrukturplanung und der Wohnformen im Alter, sozialen Dienstleistungen und öffentlicher Daseinsvorsorge, sowie im Dritten Sektor und den Formen bürgerschaftlichen Engagements sowie Gesundheitsselbsthilfegruppen.
Kontaktadresse: Wirtschaft- und Sozialwissenschaftliche Fakultät, Universitätsstraße 24, D – 50931 Köln.